高等医学院校康复治疗学专业教材

Traditional Chinese Approaches in Rehabilitation Medicine

中国传统康复治疗学

（第二版）

● 陈之罡　李惠兰　主编

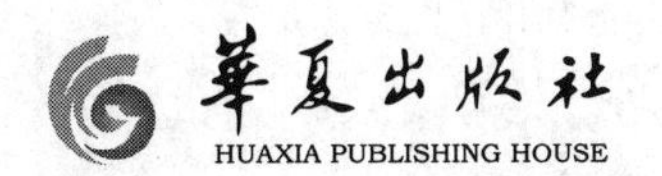

图书在版编目(CIP)数据

中国传统康复治疗学/陈之罡,李惠兰主编. —2 版. —北京:华夏出版社,2013.10
(2022.8 重印)
高等医学院校康复治疗学专业教材
ISBN 978 - 7 - 5080 - 7753 - 6

Ⅰ.①中… Ⅱ.①陈… ②李… Ⅲ.①中医学 - 康复医学 - 医学院校 - 教材
Ⅳ.①R247.9

中国版本图书馆 CIP 数据核字(2013)第 174060 号

中国传统康复治疗学
陈之罡 李惠兰 主编

出版发行 华夏出版社有限公司
(北京市东直门外香河园北里 4 号 邮编:100028)
经　　销 新华书店
印　　刷 三河市少明印务有限公司
装　　订 三河市少明印务有限公司
版　　次 2013 年 10 月北京第 2 版
2022 年 8 月北京第 6 次印刷
开　　本 787 × 1092 1/16 开
印　　张 28.75
字　　数 699 千字
定　　价 60.00 元

高等医学院校康复治疗学专业教材(第二版)
组织委员会与编写委员会名单

组织委员会

编写委员会

《中国传统康复治疗学》(第二版)
编委会名单

主　编　陈之罡　首都医科大学康复医学院
　　　　　李惠兰　首都医科大学康复医学院
副主编　孙迎春　首都医科大学康复医学院
　　　　　徐基民　首都医科大学康复医学院
编　委(以姓氏笔画为序)
　　　　　王征美　首都医科大学康复医学院
　　　　　卢虎英　中国康复研究中心
　　　　　田　伟　首都医科大学康复医学院
　　　　　冯学功　北京中西医结合医院
　　　　　司　同　中国康复研究中心
　　　　　孙　岚　首都医科大学康复医学院
　　　　　孙迎春　首都医科大学康复医学院
　　　　　刘兰群　中国康复研究中心
　　　　　李惠兰　首都医科大学康复医学院
　　　　　邹忆怀　北京中医药大学
　　　　　陈之罡　首都医科大学康复医学院
　　　　　赵进喜　北京中医药大学
　　　　　徐俊峰　首都医科大学康复医学院
　　　　　徐基民　首都医科大学康复医学院
　　　　　程先宽　首都医科大学康复医学院
　　　　　魏鹏绪　国家康复辅具研究中心

第一版编委

于铁成　王征美　冯学功　李惠兰　司　同　邹澍宣　邹忆怀
许健鹏　陈之罡　罗社文　赵进喜　赵　翱　高文柱　韩　彬
徐基民　魏鹏绪

高等医学院校康复治疗学专业教材
再版序言

高等医学院校康复治疗学专业教材第一版是由首都医科大学康复医学院和南京医科大学第一临床学院联合组织编写，一大批具有丰富临床和教学经验、有高度责任感、有开创精神的老教授和康复医学工作者参与了教材的创建工作。本套教材填补了我国这一领域的空白，满足了教与学的需要，为推动康复治疗学专业快速发展做出了巨大贡献。

经过自2002年以来的各届学生使用后，根据教学反馈信息、康复医学的发展趋势和教育教学改革的要求，首都医科大学康复医学院又组织在临床教学、科研、医疗第一线的中青年教授、学者，尤其以康复治疗学专业一线的专家为主，继承和发扬老一辈的优良传统，借鉴国内外康复医学教育教学的经验和成果，对本套教材进行修订和改编，力争使修订后的第二版教材瞄准未来康复医学发展方向，参照国际PT和OT教育标准，以培养高素质康复治疗专业人才为目标，以满足教与学的需求为基本点，在阐述康复治疗学理论知识和专业技能的同时，紧密结合临床实践，加强了教材建设改革和创新的力度，形成了具有中国特色的康复治疗学专业教材体系。

二版教材的修订和编写特点如下：

- 在对教师和学生广泛与深入调研的基础上，总结和汲取了第一版教材的编写经验和成果，尤其对一些不足之处进行了大量的修改和完善，充分体现了教材的科学性、权威性与创新性，并考虑其在全国范围的代表性与在本土的适用性。
- 第二版教材坚持了“三基（基本理论、基本知识、基本技能）、五性（思想性、科学性、启发性、先进性、适用性）和三特定（特定对象、特定要求、特定限制）”的原则，以“三基”为重心、以临床应用为重点、以创新能力为培养目标，在继承和发扬第一版教材优点的基础上，保留经典且注重知识的更新，删除了陈旧内容，增补了新理论、新知识和新技术。
- 第二版教材的内容抓住了关键，突出了重点，展示了学科发展和教育教学改革的最新成果，体现了培养高素质康复治疗学专业人才的目的。因其层次分明，逻辑性强，结构严谨，图文并茂，并且做到了五个准确——论点准确、概念准确、名词术语和单位符号准确、语言文字准确、数据准确且材料来源可靠，所以属于现阶段的精品教材。
- 第二版教材共计19种，根据康复治疗学专业要求，新增《职业关联活动学》1种。

1.《康复医学导论》由李建军教授主编，主要介绍康复与康复医学的基本概念、基础理论知识、康复医学的基本方法、康复医疗服务体系、康复专业人员教育和培养，以及残疾人康复事业等相关问题，是学习康复医学的入门教材。

2.《人体发育学》由江钟立教授主编，是国内第一部以新的视角论述人体发育与康复治疗理论的专著。

3.《运动学》由刘克敏主任医师和敖丽娟教授主编，是康复治疗理论的基础教材，内容包括：生物力学、正常人体运动学、运动障碍学、运动生理学、运动生化学、运动心理学。

4.《物理疗法与作业疗法概论》由桑德春主任医师主编，主要介绍物理疗法和作业疗法的发生、发展过程，与之有关的基本概念、基本理论、基本特点及学习、运用的基本方法。

5.《康复疗法评定学》由恽晓平教授主编，全书系统介绍康复评定学概念及理论、相关基础知识、评定原理、评定所需仪器设备和方法，以及临床结果分析，理论与临床操作相结合，兼顾学科新进展，是国内外首部，也是唯一一部全面、详尽论述康复评定理论与实践的专业著作。

6.《运动疗法技术学》由纪树荣教授主编，是国内第一部运动疗法技术学专著，详细介绍运动疗法技术的基本理论、常用的各种治疗技术及其在实际工作中的应用方法。

7.《临床运动疗法学》由张琦副教授主编，根据国际上运动疗法发展的新理念，结合国内运动疗法及其临床应用编写而成，是国内目前内容最全面的临床运动疗法学教材。

8.《文体疗法学》由金宁主任技师主编，主要介绍利用体育、娱乐项目对患者进行治疗的方法，是PT和OT的补充和延伸，也是国内第一部文体康复治疗的专著。

9.《理疗学》由乔志恒教授和华桂茹教授主编，内容包括物理疗法概论、各种电疗法、光疗法（含激光）、超声疗法、磁场疗法、温热疗法、水疗法和生物反馈疗法等。

10.《基础作业学》由陈立嘉主任医师主编，主要介绍现代作业疗法的基本理论、基本技术和基本方法，也是第一部此领域的专著。

11.《临床作业疗法学》由陈小梅主编，国内和日本多位具有丰富作业疗法教学和临床治疗经验的专家共同撰写，涵盖了作业疗法的基本理论、评定和治疗方法等内容，并系统地介绍了脑卒中、脊髓损伤、周围神经损伤、骨科及精神障碍等不同疾患的康复特点和作业治疗方法，内容全面，具有很强的实用性。

12.《日常生活技能与环境改造》由刘璇副主任技师主编，是我国国内有关残疾人日常生活动作训练，以及患者住房和周围环境的无障碍改造的第一部专著。

13.《康复心理学》由贺丹军主任医师主编，从残疾人的角度入手，论述其心理特征及康复治疗手段对康复对象心理的影响，将心理治疗的理论和技术运用于心理康复，是国内第一部康复心理学方面的专著。

14.《假肢与矫形器学》由赵辉三主任医师主编,内容包括:与假肢装配有关的截肢,截肢者康复的新观念、新方法,常用假肢、矫形器及其他残疾人辅具的品种特点、临床应用和装配适合性检验方法。

15.《中国传统康复治疗学》由陈之罡主任医师主编,内容主要包括中国传统医学的基本理论、基本知识,以及在临床中常用且比较成熟的中国传统康复治疗方法。

16.《言语治疗学》由李胜利教授主编,借鉴国际言语康复的现代理论和技术,结合国内言语康复的实践经验编写而成,是国内第一部内容最全面的言语治疗学教材。

17.《物理疗法与作业疗法研究》由刘克敏主任医师主编,是国内第一部指导PT、OT专业人员进行临床研究的教材,侧重于基本概念和实例分析,实用性强。

18.《社区康复学》由付克礼研究员主编,是PT、OT合用的教材,分上、中、下三篇。上篇主要介绍社区康复的最新理论、在社区开展的实践活动和社区康复管理知识;中篇主要介绍社区实用的物理疗法技术和常见病残的物理治疗方法;下篇主要介绍社区实用的作业疗法技术和常见病残的作业治疗方法。

19.《职业关联活动学》由吴葵主编,主要介绍恢复和提高残疾人职业能力的理论和实践方法。

在本套教材的修订编写过程中,各位编写者都本着精益求精、求实创新的原则,力争达到精品教材的水准。但是,由于编写时间有限,加之出自多人之手,难免出现不当之处,欢迎广大读者提出宝贵的意见和建议,以便三版时修订。

本套教材的编写得到日本国际协力事业团(JICA)的大力支持,谨致谢忱。

高等医学院校

康复治疗学专业教材编委会

2011年6月

《中国传统康复治疗学》再版前言

《中国传统康复治疗学》自2005年出版至今一直应用于康复治疗学专业本科教育，在康复治疗专业中医课程教学中起到了应有的作用，得到了授课教师和学生的认可。

此次修订根据教学大纲的要求，着重面对康复治疗专业的专业目标，始终贯彻三基（基本理论、基本知识、基本技能）、五性（思想性、科学性、启发性、先进性、适用性）和三特定（特定对象、特定要求、特定限制）的原则。

我们组织了相关专家及授课教师反复研讨修订方案。大家一致认为，原著倾注了编著者的大量心血和辛劳，整体上已经达到了以上新的编写要求，从编写思想上具有前瞻性。这样就使我们的修订工作轻松了许多。经过研讨，制定了修订方案，修订工作遵循以下原则：①修订工作总体遵守教学大纲及修订原则。②保留原著整体知识框架。③教材要更加符合康复治疗专业本科教育特点。④修订幅度不能影响学生对中医学知识了解的完整性。⑤新增内容必须符合正规本科教育的要求。修订后，本书将具有以下特点：①中医学知识构架完整。②中医治疗学方面的知识更显突出。③更加符合康复治疗专业大学本科教育。④文字、语言简明规范，内容条理清晰。

尽管我们做出了很大的努力，但由于水平有限，书中难免会有疏漏、不当之处，在此敬请谅解！我们会在今后的工作中不断努力，争取做得更好。

在原版的编著和新版修订工作中，我们得到了相关专家和同行的大力支持和帮助，在此一并予以感谢！也希望在未来的中医康复临床和教学中得到大家一如既往的支持与帮助，共同做好这项工作。

编者

2013年5月

目　录

绪　论

上篇　基础理论篇

中篇 临床基础篇

下篇 康复临床篇

绪论

中国传统医学是中华民族灿烂文化的重要组成部分,几千年来为中华民族的繁荣昌盛作出了卓越的贡献,并以显著的疗效、浓郁的民族特色、独特的诊疗方法、系统的理论体系、浩瀚的文献史料,屹立于世界医学之林,成为人类医学宝库的共同财富,它与现代医学共同支撑着我国的卫生事业,是中国医药卫生事业所具有的特色和优势。中国传统康复治疗学是中国传统医学的组成部分,要想学习好中国传统康复治疗学的内容,有必要了解中国传统医学发展简史。

一、中国传统医学发展简史

中国传统医学是植根于中华民族文化土壤中绽放的一枝奇葩。她伴随着中华民族从蛮荒时代走向文明,为民族的繁衍昌盛作出了巨大的贡献。人类社会发展到科学技术高度发达的今天,中医药学这枝民族文化之花不但没有丝毫褪色,反而在现代文明的映衬下更映射出艳丽的光彩,得到了世界各民族的青睐,已经成为世界医学的重要组成部分。

在漫长的社会进程中,人类始终都在与疾病抗争,并且取得了丰富的经验。从传说中的神农尝百草为药,到名医扁鹊、华佗高超的医术,中国医药学的创立和发展都是紧跟着时代在进步。医学的发展是与当时的生产、生活分不开的。《黄帝内经·素问》中有一篇叫做《异法方宜论》,认为中医不同的治疗方法,来自不同的地域,是因为地理环境的不同而形成的。如东方傍海,是鱼、盐比较多的地方,因为经常吃鱼,会使人“热中”,而盐又会“胜血”,所以这里的居民容易罹患“痈疡”一类的疾患,需要用砭石来治疗,因此砭石产生于东方;西方寒风凛冽,而且比较干燥,水土刚强,因为这里的居民经常食肉类,病邪虽然不能伤其形体,但容易从体内产生疾患,需要用“毒药”来治疗其内,所以“毒药”治病的方法产生于西方;南方炎热、湿润,这里的居民经常吃酸腐的食物,容易发生“挛痹”一类的疾病,需要用“微针”来治疗,所以“微针”刺法,产生于南方;北方天气寒冷、冰天雪地,当地居民因“藏寒生满病”,所以“灸焫”的治疗方法产生于北方。中央地区地处平原,物产丰富,人民杂食,所以多发生痿、厥、寒热病变,需要用导引、按摩来治疗,因此,导引按摩产生于中央地区。《黄帝内经》的这些说法正表明了医学的治疗方法的产生与当时的生产、生活密切相关,是古代人们在与疾病抗争的实践中产生的。

(一)医药的起源

关于医药的起源,有比较多的说法,其一是“源于某些圣人”,如“伏羲制九针”,“神农尝百草”,“黄帝与岐伯问对作《内经》”等。不可否认,在人类文明史上确实出现过一些杰出人物,但绝不是某些个人就可以创造和决定历史,中国医药学的创立和发展是很多人集体智慧的结晶。其二是“医源于巫”，有人认为，世界各民族早期医学多出于“巫”。在人类各民族的早期，大都经历过一段相当长的自然崇拜和神权迷信的时代，当时人们相信有鬼神的存在，发生疾病是神鬼对人的惩罚，所以“巫师”们就常常用迷信的方式与鬼神沟通，达到为人驱鬼治病的目的。巫师在为人们驱鬼治病的时候，除了搞一些迷信的巫术活动之外，通常还要施行一些针药的治疗，在人神杂糅的时代，人们还弄不清究竟是什么起到了治病的作用，反而被那些迷信的巫术所迷惑。历史上也确实有一个阶段，医疗活动被巫师掌握，医学成了巫术的奴仆。但是随着人类认识的进步和医学知识的不断增长，神权思想逐渐动摇，医与巫进行了长期的斗争，医学终于从神权迷信中解脱出来。战国时期的名医扁鹊就曾公开宣称“信巫不信医”为“六不治”之一。人们已经开始认识到医学与巫术在本质上的不同，医学从巫术中的解放，促进了医学的进步。其三是“医学源于人的本能”，这种说法是说治疗技术和药物都是起源于人类生来就具有的某些“本能”。持有这种说法的人还从某些动物具有本能救护的现象作为例证，如水牛会进入水中以解热，猴子会拔除刺入身体的异物等，他们抓住这些表面现象，提出了所谓的“本能论”。但是动物的这些活动只能停留在一种自我保护的本能，永远不可能成为医学。

从历史唯物主义和辩证唯物主义的观点出发，医学的创立来源于人类生产、生活的实践，来源于与疾病斗争的实践。“神农尝百草”的传说，正说明了人类在采集植物作为食物的过程中对植物治疗作用的实践，才认识了药物。传说中的神农不可能只有一个，只有千百个“神农”的共同实践，才积累了丰富的药物学知识。人类的文明进步促进了医学的发展。当人类学会了用火以后，从“茹毛饮血”发展到熟食，这对于人类的保健和大脑的发育起到了非常重要的作用。人类从“构木为巢”到学会建筑房屋，从用树叶蔽体到学会纺织，都为自身的保健提供了有力的保障。所以医学是随着社会生产力的发展而发展的。

（二）早期的医药卫生活动（夏～春秋）

甲骨文中记载的疾病有20余种，如疾首、疾目、疾齿、疾腹等，基本上是按照疾病发生的部位来命名的。但也有一些是按照疾病表现特征而定的专名，如疟、疥、蛊、龋等，说明殷商时期人们已经认识了多种疾病。

从历史的文献中可以看到，西周以来已经有了一些固定的病名，如《诗经》中涉及的病名有40多种；《山海经》中有瘕、瘿、痔、疟、痹、疽、痈、疥、疣、疠等38种病名；《左传》中也有骨折（折肱）、伤疾、伛偻等疾患，这些病名表明人们对疾病的认识已经有了较大的进步。

这一时期，对疾病的发生原因的认识逐步摆脱了神鬼迷信的束缚，有了进一步的提高，人们开始认识到季节、气候的变化及某些地区特殊的自然条件与人体的健康和发病有着内在的联系。如《周礼》中说：“四时皆有疠疾，春时有痟首疾；夏时有痒疥疾；秋时有疟寒疾；冬时有嗽上气疾。”还认识到四季气候的异常变化也会引起疾病流行，如《礼记·月令》说：“孟春行秋令，则民大疫”，“季春行夏令，则民多疾疫”等。《左传》中记载了秦国名医医和对疾病病因的归纳：“淫生六疾，六气曰阴、阳、风、雨、晦、明也。分为四时，序为五节，发为五色，徵为五声，阴淫寒疾，阳淫热疾，风淫末疾，雨淫腹疾，晦淫惑疾，明淫心疾。”说明了当时已经有“六气致病说”，是后世六淫病因说的滥觞。据《周礼·天官》记载，周朝时已经有了医事制度，医师主管医药政令，下设食医、疡医、疾医和兽医，医事上有了明确的分工。在治疗方法上已经有食养、药物、酒剂、针刺、火灸等手段。当时由于冶炼技术的进步，已经有了金属针具。酒的发明和使用对于医学有着重要的意义，在药物发现还不普遍的时候，酒在治疗上的作用就十分重要了。

春秋战国时期是我国思想界非常活跃的时期,丰富的哲学思想为中医学理论的创立建立了雄厚的基础。为了能够说明人体的生理和病理变化,在当时“天人合一”的思想支配下,人们开始运用自然之理来解释人体的奥秘。当时比较流行的“精气学说”和“阴阳五行学说”就成为中医学论理的工具。按照“精气学说”的观点,“气”是构成自然界一切有形物质的基础,一切有形物质,都是由无形的气转化而来,人的生成也来源于气。气的最精微物质叫做“精气”,人的生命活动都是以精气为基础的。阴阳和五行是我国古代朴素的自然观,阴阳学说认为自然界的万事万物按照其形质划分其阴阳属性,而阴阳之间又具有相互对立、互根、消长转化的关系,用阴阳的这种关系就可以很好地解释人体生理、病理的各种变化的机理。五行是指金、木、水、火、土五种物质,按照五行学说的观点,自然界的一切事物都是由这五种基本物质为元素构成的,而这五种物质之间又具有相生和相克的关系。相生是互相促进,相克是互相制约,相生与相克构成了物质之间生克制化的关系,维持了事物运动的动态平衡。在中医学中,常常用五行来说明五脏之间的关系。

在这一时期,人类的卫生保健也有了很大的进步。在个人卫生方面,从考古挖掘出来的殷商生活用具来看,当时已经有洗脸、洗手、洗脚、沐浴和洗涤食具的卫生习惯。在环境卫生方面,相传夏代已有水井,对于饮水卫生大有裨益。在殷墟遗址中,考古还发现了地下排水管道,说明当时已经注意到环境卫生方面也有很多有效的措施。在婚姻形态方面,从血缘群婚过渡到族外对偶婚,同样是人类卫生保健的重大进步,有利于人类的健康和繁衍。

(三)医学理论体系的形成(战国~三国)

战国时期,我国思想界出现了“百花齐放、百家争鸣”空前活跃的局面,精气学说以及阴阳学说和五行学说等古代朴素唯物主义自然观也都产生在这个时期。为了能够说明人体的生理和病理变化,解释人体的各种生命现象,古代的一些自然观就被引进了医学领域,成为医学的指导思想和论理工具。

中医现存最早的经典著作——《黄帝内经》就产生于这个时期。《黄帝内经》不是出自一时一人之手,而是一部收集了从先秦到汉代的医学论文集,其间经过了很多医家的编修和整理。这部书基本上涵盖了中医学理、法、方、药的全部内容,所以《黄帝内经》的出现标志着中医学理论的形成。该书现分为《素问》和《灵枢》两部分,共收集医学论文162篇,代表了这个时代最高的医学成就。其中阐述的有关藏象、经络、病机、诊法、治则、针灸和方药的理论,一直指导着中医的临床实践。《黄帝内经》在阐述医学理论的同时,还引进了当时处于领先地位的哲学思想为指导,表现了中医学鲜明的哲学特色。

东汉时期,出现了现存最早的中药学著作——《神农本草经》。这部书中共收载了药物365种,其中植物药252种,动物药67种,矿物药46种。书中把药物分为上、中、下三品,补养药列为上品。《神农本草经》是集东汉以前药物学之大成的经典著作,系统地总结了东汉以前医家和民间的用药经验,所记载的药物功效大部分是正确的,至今仍然指导着临床实践。

东汉时期著名的医学家张仲景撰写的《伤寒杂病论》继承和总结了《黄帝内经》等古代医学典籍的基本理论,创造性地提出了六经辨证体系,确立了中医学辨证施治的基本原则。张仲景的《伤寒杂病论》是在《黄帝内经·素问·热论》的基础上,系统总结了外感热性病的发病规律、辨证方法和处方用药的基本原则,为中医临证医学的发展奠定了坚实的基础。

《伤寒杂病论》问世以后,因为兵燹战乱,不久就散失了,后人搜集了其中伤寒部分和杂病部分,分别整理成为《伤寒论》和《金匮要略》两部书,至今仍然是学习中医的必修著作。

《黄帝内经》、《伤寒杂病论》和《神农本草经》这三部著作的出现,是先秦医学发展的结果,标志着中医药理论的成熟。《黄帝内经》中论及的阴阳五行、藏象、经络、病因病机、治则等理论原则至今仍然是中医学的圭臬。《伤寒杂病论》中提出的六经辨证体系,确立了中医辨证论治的基本原则,为中医临证医学的发展奠定了基础。《伤寒论》书中所载的 113 首方剂,不但用药简洁,而且疗效确切,虽然经历了几千年,其中很多方剂仍然在中医临床中使用。《神农本草经》是集东汉以前药物学之大成的著作,书中关于君、臣、佐、使,七情和合,四气五味等药物学理论也成为后世中药学的基本理论。

据史书记载,这一时期还出现了很多名医。扁鹊是我国历史上第一位有正式传记的医学家,据说他善于望诊和切脉,有着丰富的医疗经验,像"扁鹊望齐侯面色而知病","为虢太子治病"等事迹,已经成为脍炙人口的故事在民间流传。西汉名医淳于意,人称"仓公",曾因拒绝为达官贵族看病而获罪,幸亏其小女儿缇萦直接上书皇帝才使其获救。后来汉文帝询问其学医和诊治疾病的情况,他一一作了详细回答,其中叙述了 25 个病人的治病经过,当时称为"诊籍",这是我国最早有记录的"医案"。东汉名医华佗是一位杰出的医学家,他精于针术,早在 1700 多年以前,他就应用中药麻醉剂——麻沸散,为病人施行开腹手术,这在世界医学史上也属于重大创举。

(四)医药学的全面发展(晋~唐)

经过了三国鼎立的分裂局面以后,司马氏再一次统一了中国,建立了晋朝。这一时期是我国历史上民族大融合的重要时期,随着生产和医疗实践活动的深入,医药学也有了进一步的发展。

晋代的著名医家王叔和在医药学著作的整理上作出了突出的贡献。王叔和,名熙,山东高平人,生于汉末,卒于晋初,曾做过太医令。王叔和对脉学进行了第一次全面总结,他所撰写的《脉经》共 10 卷,98 篇,大约 10 万字。在这部著作里面,他根据《内经》的脉学理论进一步确立了"独取寸口"的诊脉方法,归纳了 24 种脉象,使脉名和脉象达到了统一化和标准化。王叔和的《脉经》不仅对我国中医学诊断产生了重大影响,在世界医学上也占有重要的地位。直到 11 世纪,欧洲的很多医学校还把《脉经》作为教材。王叔和的另一重大贡献是对《伤寒杂病论》的整理。张仲景的《伤寒杂病论》问世后不久,即遭兵燹而散失,王叔和因为任太医令,有机会看到很多医书,再加上他丰富的理论修养和临证经验,所以他在整理《伤寒杂病论》方面也作出了重要贡献。

晋朝皇甫谧所著的《针灸甲乙经》系统总结了《素问》、《针经》、《明堂孔穴针灸治要》三部医书,并根据自己的临证经验撰写而成的。《针灸甲乙经》共 12 卷,128 篇,内容丰富,叙述系统,理论完备,是中医针灸学的一部经典著作,后世常把这部书作为教习的课本。

中国的炼丹术是制药化学的先驱,炼丹术发源于战国时期,是当时的"方士"为了寻找"不死之药"而进行的。到了东汉时期,随着道教的兴起,由于道教的提倡,炼丹术开始兴盛。东汉著名道士魏伯阳所著的《周易参同契》记载了大量的炼丹方法,是最早的炼丹著作。晋代著名道士葛洪是炼丹史上最著名的代表人物,他所著的《抱朴子内篇》中,系统讲述了炼丹技术和炼丹过程中一些化学反应现象,还记载了很多炼丹原料的物理和化学性质,是中国医药史上一部非常有价值的著作。虽然炼丹术从一开始就被蒙上了神秘的色彩,但是在炼丹的过程中却积累了大量原始的化学知识。

南北朝时期的著名道士陶弘景所著的《本草经集注》,是继《神农本草经》之后最重要的中药学著作。这部书共3卷,收载药物730种,其中新增药物365种。陶弘景在药物分类上根据药物的自然属性,按照玉石、草木、虫兽、果菜、米食进行分类,对后来的中药分类产生了重要影响。南朝时期雷敩所著的《雷公炮炙论》系统地讨论了药物的性味、炮炙、煮熬等理论及具体操作方法,是现存最早的中药炮炙学专著。雷公成为后世制药业的鼻祖。

隋朝巢元方《诸病源候论》是中医病因症候学的重要著作。这部书共50卷,分67门,论述了1739种病候,集中反映了我国当时的医学理论与临证医学的发展水平,在中国医学史上占有重要的地位。

唐朝是我国封建社会鼎盛的时代,社会经济、文化都发展到了一个高峰,在这一时期医学也得到了很大的发展。公元624年,唐政府设立了"太医署",是比较完善的医学教育机构,在医学分科方面也比较详细,在世界医学史上也是比较早的。由苏敬等人编写的《新修本草》是世界上第一部由国家颁行的药典,这部书图文并茂,影响非常大。

唐代还出现了很多著名的医家,如孙思邈是我国唐代伟大的医药学家、养生学家和思想家,生于西魏大统七年(541),卒于唐永淳元年(682),享年一百四十一岁。由于幼年多病,十八岁立志学医,二十岁即为乡邻治病。他对经典医学有深刻的研究,对民间验方十分重视,一生致力于医学临床研究,对内、外、妇、儿、五官、针灸各科都很精通,并一生致力于药物研究,曾上峨眉山、终南山,下江州,隐居太白山等地,边行医,边采集中药,边临床试验,他是继张仲景之后中国第一个全面系统研究中医药的先驱者,为祖国的中医发展建树了不可磨灭的功德。他所写的《大医精诚》、《大医习业》大力倡导医生的职业道德,是中国古代精神文明和医学技术发展的产物。孙思邈不仅以医德率先垂范,在医疗技术上也非常精湛,他所写的《千金方》是一部非常有价值的医学著作。

这一时期医学各科都有了显著的发展,出现了不少著名的医家和有影响的著作。像外科方面的著作《刘涓子鬼遗方》,据说是晋朝时有一位叫做刘涓子的,在丹阳郊外碰巧获得"黄鬼父"遗留的一部医书,经龚庆宣整理后,成为今天我们所见的《鬼遗方》,是中医外科学较早的著作。伤科方面有蔺道人的《仙授理伤续断秘方》,是我国现存最早的一部骨伤科著作。妇产科方面有昝殷的《经效产宝》,是现存最早的妇产科著作。隋唐间还出现了一部不署撰人的《颅囟经》,是我国现存最早的儿科专书。从上述的这些"最早"的著作,可以明显地看出这一时期医学的进步和发展。

唐代国家统一,药物知识的积累也逐渐丰富。公元657年,由苏敬上表请求重修本草,唐政府命长孙无忌、李勣主持编修《新修本草》,比较充分地反映了当时的药物发展水平,由政府颁发全国,这是最早由国家颁行的药典。全书卷帙浩博,收载药物共844种。书中还增加了药物图谱,并附以文字说明,这种图文对照的方法开创了世界药学著作的先例,无论形式和内容,都有崭新的特色,不仅反映了唐代药学的高度成就,对后世药学的发展也有深远的影响。

唐代,从中央到地方已形成了较为完整的医学教育体系。还吸收外国留学生入学,从而极大地促进了医学整体水平的提高,对后世学校式医学教育的发展有奠基作用。我国有学校教育性质的医学教育始于晋,至刘宋时,医学校的性质已较晋更为明显。后魏实际上已举办了医学校,但其设置、规模、制度等因缺文献记述而欠明确。隋统一全国后,在前代基础上,先后建立和完善了太医署。唐代的太医署实际上可视为中央医科大学。除此之外,唐代对地方之医学教育也比较重视,其设校的普遍和建制的严谨,为我国封建社会所仅有。

(五)医药学术的发展和争鸣(宋~元)

从宋朝到元朝400年间,中国社会始终在动荡中,有多个少数民族政权在不同的区域交叉存在。1271年,蒙古族在大都(北京)建立了元朝。

宋代是我国科技文化发展的一个重要阶段,火药、指南针、印刷术三大发明和应用是它的重要标志。北宋历朝皇帝对医学都非常重视,在他们的影响下,一些文臣武将也多关注医药学,如掌禹锡、欧阳修、王安石、曾公亮、富弼、韩琦、夏竦、宇文虚中也都参加古医书之整理,苏轼、沈括、陈尧叟、孙用和均有个人收集的医方著述。1057年,北宋政府设立了校正医书局后,专门集中了一批当时著名的学者和医家,有组织、有计划地对历代重要医籍进行了校勘整理,像《黄帝内经素问》(校正后改名为《重广补注黄帝内经素问》)、《针灸甲乙经》、《伤寒论》、《金匮要略方论》、《脉经》、《备急千金要方》、《千金翼方》、《外台秘要》等都经过了重新校勘整理,对于医学的发展和医药学著作的传播有非常重要的贡献。

《太平惠民和剂局方》,是宋政府编成并颁行的我国第一部成药制剂手册。最初为"熟药所"的配方底册,因熟药所原设太医局下,故被称为《太医局方》。南宋绍兴二十一年(1151),改名为《太平惠民和剂局方》,简称《和剂局方》或《局方》。该书经多次修订补充,直到淳祐年间(1241—1252)定型,在当时和后世影响都非常大。

北宋在中国古代解剖学史上有重要成就,此期间前后曾进行过两次有规模的人体解剖活动,并由此产生了两部人体解剖学图谱——《欧希范五脏图》和《存真图》。宋仁宗庆历年间(1041—1048),广西地方官府处死欧希范等五十六名反叛者,并解剖死者的胸腹,由画工宋景描绘成图,即《欧希范五脏图》,是已知最早的人体解剖学图谱。这一史实在当时及稍后的许多史志及笔记文集中都有记载。

在医学理论和临床各科方面,两宋时期也有很多创新性的发展。如南宋时期陈言(无择)在张仲景"三因致病说"的基础上,归纳为内因、外因和不内外因三类病因,使中医病因学更加系统化、理论化,为后世病因学所遵循。再如儿科方面钱乙的《小儿药证直诀》、妇科方面陈自明的《妇人大全良方》、针灸学方面王执中的《针灸资生经》等都对后世有较大的影响。

宋代的综合性本草著作中,既有由政府主持集中大量人力、物力编纂的巨著,也有民间医家个人不辞劳苦博览群书、观察实践而修撰成册。政府主持编纂者由国家颁布,具有类似于药典的性质;而个人著作不仅是对药典的补充,甚至成为再修药典的蓝本。在两宋300余年间,由政府主持修纂、国家颁布的本草著作就有5种,像《开宝本草》、《嘉祐本草》、《图经本草》、《证类本草》等,把宋代本草研究推向一个新的高度。

宋代方书卷帙浩大,如《太平圣惠方》、《圣济总录》、《普济本事方》等,收载的方剂都有几千首,甚至上万首,是丰富的医学宝库。

宋代法医学在历史上有很大贡献,而且对国内外有着深刻而广泛的影响,其代表性人物与专著当首推宋慈《洗冤集录》。《洗冤集录》是中国古代一部比较系统地总结尸体检查经验的法医学名著。它自南宋以来,成为历代官府尸伤检验的蓝本,曾定为宋、元、明、清各代刑事检验的准则,在中国古代司法实践中,起过重大作用。本书曾被译成多种外国文字,深受世界各国重视,在世界法医学史上占有十分重要的地位。

宋代医学教育方面最有特色,北宋时期翰林医官王惟一所制的针灸铜人,是世界医学教育史上实物形象教学法的创造。

北宋末年,运气学说由于受到宋徽宗的大力提倡和推广而进入鼎盛阶段。五运六气学说,虽然形成的时代较早,但在唐代以前却罕为人知,几乎没有什么实际影响。直到唐·宝应元年(762),王冰将"运气七篇"补入《素问》并加以注解阐发以后,运气学说才为世人所知,并逐渐受到重视。北宋的医学校——太医局以及地方医学校也将王冰校注本《素问》作为教科书,并将"运气"列为基本教试课程之一。

金元时期,医学上出现了学术争鸣的局面,学术气氛空前活跃,打破了过去那种"泥古不化"的沉闷,对中医学的进步和发展起到了巨大的推动作用。"金元医学"在短短一百多年间,从诞生、成长到发展,始终贯穿着"开拓"、"创新"、"争鸣"这样一种新的医学风尚,使以刘完素、张元素、张子和、李杲、朱震亨等为代表的金元医家,都能形成理论上各有建树,实践中互有补充的发展特色。刘完素生活的时代,运气学说仍在流行,他结合北方地理和北方民族体质强劲的特点,深入阐发了火热病机等有关理论,在治疗上一改北宋用药偏于温燥之习,重视以寒凉药物治疗外感火热病,开拓了金元医学发展的新局面。张元素也是受当时运气学说影响,认为古今运气不同,在不同运气影响下所发病种也有不同,故古方不能治今病。同时,他把运气与脏腑疾病认识作了联系,并深入研究药物的阴阳、升降、浮沉、补泻的各种性能,发明药理,注重创新方剂,在治疗思想上强调"扶护元气(胃气)"的意义,对后世医家,尤其对其传人李杲、王好古、罗天益和"易水学派"的形成、发展产生重要影响。张从正主张"邪气"说,认为邪可自外而入,也可由内而生。病邪轻者可以自行消失,病邪时间经久则很难抑制。如果有了病邪不去消除,反而先去巩固人体元气,如此很容易使人体真气未得到恢复时,病邪却有了发展,所以治疗疾病当以制止病邪发展和驱除病邪为首务,所谓"邪去而元气自复"。在治疗上,他提倡汗、吐、下三法,以攻邪为主,但他又申明在三法用药之时,每每伴随揃(包括熨、摩)、导(导引)、按(手按)、蹻(医者或病患抬举足腿)之法以辅助治疗。在用药方面,也要根据年龄老、少,病之轻、重,有增、有减,有续、有止,按证施用。李杲师从张元素,深受其思想的影响,他结合自己多年的亲身经历和体会,创立了以"脾胃论"、"内伤论"为主的理论学说,成为这一时期最著名的医家之一,对金元医学的繁荣和后世中医学的发展都产生了重要影响。朱震亨曾师从杭州名医罗知悌,学习刘完素、张从正、李杲三家之说,深感三家各有短长,在前人创新理论启发下,他结合自己的体会及理学造诣,倡"阳有余、阴不足"理论,开拓了元代中期医学发展的新局面,成为后来形成的"滋阴派"的宗师。

金元医学的创新,犹如一股清鲜空气,随着时代发展,吹进了明清两代,对明清医学的发展起到了积极的促进作用。

(六)中医学在实践和理论上的新发展(明~清)

明朝时期,官方尊崇儒学,倡导孝悌,医学被视为履行孝悌的重要手段。"不为良相,便为良医",在这样的环境中,科举失意的知识分子大量涌入医学领域,改善了医生的文化素质和知识结构,使医生的社会地位相应提高。例如著名的医学家张景岳就是一位博学的知识分子,他撰著的《景岳全书》、《类经》等有很高的学术价值。这一时期出现了很多著名的医学类书,像王肯堂编撰的《证治准绳》、徐春甫编集的《古今医统大全》等在医学史上都有非常大的影响。

明代著名医药学家李时珍编写的划时代巨著《本草纲目》是一部被公认为内容丰富、影响深远的医药学巨著,成为我国古代科学文化宝库中的一颗明珠。

在传染病学方面,明代吴有性目睹当时疫病流行、死亡枕藉的惨状,而世医以伤寒法治之不效,深感守古法不合今病,于1642年编著了我国医学发展史上第一部论述急性传染病的专著——《瘟疫论》,给后世温病学说的发展以很大的影响。吴氏根据长期的临床观察和实践经验,提出了新的病原观点——杂气论。吴有性把这种不同于六气的异气称作杂气,虽然在当时历史条件下,吴有性不可能通过显微镜观察到这些病原微生物,但他肯定杂气是一种"无象可见"、"无声无臭"的物质。这一创见,是对传染病病原学发展的一个重大贡献。

为了寻找预防和治疗烈性传染病的方法,在与当时危害人类比较严重的传染病作斗争的过程中,大约在明代,我国就已经有了人痘接种法。关于人痘接种的具体方法,张璐在《张氏医通》之"种痘说"中说:"原其种痘之苗,别无他药,惟是盗取痘儿标粒之浆,收入棉内,纳入鼻孔。……如痘浆不得资,痘痂亦可发苗;痘痂无可窃,则以新出痘儿所服之衣,与他儿服之,亦能出痘"。这里已提到痘浆法、痘痂法、痘衣法,清中期后变得更加成熟和完善。不管如何,人痘接种术的发明开创了人类预防天花的新纪元。

随着药物学的进展,明代方剂学也有巨大进展。一方面是大量方剂书,尤其是巨型方剂著作的出版,另一方面是对理、法、方、药的研究也更为重视。《普济方》是我国现存最大的一部方书,也是明代最大的方书。它搜罗极广,篇幅很大,几乎收录了十五世纪以前所有保存下来的方书内容。吴昆的《医方考》条理清晰,因证致用,说理透彻,在出版后影响广泛。

清代前中期的医学发展,呈现出一个比较错综复杂的局面,中医学传统理论和实践经过长期的历史检验和积淀,至此已臻于完善和成熟,无论是总体的理论阐述,还是临床各分科的实际诊治方法,都已有了完备的体系,而且疗效在当时的条件下是卓著的,与世界各国医药状况相比,我国还略胜一筹。尤其是温病学派形成,在治疗传染性热病方面,对降低死亡率、预防传染,起到了积极作用。

明清时期的温病学家,多产生于以苏州为中心的江苏、浙江地区,主要与该地区当时的经济、文化、科学比较发达,以及河流密集、交通便利、人口流动大、温病流行频繁等因素有密切关系。被称为"温病四大家"的叶天士、薛生白、吴鞠通、王孟英都是出自这一地区的著名医家。正是由于这时期温病学家以及其他医家在温病医疗实践和理论上的发展,使温病在理、法、方、药上自成体系,形成了比较系统而完整的温病学说。叶天士创立了卫气营血辨证;吴鞠通确立了三焦辨证,确立了温病的辨证体系。在温病的诊断方面,提出了许多独特的方法,如察舌即观察舌质、舌苔的变化;验齿即根据齿龈周围的血色区别阴阳,不仅对温病辨证很有价值,对内伤杂病亦有重要价值,丰富和发展了中医诊断学。对温病的治疗也确立了清热养阴的治则,极大地丰富了中医的治疗方法,其中不少方剂经临床实践证明是行之有效的。

中医学传统的理论和实践经过长期的历史检验和积淀,到了清代已臻于完善和成熟,无论是总体的理论阐述,抑或临床各分科的实际诊治方法,都已有了完备的体系,而且疗效在当时的条件下是卓著的。这一时期出现了很多著名的医家和医学著作,如徐大椿(1693—1771)、陈修园(约1753—1823)、龚廷贤等。其中比较有创新的是王清任(1768—1831),他在长期行医实践中对解剖的重要性有独到的认识,并身体力行探索解剖学知识,亲临义冢、刑场观察尸体,绘制了人体内脏图,于1830年撰成《医林改错》一书,纠正了前人在解剖方面的一些认识错误。

鸦片战争以后,随着帝国主义列强的侵入,西方医学随着西方文化的东渐也开始进入了中国,一些人在学习和接受西方文化的同时,产生了一种"民族虚无主义"思潮,也正是在这种思潮的影响下,他们开始排斥中医中药,使得中医药学的发展进入了低谷,步履艰难。也有一些有志之士开始寻求中西汇通的道路,并出现了一些中西汇通的大胆探索和实践者。其中像唐宗海,本着保存和发扬中医药学的愿望而提倡中西汇通,主要是以西医印证中医;还有恽铁樵,对中西医都进行过比较系统、全面的研究,主张中西汇通应该以中医为主,同时要注重实际效果。到了近代出现了具有代表性的张锡纯,他治学严谨,学有渊源,师古不泥,勤于实践,博采众长,衷中参西,敢于创新,是一位有所突破的中西医汇通代表人物。

总之,中医学所经过的几千年漫长的历史,也是一部中华民族的文化史,中医中药对中华民族的繁衍昌盛起到了极其重大的作用。

二、中国传统手法医学简史

中医传统手法医学早期称为"按摩",在中国古典医籍中"按蹻"、"挢引"、"案扤"等均指按摩而言,直到明代中后叶出现"推拿"一词后,推拿与按摩两者并存使用。目前,以保健为主要目的的手法体系一般称为"保健按摩",而以治疗为主要目的的手法体系一般称为"推拿"。如果更加科学地命名,应当称为"手法医学"或"手法治疗学",但目前中医界仍习惯称之为推拿,本书也暂使用这一习惯用法。

(一)推拿初创时期(春秋~汉代)

早在甲骨文中就有"拊"字,《说文解字》说:"拊,揗也","揗,摩也"。甲骨文中还记载了为王室成员按摩前进行可行性占卜的过程,并记录了3位专职按摩师的名字。

《黄帝内经·素问·异法方异论》说:"中央者,其地平以湿,天地所以生万物也众,其民食杂而不劳,其病多痿厥寒热,其治宜导引按蹻,故导引按蹻者亦从中央出也"。《黄帝内经》成书于春秋战国时代,可见当时推拿作为一种治疗手法已经被较为广泛地应用。此外,《黄帝内经》还有多篇涉及推拿治疗的记载。如《素问·血气形志篇》说:"形乐志苦,病生于脉,治之以灸刺;形乐志乐,病生于肉,治之以针石;形苦志苦,病生于咽嗌,治之以百药;形数惊恐,经络不通,病生于不仁,治之以按摩醪药"。《素问·举痛论》说:"寒气客于肠胃之间,膜原之下,血气不得散,小络急引,故痛。按之则血气散,故按之痛止"。"寒气客于背俞之脉则脉泣,脉泣则血虚,血虚则痛,其俞注于心脉,故相引而痛。按之则热气至,热气至则痛止矣"。《灵枢·九针论》说:"形数惊恐,筋脉不通,病生于不仁,治之以按摩醪药"。

1973年,在湖南长沙出土的马王堆三号墓的文物中有帛书十种,竹木简四种,《五十二病方》是其中最重要的医学文献,其墓葬年代为公元前168年(西汉初年)。《五十二病方》所涉及的推拿手法有按、摩、蚤挈、中指蚤、括、捏、操、循等十余种,所治疗的病种有腹股沟疝、白癜风、疣、虫咬伤、皮肤瘙痒、冻疮、外伤出血、癃闭等。

《金匮要略》是医圣张仲景于公元三世纪撰写的经典之作。《金匮要略·脏腑经络先后病脉证第一》说:"若人能养慎,不令风邪干忤经络。适中经络,未流传脏腑,即医治之。四肢才觉重滞,即导引、吐纳、针灸、膏摩,勿令九窍闭塞。更能勿犯王法、禽兽灾伤;房室勿令竭乏;服食节其冷、热、苦、酸、辛、甘。不遗形体有衰,病则无由入其腠理"。膏摩即在施治部位涂以某种膏药再进行推拿治疗的一种方法。可见推拿疗法已经成为医圣张仲景当时用于防治疾病的重要手段之一。

《中藏经》和《华佗神医秘传》是后世医家托名汉末名医华佗的名字而编写的,书中对推拿治疗的机理和禁忌证进行了明确的阐述,认为推拿“可以驱浮淫于肌肉”,而“外无淫气勿按摩”。否则,“宜按摩而不按摩,则使人淫随肌肉,久留未消”,“不当按摩而按摩,则使人肌肉膨胀,筋骨舒张”。

《肘后救卒方》是晋代医家葛洪所编著,经后梁医家陶弘景增补录方 101 首,更名为《肘后百一方》,此后金代医家杨用道摘取《类证本草》中的单方作为附方,再次更名为《附广肘后方》,即现存的《肘后备急方》。根据《肘后备急方》的记载,这时的推拿手法有了进一步的发展,如书中介绍了:“使病人伏卧,一人跨上,两手抄举其手腹,令病人自纵,重轻举抄之。令去床三尺,便放之。如此二七度止”,以及“拈取其脊骨皮,深取痛引之,从龟尾至顶乃止。未愈更为之”。此法即后世所说的“抄腹法”和“捏脊法”。前者可用于治疗肠扭转和肠梗阻,后者广泛应用于小儿疾病的治疗。《肘后备急方》所介绍的推拿疗法的适应证有:卒心痛、卒腹痛、卒中恶死、卒中五尸、霍乱转筋、时行发疮、口㖞僻、风头及脑掣痛、脚气、反胃、风热隐疹、蜈蚣咬伤、四肢疾病、支节麻痛、瘫痪不遂、风湿痹痛、肌肤不仁、手足拘屈等。

《肘后备急方》首次对我国晋代以前的膏摩法进行了总结,膏摩的内容主要集中在《卷八·治百病备急丸散膏诸要方第七十二》,具有代表性的膏摩方有:裴氏五毒神膏、苍梧道士陈元膏、华佗虎骨膏、莽草膏、扁鹊陷冰丸、丹参膏、神明白膏、赵泉黄膏、牛蒡摩膏等。历代广为流传的苍梧道士陈元膏即出于此。《肘后备急方》说:“苍梧道士陈元膏,疗百病方:当归、天雄、乌头各三两,细辛、川芎、朱砂各二两,干姜、附子、雄黄各二两半,桂心、白芷各一两,松子八两,生地黄二斤,捣碎取汁。十三物别捣,雄黄、朱砂为末,余㕮咀,以酽苦酒三升,合地黄渍药一宿,取猪脂八斤,微火煎十五沸,白芷黄为度。绞去滓,内雄黄、朱砂,搅令稠和,密器储之。腹内病,皆对火摩病上。日两三度,从十日乃至二十日,取病出差止。四肢肥肉,风瘴,亦可温酒复之,如杏仁大一枚。主心腹积聚,四肢痹躄,巨体风残。百病效方。”

根据《肘后备急方》的记载,膏摩法可以治疗内、外、妇、儿、五官各科的多种疾病,如四肢疾病、支节疼痛、瘫痪不遂、风湿痹痛、肌肤不仁、中风偏枯、手足拘屈、口眼㖞斜、咽喉痹塞、青盲、耳聋、齿痛、头风、背胁卒痛、心腹积痛、心急胀满、痈疽、金疮、胸胁痞塞、瘰疬、癣疥、蜂毒、产后血积等。

晋末医家刘涓子撰写的,约成书于公元 499 年的中医外科专著《刘涓子鬼遗方》中对膏摩法治疗外科疾病进行了比较详细的记载,现存的该书残片中记载膏摩方 14 首,如生川芎膏、白芷摩膏、生肉膏、丹砂膏、鸥脂膏、麝香膏、五毒膏、黄芪膏等,其中治疗外科疾病的有 10 首。

(二)推拿快速发展时期(隋唐时期)

隋唐时期,推拿疗法得到了政府的认可,在医学分科中占据了比较重要的位置。根据《唐六典》记载,隋代太医署按摩科设有按摩博士 20 人,按摩师 120 人,按摩生 100 人。

隋代大业年间(605—617),太医博士巢元方撰写了病因证候学专著《诸病源候论》,该书的特点是各病证之后均不列方药,而是附以详细的“补养宣导”之法,其中包括大量的按摩法(主要是自我按摩法),这些按摩法结合肢体导引,既可对症施治,又能养生防病。

唐代改太医署为太医院,对按摩科人员进行了调整,设按摩博士 1 人,按摩师 4 人,增设按摩工 16 人,还有按摩生 15 人。当时的按摩博士主要从事教学工作,按摩科培养的对象不仅要承担临床治疗任务,还要负责宫廷保健,指导皇室成员的导引养生活动。当时的正骨科也隶属于按摩科,所以在按摩手法中也包括了一部分骨折整复手法。唐代中期蔺道人撰写的《仙授理伤续断秘方》是我国最早的骨伤科专著,现存的《理伤续断方》是其残卷,书中提出的治疗闭合性骨折的四大手法即"揣摸"、"拔伸"、"撙捺"、"捺正",对后世正骨推拿流派的形成和发展产生了深远的影响。

唐代医家孙思邈在我国医学史上曾被誉为"亚圣"、"药王",按照新唐书和旧唐书所记载的历史事件推算,他大约生于公元542年,卒于682年,终年140岁。在他撰写的医学巨著《备急千金要方》(简称《千金要方》)和《千金翼方》中,除记述了大量的中医药内容外,对当时的推拿疗法也进行了比较系统全面的总结,分别对内科、儿科、妇科、骨伤科疾病的推拿疗法作了比较具体的阐述。

《千金要方》说:"治小儿新生,肌肤幼弱,喜为风邪所中,身体壮热,或中大风,手足惊掣,五物甘草摩膏方:甘草、防风各一两,白术二十铢,雷丸二两半,桔梗二十铢。右㕮咀,以不中水猪油一斤煎为膏,以煎药,微火上煎之,消息视稠浊,膏成,去滓,取如弹丸大一枚,炙手以摩儿百过,寒者更热,热者更寒。小儿虽无病,早起常以膏摩囟上及手足心,甚辟寒风"。关于内科疾病的手法治疗,《千金要方》介绍了"治肠随肛出转广不可入方:生栝蒌根取粉,以猪脂为膏,温涂,随手仰按,自得缩入";"蛔心痛","以手按而坚持之,勿令得移"。对于妇产科疾病,《千金要方》说:"治妇人阴下脱若脱肛方:羊脂煎讫,适冷暖以涂上。以铁精敷脂上,多少令调。以火炙布暖,以熨肛上,渐推纳之。末磁石,酒服方寸匕,日三";"治逆生方:以盐涂儿足底,又可急搔之,并以盐摩产妇腹上即愈"。《千金要方》还介绍了急性腰扭伤和颞下颌关节脱位的手法治疗经验:"正东坐,收手抱心,一人于前据蹑其两膝,一人后捧其头,徐徐牵偃卧,头到地,三起三卧,止便瘥";"治失欠,颊车蹉,开张不合","一人以手指牵其颐,以渐推之,则复入矣。推当即急出,恐误啮伤人指"。

《外台秘要》为唐代医家王焘于公元752年撰写,书中介绍了很多手法治疗的内容,如心绞痛的手法治疗:"真心痛,手足青至节,心痛甚者,旦发夕死,夕发旦死。疗心痛,痛及已死方:高其枕,拄其膝,欲令腹皮蹙柔,令其脐上三寸胃管有倾,其人患短气,欲令人举手者,小举手问痛差,缓者止"。

手法医学在唐代已经传入海外。日本文武天皇大宝二年(702)颁布的"大宝令"中规定的按摩科编制与我国唐代的编制完全相同。

(三)推拿理论总结时期(宋元时期)

尽管到了宋代,手法医学经历了隋唐时期的高潮后暂时走入了低谷,宋太医局取消了隋唐以来持续近400年的按摩科,《宋史》所记载的按摩专著《按摩法》和《按摩要法》均已失传,但从公元960年北宋建国开始,历经南宋、金、元约400余年的时间内,推拿学在理论和实践上都没有停止发展的步伐。

公元992年,北宋翰林医官王怀隐在广泛收集民间效验方的基础上,参阅北宋以前各种方书,集体编撰成医学巨著《太平圣惠方》,该书对当时推拿疗法中的膏摩法进行了总结,记载了大量的膏摩、药摩方,仅治疗眼疾的膏摩方就有6首。同时,对摩膏的制备也较唐代有了改进,对膏摩的部位也有了新的认识,摩顶、摩腰得到了重视,并出现了铁匙等膏摩工具。如"治一切眼疾,及生发,退热毒风,摩顶膏方",由莲子草等12味药物组成,其制法是"细锉,绵裹,于铛中。先下油酥及莲子草汁,然后下诸药,以文火煎半日,即以武火煎之,候莲子草汁尽,其膏即成。去滓,更细澄滤过油,瓷瓶盛。每次用时,夜间临卧时,以铁匙取少许,涂顶上，细细以匙摩，摩令消散入发孔中，顿觉清凉。轻者不过五六度，重者用膏半剂即差。膏摩之法，每隔三夜一度摩之，甚妙。并日，恐药驱风毒太急，乍有触动。其膏治肾虚眼暗，及五脏毒风，气上冲脑，脑脂流下为内障。方书所不治者，此能疗之。遍除眼暗映翳，赤眼风毒，冷热泪出，眼睛如针刺痛，无不差者。摩膏候，三两日便能生发，风毒自散也”。

《圣济总录》是宋徽宗时由朝廷组织人员编写的一部医学巨著，成书于1111—1117年。该书的第四卷治法篇对按摩疗法进行了专门论述，认为不应将按摩与导引混为一谈，并进一步区分了“按”与“摩”，认为“按”为单纯用手法，而“摩”则可结合药物，手法有助于药物作用的发挥。该书在理论上提出推拿具有“开达抑遏”的作用，并认为“大补益摩膏”可摩腰补肾，提出推拿补虚的理论。

《圣济总录》的大补益摩膏经金元时期的医家朱丹溪的大力倡导得到了广泛应用。清代医家徐灵胎在《兰台轨范》中介绍了当时的应用盛况：“有人专用丹溪腰摩方治形体之病，老人虚人极验，其术甚行”。《圣济总录》卷八十九对大补益摩膏的药物组成、调制及实用方法、适应范围等作了详细的阐述：“治五劳七伤，腰膝冷痛，鬓发早白，面色萎黄，水脏久冷，疝气下坠，耳聋眼暗，痔漏肠风。凡百疾病，悉能疗除。兼治女人子脏久冷，头鬓疏薄，面生皯黯，风劳血气，产后诸疾，赤白带下。大补益摩膏方：木香、丁香、零陵香、附子（炮裂）、沉香、吴茱萸、干姜（炮）、舶上硫黄（研）、桂（去粗皮）、白矾（烧灰研）各一两，麝香（研）、腻粉（研）各一分。右一十二味，捣罗八味为末，与四味研者和匀，炼蜜丸如鸡头实大。每先取生姜自然汁一合，煎沸，投水一盏，药一丸同煎。良久化破，以指研之，就温室中蘸药摩腰上，药尽为度。仍以绵裹肚系之，有倾，腰上如火。久用之，血脉舒畅，容颜悦泽”。

张子和为中国医学史上著名的金元四大家之一，他在其代表作《儒门事亲》中把按摩归入汗、吐、下三法中的汗法。在推拿手法的临床应用上，该书有以木梳梳乳治疗乳痈、以推揉法配合泻下药治疗妇人腹中有块、自我揉腹催吐治疗伤食及伤酒、按摩治疗小儿腹内痞块等。

《医说》是南宋医家张杲撰写的，刊于1224年。该书介绍了下肢骨折自我搓滚舒筋的康复疗法：“道人詹永志，信州人。初应募为卒，右胫折为三，困顿且绝。军帅命舁营医救。凿出败骨数寸。半年稍愈，扶杖缓行，骨空处皆再生，独脚筋挛缩不能伸。既落军籍，沦于乞丐。经三年，遇朱道人，亦旧在辕门。问曰：汝伤未复，初何不求医？对曰：穷无一文，岂堪办此。朱曰：正不费一文，但得大竹管长尺许，钻一窍，系以绳，挂于腰间。每坐则置地上，举足搓衮之，勿挤工程，久当有效。詹用其说，两日便觉骨髓宽畅，试猛伸足，与常日差远。不两月，病筋悉舒，与未坠时等。予顷见丁子章，以病足故，作转轴踏脚用之，其理正同。不若此为简便。无力者立可办也”。

《世医得效方》为元代医家危亦林撰写，刊于1345年。该书阐述了应用倒悬复位法治疗脊柱骨折、髋关节脱臼和坐凳架梯复位法治疗肩关节脱位的手法治疗方法，可谓医学史上的创举。大约同时期问世的《回回药方》也介绍了脊柱骨折的手法复位方法：“用一张床，使病人覆卧，将棉布十字缠胸上，又在膝上复缠至腰间，用力扯，医人以手按其骨。令病人覆卧，医人以脚踏出骨节上，立少时。或将擀面推于脱出的骨上，用力擀入本处”。

（四）小儿及骨伤推拿发展时期（明代）

明初，按摩为太医院的医学十三科之一，但大约200年后，在隆庆五年（1571），按摩科和祝由科被撤销，仅存十一科。正如《明会典》所说：“隆庆五年奏定御医吏目共二十员：大方脉五员,伤寒科四员,小方脉、妇人科各二员,口齿、咽喉、外科、正骨、痘疹、眼科、针灸各一员”。

明代中期手法医学之所以衰退的原因可能有二:

一是当时的人体解剖学知识还非常有限,实施手法治疗难免有一定的盲目性;同时从业人员的医学素质参差不齐,对疾病的病因病机的理解可能存在这样那样的局限性;再则当时行之有效的推拿手法往往秘而不传,甚至已绝于世。因此,当时的推拿临床上常有意外情况发生,造成了负面的社会影响。

《古今医统》由明代医家徐春甫编撰于1556年,该书卷三指出:按摩手法“亦绝不传。其仅存于世者,往往不能用,用或乖戾,以致夭折而伤者多矣”。

明代医家张景岳在其1624年完成编著的《类经》中也指出:“导引者,但欲运行血气而不欲有所伤也,故惟缓节柔筋而心和调者乃能胜任,其义可知。今见按摩之流,不知利害,专用刚强手法,极力困人,开人关节,走人元气,莫此为甚。病者亦以谓法所当然,即有不堪,勉强忍受,多见强者致弱,弱者不起,非惟不能去病,而适以增害。用若辈者,不可不慎”。

与《古今医统》大约前后问世的由万全所编写的《幼科发挥》中也有小儿推拿意外的记载:“一儿发搐,先取善推法推举之。向后发病益危甚。予曰:推法者,乃针灸按摩之遗意也。经曰:无刺大虚人。推搐之法,壮实者可用之,如怯弱者其气不行,推之有汗,反伤之也。其家不信予言。予曰:不死必成痼疾。半月后果死”。万全在另一部专著《万氏家传育婴秘诀》中说:“幼科有拿掐法者,乃按摩之变也。小儿未周岁者,难以药饵治,诚宜之。则可以治外邪,而不能治内病也。能治小疾及气实者,如大病气虚者用之,必误也。为父母者,喜拿而恶药,致令夭折者,是谁之过欤?”

当时手法医学衰退的另一个原因是封建礼教的束缚。《孟子》关于“男女授受不亲”和《孝经》中“身体发肤,受之父母,不敢毁伤”的思想到明代中后期发展到了顶点。据1573—1620年的《襄阳县志》记载,当时的皇太后患病,曾“引线候脉”。由李梴编撰的刊于1515年的《医学入门》中曾有这样的规定:“如诊妇女,须托其至亲先问证色与舌,及所饮食。然后随其所便,或证重而就床隔帐诊之,或证轻而就门隔帏诊之。亦必以薄纱罩手。贫家不便,医者自袖薄纱”。当时的医家龚廷贤在其撰写的《万病回春》中对当时的这种风气提出了明确的反对意见:“常见今时之人,每求医治,令患者卧于暗室帏幕之中,并不告以所患,止令切脉。至于妇人,多之不见,岂能察其声色?更以绵帕之类护其手,而医者又不屑于问,纵使问之,亦不说,此非所以求其愈病,将欲难其医乎!”

明代中期取消按摩科后,按摩被迫向三个方向发展:一是以“手法”的名义在正骨科领域继续发展;二是在小儿科领域应用和发展;三是流传于浴室和理发业,逐渐转变为民间保健按摩。

《小儿按摩经》和一批按摩专著的问世,标志着小儿按摩体系的建立。《小儿按摩经》原书已失传,现在所见者为收录在明代医家杨继洲于1601年完成的《针灸大成》卷十。除《小儿按摩经》外,由龚廷贤撰写的《小儿推拿方脉活婴秘旨全书》完成于1604年;由周于蕃撰写的《小儿推拿仙术》成书于1605年;由黄贞甫撰写的《小儿推拿秘诀》、《小儿推拿仙术秘诀》等成书于1620年。

明末医家李盛春在《医学研说》中对小儿推拿临床进行了总结:即以操作手法为纲,也就是手法作用于穴位或患病部位;以脏腑为纲;以病证为纲。以操作手法为纲者,如:“运五经,通五脏六腑之气。凡咽喉闭塞,肚腹膨胀,气血不和用此法","掐四横纹,和上下气血。乳食不化,手足搐掣用之"。以脏腑分类者,如:"肺经有病咳嗽多","退肺经之证,以泻肺为主,推肾水,分阴阳,凤凰单展翅,二龙戏珠,推天河水入虎口"。以病证为纲者,如:"口中插舌,乃心经有热,退六腑,水里捞明月,清天河为主""四肢冷弱,推三关,补脾土,四横纹为主""治肚痛,每次分阴阳二百,推三关一百,退六腑一百,天门入虎口十,抱手揉肚二百,揉一窝风穴五十,掌心揉脐一二百,吐法可用。上滚水推,用艾捶饼贴脐。忌乳食,要常带饥""治水肿,每次分阴阳二百,推三关一百,退六腑一百,推脾土三百,运水入土一百。上用剩姜葱汤推之。忌盐,并生冷物,乳食少用""治黄症,每次分阴阳二百,推三关一百,退六腑一百,推肾水一百,推脾土三五百,运水入土一百。上用姜葱汤推之。山楂煎汤不时服"。

明初太医院的十三科中,有"接骨"和"按摩"科。隆庆五年,接骨科改为"正骨科",按摩科被取消,按摩科中与骨伤疾病相关的内容逐渐被纳入正骨科,并在临床实践中不断得到发展。

《普济方》为明代中期的周定王朱棣牵头编写的一部医学巨著,书中已有关于肩关节脱位手法治疗的记载:"肩胛骨脱落法:令患人服乌头散麻之,仰卧地上。左肩脱落者,用左脚蹬定,右肩脱落者,用右脚蹬。用软绢如拳大,抵于腋窝内,用人脚蹬定,拿病手腕近肋,用力侧身扯拽,可再用手按其肩上用力往下推之"。

明代中后期的著名医家王肯堂在其所著的《疡医准绳》中也有髋关节脱位内收复位法的记载:"凡妇人腿骨出进阴门边,不可踏入,用凳一条","令患人于上卧,医以手拿患人脚,用手撙上在好脚边上去,其腿骨自入"。

此外,明代记载了许多手法治疗腰痛的经验。如《景岳全书》卷四十五介绍了麻油按摩治疗腰痛的方法:"治发热便见腰痛者,以热麻油按痛处揉之可止";《韩氏医通》说:"肾虚腰痛,令少阴掌心摩擦,每至万余。或令进气于肾俞穴。丹田冷者,亦摩擦而进于脐轮,其功尤烈";《针灸大成》中也有以指代针治疗腰痛的医案:"壬戌岁,吏部许敬庵公,寓灵济宫,患腰痛之甚。同乡董龙山公推予视之。诊其脉,尺部沉数有力。然男子尺脉固宜沉实,但带数有力,是湿热所致,有余之疾也。医作不足治之,则非矣。性畏针,遂以手指于肾俞穴行补泻之法,痛稍减,空心再与除湿行气之剂,一服而安。公曰:手法代针,已觉痛减,何乃再服渗剂乎?予曰:针能劫病,公性畏针,故不得已。而用手指之法,岂能驱其病根,不过暂减其痛而已。若愈全可,须针肾俞穴,今既不针,是用渗利之剂也。岂不闻前贤云:腰乃肾之府,一身之大关节。脉沉数者,多是湿热壅滞,须宜渗利之,不可用补剂。今人不分虚实,一概误用,多致绵缠,痛疼不休。大抵喜补恶攻,人之恒情也。邪湿去而新血生,此非攻中有补存焉者乎?"

至于明代中期以后流传于浴室、理发行业的保健按摩手法,多以口头形式师徒相传,很少见于文献记载。

除上述内容外,关于内科杂证以及妇产科领域的手法治疗经验也可散见于明代中后期的其他医学著作,如《医学入门》、《保生秘要》、《古今医统》、《景岳全书》、《证治准绳》等,此处从略。

(五)推拿民间发展时期(清代)

清代太医院将医学分科设定为九科,不设按摩科。除正骨科采用手法治疗和一些医家在临床实践中主动结合手法治疗外,推拿手法基本在民间流传和发展。

《医宗金鉴》是乾隆年间由朝廷组织人员,由太医院判吴谦于1742年主编完成的一部大型医学丛书。该书作为太医院的教科书,比较系统地总结了清以前的正骨治疗手法,其中以“正骨八法”为代表的骨伤科治疗手法至今仍占有重要的学术地位。

《医宗金鉴》认为,手法为“正骨之首务”,确立了手法在正骨科的地位:“夫手法者,谓以两手安置所伤之筋骨,使仍复于旧也。但伤有轻重,而手法各有所宜。其痊愈可之迟速,乃遗留残疾与否,皆关乎手法之所施得宜,或失其宜,或未尽其法也。盖一身之骨体,既非一致,而十二经筋之罗列序属,又各不同,故必素知其体相,识其部位,一旦临症,机触于外,巧生于内,手随心转,法从手出。或拽之离而复合,或推之就而复位,或正其斜,或完其阙,则骨之截断、碎断、斜断,筋之弛、纵、卷、挛、翻、转、离、合,虽在肉里,以手扪之,自悉其情。法之所施,使患者不知其苦,方称为手法也。况所伤之处,多有关于性命者,如七窍上通脑髓,膈近心君,四末受伤,痛苦人心者。即或其人元气素壮,败血易于流散,可以克期而愈,手法亦不可乱施;若元气素弱,一旦被伤,势已难支,设手法再误,则万难挽回矣。此所以尤当审慎者也。盖正骨者,须心明手巧,既知其病情,复善用夫手法,然后治自多效。诚以手本血肉之体,其宛转运用之妙,可以一己之卷舒,高下疾徐,轻重开合,能达病者之血气凝滞,皮肉肿痛,筋骨挛折,与情志之苦欲也。较之以器具从事于拘制者,相去甚远矣。是则手法者,诚正骨之首务哉”。

《医宗金鉴》详细论述了摸、接、端、提、推、拿、按、摩“正骨八法”,这是对正骨手法的首次科学总结。其中的摸法为诊断手法,又称扪诊、摸诊或触诊。接、端、提主要是骨折整复手法;推、拿、按、摩主要是软组织手法。该书对“筋”(即软组织)病的观察与分类、对骨病的描述和“骨缝开错”理论的提出、对骨伤推拿有极大的指导意义。

《医宗金鉴》记载了很多骨伤推拿手法,如:

关于胸椎错骨缝(后关节紊乱),该书主张先手法放松软组织,再行按脊复位手法,并配合药物内服外敷:“先受风寒,后被跌打损伤者,瘀聚凝结,若脊筋陇起,骨缝必错,则成伛偻之形。当先揉筋,令其和软;再按其骨,徐徐合缝,背膂始直。内服正骨紫金丹,再敷定痛散,以烧红铁器烙之,觉热去敷药,再贴混元膏”。

关于腰部软组织损伤,该书卷八十九介绍了一种牵引上身舒筋法:“腰骨,即脊骨十四椎、十五椎、十六椎间骨也。若跌打损伤,瘀聚凝结,身必俯卧,若欲仰卧、侧卧皆不能也。疼痛难忍,腰筋僵硬,宜手法:将两旁脊筋向内归附膂骨,治者立于高处将病人两手高举,则脊筋全舒,再令病人仰面昂胸,则膂骨正而患除矣。内服补筋丸,外贴万灵膏,灸熨止痛散”。

关于头部跌打损伤,该书采用拔伸颈椎加棒击足心法治疗:“凡头被伤,而骨未碎筋未断,虽瘀聚肿痛者,皆为可治。先以手法端提颈项筋骨,再用布缠头二三层令紧,再以振梃轻轻拍击足心,令五脏之气上下宣通,瘀血开散,则不奔心,亦不呕呃,而心神安矣。若已缠头,拍击足心竟不觉痛,昏不知人,痰响如拽锯,身体僵硬,口溢涎沫,乃气血垂绝也,不治”。

关于颞颌关节脱位,该书主张“单脱者为错,双脱者为落。凡治单脱者,用手法摘下不脱者,以两手捧下颏,稍外拽,复向内托之,则双钩皆入上环矣。再以布自地阁缠绕头顶以固之”。

除《医宗金鉴》外,清代其他医学专著如《捏骨秘法》、《伤科大成》、《按摩经》、《动功按摩秘诀》、《石室秘录》、《伤科补要》、《一指定禅》等均有不少骨伤手法治疗的内容。

小儿推拿兴起于明代后期,首先在中国的南方地区民间流行。清代小儿推拿在民间的进一步流传并向全国发展。正如《厘正按摩要术》陈桂馨序所说："按摩一法，北人常用之。曩在京师，见直隶满洲人，往往饮啖后，或小有不适，辄用此法，云能消胀懑，舒经络，亦却病之良方也。南人专以治小儿，名曰'推拿'。习是术者，不必皆医。每见版锓'某某氏推拿惊科'悬诸市。故知医者略而不求，而妇人女子藉为啖饭地也"。

除了在民间流传外，小儿推拿也得到了一些医生（主要是儿科医生）的重视。如康熙时名医夏鼎不仅以药饵活人，而且将推拿法用于儿科治疗。所著《幼科铁镜》一书，就以推拿为主。

在此期间，小儿推拿适应证从早期的惊风扩大为小儿科大多数疾病。

这一时期小儿推拿著作的数量明显增加，但主要以继承为主，述而不著作，在理论、手法和临床上未见重大创新。

清代质量较高的小儿推拿著作有《推拿广意》、《幼科推拿秘书》、《幼科铁镜》、《保赤推拿法》、《推拿小儿全书》、《厘正按摩要术》等。

《推拿广意》3 卷，为清代熊应雄所辑，陈世凯重订，约成书于清康熙十五年（1676）。又名《小儿推拿广意》。上卷首列总论，论述推拿在小儿惊风治疗中的作用，其大旨源于《补要袖珍小儿方论》；次叙儿科诊断和治疗手法，介绍手足 45 个小儿推拿特定穴的主治，以图谱示之；手法着重介绍推法和拿法，并提出了"推拿手部次第"和"推拿面部次第"，即手部和头面部的推拿操作常规程序；还绘有"推坎宫"、"推攒竹"、"打马过天河"等 21 帧手法操作图，并有文字详解；最后为"脏腑歌"，源于《小儿按摩经》"手法歌"和《小儿推拿秘旨》"五脏主病歌"，论述脏腑病证的小儿推拿方法。中卷主要论述胎毒、惊风、诸热等 17 种病证的推拿治疗。下卷附有治疗儿科常见病的内服、外用方剂 187 首。该书是清代第一部小儿推拿专著，也是影响最大的小儿推拿著作。明代的小儿推拿，大多以治疗惊风为主，其他疾病往往述之不详。本书除专设惊风一门外，还设诸热、伤寒、呕吐、泄泻、腹痛、痢疾、疟疾、积症、痞症、病症、咳嗽、肿胀、目疾、杂症诸门，扩大了小儿推拿的治疗范围。本书和明末《万育仙书》中所绘的推拿手法操作图，是对小儿推拿的一大贡献。

《幼科推拿秘书》5 卷，为骆如龙所撰写，骆民新抄订，成书于康熙三十年（1691）。该书卷四有"推拿病证分类"。

《幼科铁镜》6 卷，为夏鼎所撰，成书于康熙三十四年（1695）。该书为儿科专著，但作者特别重视小儿推拿，卷一即载有小儿推拿法，凡例中亦有小儿推拿内容。书中所录小儿推拿法，均为作者家传或临床亲验，图穴亦经两代考索。临床不效者，如"老汉扳罾"、"猿猴摘果"之类，均予删除。作者认为"用推拿就是用药味"，故作"推拿代药赋"。如以"推上三关，代却麻黄、肉桂；退下六腑，替来滑石、羚羊"。推拿须在下午，不宜在早晨；慢惊属虚，宜药不宜推等观点，亦成一家之言。

《保赤推拿法》为夏云集编著，成书于光绪十年（1885）。书前凡例，首释拿、推、掐、搓、摇、捻、扯、揉、运、刮、分、和等 12 种小儿推拿常用手法，言简意赅；次述小儿推拿注意事项，并附有"推拿药赋"。正文首先描述开天门、分推太阴太阳、掐天庭至承浆以及揉耳摇头四法，主张推拿小儿皆应先用此四法以开关窍，然后辨证择用诸法。其次简介揉太阳等穴的手法操作及主治，并主张推毕各穴以掐肩井收功。作者世传医道，并亲自在金陵育婴堂设小儿推拿专科，故是书所录手法，均为切合临床之实用效法。

《推拿小儿全书》为徐宗礼编著，光绪三年（1877）成书。开始部分为三字句歌诀体，后人称之为《推拿三字经》。后有“推拿三字经序”和四言脉诀，并有推拿插图和操作方法，内容比三字经多。徐氏认为古书所载推拿，皆适用于小儿，而人的经络气血，老幼没有本质的不同。只要根据年龄大小相应地调整推拿次数，小儿推拿法同样适用于成人。手法操作上，主张四岁以下婴儿推拿300次，小儿为3000次，16岁以上的成人可达3万次，并主张独穴多推，如霍乱吐泻独推板门，流行性腮腺炎独取六腑。本书推拿治疗范围亦有所扩大。除常见的小儿疾病以外，作者还根据当时的疾病流行情况，将推拿用于治疗霍乱、瘟疫、流行性腮腺炎、疮疡、肺结核、肾虚牙痛等病证。徐宗礼还以方剂的功效类比、概括穴位推拿的作用，如推三关功同参附汤，运八卦为调中益气汤等。

《厘正按摩要术》4卷，为张振鋆所编著，成书于光绪十四年(1888年)，又被称为《小儿按摩术》。该书对明代以来流行的按、摩、掐、揉、推、运、搓、摇小儿推拿八种基本手法作了全面总结，还介绍了20种外治法的具体运用以及24种小儿常见病证的辨证、推拿和方药治疗，并将胸腹按诊法引入了小儿推拿。本书是清代后期小儿推拿手法学较重要的著作。

尽管明代中后叶按摩科被取消，直至清代成人内妇杂病的推拿治疗也不能正规开展，但是仍有一些内妇科甚至眼科的手法治疗的内容散见于不少当时的医学文献之中。

(六)西方手法医学的传入及推拿流派的形成(1911—1949)

1911年辛亥革命成功后，当时的政府对中医和推拿仍有政策的限制，所以推拿只能继续在民间进行发展，当时的推拿临床以私人开业行医为主。

这一时期，随着西方医学的陆续传入，西方手法医学也开始传入我国。

1928年，丁福保编译的《西洋按摩术》首次向中国展示了西方手法医学。

1934年，杨华亭编撰的《华氏按摩术》是一部将近代东西洋医学科学知识与中国传统推拿古法相会通的推拿专著。

1935年，谢剑新编著的《按脊术专刊》全面介绍了西方按脊疗法。

此外还有紫霞居士编译的《西洋按摩术》，陈景歧编译的《(最新)按摩术讲义》，陈奎生、金兆均翻译的《实用按摩术与改正体操》，薛受益、徐英达合译的《推拿法引言》等。

这些西方手法医学著作，对中西医推拿医学的交流有积极意义。其中的脊柱手法对我国传统导引类手法的发展，起了推动作用。

推拿流派的形成是近代推拿学发展的一大特点。推拿有技能要求高，难以用文字表达的特点。推拿的技法和学术是靠人传授和继承发展的，而一般的师徒相传或父子单传难以提高推拿的学术水平，而且往往由于人为的因素造成推拿学术的萎缩或发展的中断。于是，地区性的、较大规模的推拿流派便应运而生。

构成推拿流派至少应具备以下要素：有明确的学术思想，有独特的主治手法，有一定的适应病证，有较大的流传范围，还应该有代表性的著作。但由于推拿的历史局限性，很多流派还无法满足这一条件。

当时形成的主要推拿学术流派如下：

1. 一指禅推拿　由江苏扬州丁凤山(1842—1915)得自清代河南的李鉴臣真传，并结合中医理论，以一指禅推拿行医于扬州、上海、杭州一线，并广收门徒。知名的弟子有王松山(1873—1962)、钱福卿(1882—1967)、丁树山(1886—1931)、沈希圣(1892—1975)、钱砚堂(1881—1933)、丁鹏山(1895—1953)、丁宝山(1900—1978)、黄海山、翁瑞午、周昆山、“吴大嘴”以及王传焘、张子良等十余人。另外，在上海开设一指禅推拿诊所的《黄氏医话》、《一指禅推拿说明书》的作者黄汉如亦属这一流派。当时的一指禅推拿流派主要以一指禅推法为主，全部手法据《一指禅推拿说明书》称，有按、摩、推、拿、搓、抄、掖、捻、缠、揉十法。

一指禅推拿的适应证比较广泛，尤擅长治疗内科杂病（如头痛、眩晕、失眠、劳倦内伤等）、胃肠疾病（如胃脘痛、胃下垂、久泄、便秘等）以及面瘫、月经不调、痛经、慢性鼻炎和颈椎病、漏肩风、关节疼痛等病证。如今天重新得到重视的戒毒问题，一指禅推拿流派早在半个多世纪前就进行了成功的探索。《一指禅推拿说明书·余墨》说："鸦片为世界巨患，我国人受害最多。一经沾染成癖，任用何法，终难戒绝。损人身体，甚于病魔。汉如研究有年，洞察其隐。盖凡烟类，皆能使人气血及神经顿呈快状，鸦片尤甚。染癖者戒时，气血必骤然停滞，精神亦随之委顿，神经遂受莫大之影响。惟推拿术，有流通气血之能，活泼神经之力，并细察人身虚实，系何脏何腑受烟成癖，即直接其脏腑之穴道，施用手术。俾烟毒由大小便中随排泄而出，其癖自断。不但身体无伤，并能因兹强健，洵新发明戒烟之善法也"。

除了《黄氏医话》和《一指禅推拿说明书》外，有关一指禅推拿的代表作还有《一指定禅》。

2. 㨰法推拿　㨰法推拿流派的创始人丁季峰，出生于一指禅推拿世家，伯祖父丁凤山、父丁树山均为一指禅大家。丁季峰于20世纪40年代针对当时推拿门诊运动系统、神经系统疾病多，而原有的手法刺激量不够或效率不高的矛盾，在原有的一指禅推拿流派㨰法的基础上变法图新，把手背尺侧作为接触面，既增加了刺激量，又富有柔和感，为与一指禅原来的掖法相区别，故取名㨰法。后来又将㨰法与关节被动运动相结合，并辅以揉法和按、拿、捻、搓等法，形成了风格独特的㨰法推拿流派。㨰法以其对软组织损伤、运动系统与神经系统疾病独特的疗效，逐渐得到了病家的欢迎和推拿界的认可。㨰法推拿流派创始于上海，影响遍及全国，逐渐成为中国推拿最有影响的手法之一。

3. 内功推拿　内功推拿的师承脉络，可追溯到清末山东济宁的李嘉树。李氏擅长武艺，且精于手法疗伤。李传同乡马万起（1884—1941），马于20世纪20年代从山东来到上海，以拳术和内功推拿饮誉沪上。其子马德隆、弟马万龙（1903—1969）得其衣钵。内功推拿主张治病以病人自我锻炼少林内功为主，手法治疗为辅。其特色手法有擦法、击法、五指拿法等，并有一套全身推拿常规操作法，擅长治疗内妇科疾病。

4. 脏腑推按　清同治年间，河北雄县王文（约1840—1930），中年患咯血之症，多方医治罔效。幸遇一游方道人，以手法为其治愈顽疾，并以《推按精义》一书相授。王氏遂因病成医，以推拿为人治病，名闻河北塘沽一带。1910年后收王雅儒为单传弟子。王雅儒从师十余年，后据王文所授及自己的经验，口授《脏腑图点穴法》一书。该派以推按、点穴为主要手法，以腹部操作为主，重视脾胃，注重调理阑门穴，贯通上下气机。

5. 腹诊推拿　河北武邑人骆俊昌（1881—1965），早年随父习摄生之道及推拿治病法，后受教于当地名医李常，并遍访东北、京津推拿名流。骆氏继承了几近失传的古代腹诊法，结合独特的手法，创立了腹诊推拿流派，在重庆和西南地区颇有影响。诊法上重视腹诊，常用手法有推、拿、按、摩、捏、揉、搓、摇、引、重等，治法上突出补、温、和、通、消、汗、吐、下八法。

另外，各地均有以治疗骨伤科疾病为主的推拿法流传，可称为"正骨推拿法"。"捏筋拍打法"、"点穴推拿法"等特色推拿法也开始形成。

（七）推拿复苏和繁荣时期（1950年至今）

20世纪50年代比较系统地论述推拿治疗的著作是上海中医学院附属推拿医士学校编

写的《中医推拿学》,该书详细介绍的推拿治疗适应证有6大类70种。包括风湿症12种:风湿热、肩周炎、膝关节炎、坐骨神经痛、风湿腰痛、腰背四肢风湿症、落枕、风湿样关节炎、风湿性髋关节炎、肥大性脊柱炎、历节痛风、腮部酸胀;内科疾病32种:头痛、感冒、中暑、癫痫、高血压病、半身不遂、脑炎后遗症、颜面神经麻痹、正中神经麻痹、四肢痉挛、腓肠肌痉挛、肺结核、肺气肿、久泄(包括结肠过敏)、便秘、腹痛、胃和十二指肠溃疡、胃下垂、胃脘痛、胃痉挛、神经性呕吐、肝胃气痛、消化不良、气臌胀症、寒疝、肾亏腰痛、阳痿、遗精、气血两亏、劳倦内伤(失眠、神经衰弱)、昏厥;妇科疾病6种:盆腔炎、子宫下垂、经闭、痛经、乳癖、习惯性小产;儿科疾病3种:脊髓灰质炎后遗症、惊风、食积;伤科疾病10种:外伤性腰痛、椎间盘突出症、各种关节扭伤、颈椎半脱位、桡骨茎突狭窄性腱鞘炎、肩部压伤、胸腔手术后遗症、外伤性失音、伤气、脑震荡;外科疾病7种:流注、流火、瘰疬、痈、眼丹(睑腺炎)、扁桃体炎、悬雍垂下垂。其中肺结核、胃和十二指肠溃疡、痈、淋巴结肿大、流火等以前被列为推拿禁忌证的,都在肯定临床疗效的基础上收入了这本教材。

此外,这一时期出版的有代表性的推拿治疗学著作还有:《推拿疗法简述》(江静波,1955年)、《按摩新编》(曲祖贻,1959年)、《按摩疗法》(卢英华等,人民卫生出版社,1959年)、《推拿广要》(李卓英,内部出版,1959年)、《简易推拿疗法》(上海中医学院附属推拿学校,上海科学技术出版社,1960年)、《推拿疗法》(安徽医学院附属中医院,人民卫生出版社,1960年)、《推拿疗法》(乳山县人民医院海阳所分院,山东人民出版社,1976年)等。

20世纪70年代以后,推拿医学的发展明显加快。推拿的临床、教学、科研全面展开。中医医院大都设有推拿科或有推拿项目,推拿从业人员数量大大增加。全国有20多所高等医学院校设有推拿(按摩)专业。推拿学术活动日趋活跃。不少有特色的骨伤推拿专著先后问世,如《推拿疗法与医疗练功》、《李墨林按摩疗法》、《按摩正骨歌诀实践》、《实用整骨推拿手册》、《颈肩腰腿痛推拿疗法》、《软组织伤病治疗手法彩色图谱》、《伤筋与错缝的手法治疗》、《推拿防治冻肩》、《腰腿痛的推拿治疗》、《常见腰腿痛病与推拿疗法》、《骶髂关节错动的诊断与手法治疗》等。同时,《妇科按摩学》、《实用内科推拿》、《小儿推拿疗法》、《小儿推拿》、《幼科推拿三字经派求真》、《中国小儿推拿学》等内妇儿科按摩专著也相继出版。

这一时期除了上述各种推拿著作外,其他重要的推拿治疗学著作和综合性推拿著作还有《中医按摩疗法》、《推拿疗法》、《杨清山按摩经验集》、《齐鲁推拿医术》、《推拿治疗学》、《实用推拿治病百法》、《实用针灸推拿治疗学》、《脏腑经络按摩》、《中医推拿学》、《中国推拿大成》、《中国按摩全书》、《中外独特按摩技法大全》、《实用推拿治病法精华》、《按摩治疗学》、《百病中医按摩疗法》、《中国推拿》、《中国推拿治疗学》、《推拿大成》、《中医推拿学》、《中华推拿大成》、《百家推拿经验集》、《实用推拿手册》、《实用推拿学》、《现代中医药应用与研究大系·推拿分册》。

(八)中国传统手法康复治疗学

现代康复医学体系真正传入我国不过二十年的历史。严格说来,目前我国还没有专职的中国传统手法康复治疗师。在专科康复医院和综合医院的康复科一般都有推拿医师参与治疗,但这些推拿医师几乎都只是接受过比较系统的中医基本理论和推拿临床的培训,但几乎都没有比较系统地学习过康复医学的必要知识,因而很难从康复医学的角度出发比较有效地应用中国传统医学的理论指导康复临床,用中国传统治疗手法去解决康复临床中可能遇到的种种问题。要想出现一本从理论到临床实践比较系统的中国传统康复治疗学,必须加快这方面的人才培养,之后让他们在康复临床实际中不断总结和积累经验,经过一代人的共同努力,一定会出现足以引起国际康复医学界瞩目的"中国传统康复治疗学"。

三、继承和发扬中国传统康复医学

中医学是中国传统文化中的一颗璀璨明珠,在世界已进入21世纪的今天,它仍然越来越受到更多国家人民的欢迎,并日益引起国际康复医学界有识之士的关注。中国传统康复医学是中医学的重要组成部分。但是,由于在中国古代还没有明确形成康复医学的概念,所以中国传统康复医学的相关内容只是散在于历代医家的著作之中,而未见专门的康复医学专著,未形成一个独立学科。

何谓中国传统康复医学?发掘、整理、研究、总结用中国传统医学的理论和方法解决康复医学中所面临问题的医学学科即中国传统康复医学。尽管祖先为我们留下了值得发掘的丰富文化遗产,但真正意义上的中国传统康复医学的大厦尚待我们从传统文化中汲取营养,一砖一石地去建造。为了更好地发展中国传统康复医学,有必要弄清一些概念。

(一)分清几个概念

1. 中国古代康复医学　现存最早的中国古典医籍《黄帝内经》中所说的"偏枯"、"偏风"、"风痱"即指偏瘫而言。在以后两千余年时间里,在八千多种四万余册的中国古典医籍中所记述的大量的关于中药内治法和外治法、针灸疗法、推拿疗法、气功疗法、中国传统体育疗法、中国传统音乐疗法等等,有好多内容可以用来解决或减轻康复医学所面临的五类残疾中所出现的问题,或可有效用于残疾预防,这些均属于中国古代康复医学的范畴,应当称之为"中国古代康复医学"。

应当强调一点,中国古代康复医学和中国传统康复医学不是一个概念,为了中国传统康复医学的健康发展,有必要把二者严格加以区分。中国传统康复医学常被称为"中医康复学"。严格说来,应当称之为"当代中医康复学"。但是,因为"中医"这一用语在国际上通常被翻译为"中国传统医学",所以关于现在使用中医的理论和方法进行康复医疗的学科经常被称为"中国传统康复医学"。在此有必要再强调一下,决不要因为这一名称就把中国古代医学文献中关于可能有效地用于康复治疗的实际上本来属于"中国古代康复医学"的内容通通认为已经就是"中国传统康复医学"了,如果这样,恰恰有碍中国传统康复医学的发展。

2. 西方古代康复医学　早在古希腊神庙的壁画中就有关于用运动治病的内容。在公元前4~5世纪希腊的"医学之父"希波克拉底(Hippocrates)就认为日光、海水、矿泉等具有镇静、止痛、消炎等作用,并提出运动可以增强肌力,促进精神,有助于改善体质及延缓衰老。几乎与之同时代的卡洛斯·奥雷利亚诺斯(Caelus Aurelianus)首次提出用滑轮悬挂肢体治疗瘫痪病人,并采用步行练习及在温泉中进行运动等。

在文艺复兴以后,1569年,耶罗尼莫斯·莫丘利亚里斯(Hieronymus Mercurialis)明确提出运动的目的是为了保持健康,运动要适合于身体的可能,运动过度会引起疾病,出现不良反应时应及时停止运动,运动应经常进行等。16世纪富克斯(Fuchs)提出,运动可以分为两种,一是单纯运动,一是既运动又工作,这可谓最早的作业疗法。1780年,获索(Tissot)建议骨科医生用运动疗法促进损伤后关节和肌肉的功能恢复。

19世纪,瑞典的林(Ling)在用阻抗运动提高肌力的过程中,对运动的负荷及运动次数进行了定量,赞德(Zander)在此基础上发展为一系列使用杠杆、滑轮、重锤摆动进行治疗的器械。1854 年,威廉·斯托克斯(William Stokes)建议心脏病人做有控制的体操和步行,以改善心脏功能。

19 世纪 40 年代直流电和感应电开始用于治疗,并开始了离子导入法。1891 年,俄罗斯的明林(Minlin)开始用白炽灯进行治疗。1892 年,达索瓦尔(Dasonval)首先使用了高频电疗。这些使理疗学开始形成。

3. 现代康复医学　现代康复医学是在 20 世纪各基础医学学科发展的基础上,以两次世界大战伤残的康复需求为契机形成并发展起来的,以药物、手术、PT(物理治疗)、OT(作业治疗)、ST(言语治疗)、文体、心理等方法最大限度地改善各种残疾所造成的 ADL(日常生活活动能力)低下以提高其 QOL(生活质量)的一个医学分科,它与保健医学、预防医学、治疗医学以及临终医学并列,被称为第四医学。

4. 中国传统康复医学　如前所述,中国传统康复医学实际上应当叫做“当代中医康复学”,基于中外文化交流的需要,一般多称之为“中国传统康复医学”。中国传统康复医学应当能够对康复临床所面临的各种问题从中医理论的高度做出合理的解释,对临床康复具有指导作用,并具有一定的临床实用性。比如,它应当能明确回答脊髓损伤的中医病机是什么,应如何辨证施治;上运动神经源性膀胱及下运动神经源性膀胱的中医辨证处方、针刺穴位及手法如何;偏瘫病人的假性球麻痹、肩-手综合征、空间失认、结构失用、失读、失写症应如何辨证用药及针刺治疗等等。

应当看到,任何一门学科,只有能够借助于现代科学的研究成果,并与之同步向前发展,才会具有生命力。如果不借助细菌学的研究成果,就不会知道双花、连翘具有抗菌作用;如果没有血小板的概念,就不可能知道犀角地黄汤可以治疗血小板减少性紫癜;如果没有血液流变学检查,就不会知道活血化瘀的中药可以降低血液黏稠度;如果不对冠状动脉粥样硬化性心脏病病人进行介入治疗,就不会知道冠脉支架涂以丹参、厚朴提取物具有防止心肌梗死再发的作用。同样,如果没有偏瘫病人患肢联合反应的概念,也就不可能得出巨刺法可以诱发其联合反应的结论。

(二)发展中医康复学任重而道远

尽管近年来我国的康复医学工作者在发展我国传统康复医学方面取得了不少成绩,但是现在市面上还找不到一本能使临床康复医生满意的、用起来觉得得心应手的《中医康复学》。要达到这一目标,决非一蹴而就之事,它需要一代人脚踏实地、一砖一石的积累。中国古代的医圣张仲景在东汉末年,“居世之士,曾不留心医药,精究方术”,“但竞逐荣势,企踵权豪,孜孜汲汲,惟名利是务”的情况下,能脚踏实地,终生探索,最终写出不朽巨著《伤寒杂病论》;金代医家李东垣写成《内外伤辨惑论》书稿后,“束之高阁十六年”,经反复验证、反复修改后才付梓发行;明代医药学家李时珍在 30 岁时发现当时流传的本草书籍错谬和缺陷较多,因而立志重修本草,为此他“搜罗百氏,访采四方”,参考“古今”本草、医书及经史百家各类著作近千种,并跋山涉水到许多地方实地考察,历时 27 年才完成历史巨著《本草纲目》。要想产生一本能在国际康复医学界举足轻重的《中医康复学》,需要一代人以这样的精神努力工作。

为保证我国传统康复医学的健康发展,有两点必须加以注意:一是必须以传统中医理论为指导,去分析和解决康复临床中所遇到的各种难题,从中找到答案,并不断在临床中加以验证和提高;其二是合理地借助现代康复医学的研究成果,为中国传统康复医学的发展插上有力的翅膀。

比如脊髓损伤是康复临床中比较棘手的难题,我们查阅中国古典医籍只找到两处可能与之相关的论述。《灵枢·寒热病》说:“身有所伤血出多及中风寒,若有所堕坠,四肢懈惰不收,名曰体惰,取其少腹脐下三结交。三结交者,太阴阳明也,脐下三寸关元也”;明代医家赵献可在《医贯》中说:“又有一等人,身半以上俱无恙如平人,身半以下软弱麻痹,小便或涩或自遗”。具体分析一下以上论述,前者没有提到二便失禁症状,不能认为是对脊髓损伤进行的描述。后者虽然提到了小便失禁,但是并没有涉及其病因病机和治疗方法,对于指导康复临床没有什么意义。这样,就要求我们用中医基本理论对脊髓损伤进行具体分析。《难经·二十八难》说:“督脉者,起于下极,并于脊里,上至风府,入属于脑”,《素问·骨空论》说:“督脉者,贯脊,属肾”。同时国内已有人提出脊髓损伤的中医病机为督脉损伤,以及中医理论认为督脉为“阳脉之海”,“督一身之阳气”,并认为“肾开窍于二阴而司二便”,基于上述理论,并结合脊髓损伤的临床症状有双下肢发凉等,符合中医的阳虚证候。为此,我们认为脊髓损伤的中医病机是督脉损伤、肾阳不足,在这一认识的指导下,我们用督脉电针和温补肾阳的中药协定处方为主治疗脊髓损伤收到了比较好的疗效。

牛顿曾经讲过,我之所以看得远些,是因为站在巨人的肩膀上。基于同样的道理,为了更好地发展中国传统康复医学,必须不断借鉴现代康复医学的研究成果。现代康复医学中刺激拮抗肌以抑制痉挛肌的方法可以启发我们的思路,采用拮抗肌取穴的方法治疗偏瘫病人的患肢痉挛。同样,如果你不了解促进技术(facilitation techniques)中的布伦斯特伦(Brunnstrom)方法,你就不可能吸取其精髓用以发展中国传统康复医学;如果你没有真正掌握鲍巴斯(Bobath)方法,不了解它的局限性,恐怕很难创造性地总结出超过鲍巴斯的偏瘫治疗的推拿手法。

四、怎样学好中国传统康复治疗学

中国传统康复治疗学植根于中华文化丰沃的土壤之中,具有鲜明的中国文化特点,从中医学的思维方式以及所用的术语名词无不具有中国传统的特色;中国医学从其理论体系开始建立的那一天就与古代哲学思想紧密结合,所以又具有鲜明的哲学特色,因此在学习中国传统康复治疗学理论时就必须紧紧把握这一点,否则就会感到无从下手。为了更好地掌握中国传统康复治疗学的内容,提出以下几点建议仅供参考:

(一)必须理解中医学基本的思维方式

取类比象是中医学基本的思维方式。从本质上说,“取类比象”思维方法是一种模型思维方法。所谓“象”指直观可察的形象,即客观事物的外在表现。中医采用据“象”归类、取“象”比类的整体及动态思维方法,就是在思维过程中以“象”为工具,以认识、领悟、模拟客体为目的的方法。取“象”是为了归类或类比,它的理论基础是视世界万物为有机的整体。取象比类即将动态属性、功能关系、行为方式相同相近或相互感应的“象”归为同类,按照这个原则可以类推世界万事万物。中医在分析人的生理功能结构时,将人体脏腑、器官、生理部位和情志活动与外界的声音、颜色、季节、气候、方位、味道等按功能属性分门别类地归属在一起。《素问·五脏生成篇》:“五脏之象,可以类推。”如心脏,其基本功能是主神明,主血脉,宇宙万物中的赤色、徵音、火、夏、热、南方、苦味、七数、羊、黍、荧惑星等均可归属于心。

五脏均以此类推。这种取象的范围可不断扩展,只要功能关系、动态属性相同,就可无限地类推、类比。如果客体实体与之发生矛盾,那么也只能让位于功能属性。例如中医有“左肝右肺”的说法,历来争议很大,肝在人体实体中的位置应该在右边,这怎么说“左肝”呢?其实这是从功能、动态属性上说的,肝有上升、条达的功能,故与春天、东方等归为一类,东方即左边。这个方位是“象”模型的方位,并不是指其实际的解剖部位。中医学以“象”建构了天人相合相应、人的各部分之间相合相应的理论体系,取象可以不断扩展,没有范围限制。这种“象”已超出了具体的物象、事象,已经从客观事物的形象中超越出来,而成为功能、关系、动态之“象”。由静态之“象”到动态之“象”,使得无序的世界有序化,使得人体与宇宙的关系有序化。因此在学习中医学时必须能够理解这一点,才能掌握中医理论的实质。

(二)必须勤学苦练,掌握中国传统医学的基本理论、基础知识和基本技能

中医的治疗是在其理论指导下经过医生施用各种治疗方法才能达到治疗目的,其中有很多是属于基本技能的东西,需要熟练地掌握,在这里并没有更多的捷径,相反的则是需要日积月累、勤学苦练才能有所收获。例如像针刺的取穴方法及刺法、推拿治疗的手法等临床技能都是这样。

中医很多的基本概念和理论是需要牢牢记忆的,比如各脏腑的功能、各证候的辨证要点、各穴位的取穴方法等都需要反复的记忆,才能灵活运用,这些都属于中医的基本功,需要艰苦努力才能获得。

实践是非常重要的,书本的知识仅仅是入门的向导,并不能解决临床的全部问题,著名医学家孙思邈说过:“学医三年便谓无病可治,及治病三年才知无方可用”,是前人的经验所得,也是谆谆告诫。

(三)走中西医结合之路

因为中医康复临床中所遇到的大量实际问题比如失认症、失用症等往往是古代医学文献尚未予以论述的,有些问题如患肢痉挛、骨质疏松等往往不会立刻找到立竿见影行之有效的办法,在这种情况下,常常要求我们用中医基本理论和方法去分析所要解决的康复临床中的实际问题,指导我们采取适当的康复治疗方法。至于康复疗效的评价,我们可以采用国际康复医学界公认的疗效评价标准,使中国传统康复治疗学伴随着现代医学的发展而不断取得新的发展。

(四)必须树立良好的医德

自古就有“医乃仁术”的说法。医德教育为中国历代医家所重视,在他们的著作中,几乎都要论述作为一名医生必须具有的道德修养,教育后人。医德规范大体可以归纳为不图名利;急病人所急;贫富一视同仁;珍重人的生命;谦虚谨慎,互相学习。唐代孙思邈是一位深受民众爱戴的医学家,他一生用自己的行为表现了良好的医疗道德,他写的《大医精诚》一文可谓古今中外论述医德的楷模。他认为,医生须以解除病人的痛苦为唯一职责,其他则“无欲无求”,对病人一视同仁“皆如至尊”,“华夷愚智,普同一等”。他身体力行,一心赴救,不慕名利,用毕生精力实现了自己的医德思想,是我国医德思想的创始人,被西方称之为“医学论之父”,是与希波克拉底齐名的世界三大医德名人之一,中国古代当之无愧的著名科学家和思想家。

学习中医学首先要继承中医前辈的优良传统,树立良好的医德,把全心全意为解除人类的病患作为终身的追求。

(于铁成 许健鹏)

[illegible]

（二）必须[illegible]

[illegible]

[illegible]

[illegible]

（三）[illegible]中西医结合[illegible]

[illegible]

（四）[illegible]

[illegible]

[illegible]

上　篇

基础理论篇

第一章　中医理论的哲学基础

学习目标

1. 掌握阴阳五行的概念、消长转化机制、生克制化关系。
2. 熟悉阴阳五行在中医学中的应用。

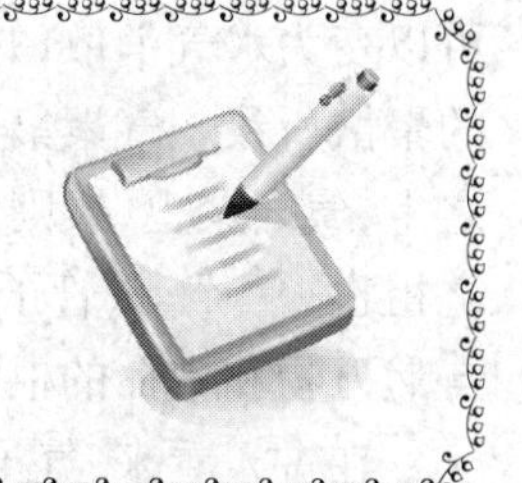

战国时代我国思想界的"百家争鸣",活跃了学术空气,开阔了人们的视野。诸子百家在学术争鸣中,对宇宙、人类、社会起源的解释都表现出了极大的兴趣,提出了各自的见解,这些都是中华民族理性与智慧的结晶。而当时正处在幼稚时代的中国医学,为了寻找对生命奥秘进行解释的理论依据,就很自然地从当时比较流行而且得到大多数人公认的学说中取己所用,最终成为医学理论的组成部分。中医学理论体系大约形成于战国时期,由于当时自然科学技术的水平还很低,缺乏从微观角度来探讨人体内部结构和生命奥秘的手段,当时的医家只能借助古代的哲学思想,通过大量细致的对人体生命活动现象的外部观察,运用"推类比象"等逻辑思维方法以达到"以近知远、以外揣内、以一知万、以微知明"的目的,创立了独具中国特色的、哲学色彩十分鲜明的中国医学理论。

中医学理论与古代哲学思想有着密不可分的关系,可以说,中医学理论是建立在古代哲学思想基础之上的。如果不了解古代的一些已在当时成为主流的哲学思想和思维方法,也就无法真正掌握中医学术思想的内涵。

第一节　中国古代哲学中"精气"的观念

"气"的概念,几乎贯穿中国哲学史的全过程。"气"原指风气、云气、雾气等自然之气,后渐被赋予哲学意义,指构成一切形质的物质性原始材料或最基本的客观实在。"气"的概念在战国时已经非常流行,两汉时期更得到进一步发展,但也出现了被神秘化的倾向。宋、明时期,气的学说更得到全面发展,一些具有唯物主义思想的哲学家肯定了"气"是宇宙万物的最终本原,还认为气的自身内部即包含了阴阳两种势力的矛盾,由此推动事物的运动变化,而气的运动变化也有其自身的规律。

"气"的概念,对中国哲学的发展起了极其重要的作用,对各自然学科理论的形成也是非常重要的。在中医学中,“气”的概念运用十分广泛,占有特别重要的位置。

一、气是构成天地万物最基本的物质

古人对“气”的认识,是从对自然界中“风”的感知中得到的。风能流动,遍布天地间,与人类的生产生活至为密切。春夏季节,温暖之风使万物得到生长;秋冬季节,寒冷之风使植物开始落叶枯萎。人也要吸入气才能生存,因此人们认识到气对生命的重要意义。人们又从物质的物理三态(气态、液态、固态)变化中感悟了气和物质的关系,如水的固态是冰,而冰可以变为水气消散,并由此产生了这样的认识:自然界一切物质的存在和消散,都是由于气的聚散所致。气聚集则成形质,形质消散则为气,气是最根本的。《庄子·知北游》说:“人之生,气之聚也,聚则为生,散则为死……”。《白虎通义》也说:“天地者,元气之所生,万物之祖也……”。《管子》一书中还提出了“精气”的概念,认为精气是一种非常精细的物质,是自然万物和生命的根源。

在古人看来,气虽然不能用肉眼观察到,却时刻能感觉到它的存在。形质要发挥其作用,又往往是通过这个形质所散发的气来实现的。如风可以说是天气,而土地所发挥的作用也和风一样,无形无嗅无声流行于天地间,作用于农作物的孕育,所以土地也可以说是地气。在人体,脏腑发挥的作用也可以说是脏腑之气,如心气、肺气等。从古代的文献资料中看,气的意义大体有两个方面:一是指存在于自然界中的,如云气、雨气、天气、地气等;二是指人所具有的,如血气、精气、神气等。

二、气与形质的转化

气聚则成形,形散则为气,形与气的转化构成了物质世界的种种变化。

首先是天地的演化。古人认为,在天地未形成之前,是一团混元一统的气,气在不断地运动和摩荡,其轻清的上升形成了天,重浊的沉降形成了地。天地形成之后,仍然在不断地升降运动,“地气上为云,天气降为雨”,云为无形之气,是有形之地气升散形成的;雨为有形之质,是天气下降凝聚形成的。

在人体的生命过程中,这种形与气的转化时刻都在进行,正如《素问·阴阳应象大论》中所说:“故清阳出上窍,浊阴出下窍;清阳发腠理,浊阴走五脏;清阳实四肢,浊阴归六腑。”如人食入的饮食物是有形的实质,经脾胃的腐熟消化转化为无形的水谷精微之气,而水谷精微之气又可转化为精、血等有形的实质,以促进肌肉骨骼的生长,这种转化称之为“气化”。

三、气的运动方式

气的运动称为“气机”。古人把气的运动归纳为升降出入四种方式。升是由下而上,降则与之相反;出是由内而外,入则与之相反。在一般情况下,升降出入应保持着相对的平衡,这样才能完成“气化”功能。《素问·六微旨大论》说:“故非出入,则无以生长壮老已;非升降,则无以生长化收藏,是以升降出入,无器不有。”说明升降出入是永恒的,倘若升降出入一旦停止,事物也就走向了死亡。

四、中医学理论中“气”的含义

在中医学理论中,气的概念运用得十分广泛,主要包括:

1. 气是指在体内流动着的微小难见的营养物质,如水谷精微之气、营气、卫气等。这些气是人体生命活动的物质基础,是化生精、血、津液等促进人体脏腑发育成长的基本材料。

2. 气是指脏腑组织的机能活动,如心气、胃气、肺气、经气等。人体脏腑之气的运动也具有升降出入四种方式,同时反映出该脏腑功能作用的趋向和基本特点。如肺主肃降,其气下行,若肺气逆而上行,则会发生咳嗽、气喘等证。胃气也以下降为顺,胃气下降,才能使经腐熟消化后的食物残渣下行至肠,完成降浊的功能。若胃气上逆,则会发生呕吐、呃逆等证。脾气主升,若脾气不升则会出现运化失常的病变。人体之气升降出入失常称为“气逆”或“气机失调”,是中医学在病因病机理论中的重要概念。

3. 人体内物质交换等代谢活动,通常称之为“气化”,是人体生命活动的重要表现。中医认为人体以摄入的饮食物作为后天营养的基本材料,而从饮食物转化为精、血、气、形是生命活动中的气化过程。《素问·阴阳应象大论》对此有比较详细的描述:“阳为气,阴为味。味归形,形归气,气归精,精归化。精食气,形食味,化生精,气生形。”这里所说的“味”,是指有形的饮食物;“气”是指水谷精气。《内经》这段经文主要是讲味、形(主要指人的形体,包括脏腑、骨骼、肌肉等有形之体)、气、精的相互转化过程。

4. 在中药学中,药物的寒热温凉四种性质称为“四气”,而药物的作用趋向则归纳为升降出入四个方面,是中药学基本理论之一。

第二节　阴阳学说

阴阳观念起源很早,是中国古代哲学的基本范畴,在中国古代哲学中,阴阳是指两种基本的、互相对立的气或矛盾势力。北宋哲学家张载说:“阴阳者,天之气也”,认为天地万物均为一气变化所成,由于气自身包含着阴阳两个对立面的矛盾,所以有其特殊的运动变化规律。明清之际王夫之总结、发挥前人思想成果,进一步认为阴和阳就是“气之二体”,是作为世界物质本原的气的两个方面,这两个方面同时共有,不可分割,共同构成和谐的统一体。

中国古代的很多自然学科,都曾用阴阳作为说理工具,中国医药学更是把阴阳学说作为基本理论,并贯穿于中医学的各个领域。

一、阴阳观念的产生

阴与阳最初的意义是说云遮日隐为阴,云开日见为阳,是针对能否见到太阳而言。在地面上则是指朝向太阳的一面为阳,背向太阳的一面为阴。这个意义至今仍然沿用。

借助阴阳原本意义中的相对观念来解释自然界中的一些具体事件发生的原理,在周朝初年就已经开始了。如西周末年有一位叫伯阳父的人认为,天地之气包含着阴阳二气,如果阴阳二气失去平衡,以致"阴伏而不能出,阳迫而不能蒸",是发生地震的原因。《左传》中记载秦国的医和在阐述疾病发生的原因时说:"阴淫寒疾,阳淫末疾",把阴阳过盛作为导致寒热疾病的致病因素。再如,认为发生日食是阴水克了阳火,到了冬天还没有结冰是阴不堪阳等等。可见当时用阴阳来解释周围发生的一些事情的内在原因已经比较普遍,但是在相当长的时间内一直停留在具体的、经验的阶段。

在对自然事物发生发展变化的长期观察过程中,人们发现自然界的一切事物都具有相对性,如既有白天又有黑夜,既有光明又有黑暗,既有温暖又有寒冷,既有男又有女……;在同一事物中也同样具有正反两个方面。人们借用了"阴阳"这个名词代表这些成双成对的事物或现象,并逐渐归纳出一种"阴阳理论",如《老子》说:"万物负阴而抱阳",《易·系辞》说:"一阴一阳之谓道。"这时"阴阳"的概念已经从初始的指对日光向背的具体事物中抽象出来,成为具有普遍意义的抽象理念。自然界的一切事物相对的两个方面都可以用阴阳属性加以概括。

二、阴阳属性

朝向太阳的一面就光亮、温暖,背向太阳的一面就阴暗、寒冷。光亮、温暖属阳,阴暗、寒冷属阴,这是对阴阳属性最基本的认识。以后几经推演引申,于是将天地、上下、日月、昼夜、水火、升降、动静等一切具有相对属性的事物和现象都用阴阳划分。凡是属于温热的、光亮的、向上的、进取的、亢奋的、运动着的都属于阳;与之相反,凡属于寒冷的、晦暗的、向下的、退缩的、萎靡的、静止的都属于阴。

事物的阴阳属性具有普遍性。所谓普遍性,就是说自然界中一切具有相对性的事物和现象都可以用阴阳来划分。

但是,具体到阴和阳的某一方面的属性,不是绝对的,而是相对的,即阴阳双方是通过比较而确定其属性,没有对比物就无法确定其属阴还是属阳。如上属阳,是针对下属阴确定的;热属阳是针对寒属阴确定的。阴阳属性的相对性更突出地表现在阴阳之中还可以再分阴阳。《黄帝内经》用昼夜阴阳来说明这个问题:昼属阳,夜属阴,昼又有上午和下午之分,则上午为阳中之阳,下午为阳中之阴;夜又有前半夜和后半夜之分,则前半夜为阴中之阴,后半夜为阴中之阳。《素问·阴阳离合论》说:"阴阳者,数之可十,推之可百,数之可千,推之可万,万之大不可胜数,然其要一也。"讲的就是这个意思。

三、阴阳交感的观念

在确定事物的阴阳属性之后,人们又在研究阴阳两性之间的关系。通过"近取诸身,远取诸物"的观察,从男女交合繁衍子孙,雌雄交配生育后代的现象中总结出"阴阳交合而生万物"的理论,并由此及彼,由有生命界推演到无生命界,把阴阳交感作为自然界从天地的产生乃至万物生生化化的内在原因和基本规律。《易·系辞》说:"天地氤氲,万物化醇,男女构精,万物化生。"讲的就是这个意思。用这种思维方式看世界,勾画出一幅宇宙天地万物生成演化的图式:阴阳普遍存在于宇宙间,大至天地,小至昆虫草芥,"阴阳相照相盖相治"便有了万物,男女交合繁衍了人类,天地交合孕育了山川草木,构成了纷繁的大自然。《素问·阴阳应象大论》说:“阴阳者,天地之道也,万物之纲纪,变化之父母,生杀之本始,神明之府也。”这里所说的“神明”,是指自然变化的种种玄机,阴阳是各种变化玄机之府,也就是说万般变化都可以从“阴阳”中找原因。

四、阴阳的相互关系

(一)对立制约的关系

升与降,明与暗,上与下,动与静,寒与热都是对立相反的。这种相反对立导致相互制约的关系。如上升的势力要受到下降的势力牵制,下降的势力也要受到上升的势力牵制。其他对立事物也都同样存在这种相互制约的关系,没有制约同样会失去阴阳的平衡。

(二)互根互用的关系

阴或阳任何一方都不能脱离对方而单独存在,没有上也就无所谓下,没有阴也就无所谓阳,每一方都以相对的另一方为存在条件,这种关系称为“阴阳互根”。

阴阳学说还认为阴与阳存在着互生的关系。可以用人体之阴精和阳气的互生关系来说明这个问题。阴精代表人体的物质基础或能源,而阳气则代表人体的功能活动。人体的功能活动是需要阴精作为能源基础的,所以可以认为阳气是由阴精所生;而人体功能活动的结果会不断地产生和制造新的能源,即阴精,所以也可以说阴精由阳气所生。再如一年之中昼夜长短的变化,从冬至到夏至,白天一天比一天长,可以看做阳在一天天增长;夏至日白昼最长,是阳最盛之日,从这一天起,夜一天比一天长,可以认为是阴在一天天增长,直到冬至日,所以有“冬至一阳生”、“夏至一阴生”的说法。这也是阳生于阴、阴生于阳的具体体现。

(三)阴阳消长平衡的关系

阴与阳互相对立的双方势力并不是永远对等的,而是经常处在此消彼长、此长彼消的一种量的消长变化之中,前面所举的一年之中昼夜长短的变化是最好的说明。从冬至日到夏至日,白天一天天延长,黑夜一天天缩短,是阳长阴消;从夏至日到冬至日,黑夜一天天延长,白天一天天缩短,是阴长阳消。这种消长在一定范围内维持着一定的“限度”,保持相对平衡的状态,导致这种情况的根本原因是阴阳的对立制约和互根互用。但是阴阳消长超过一定的“限度”,某一方面过度的长或过度的消,就会出现阴阳某一方偏盛、偏衰的情况。失去阴阳平衡在人体就会出现疾病,在自然界就会出现灾害。

(四)阴阳的转化

如果说阴阳消长是一个阴阳量变的过程,而阴阳转化则是质变的过程。阳可以转化为阴,阴可以转化为阳。阴阳转化都发生在阴阳消长到达“极”或“至”的阶段,即所谓“物极必反”。《素问·六微旨大论》说:“物之生从于化,物之极由乎变”,正说明了这个道理。

自然界四季气候由寒转温,由热转凉是阴阳转化的“渐变”过程,而在疾病发展过程中出现“寒极生热”、“热极生寒”则表现为阴阳转化的“突变”过程。

五、在中医学中如何运用阴阳理论

(一)辨阴阳属性

《素问·阴阳应象大论》说:“善诊者,察色按脉,先别阴阳。”这里虽然讲的是诊断,实际上“先别阴阳”是中医理论的关键。因为《内经》认为“人生有形，不离阴阳”，所以阴阳学说贯穿于中医学的各个领域。所谓的“别阴阳”，就是辨别阴阳的属性。

1. 确定人体部位和脏腑组织的阴阳属性　以人体的部位分阴阳，则上部为阳，下部为阴；背部为阳，胸腹部为阴；体表为阳，体内为阴。

以人体脏腑分阴阳，则五脏为阴，六腑为阳，这是根据脏腑的生理特点，五脏主藏、六腑主运化而确定的。阴阳之中可以再分阴阳，胸部居上为阳。心肺居胸部，心为阳中之阳，肺为阳中之阴；腹部居下为阴，肝脾肾居腹部，肝为阴中之阳，肾为阴中之阴，脾为阴中之至阴。此外，每脏又分阴阳，如肾阴、肾阳、心阴、心阳等。一般说来，脏腑之阴代表脏腑的物质基础，脏腑之阳代表脏腑的功能活动。人体的气血也分阴阳，气为阳，血为阴。

人体的经络系统也分阴阳。凡与脏相连属，分布走行于肢体内侧的为阴经；凡与腑相连属，分布走行于肢体外侧的为阳经。

2. 四诊所得的证候表现分阴阳　通过望诊辨色泽，色泽即指面部的颜色与光泽。中医有五色诊之说，即青赤黄白黑，则黄赤为阳，青白黑为阴；色泽鲜明为阳，晦暗为阴。

通过闻诊辨声音，语音高亢有力为阳，低沉无力为阴；呼吸声高气粗为阳，声低气怯为阴。闻诊还指嗅诊，即嗅病人的体臭和排泄物的气味，一般气味浓臭为阳，无味为阴。

通过切脉辨脉搏，脉至为阳，脉去为阴；滑数粗大为阳，迟涩细弱为阴；诊脉的部位以寸部为阳，尺部为阴；若以人迎脉和寸口脉相对，则人迎在上为阳，寸口在下为阴。

3. 辨证分阴阳　中医辨证以阴阳表里寒热虚实为纲领，称为八纲，而八纲中又以阴阳为总纲，表、热、实证为阳，里、虚、寒证为阴。正如《素问·阴阳应象大论》说：“帝曰：法阴阳奈何？岐伯曰：阳胜则身热，腠理闭，喘粗为之俯仰，汗不出而热，齿干以烦冤，腹满死，能冬不能夏。阴胜则身寒，汗出，身常清，数栗而寒，寒则厥，厥则腹满死，能夏不能冬。此阴阳更胜之变，病之形能也。”明代著名医家张景岳也说：“医道虽繁，而可以一言蔽之者，曰阴阳而已”。

4. 药物的性能分阴阳　中药学中药物的性能是用药物的四气五味和升降浮沉来确定的。所谓“四气”是指寒热温凉，以温热为阳、寒凉为阴。“五味”是指辛甘酸苦咸味。《素问·阴阳应象大论》说：“气味，辛甘发散为阳，酸苦涌泻为阴。”升降浮沉是指药物在体内发挥作用的趋向，药物作用升浮是指药性具有上升发散的特点，属阳；沉降是指药性具有收涩、沉降泻下的作用，属阴。

（二）用阴阳互根、消长转化的关系说明人体的生理和病理

中医认为人体内阴阳之间的消长平衡是维持正常生命活动的基本条件，而阴阳失调则是发生疾病的基本原因。人体阴阳之间总是处在一个动态的消长之中，在正常的生理状态下，这种消长表现在物质基础和功能之间，人体脏腑功能活动必须以血、津液、精等为物质基础。功能发挥得越大，物质基础也就消耗得越多，可能会出现阳（功能活动）长、阴（物质基础）消的情况。从另一方面讲，功能活动发挥得越多，制造新的营养物质就会越多（阴阳互根互生），从而达到阴阳之间的平衡。这样非但不会发生疾病，而且是新陈代谢旺盛的表现。再有就是人体气机的升降出入，阳主升、主出，阴主降、主入，所以《素问·阴阳应象大论》说：“故清阳出上窍，浊阴出下窍，清阳发腠理，浊阴走五脏，清阳实四肢，浊阴归六腑。”这种升降出入虽然不间断地运行，但也始终保持着动态中的平衡，人体才会健康无病。

人体发生疾病是由于阴阳之间失去动态平衡，出现阳盛阴衰或阴盛阳衰所致。中医在阐述病理的时候,首先辨别阴阳偏盛、偏衰,以便在治疗时补偏救弊,纠正阴阳偏盛偏衰,使阴阳之间恢复平衡,如中医的补阴法、助阳法就是因此而设的,由此可见阴阳学说在中医理论中的重要性。

第三节　五行学说

五行学说也是我国古代的一种哲学思想观念,它对中医基础理论的发展产生过深远的影响,对脏腑学说的形成影响尤为深刻。尽管五行学说和脏腑学说在早期各自经历了完全独立的发生和发展过程,并没有必然的联系,但当二者结合在一起以后,脏腑学说中的很多方面就以五行学说为依据,在论述脏腑之间关系方面再也分不开了。所以要学习中医学,就有必要首先了解有关五行学说的内容。

一、五行观念的产生

我国先民在探讨自然界万物构成的过程中,运用分析的方法寻找构成万物的单体物质,在春秋时期有了“五材”说,认为世界上的一切东西都是由金、木、水、火、土五种基本材料构成。如《左传》记载,宋国的子罕说:“天生五材,民并用之,缺一不可。”《尚书大传》也有“水火者,百姓之所饮食也;金木者,百姓之所兴作也;土者,万物之所滋生也,是为人用”的说法。这里所说的金木水火土还仅仅是指五种基本材料,尚不具备哲学上的意义。

“五行”一词最早见于《尚书·洪范》。据书中记载,周武王即位后向商朝遗臣箕子请教国事,箕子讲了鲧和禹治理水患的故事。鲧用填塞的办法治水,违背了水向低处流的特性,自然正常秩序被破坏了,所以上帝震怒,杀死了鲧。而大禹治水时,上帝赐给他洪范九畴,禹才治理了水患。所谓“洪范九畴”即九种大法的意思,在这九种大法中第一个便是“五行”。书中说:“五行,一曰水,二曰火,三曰木,四曰金,五曰土。水曰润下,火曰炎上,木曰曲直,金曰从革,土爰稼穑。润下作咸,炎上作苦,曲直作酸,从革作辛,稼穑作甘。”大禹之所以治水成功,是顺应了“水曰润下”的特性,导水下流,水患才得以治理。五行的“行”字,古文写作“▲”,象街衢道路之形,有通路和规律的意思。所以五行的概念已经不仅仅是指金木水火土五种具体的事物,而是增加了这五种事物所表现的特性以及气味等抽象的内容了。由此而发展起来的五行学说是研究木火土金水五种物质性质规律及其相互关系的学说。

二、五行的属性

五行各自的属性,是古人在长期的生活和生产实践中对木、火、土、金、水五种物质的直接观察和朴素认识的基础上进行抽象而逐渐形成的理性观念。现分述如下:

(一)水曰润下,润下作咸

润下是滋润下行的意思。水具有滋润和向低处流动的性质,并产生咸味。凡具有这种性质的事物均属于水。

(二)火曰炎上,炎上作苦

炎上是热烈向上的意思。火具有燃烧热烈上升的特性,火燃烧后的灰烬具有苦味。凡具有这种性质的事物均属于火。

(三)木曰曲直,曲直作酸

曲直是弯曲伸直的意思。木可曲可直,具有生长、柔和的特性,产生酸味。凡具有这种性质的事物均属于木。

(四)金曰从革,从革作辛

从,由也,说明金的来源;革是变革的意思。金是从矿石的变革中产生的,并具有沉降、肃杀、收敛等性质,产生辛味。凡具有这种性质的事物均属于金。

(五)土爰稼穑,稼穑作甘

爰是副词,作"于是"讲。稼为耕种之意;穑是指收割庄稼。"土爰稼穑"的意思是说土可以用来耕种并可以得到收成,具有孕育、长养的特性,产生甘味。凡具有这种性质的事物均属于土。

由此可见,五行学说重点研究的是五种物质的抽象特性,并以这五种抽象特性为依据,将自然界一切事物都包揽在五行之中,这时的五行已经脱离了金木水火土的物质含义。这里需要指出的是,用五行来归属自然界的一切事物,不可能建立在实验观察和精确计算的基础上,而只是通过对事物的粗浅观察以及一些经验性的发现,再通过取类比象建立的,因此不可避免地会有牵强附会的地方。

五行归属表

自然界							五行	人体						
五音	五味	五色	五化	五气	五方	五季		五脏	五腑	五官	形体	情志	五声	五液
角	酸	青	生	风	东	春	木	肝	胆	目	筋	怒	呼	泪
徵	苦	赤	长	暑	南	夏	火	心	小肠	舌	脉	喜	笑	汗
宫	甘	黄	化	湿	中	长夏	土	脾	胃	口	肉	思	歌	涎
商	辛	白	收	燥	西	秋	金	肺	大肠	鼻	皮	悲	哭	涕
羽	咸	黑	藏	寒	北	冬	水	肾	膀胱	耳	骨	恐	呻	唾

三、五行生克制化的关系

五行学说在研究金木水火土五种物质特性的基础上,又进一步探讨五行之间的相互关系,这种关系被称为"生克制化",即五行相互之间既有促进、助长,又有制约、抑制,维持着事物之间的动态平衡。

具体内容如下:

相生:即促进、资生、助长之意。五行中的某一行对另一行具有促进、资生、助长的作用,如木可以助火燃烧,叫做木生火;水可以滋养木生长,叫做水生木;火燃烧后成灰而变成灰土,叫做火生土;金埋在土中,可认为是土生金;金熔化后变成液汁,可以认为是金生水。《难经》中把这种关系比喻为"母子关系",生我者为母,我生者为子,如木生火,木为火之母,火为木之子。

余可类推。五行学说还规定了五行相生的次序:木生火,火生土,土生金,金生水,水生木。

相克:即制约、抑制之意。五行中的某一行对另一行具有制约、抑制的作用。如水可以灭火,叫做水克火;火可以熔金,叫做火克金;金属制品可以伐木,叫做金克木;木生土中可以疏达土壤,叫做木克土;土可以筑堤挡水,叫做土克水。这种关系又称"所胜"、"所不胜"。我克者为我所胜,克我者为我所不胜。例如金克木,金对木讲,木为金"所胜",金为木"所不胜"。余可类推。五行相克也有固定次序:木克土,土克水,水克火,火克金,金克木。

相生相克是五行之间的正常关系,五行之间就是在生中有克、克中有生的关系中保持着动态平衡。五行间的这种关系又称为"生克制化"关系。例如土克水,如果只有相克,水被制约,就会越来越弱,但是水又生木,木可以克土,因此水又间接地对土进行制约,而土又生金,金可以生水,所以土又间接地促进了水,这样才保持了五行之间的动态平衡。张景岳在《类经图翼》中作了很好的说明:"盖造化之机,不可无生,亦不可无制。无生则发育无由,无制则亢而为害。"

如果五行之间出现异常的克制现象,破坏了五行的平衡,称为"相乘"和"相侮"。

相乘,是指某一行对另一行过度的相克。由于某一行的势力过度亢盛,恃强凌弱,超过了正常制约的范围,在五行学说中称为"相乘",如木克土,木行太盛,过度克土,称为"木乘土"。

相侮,是指反克。如木克土,而土行太过,不仅未被木所制约,反而欺凌木行,叫做土侮木。

四、五行学说在中医学中的运用

(一)用五行的特性比拟脏腑的功能特点

中医学中将人体五脏分别归属五行,以五行的特性来说明五脏的生理特点:

木有生长升发舒畅条达的特点。肝属木,主疏泄,喜条达,恶抑郁。

火有温热向上的特点。心属火,心阳具有温煦推动血脉运行的特性。

金具有清肃之性。肺属金,肺具有清肃下降的特点。

水具有滋润的特点。肾属水,肾为水脏,主藏精,精是滋养人体的最根本的营养物质。

土具有长养的特点。脾属土,为后天之本,气血生化之源。

(二)以事物的五行归属构成以五脏为中心的系统结构

以事物的五行归属方法,将天、地、人的所有事物系统归纳、联系起来,体现了天人相应的整体观念。这种联系在《内经》的一些篇章中均有阐述。以肝为例,《素问·金匮真言论》说:"东方青色,入通于肝,开窍于目,藏精于肝。其病发惊骇,其味酸,其类草木,其畜鸡,其谷麦,其应四时,上为岁星,是以春气在头也。其音角,其数八,是以知病之在筋也。其臭臊。"按照这种归类,以肝脏为中心,在人体与之相关联的有胆、筋、目等,在自然界与之相关联的有东方、春天以及酸味等。

(三)说明五脏之间的相互关系

五脏分属五行,肝属木,心属火,脾属土,肺属金,肾属水。这样五脏之间的相互关系就可以用五行生克来加以说明。如肺与肾的关系,可以用金生水来表述;肝与脾的关系可以用木克土来表述;脾与肺的关系可以用土生金来表述,等等。这样就体现了五脏之间既相互滋生又相互制约的关系,以达到五脏功能的平衡。

如果这种生克关系失常,出现"相乘"或"相侮"的情况,可用来解释五脏病变相互影响的关系。在解释五脏传变关系时常用“母病及子”或“子病及母”,例如肾属水,肝属木,是水生木的关系,肾为母,肝为子,肾病及肝,是母病传子,称为“水不涵木”。再如肝属木,心属火,是木生火的关系,肝为母,心为子,心病及肝,是子病及母,常见于心血不足累及肝血亏虚,或心火旺盛,引动肝火等证。

再如肝与脾的关系是木克土的关系,在正常情况下,肝疏泄条达以助脾运,当肝气过盛,对脾过分克伐,就会出现肝木乘脾土的情况,影响脾的运化功能。又如肺属金,肝属木,是金克木的关系,倘若肝气过盛,肺金无力制约肝木,反被肝克,是“木侮金”。这样一来,我们在临床上解释脏腑疾病的传变关系就显得自如多了。

(四)用于对疾病的诊断和分析

按照五行学说的理论和对自然界乃至人体的五行归类,中医还这样认为:五脏应四时。即春天多发肝病,夏天多发心病,长夏多发脾病,秋天多发肺病,冬天多发肾病。

脉应四时,即春脉弦,夏脉洪,秋脉毛,冬脉石。此外,五色诊也有相应的分属关系,如肝色青,心色赤,肺色白,脾色黄,肾色黑等。因此在临床诊断疾病时,就可以综合望闻问切四诊所获得的资料,根据五行的归属及其生克乘侮的变化规律来推断病情。

(五)用于临床治疗

在疾病发展过程中,脏腑之间会发生传变,如“母病及子”、“子病及母”等,因此在治疗时,可以根据五行之间的生克关系,采取相应措施,防止传变。如肝脏有病,知道肝病常常可传到脾脏,故在治疗时先健脾护胃,脾胃不弱,则不易传变。

中医在确定治则治法时,也常常根据五行生克关系,采用“虚则补其母”、“实则泻其子”的方法。如肺脏有病,采用补脾的方法,称为“培土生金”,是“虚则补其母”;再如,用清泻心火法治疗肝气旺盛,则是根据“实则泻其子”的原则而确立的。

(于铁成　陈之罡)

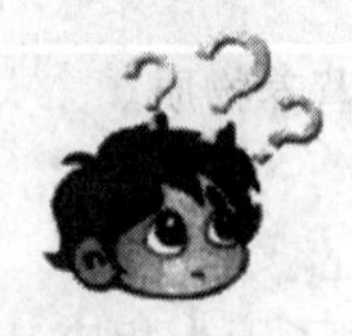

思考题

1. 阴阳的相互关系有哪些?
2. 人体(部位、脏腑、经络)及四诊表现如何判别阴阳?
3. 五行的属性及生克制化的关系有哪些?
4. 相生、相克、相乘、相侮的含义是什么?
5. 在中医学中如何运用阴阳理论?

第二章　脏腑经络学说

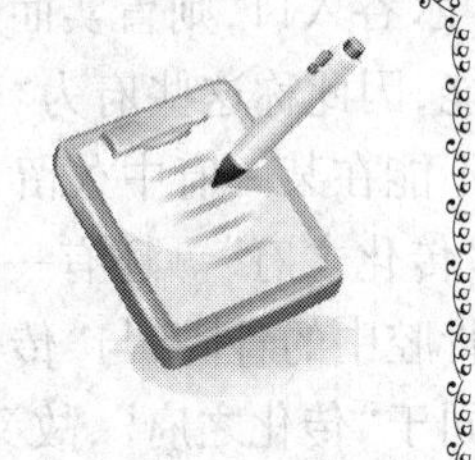

学习目标

1. 掌握中医学中五脏、六腑及精气血津液的概念、生理功能、病理表现。

2. 掌握经络的概念、组成、分布、循行、相互关系、生理作用、病候及应用。

从文献记载来看，我国很早就有了以医学为目的的解剖活动，如《史记·扁鹊传》说：“臣闻上古之时……因五脏之输，乃割皮解肌，决脉结筋，搦髓脑，揲荒爪幕，湔浣肠胃，漱涤五脏……”；《汉书·王莽传》也记载：“翟义党王孙庆捕得，太医尚方与巧屠共刳剥之，量五脏，以竹筳导其脉，知所终始，云可以治病。”《黄帝内经》则明确地说：“若夫八尺之士，皮肉在此，外可度量切循而得之，其死可解剖而视之……”，第一次提出了“解剖”这个词。可以看出，中国医学在其发展的初始阶段，也经历了解剖人体、研究人体内部构造的过程。《黄帝内经》中关于脏腑以及经脉、骨、肉、皮、血、筋等概念的产生，主要是源于古老的解剖知识。

古代人们为了取食，宰杀动物而进行解剖活动，并不是为了研究动物的内部构造，但是在宰杀的过程中，顺便观察其内脏，对内脏的形态及其在体腔内的位置也就有了大体的认识。原始部落间的争战，有时要宰杀大批俘虏，在一定程度上也使人们了解了人体内部的构造和脏腑的基本形态和位置。虽然一开始这些宰杀解剖活动是盲目的、粗糙的，但所获得的解剖知识逐渐积累下来，为脏腑学说的形成奠定了形态学基础。为了医学目的而进行的解剖活动在《黄帝内经》中已有记载，从《灵枢经》中的《骨度》、《肠度》、《脉度》、《肠胃》、《平人绝谷》等篇的内容来看，古代医家们对体内脏器的形态、位置、大小都有了比较清晰的认识，也掌握了一些脏器的生理功能和病理变化，为中医学脏腑理论的形成起到了奠基作用。

古人对脏腑生理的认识，一部分也来自解剖的观察。如胃的主受纳腐熟饮食物的功能、心脏与血脉的联系、膀胱的主藏津液等都是通过解剖所获得的认识。对某些疾病的病理定位，也是从解剖中获得的。如《金匮要略》认为肠痈是“肠内有痈脓”以及对“肺痈”的定位等，都说明如果没有一定的解剖知识是很难有这些认识的。

人体的内脏分为五脏和六腑，大约在战国末期已经比较公认了，如《吕氏春秋·达郁》说：“凡人三百六十节，九窍、五脏六腑。”在此之前，关于脏腑的名实和数量的认识，经历了较长的混乱不一的阶段，《素问·五脏别论》对此有记载：“余闻方士，或以脑髓为藏，或以肠胃为藏，或以为府，敢问更相反，皆自谓是。”

明确地把人体内脏分为脏和腑两大类,并且分别阐明其功能特点,见于《素问·五脏别论》。这种分类主要是以内脏的解剖形态为依据。人们在解剖的过程中发现有一类脏器有充实的形体,而另一类有空腔可以容物,所以把有充实体态的一类称为“藏”,而有空腔的一类称为“府”。按照这种分类,脏有五个,包括心、肝、脾、肺、肾。古人认为具有充实体态的脏主要是储藏肉眼看不到的精气,对人体有着重要的作用。对于人体来说,精气储存得越多越好,所以脏的功能特点是“藏而不泄”。有空腔的“府”又可分为两类,主要是根据其所容纳的物来决定的:一类府中容纳的物是摄入的饮食物,如胃、大小肠、膀胱,还有三焦,由于这些物都是由体外摄入的,所以认为这些腑“其气象天”。饮食物在腑中由胃到肠要不断地传送。“水谷入口,则胃实而肠虚,食下则肠实而胃虚”,这样一实一虚的交替,完成消化腐熟的功能,因此称这些府为“传化之府”。饮食物在这些府中必须不断“传化”才能完成消化功能,不能在某一府中久留,否则就会发生疾病,所以《内经》说:“此不能久留输泄者也”,故称为“传化之府”。还有一类府,其中所容之物是由人体自身产生的,如胆中的胆汁、脉中的血液、骨腔中的骨髓,与“传化之府”中容纳的“浊物”不同,所以称这些府为“中精之府”,因为其不同于“传化之府”,故又称“奇恒之府”。

综上所述,人体内脏的分类情况如下:

脏——心、肝、脾、肺、肾——藏而不泄

腑 { 传化之腑——胃、大肠、小肠、膀胱、三焦——其气象天
奇恒之腑——胆、脑、髓、骨、脉、女子胞——其气象地

这里需要加以说明的是,习惯上把胆腑又列为传化之腑一类,与肝相配,如《白虎通义》中说:“六腑何谓也?谓大肠、小肠、胃、膀胱、三焦、胆也。”现时我们通称的五脏六腑,也把胆列到了胃、肠、膀胱一类。

第一节　五　脏

《黄帝内经》中关于人体脏腑的内容称为“藏象”,是中医基础学的重要组成部分,“藏象”一词见于《素问·六节藏象论》。“藏”有藏居于内的意思,指藏于体内的内脏。(藏后改写为臓,现简化为脏)。“象”,王冰解释说:“象谓所见于外,可阅者也。”是指内脏活动表现于体表的各种现象。通过对人体体表“象”的观察,以推测内脏活动的情况,是藏象学说的基本思维方法和主要内容。《素问·五脏生成篇》说:“五藏之象,可以类推。”王冰据此进一步阐明其意:“象谓气象也,言五藏虽隐而不见,然气象性用,犹可以物类推之。何者?肝象木而曲直,心象火而炎上,脾象土而安静,肺象金而刚决,肾象水而润下。夫如是皆大举宗兆,其中随事变化,象法傍通者,可以同类而推之尔。”王冰此说已经很明白地把藏象学说是如何产生的讲清楚了。在科学技术尚不发达的时代,古人借助逻辑思维方法去揭示那些隐藏在体内的脏器的生理病理活动规律,这种思路和方法具有积极意义。综上所述,中医所讲的“藏象”与西医“脏器”的概念有本质的不同,“藏象”研究的重点应该是人体生理和病理的各种表象与内在脏器之间的联系。

一、心

心为“生之本”,即为生命之本的意思。这是因为心具有主神志、主血脉的功能。《黄帝内经》认为“心”在人体五脏中最为重要,具有主帅的作用,因此被称为“君主之官”。

(一)心主血脉

古代医家从解剖实践中观察到心与血脉的联系。心主血脉是说心具有推动血液在脉道内运行的功能,所以心气的充足与否,直接影响血液流动的正常与快慢。心主血脉的功能正常,则血脉通畅,脉搏和缓有力;若心主血脉的功能不健全,则血脉空虚,脉搏细软无力或节律不整。

(二)心主神志

神有广义和狭义之分。广义的神是指人体生命活力,也可以说是生命活动现象的总称。狭义的神则专指人的精神意识思维活动。

心主生命之神,是说心具有主宰全身脏腑协调有序地进行功能活动。人体脏腑各司其职,并能相互配合,是生命活动旺盛的基本保证,外在表现则有神,所以《素问·灵兰秘典论》说:“心为君主之官,神明出焉。”

心主精神意识思维活动,“心之官则思”,是指人对外界事物的感知过程由心主管。《内经》把这个过程称为“任物”,《灵枢·本神》说:“所以任物者谓之心。”任是担任、接受的意思。如果心主神志的功能正常,则人的精神饱满,意识清楚,思维不乱,所以中医把思维错乱,意识不清一类的病变,常归责于心。

(三)心开窍于舌

中医认为舌为“心之苗窍”。舌具有司味觉、协助咀嚼吞咽食物、辅助发音等功能。心之本脉系于舌根,故心开窍于舌。在临床上见到舌体僵硬,转动不灵活而导致发音不清,舌尖红等,都是由于心的病变而导致的。

(四)其华在面

心气具有推动血液在脉道内运行的功能。心血不足则脉道空虚,心气虚鼓动无力则脉细弱无力或节律不整。在血液运行过程中,心与脉是密切相关的。《素问·六节藏象论》说:“心……,其华在面。”由于面部血脉比较丰富,所以心与血脉的情况常可以从面部的色泽表现出来,心气充足则面色红润光泽,心的气血不足则面色苍白无华,心血瘀滞则面部青紫发黯。

二、肺

肺为“气之本”。《素问·灵兰秘典论》称肺为“相傅之官”,是协助君主调节百官的丞相,其主要功能是主气、司呼吸,主治节、朝百脉及通调水道。

(一)主气、司呼吸

《素问·阴阳应象大论》说:“天气通于肺。”这里说的天气即是指自然界的空气,人体在新陈代谢过程中,不断地吸入清气、呼出浊气,而肺具有司呼吸的功能,并且是清浊之气交换的场所。《素问·五脏生成篇》说:“诸气者,皆属于肺。”这是说全身之气都由肺主管,这与宗气的形成有关。由肺吸入的自然界清气和由脾胃转输的水谷之气积于胸中形成宗气,而宗气的生成与输布与肺的功能是分不开的。若肺主气、司呼吸的功能一旦丧失,则呼吸运动停止,宗气不能生成,人的生命也随之而停止。

(二)通调水道

津液的生成、敷布与排泄都需要气的推动。肺主气,所以具有推动水液运行,保持水道通畅的功能。临床所见的一些水液停蓄的病变,往往是由于肺气推动无力造成的,所以有肺"通调水道"之说。

肺主通调水道是通过肺所具备的宣发和肃降的功能来实现的。宣发是宣扬发散的意思。通过肺的宣发,把水液向上向周身输布;通过肺的肃降,将代谢后的水液下输膀胱,所以肺气的宣降不但具有通调水道的作用,在水液代谢的平衡中也起着重要的调节作用,故有"肺为水之上源"的说法。

(三)主治节、朝百脉

朝有会聚的意思,肺朝百脉是说肺汇聚百脉,这也是古人在解剖实践中观察到的。心与肺的血管相连,这一解剖结构使古人产生了"肺朝百脉"的结论,也产生了肺协助君主心脏治理、调节全身气血的观念。

肺气的宣散与肃降使全身的血液通过百脉汇聚于肺,肺也通过百脉把气输送到全身。正如《素问·经脉别论》所说:"食气入胃,浊气归心,淫精于脉,脉气流经,经气归于肺,肺朝百脉,输精于皮毛,毛脉合精,行气于府。"这里所讲的"毛脉合精",实际上是讲心(脉)血与肺(毛)气相合成为具有营养之精,灌注于府的意思。

心主血,肺主气,气血的运行是相辅相成的,所以心为君主,具有主宰的作用,而肺为相傅之官,有协助心治理调节的作用。

(四)肺主皮毛

皮是指皮肤,毛是附着在皮肤上的毛发。皮肤的纹理和肌肉之间称为"腠理"。皮肤上有汗孔,是汗液排泄的孔道,称为"气门"或"玄府"。肺气对皮毛有滋养作用,肺通过宣发作用把卫气与津液输布到皮毛,使皮毛能发挥其正常的生理功能,而皮肤上的汗孔也有散气以调节呼吸的作用。肺与皮毛的关系常常从病理上表现出来,如外邪入侵,皮毛首当其冲。皮毛受邪最先传入肺脏,出现恶寒、发热、鼻塞、咳嗽等肺气失宣的症候。肺气不足,也会影响皮肤卫外的功能;皮毛不能得到肺气的滋养,则会表现为皮毛憔悴。

(五)肺开窍于鼻

鼻为呼吸之门户,肺司呼吸,所以鼻为肺窍。鼻的通气和嗅觉都需要依靠肺气的作用,肺部的疾病也往往由口鼻吸入外邪所引起,而鼻的嗅觉失常也反映出肺的功能失调。

三、脾

脾为"仓廪之本"。古时藏谷的地方叫仓,储米的地方叫廪。所谓"仓廪之本",是说脾胃为人体饮食物的府库,是消化和转输水谷精气的地方,人体后天的营养全仰仗脾胃对饮食物的消化和转输,所以中医称脾胃为"后天之本"。脾的主要功能为主运化和统血。

(一)脾主运化

运是转运、输送的意思,化是消化、吸收的意思。人体摄入的饮食物包括水饮和谷物(包括一切可食之物）两部分，所以脾主运化也就包括运化水谷和运化水液两方面。

运化水谷精微：饮食入胃以后，经过胃的腐熟消化所形成的水谷精气，需要脾的转运输送。《素问·奇病论》说："夫五味入口，藏于胃，脾为之行其精气。"所以人体的脏腑组织器官能否得到充足营养，与脾的运化作用有着密切关系。血液的产生、宗气的形成都需要从水谷精气中得到营养和补充，所以脾的运化与气血的生成也有着直接关系，故中医称脾为"气血生化之源"。

运化水液：水液入胃后，其精华部分也需要脾的转输。《素问·厥论》说："脾主为胃行其津液者也。"中医认为全身水液的输布和排泄也是靠脾的运化来完成的。如果脾运化水液的功能减退，可导致水液停蓄，出现痰饮、水肿等病变。

中医把饮食物经消化后所产生的精华部分称为"清"，糟粕部分称为"浊"。脾主运化精微，其特点是"升"，所以说脾具有升清的作用；胃把糟粕向下输送到肠，其特点是"降"，所以说胃有降浊的作用。脾与胃一升一降共同完成人体的消化吸收功能。

（二）主统血

脾统血，是说脾具有统摄、裹护血液在脉道内运行，使之不溢出脉外的功能。《难经》说："脾……主裹血。"讲的也是这个意思。气具有统摄作用，而脉也需要脾转输的水谷精气等营养才能柔韧坚固，裹护血液，所以脾气不足不能统血就会出现各种出血的证候。

（三）脾主肌肉、四肢

《灵枢·经脉》说："骨为干，脉为营，筋为刚，肉为墙。"所谓"肉为墙"，是说肌肉对人体内脏有护卫作用。肌肉所需要的营养要靠脾运化水谷精微的供给，所以肌肉丰满是脾气充足的表现。

四肢也需要脾供给营养才能轻劲、灵活有力，脾气不足，就会出现四肢倦怠无力，所以，《素问·太阴阳明论》说："脾病而四肢不用。"

（四）脾开窍于口

饮食物是首先通过口进入人体的，而脾胃是受纳消化和转输水谷精气的脏腑，所以《素问·阴阳应象大论》说："脾……在窍为口。"脾胃的病变常常要影响到口，如脾热，则易生口疮；脾为湿困，则口中淡而无味，或有甜味，并觉口中黏腻等。

口之边为唇，脾的盛衰盈亏常从唇部表现出来。脾气充足则唇色红润光泽；脾虚则唇色白而无华；脾热则口唇常会生疮，所以说脾"其华在唇"。

四、肝

《黄帝内经》说，肝为"罢极之本"。"罢"通"疲"。所谓"罢极之本"，是说肝是人体能够耐受疲劳的根本。这是因为肝具有藏血的功能，可以调节血量，以保证人体运动时对血液的需求。肝又主筋，而筋具有约束骨骼关节的功能，筋膜得到濡养，才能运动有力。肝对气的运行还具有疏泄的功能。中医认为肝喜疏泄而恶抑郁，其性像武将，所以称肝为"将军之官"。

（一）肝藏血

人体在运动时需要大量血液供养，而休息和睡眠时则对血液的需求相对较少。王冰说："肝藏血，心行之。人动则血运于诸经，人静则血归于肝藏。何者？肝主血海故也。"肝具有对血液的储存和调节的功能，所以肝有"血之府库"之称。

(二)肝主疏泄

疏泄是疏通宣泄的意思。肝主疏泄是指肝对全身气的运动有疏通宣泄的功能。全身之气由肺所主,而气的运行能否条顺畅达则与肝的疏泄有着密切的关系。若肝失疏泄,则会出现气滞不行的病变;若肝疏泄太过,也会使气运行逆乱,出现肝气上逆的症候。

肝的疏泄功能对生理活动的影响主要有如下几个方面:

对脾胃消化功能的影响:脾主升清,胃主降浊,一升一降共同完成人体对饮食消化吸收的功能,而肝的疏泄是脾胃气机畅达的一个重要条件。若肝失疏泄,影响到脾气不升,则会出现飧泄、食欲不佳、脘腹胀满等症,称为“肝脾不和”或“肝胃不和”。

对情志的影响:人的情志活动虽由心所主,但也与肝的疏泄密切相关。肝疏泄正常,气机条畅,气血和调,则人表现为心平气和,情志开朗。相反,异常的情志活动也会影响肝气疏泄,出现“大怒伤肝”的症候;或情志不得宣泄,出现“气郁伤肝”的症候。

对胆汁的排泄和妇女月经的影响:胆是与肝脏相表里的腑,胆中贮藏胆汁,而胆汁的排泄要依赖肝的疏泄功能。《脉经》说:“肝之余气溢于胆,聚而成精。”说明肝与胆汁排泄的关系。妇女月经的排泄也与肝的疏泄有关,肝的疏泄功能正常,则月经正常,通畅;若肝失疏泄则会出现月经周期紊乱,经行不畅或者经闭、痛经等,这是因为气行血亦行,而气行要依赖肝的疏泄功能。

(三)肝主筋

筋又称筋膜,有连接和约束骨节、主持人体运动的功能。《素问·痿论》说:“宗筋主束骨而利机关也。”讲的就是筋的这种功能。肝的气血具有濡润和营养筋膜的作用,《素问·经脉别论》说:“食气入胃,散精于肝,淫气于筋。”这说明肝对筋有濡养作用。人到老年后,肝气逐渐减弱,筋的活动也随之减弱,出现动作迟钝、运动不灵活、步履无力等现象。在疾病过程中,无论何种情况影响到肝血不足,以致血不养筋,就会出现筋脉拘挛、手足震颤、抽搐等证,称为“肝风内动”。

中医认为“爪为筋之余”,所以爪甲也需肝血的濡润滋养。肝血不足,爪甲多薄而软,易折断,色泽槁枯无华,正如《素问·五脏生成篇》所说:“肝之合筋也,其荣爪也。”所以,爪甲的荣枯、色泽的变化等是观察肝的气血盛衰的外候。

(四)肝开窍于目

目是司视觉的,《素问·五脏生成篇》说:“肝受血而能视。”眼睛要依赖肝血濡养才能发挥其正常功能,所以说肝开窍于目。在病理情况下,肝病往往反映于目,肝阴不足则两目干涩,肝血不足则视物不清,肝有风热则目赤,肝火上炎则目赤肿痛。

五、肾

肾为封藏之本,其主要生理功能是主藏精,主水液代谢平衡和主纳气。中医认为肾在人体有主生殖、主生长发育等重要作用,被称为“先天之本”。

(一)藏精

《素问·六节藏象论》说:“肾者主蛰,封藏之本,精之处也。”其所藏的精一方面是禀受于父母的先天之精;另一方面则如《素问·上古天真论》所说:“肾者主水,受五脏六腑之精而藏之”,是指储藏人体后天产生的精气。

因为肾精具有生殖功能，所以肾与人体的生殖机能有着密切的关系。女子二七，男子二八，肾气充实，所以女子月经初潮，男子开始排精，具备了生殖能力；女子七七，男子八八，肾气已衰，则女子闭经，男子精少，丧失了生殖功能。

肾所藏的后天之精具有营养作用，所以能促进人体的生长发育。若肾脏虚弱，精气不足，在小儿则会出现生长发育迟缓的症候。

(二)肾主水

肾为水脏，在调节体内水液平衡方面起着极为重要的作用。肾对体内水液的调节，主要是通过肾的气化作用来实现的。肾的气化正常，则开阖有度。肾阳为开，能使水液得以输出和排泄；肾阴为阖，能使水液的产生、输布减缓，并减少对水液的排泄。只有肾阴和肾阳平衡，水液的排出才能正常、适量。

(三)肾主纳气

清代医家林佩琴说："肺为气之主，肾为气之根，肺主出气，肾主纳气，阴阳相交，呼吸乃和。"人体的呼吸功能虽由肺所主，但吸入的气体必须得到肾的摄纳，才能维持其深度。肾主纳气也是肾为封藏之本的具体体现。若肾气不足，不能纳气，则会出现呼吸表浅，或呼多吸少的病理表现，中医称为"肾不纳气"。

(四)肾主骨

骨骼是人体的支架，支撑着人体。骨为奇恒之腑。骨腔中有骨髓，骨髓为肾精所化生，肾精充足则骨髓充满，骨骼健壮；肾精不足则骨髓空虚，骨骼得不到营养而软弱无力。

(五)肾开窍于耳及二阴

耳是听觉器官，耳的听觉要依赖肾中精气作为营养补充。《灵枢·决气》说："精脱者耳聋。"说明了肾精对耳的听觉的作用。老年人肾中精气减退，故听力每多减退。

前后二阴是人体浊物排泄的出口，其排泄的开与阖，是依赖肾气调节的，所以有"肾开窍于二阴"的说法。

附：肾气　肾阴　肾阳　命门

(一)肾气

在中医学中"肾气"是一个经常出现的概念。从广义上说是指肾的功能或肾中精气。肾气是人体生、长、壮、老、衰的根本。当肾气不足时，小儿会出现生长发育迟缓；青年人则见生殖器官发育不良，性成熟迟缓；中年人可见性机能减退，性欲冷淡；老年人则加快衰老，所以在人体生命过程中，肾气是十分重要的，而肾气又是通过肾阴和肾阳来体现的。

人体的生命过程经历了生长发育期、成熟壮年期和衰老期三个阶段。《素问·上古天真论》对每一阶段的生理特征都作了详细的描述："女子七岁，肾气盛，齿更发长。二七而天癸至，任脉通，太冲脉盛，月事以时下，故有子。三七，肾气平均，故真牙生而极。四七，筋骨坚，发长极，身体盛壮。五七，阳明脉衰，面始焦，发始堕。六七，三阳脉衰于上，面皆焦，发始白。七七，任脉虚，太冲脉衰少，天癸竭，地道不通，故形坏而无子也。丈夫八岁，肾气实，发长齿更。二八，肾气盛，天癸至，精气溢泻，阴阳和，故能有子。三八，肾气平均，筋骨劲强，故真牙生而长极。四八，筋骨隆盛，肌肉满壮。五八，肾气衰，发堕齿槁。六八，阳气衰竭于上，面焦，发鬓斑白。七八，肝气衰，筋不能动，天癸竭，精少，肾藏衰，形体皆极。八八，则齿发去。肾者主水，受五藏六腑之精而藏之，故五藏盛乃能泻。今五藏皆衰，筋骨解堕，天癸尽矣。故发鬓白,身体重,行步不正,而无子耳。"

根据《内经》的这段经文,人体生命过程经历的三个阶段各表现出不同的生理特征:

1. 生长发育期　女子从七岁到十四岁,男子从八岁到十六岁为第一阶段。在这一阶段,男女的肾气开始充盛,于是有了换齿和头发生长旺盛的生理表现。因为肾主骨,而齿为"骨之余",肾气的充实又表现为"其华在发"。

女子从十四岁开始到二十一岁,男子从十六岁开始到三十一岁,肾气进一步充实,产生了一种能够促进生殖机能成熟的物质,叫做"天癸",于是生殖机能开始成熟。女子月经初潮,男子开始排精,具备了生殖能力,标志着身体的成熟。

2. 身体壮盛期　女子从二十一岁到三十五岁,经历了"三七""四七"两个阶段;男子从二十四岁到四十岁,经历了"三八""四八"两个阶段。在这一期间,肾气旺盛均和,五脏气也很充实,所以身体健康,精力充沛,是年富力强的生命阶段。女子在二十一岁左右,男子在二十四岁左右开始长智齿,也是肾气充实的表现。

3. 衰老期　女子从三十五岁开始,男子从四十岁开始逐步进入衰老期。

女子从三十五岁开始,首先是阳明脉衰,面部开始憔悴,头发也开始脱落;到了四十二岁左右,三阳经脉气血都开始衰少,面部进一步憔悴,头发也开始发白;到了四十九岁左右,"天癸"没有了,月经开始闭止,丧失了生殖能力。

男子从四十岁开始,肾气开始衰少,头发开始脱落,牙齿也逐渐枯槁。正如《素问·阴阳应象大论》所说:"年四十,而阴气自半也,起居衰矣。"从四十八岁开始,阳气开始衰少,面部开始憔悴,鬓发出现斑白;五十六岁左右,肝气衰少,筋力减弱;六十四岁开始,齿发脱落,精少,生殖能力逐渐丧失,人体已经完全衰老。

从这段经文可以看出,人体的发育、壮盛和衰老都取决于肾气的盛衰,所以"肾气"对于人体是非常重要的。

(二)肾阳

肾阳又称元阳,是人体热能的发源地,全身脏腑组织器官都要靠肾中阳气的温煦,才能发挥正常功能,所以肾中阳气充足,则全身之阳皆足;肾中阳气不足,则全身阳气亦衰。《素问·生气通天论》说:"阳气者若天与日,失其所则折寿而不彰。"以天空中的太阳来比喻阳气,可见其重要。所以肾阳不足,全身各脏腑的功能皆减弱,表现为面色苍白,肢冷畏寒,生殖机能减退,消化能力减弱等。

(三)肾阴

肾阴又称元阴。与肾阳相反,肾阴对人体具有滋润、濡养的作用。人体的津液和血液都是在肾阴的促进下产生的,生殖之精也属于肾阴的范畴。肾阴对肾阳还具有一定的制约作用,若阴不制阳,则会出现虚火上炎的症候。在正常情况下,肾阴与肾阳应保持着相对平衡,是人体健康的保证。

(四)命门

在《内经》中,"命门"是指眼睛,如《灵枢·根结》说:"命门者,目也。"《难经》则认为"肾两者,非皆肾也,其左者为肾,右者为命门。"自此以后,历代医家对命门又提出很多新说,但究竟何为命门并无定论。就"命门"的意义来看,无非是强调其重要性,为"立命之门"。综合历代各家的说法,命门中既有"真水",又有"真火",可以认为命门之火指的是肾阳,命门之水指的是肾阴,所以古代医家提出"命门"的概念,无非是强调肾中精气。元阴、元阳是人体生命的根本,对人体有着极为重要的意义。

第二节　六　腑

六腑多为中空有腔的器官,这些器官具有传化物的功能,正如《素问·六节藏象论》所说,这些器官“能化糟粕,转味而入出者也”。由于六腑的这种基本功能,也就决定了六腑是以通为顺,具有“泻而不藏”的特点,正如《素问·五脏别论》所说:“此不能久留,输泄者也。”

一、胆

胆又属于奇恒之腑,是因为其内所容之物为胆汁,是人体自身产生的,与其他腑接受外界摄入的饮食物有所不同。

胆的主要功能是贮藏胆汁。胆汁泻入肠道有帮助消化的功能。

胆还与人的意识思维有关,《素问·灵兰秘典论》认为胆有主决断的作用。人在处理外界事物时,能够有明确判断并果断作出决策与其胆主决断的功能有关。胆与肝互为表里。肝之余气溢于胆,形成了胆汁。在情志方面肝主谋虑,胆主决断,二者相互配合。

二、胃

胃又称胃脘,其上部为上脘,中部为中脘,下部为下脘。

胃的主要功能是接受、腐熟和消化饮食物,《灵枢·玉版》称之为“水谷之海”。

胃把经过腐熟消化后的饮食物向下输送到小肠,由小肠进一步吸收其精微,所以胃以降为顺。若胃气不降,则会出现恶心、呕吐等证。

脾与胃互为表里。脾胃分工合作把水谷精气源源不断地输送到全身,是人体营养的源泉。脾胃的这种功能通常概括为“胃气”,所以中医在辨证治疗时,十分重视胃气有无,认为“有胃气则生,无胃气则死”。

三、小肠

小肠是一个管状器官,回环迭积,位于腹中。其上口与胃的幽门相连,下口与大肠相接,交接处称为阑门。

小肠为受盛之官,“受盛”即接受,以器盛物的意思。经胃腐熟后的饮食物传送至小肠,由小肠进一步消化吸收,并把它分为清浊两部分。其“清”即精华部分经脾的运化转输到全身,其“浊”即糟粕部分下输到大肠。小肠的这种作用称为“泌别清浊”。

小肠与心互为表里。心火过盛常移热于小肠,出现舌红尿赤等证。

四、大肠

大肠也是一个管道器官,其上端与小肠连接,下端为肛门,是粪便排泄的出口。

大肠的主要功能是传导糟粕。由小肠下输的食物残渣经大肠进一步吸收其中水分,使糟粕成为成形的粪便。若大肠的传导功能失常,则会出现泄泻或便秘症候。

大肠与肺互为表里。肺的经脉起于中焦,下络大肠,在病理上常互相影响。

五、膀胱

膀胱位于下腹,它的主要功能是贮尿和排尿。人体水液代谢后的多余部分在膀胱中贮藏,在肾的气化作用下,尿液排出体外。《素问·灵兰秘典论》说:"膀胱者,州都之官,津液藏焉,气化则能出矣。"若膀胱气化不利,则会出现小便不利或癃闭;若膀胱失于约束,则会出现尿频,小便失禁等证。

膀胱与肾互为表里。膀胱的气化要依赖肾气的调节。

六、三焦

在六腑中,三焦是一个特殊的腑。在解剖的脏器中还找不到其对应的实质。明代医家张介宾认为三焦居"脏腑之外,躯体之内,包罗诸脏,一腔之大府也"。六腑中,只有三焦与五脏没有表里关系,所以《内经》称之为"孤府"。

三焦的主要功能是主持津液的气化,有疏通水道、运行水液的功能。《素问·灵兰秘典论》说:"三焦者,决渎之官,水道出焉。"所谓"决渎",即疏通水道的意思。三焦又是元气通行的道路,元气发源于肾,借三焦的通路而敷布全身,以激发和推动各个脏腑组织器官的功能活动。

三焦分为上、中、下三部分,主要是依据其功能而划分的。

"上焦如雾",是说上焦具有布散的功能,能够把水谷精气像雾露一样布散到全身。《灵枢·决气》说:"上焦开发,宣五谷味,熏肤,充身,泽毛,若雾露之溉,是谓气。"实际上是概括了心与肺输布气血的作用。

"中焦如沤",是说中焦具有的腐熟作用。饮食物进入人体后,必须经过"沤"的过程,腐熟以后,其精微部分才能被吸收。《灵枢·营卫生会》说:"此(指中焦)所受气者,泌糟粕,蒸津液,化其精微,上注于肺脉,乃化而为血,以奉生身,莫贵于此。"从这种功能来看,实际上是概括了脾胃对饮食物的消化、吸收功能。

"下焦如渎","渎"是下水道。把下焦看做是下水道,是说下焦有排泄糟粕和尿液的功能,即包括了小肠、大肠、肾和膀胱的功能。

附:奇恒之腑

奇恒之腑包括脑、髓、骨、脉、胆和女子胞。奇恒之腑除胆以外,都不与五脏有表里配合关系。脉、髓、骨、胆在前面的章节里已有叙述,这里只论述脑和女子胞。

(一)脑

脑为髓海,是由髓聚而成。《素问·五脏生成篇》说:"诸髓者,皆属于脑。"

关于脑的功能,在《黄帝内经》中没有直接阐述,但在论述"髓海不足"的病证里面,我们可以推论古人对脑功能的认识。《灵枢·海论》说:"髓海不足,则脑转耳鸣,胫酸眩冒,目无所见,懈怠安卧。"《灵枢·口问》说:"上气不足,脑为之不满,耳为之苦鸣,头为之苦倾,目为之眩。"可见脑与人的听觉、视觉密切相关,而视觉和听觉又是人体精神的表现,所以《素问·脉要精微论》说:"头者,精明之府。"这强调了脑的重要性。明代李时珍也进一步指出:"脑为元神之府。"

(二)女子胞

女子胞又称胞宫、子宫,是女子孕育胎儿和发生月经的器官。女子胞在生理上与肾脏和奇经中的任脉、冲脉关系最为密切。肾具有生殖功能,在女子十四岁左右,肾中精气充实,产生了一种叫做"天癸"的物质,天癸是一种能够促进生殖机能成熟的物质。同时任脉和冲脉也开始充盛,任脉主胞胎,冲脉为血海,这两条经脉都起始于胞中,于是月经初潮,具有了生殖能力,所以妇女的月经是否正常与冲任二脉有着直接关系。胎儿在胞宫中孕育,也受冲任二脉的影响。

由于月经的通行和胎儿的孕育都有赖于血液,而血液的生成和运行与心、肝、脾的功能密切相关,所以胞宫的生理功能也受到心、肝、脾三脏的影响。

第三节　精气血津液

中医把精、气、血、津液作为人体生命活动的物质基础。精是构成人体和维持生命活动的基本物质之一;气是不断运动的微小难见的物质;血是在脉道内流动的红色液体;津液则是人体正常水液的总称。

一、精

《素问·金匮真言论》说:"夫精者,身之本也。"说明精是构成人体和推动人体生命活动的基本物质。从广义的范围讲,由饮食物化生的"水谷精微",乃至气血津液等营养物质,都属于"精"的范畴。狭义范围的精则单指"生殖之精"。

精的来源包括两个方面:一是禀受于父母,《灵枢·决气》说:"两神相搏,合而成形,常先身生是谓精。"是讲父母之精媾和形成新的形体,在新的形体尚未形成之前,最初始的是精,所以《灵枢·本神》说:"生之来,谓之精。"此精又称"先天之精"。二是指人出生后从饮食物中摄取而化生的营养物质,称为"后天之精"。后天之精要依赖先天之精的活力,先天之精要依赖后天之精的充养,二者是相依相存的。

就精的作用来看,一是营养作用,二是生殖作用。人体生命的维持,必须依靠后天之精来滋养。精是生命的基础,精足则生命力强;精不足则生命力减弱。精的盛衰密切关系着人体的生长、发育以及身体的营养状况。平时五脏六腑的精气充盈则归藏于肾,当生殖机能发育成熟时，它又能转化为生殖之精，有繁衍后代的功能。

二、气

气指的是人体呼吸之气，也指脏腑组织的活动能力以及体内流动的富有营养的精微物质。中医有关"气"的理论是在中国哲学精气学说的基础上建立起来的，在中医学理论中占有特别重要的地位。

(一)气的生成和来源

人体之气的来源主要有先天和后天两个方面：

1. 先天之气　来源于父母的生殖之精。因其禀受于父母，所以称为先天之气。人之始生，父精母精相合形成胚胎，新生命的气是先身而生的，所以又称为"元气"或"原气"。

2. 后天之气　后天之气来源有二：一是由肺吸入的自然界的清气，进入人体后参与人体气的生成。二是由饮食物化生的水谷精微之气，是人体后天营养的来源。

综上所述，人体的气是由先天之气、水谷精微之气和自然界的清气三者构成的。与气的生成最有直接关系的脏有肺、脾和肾。

肺主气，司呼吸，是人体内外之气交换的场所。通过肺的吐故纳新，自然界的清气不断进入体内，参与了人体之气的生成。

脾主升清，把水谷精微之气输布全身。由肺吸入的自然界清气与脾转输的水谷精微之气积于胸中气海，形成宗气，上走息道行呼吸，贯入心脉行气血，维持了人体生命活动的进行。

肾是原气之根。肾中精气以先天精气为基础，又需要后天水谷之气的补充，是人体生命活动动力和热量的发源地。

(二)气的生理作用

气的生理作用有以下几个方面：

1. 温煦作用　五脏六腑、四肢百骸都需要气的温煦才能保持正常的生理活动。《难经》说："气主煦之。"是说气具有温煦的作用。具有温煦作用的气称为阳气，所以阳气不足便会出现形寒肢冷，脏腑功能减弱等病证。

2. 推动作用　脏腑的活动、血液的运行、津液的输布乃至人体的生长发育都需要气的推动。当气的推动作用不足时，就会出现脏腑功能减弱，血行迟缓，津液停留等病证。

3. 防御作用　是指气具有卫护肌表，防御外邪侵袭的作用。中医认为人体肌表要依靠气的温煦滋养，而肌肤腠理是人体的藩篱，能够保护人体不受外邪侵袭。一旦外邪侵入人体，人体之气也会起而应之，与邪气相争以驱邪外出。如果气虚不足，防御能力减弱，邪气就会乘虚而入，人体就会发病。

4. 固摄作用　气具有裹护体内液体正常流动而不外溢散失的作用。如血液在脉道内运行不溢出脉外，是"气摄血"的作用；津液的流行输布排泄，也需要气的固摄才不至于散逸；气还具有固摄精液的作用，防止其妄泄。气的固摄作用减弱，可导致体内液态物质的丢失。如"气不摄血"可导致各种出血症候；"气不摄津"可导致多汗、多尿、小便失禁等；"气不固精"则可出现滑精、早泄等。

5. 托举作用　《素问·五运行大论》说："地为人之下，太虚之中者也。帝曰：凭乎？岐伯曰:大气举之也。”其大意是说地在太虚之中之所以不沉不陷,是因为有大气的托举。同样,人体腔内的脏腑能够各居其位而不错位或下沉,也是由于气的托举,所以人体气虚出现“中气下陷”的情况,就会导致胃下脱、肾下垂、子宫下垂等脏器下垂的病变。

6. 气化作用　所谓气化,是指通过气的运动而产生的各种变化,人体的气化实际上就是指人体的新陈代谢过程。

(三)气的分类

人体之气根据所在的部位和功能体现,主要有以下几种:

1. 元气　又称原气。元气禀受于先天,又不断地得到后天之气的培育。元气根于肾,为肾所藏。元气具有推动和温煦作用。它借助三焦的通路敷布全身,推动所有的脏腑组织器官发挥各自的功能活动,促进人体的生长发育。可以说,元气是人体生化动力的源泉。元气越充沛,脏腑就越强盛,身体也就越健康。

2. 宗气　宗气是由肺吸入的清气与脾胃消化转输来的水谷精气聚于胸中结合而成,具有推动作用,主要推动肺的呼吸和心血的运行。《灵枢·邪客》说:“五谷入于胃也,其糟粕、津液、宗气分为三隧。故宗气积于胸中,出于喉咙,以贯心脉,而行呼吸焉。”

3. 营气　营气又称荣气,是行于脉中具有营养作用的气。营气是脾胃化生的水谷精气进入脉道的部分。《素问·痹论》说:“荣者,水谷之精气也,和调于五脏,洒陈于六腑,乃能入于脉也,故循脉上下,贯五脏络六腑也。”

营气具有化生血液和营养全身的作用。《灵枢·邪客》说:“营气者,泌其津液,注之于脉,化以为血。”是说营气注于脉中,成为血液的组成部分。营气营运周身,为脏腑、经络、筋骨、皮毛提供营养。

4. 卫气　卫气是水谷精气布散在脉外的部分,具有剽疾滑利、活动力强、流动迅速的特点,具有保护肌表、温养脏腑、调节汗孔启闭的作用。

卫气也是由水谷精气化生的。《灵枢·营卫生会》说:“人受气于谷,谷入于胃,以传于肺,五脏六腑,皆以受气,其清者为营,浊者为卫,营行于脉中,卫行脉外。”

人体之气除上述的元气、宗气、营气、卫气之外,还有脏腑之气、经络之气等等,对脏腑经络的代谢和功能起着极为重要的作用,脏腑经络都是通过“气”来实现其生理功能的。

三、血

血是人体脉道内流动着的一种红色液体。脉是血运行的管道,称为“血之府”。

(一)血的生成

中医认为血液的生成是中焦“受气取汁”变化而生成的。“受气”是指接受的“营气”,“取汁”是指摄取的津液。《灵枢·营卫生会》说:“中焦亦并胃中,出上焦之后,此所受气者,泌糟粕,蒸津液,化其精微,上注于肺脉,乃化而为血。”中焦的作用实际上是指脾胃的消化腐熟和对水谷精气的转输作用,因此中医认为脾胃是气血的生化之源。

(二)血的功能

血液对人体的主要功用是滋润和营养。脏腑器官、四肢百骸在血的濡润滋养下才能发挥正常的功能。正如《素问·五脏生成篇》说:“肝受血而能视,足受血而能步,掌受血而能握,指受血而能摄。”

血还是人体情志活动的物质基础,气血充盈,才能神志清晰,精神旺盛。《灵枢·平人绝谷》说:“血脉和利,精神乃居。”

(三)血的运行与五脏的关系

在血液运行中,与之最为关切的脏有心、脾、肝三脏。

1.心主血 心气是推动血液运行的动力,心气的推动是否正常,在血液循环中起着十分重要的作用。

2.脾统血 血液在脉道内运行要靠脾气的统摄才不溢出脉外。脾统血的作用对于血液正常运行起着保障作用,脾胃又是气血的生化之源,化源充足,气血才能旺盛。

3.肝藏血 肝具有贮藏血液、调节血量的作用。人在运动时对血液的需求较大,而在安静时对血的需求较少。肝对血量的调节能很好地适应人体动静的不同情况。

四、津液

津液是人体一切正常水液的总称。其中清稀的部分称津,稠浊的部分称液。津液又因其分布的部位而具有不同的名称,如在目中的称泪,在鼻腔中的称涕,在口腔中的称唾和涎,出于皮肤的称汗,在膀胱中的称尿。但总体来说,津与液同属一体,而且可以互相转化,所以习惯上津液常并称,不予严格区分。

(一)津液的生成与功用

津液来源于饮食水谷,经过脾胃的消化吸收,再经三焦的气化作用变化而成。

津液的主要功用是对人体的滋润与濡养作用,布散于肌表能滋润皮毛,输注于筋骨关节能滑利关节,并能够充养骨髓与脑髓,流入孔窍则转化为泪、涕、唾、涎等濡润孔窍。津液输注血脉还可以生化血液。

(二)津液的环流与输布

《素问·经脉别论》说:“饮入于胃,游溢精气,上输于脾,脾气散精,上归于肺,通调水道,下输膀胱,水精四布,五经并行。”这是对津液环流与输布的概括说明。

津液的输布主要是依靠脾、肺、肾和三焦等脏腑的共同协调作用而完成。

1.脾的作用 脾主运化,对水液有转输作用。水饮入胃后,经胃的消化吸收转化为人体所需的津液。脾一方面将津液上输于肺,还可以将水液布散周身,即所谓“灌溉四傍”的作用。《素问·太阴阳明论》说:“脾主为胃行其津液。”讲的就是这个意思。

2.肺的作用 肺主通调水道,津液的环流布散过程中要有运行的通道,而水道的通畅要依赖肺气的宣发和肃降。肺气宣发,水液布散到周身;肺气肃降,使水液不断地下输膀胱,保持着小便的通利。正因为水液的运行和排泄都与肺的宣发和肃降有关,所以有“肺主行水”、“肺为水之上源”的说法。

3.肾的作用 肾为水脏,主全身水液代谢的平衡。《素问·逆调论》说:“肾者水脏,主津液。”所谓肾主津液是指肾通过气化作用,把由肺下输的津液清者蒸腾经三焦布散,浊者化为尿液注入膀胱,调节着人体水液的平衡。

4.三焦的作用 三焦被称为“决渎之官”,是津液在体内流动输布的通道。

总之,津液的生成、输布和排泄是一个复杂过程,这一过程是由许多脏腑的参与和配合而完成的。除了上面提到的脏腑外,还有小肠、大肠的吸收水液作用,肝的疏泄以协助津液的输布作用和心主血脉推动血液循环的作用等。

（三）五脏与五液

津液因所分布的部位不同而各有其名称，在眼中的为泪液，在口中的为唾液和涎液，在鼻中的为涕液，出于皮肤的为汗液。泪、涎、唾、涕、汗称为五液，并由五脏所主。心主汗液，肺主涕液，肝主泪液，脾主涎液，肾主唾液。五液的排泄都与其所属脏的功能有关，而五脏有病往往也会影响五液的排泌。例如，汗液的排泄与心有着密切的关系，心气虚衰常有自汗出，心阴不足常有盗汗，脾胃有热会口中流涎等。

第四节　经　络

经络是一个遍布全身的网络结构，是中医对人体结构的独特认识，也是中医学的基本理论之一，长期以来，一直在医学实践中起着重要的指导作用。中医学认为，经络系统起着沟通表里内外，联系上下左右，网络周身前后，将五脏六腑、四肢百骸、五官九窍、筋脉肌肤联成统一整体的作用，同时经络又是气血流通的通道。

经络是经脉和络脉的总称。经，有路径的含义，为直行的主干；络，有网络的含义，为经脉分出的分支。经络学说是研究人体经络系统的循行分布、生理功能、病理变化及其与脏腑相互关系的一门学说。《灵枢·经脉篇》说："经脉者，所以决生死，处百病，调虚实，不可不通。"强调了学习经络的重要意义。

一、经络系统的构成

经络由经脉和络脉组成，其中经脉包括十二经脉和奇经八脉，以及附属于十二经脉的十二经别、十二经筋、十二皮部。络脉有十五络、浮络、孙络等。

十二经脉包括手三阴经（肺、心包、心）、手三阳经（大肠、三焦、小肠）、足三阳经（胃、胆、膀胱）、足三阴经（脾、肝、肾），它们是经络系统的主体，每一条经脉都有固定的循行部位和交接顺序，在肢体的分布和走向有一定的规律，与脏腑有直接的属络关系，故又称之为"正经"。

奇经八脉是十二经以外的另一类经脉，因异于十二经且没有表里的配偶关系，所以称为奇经，包括督脉、任脉、冲脉、带脉、阴维脉、阳维脉、阴跷脉、阳跷脉。除任、督二脉外，其他六条经脉均无腧穴。

十二经别是十二正经离入出合的别行部分，是正经别行深入体腔的支脉。根据它们的循行特点分为六合。十二经筋是十二经脉之气濡养筋肉骨节的体系，是附属于十二经脉的筋膜系统。十二皮部是十二经脉功能活动反映于体表的部位，也是络脉之气散布所在。

络脉是经脉的分支，有别络、浮络、孙络之分。十二经脉与任脉、督脉各有一支别络，加上脾之大络共计十五条。浮络是络脉中浮行于浅表部位的部分。络脉中最细小的分支称之为孙络，遍布全身，难以计数。

综上所述，图示如下：

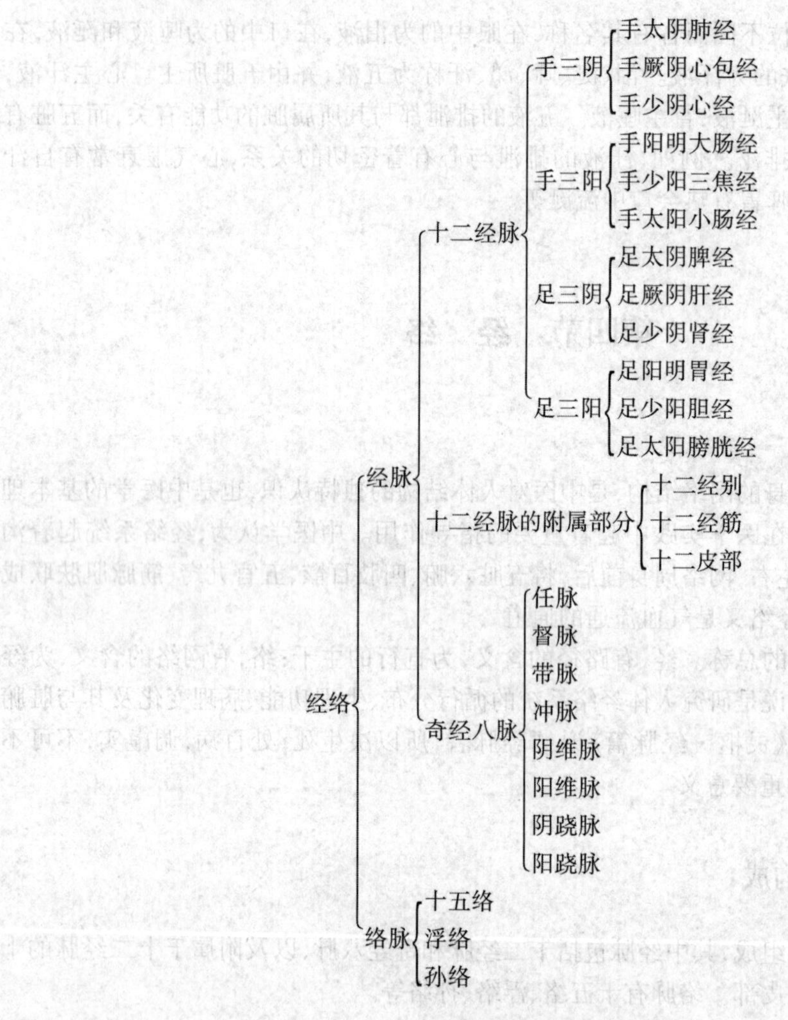

经络系统组成

二、十二经脉

（一）十二经脉的命名

十二经脉的名称是根据经脉循行上下肢内外的部位以及经脉与脏腑络属的关系确定的。凡是循行于上肢内侧（掌心一侧）与五脏相连属的经脉叫做手的阴经，如与肺相连属的叫手太阴肺经，与心相连属的叫手少阴心经，与心包相连属的叫手厥阴心包经；凡是循行于上肢外侧（手背一侧）与六腑相连属的经脉叫做手的阳经，如与大肠相连属的叫手阳明大肠经，与小肠相连属的叫手太阳小肠经，与三焦相连属的叫手少阳三焦经；凡是循行于下肢内侧与五脏相连属的叫足的阴经，如与脾相连属的叫足太阴脾经，与肝相连属的叫足厥阴肝经，与肾相连属的叫足少阴肾经；凡是循行于下肢外侧与六腑相连属的叫足的阳经，如与膀胱相连属的叫足太阳膀胱经，与胃相连属的叫足阳明胃经，与胆相连属的叫足少阳胆经。

（二）十二经脉体表分布规律

十二经脉的循行规律是以正立姿势，两臂下垂拇指向前的体位为准。十二经脉在体表是左右对称地分布于头面、躯干和四肢，纵贯全身。十二经脉在头面躯干部分的分布是：手三阴经均联系胸部，足三阴经联系胸或腹部，阳明行于身前，少阳行于身侧，太阳行于身后。六条阳经均上行头面部。十二经脉在四肢的分布规律是：阴经行于四肢内侧，太阴在前，厥阴在中，少阴在后；阳经行于四肢外侧，阳明在前，少阳在中，太阳在后。只有足厥阴和足太阴在内踝上八寸以下的一段循行为厥阴在前、太阴居中，属特殊情况。

（三）十二经脉的循行走向与交接规律

十二经脉的循行走向是：手三阴经从胸走手，手三阳经从手走头，足三阳经从头走足，足三阴经从足走胸腹。其交接规律为：阴经与阴经（即手足三阴经）在胸部交接，阴经与阳经多在四肢部衔接，阳经与阳经多在头面部相接。如足太阴脾经与手少阴心经交接于心中，手厥阴心包经在无名指与手少阳三焦经交接，手阳明大肠经和足阳明胃经在鼻旁相接。

（四）十二经脉的表里属络关系

十二经脉在体内分别与相关脏腑发生属络关系。脏与腑有表里相合的关系，阴经与阳经也有表里络属关系。如手太阴肺经与手阳明大肠经相表里，足少阴肾经与足太阳膀胱经相表里。脏腑以脏为阴、腑为阳，故阴经从其类而属脏络腑，阳经则属腑而络脏。如手阳明大肠经属大肠而络于肺，手太阴肺经则属肺络大肠。

（五）十二经脉的循环流注

十二经脉气血流注是循环往复，如环无端的，其流注顺序有一定的规律。根据“肺朝百脉”和将十二经脉之开端定在化生水谷精微之中焦的理论，故气血流注从手太阴肺经开始，到肝经为止，依次相传，使气血周流全身，维持各组织器官的功能活动。其流注次序如下：

肺中	⟶	手太阴肺经⟶	手次指端⟶	手阳明大肠经	鼻旁
肺中	心中	足太阴脾经⟵	足大趾内端⟵	足阳明胃经	鼻旁
肺中	心中	手少阴心经⟶	手小指端⟶	手太阳小肠经	内眦
肺中	胸中	足少阴肾经⟵	足小趾端⟵	足太阳膀胱经	内眦
肺中	胸中	手厥阴心包经⟶	手无名指端⟶	手少阳三焦经	外眦
肺中	⟵	足厥阴肝经⟵	足大趾外端⟵	足少阳胆经	外眦

（六）循行部位与病候

1. 手太阴肺经　循行分布如下（图 2-1）：

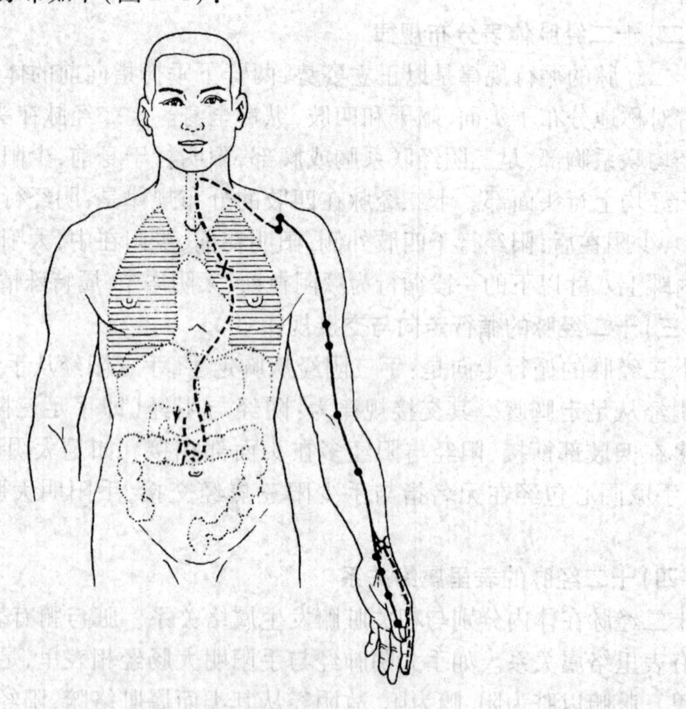

图 2-1　手太阴肺经

起于中焦，向下联络大肠，环循胃口，向上通过横膈，属肺，至喉部，横行至胸部外上方（中府），出腋下，沿上臂内侧前下行过肘窝，沿前臂内侧前缘进入寸口，经过鱼际肌边缘，出拇指内侧端（少商）。

分支：手腕后（列缺）分出，直出食指内侧端（与手阳明大肠经相接）。

主要病候：咳嗽、气喘、少气不足以息、咳血、伤风、胸部胀满、咽喉肿痛、缺盆部及手臂内侧前缘痛、肩臂部寒冷疼痛等。

2. 手阳明大肠经　循行分布如下（图 2-2）：

起于食指桡侧端（商阳），通过第 1、2 掌骨间，向上进入拇长伸肌腱与拇短伸肌腱之间，沿着上肢外侧前缘上肩，交会于督脉（大椎），进入缺盆（锁骨上窝），络肺，下横膈，属大肠。

分支：从缺盆上行，过颈至面颊，进入下齿，环绕口角，在人中部左右经脉交叉，抵鼻旁（迎香）（与足阳明胃经相接）。

主要病候：腹痛，肠鸣，泄泻，便秘，痢疾，咽喉肿痛，齿痛，鼻流清涕或出血，本经循行部位疼痛、热肿或寒冷等。

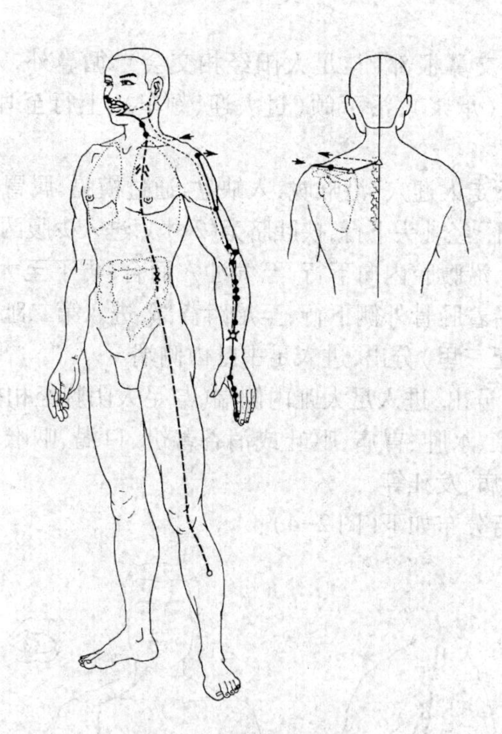

图 2-2 手阳明大肠经

3. 足阳明胃经 循行分布如下(图 2-3):

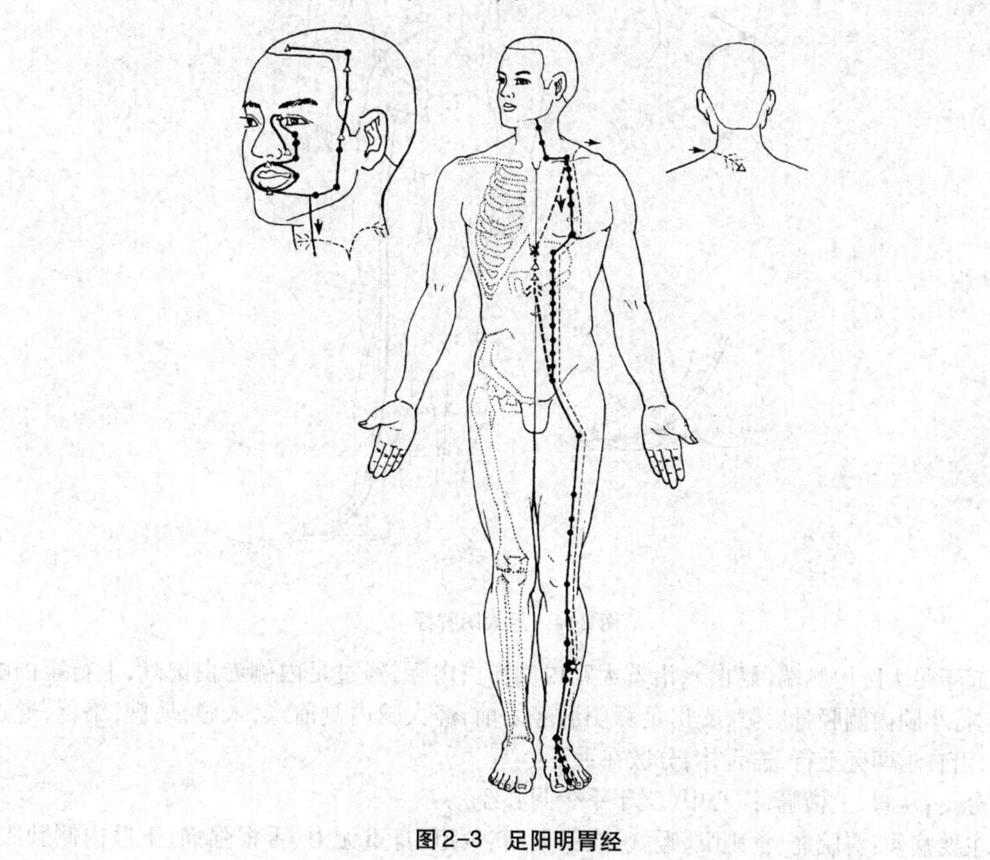

图 2-3 足阳明胃经

起于鼻外侧（迎香），交鼻根部（与足太阳经相交会），循鼻外，入上齿，出口角，环绕口唇，交于任脉于颏唇沟处（承浆），沿下颌（过大迎、颊车），上行至耳前，经过足少阳经上关穴，沿发际，至前额角。

分支：从大迎穴前，下走人迎穴，沿喉咙，入缺盆，通过横膈，属胃，络脾。

直行经脉：从缺盆向下，经乳头下行，挟肚脐旁（2 寸），进入少腹两侧，进入腹股沟（气冲）。

分支：从胃下口分出，沿腹腔内向下行，至气冲穴而合，再下至大腿外侧前方（髀关），直抵伏兔穴部，至膝盖部，沿着胫骨外侧下行，至足跗背部，进入第二趾外侧端。

分支：从膝下三寸（足三里）分出，进入足中趾内侧端。

分支：从足背（冲阳）分出，进入足大趾内侧端（与足太阴脾经相接）。

主要病候：肠鸣、腹胀、水肿、胃痛、呕吐或消谷善饥、口渴、咽喉肿痛、鼻衄、胸部及膝膑等本经循行部位疼痛、热病、发狂等。

4. 足太阴脾经　循行分布如下（图 2-4）：

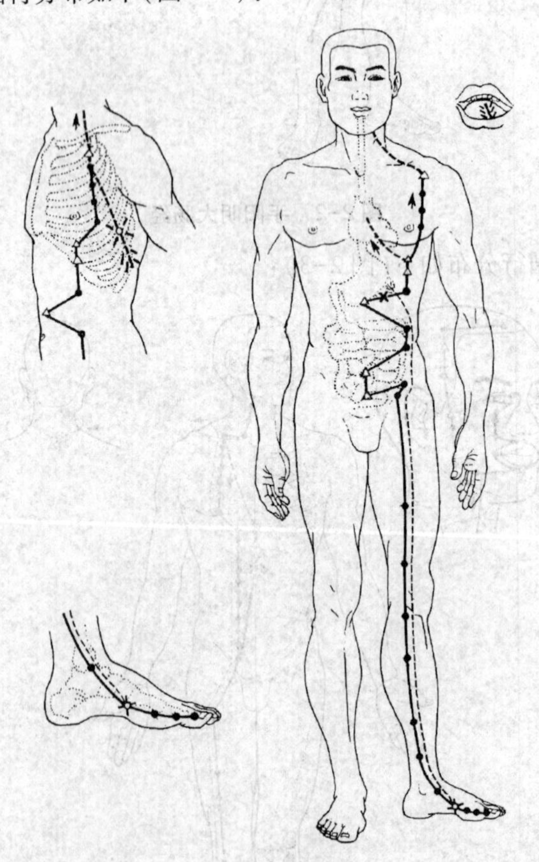

图 2-4　足太阴脾经

起于足大趾内侧端（隐白），沿着大趾内侧赤白肉际，经过足内侧赤白肉际，上行至内踝前，上行小腿内侧胫骨后侧，交出足厥阴肝经之前，经大腿内侧前缘，入腹，属脾，络胃，通过横膈，沿食道两旁上行，连舌体，分散在舌下。

分支：从胃，上横膈，注心中（交于手少阴心经）。

主要病候：胃脘痛、食则呕、嗳气、腹胀便溏、黄疸、身重无力、舌根强痛、下肢内侧肿胀、厥冷。

5. 手少阴心经　循行分布如下(图 2-5)：

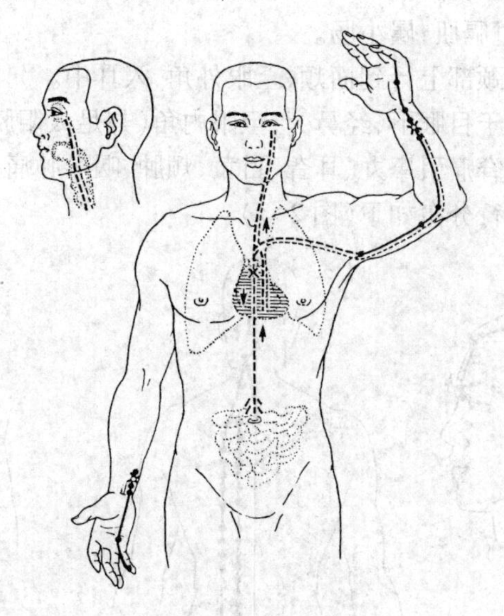

图 2-5　手少阴心经

起于心中,出走后属心系(心与其他与心有关的组织器官)。

分支:从心系分出,挟食道上行,连系目系。

直行的经脉:从心系出来,上行经过肺,向下浅出腋下,循上肢内侧后廉(行手太阴、厥阴经之后),至手掌内后廉,出手小指内侧端(与手太阳小肠经相接)。

主要病候:心痛、咽干、口渴、目黄、胁痛、上臂内侧痛、手心发热等。

6. 手太阳小肠经　循行分布如下(图 2-6)：

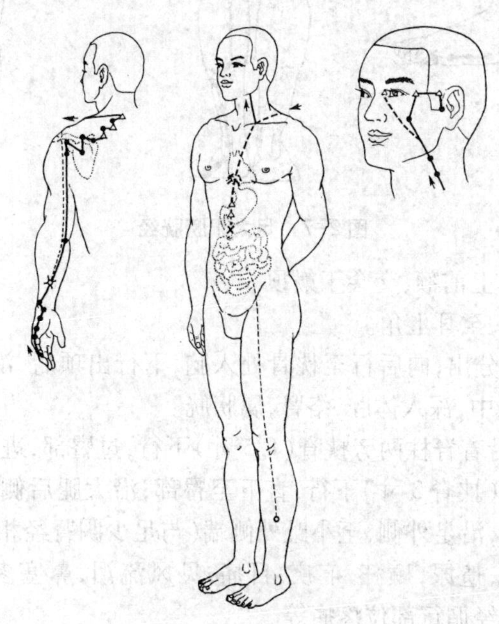

图 2-6　手太阳小肠经

起于小指外侧端(少泽),沿着手背外侧,至腕部,上经前臂外侧后缘,沿尺骨鹰嘴与肱骨内上髁之间,出于上臂外侧后缘,绕肩关节、肩胛部,交会于督脉(大椎),前行进入缺盆,深入体腔,络心,经过食管,穿过膈肌,属小肠。

分支:从缺盆出来,沿颈部上行到面颊,至眼外角,入耳中。

分支:从面颊,斜向抵于目眶下,经鼻旁,至眼内角(与足太阳膀胱经相接)。

主要病候:少腹痛、腰脊痛引睾丸、耳聋、目黄、颊肿、咽喉肿痛、肩臂臑外侧后缘痛等。

7. 足太阳膀胱经　循行分布如下(图 2-7):

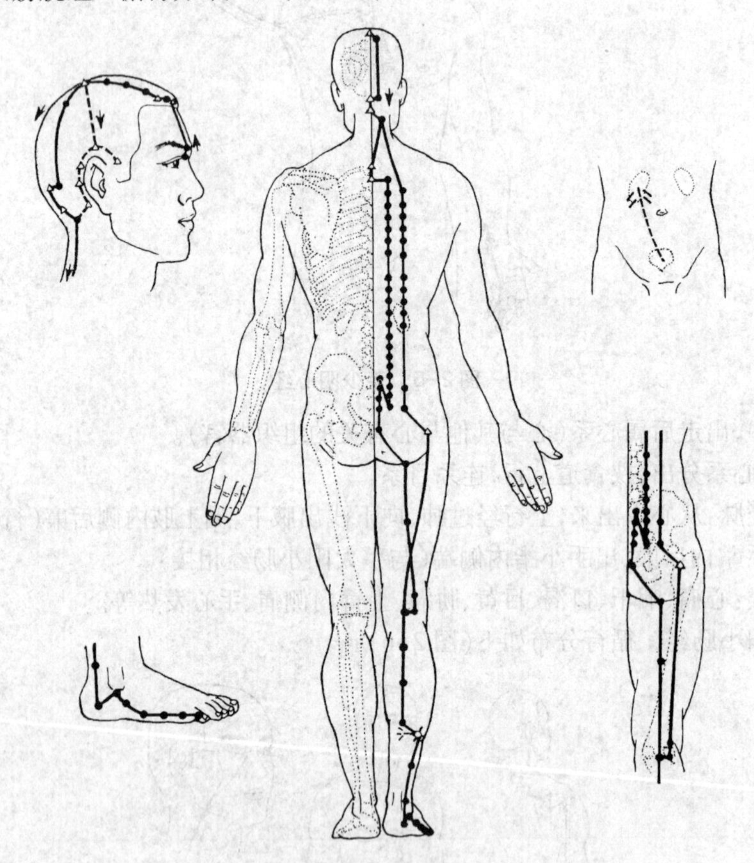

图 2-7　足太阳膀胱经

起于眼内角(睛明),上前额,交会于巅顶。

分支:从头顶部分出,至耳上角。

直行经脉:从头顶部分出,向后行至枕骨处入脑,下行出项后,沿着肩胛部内侧,挟脊柱(旁开 1.5 寸)下行,抵腰中,深入体腔,络肾,属膀胱。

分支:从腰中分出,沿着脊柱两旁挟脊(1.5 寸)下行,过臀部,进入腘窝中。

分支:从肩胛骨内缘(挟脊 3 寸)下行,直下至臀部,沿大腿后侧下行,合于腘窝部,下行通过腓肠肌,出于外踝后,沿足外侧,至小趾外侧端(与足少阴肾经相接)。

主要病候:小便不通,遗尿,癫狂,疟疾,目痛,见风流泪,鼻塞多涕,鼻衄,头痛,项、背、腰、臀部以及下肢后侧本经循行部位疼痛等。

8. 足少阴肾经　循行分布如下(图 2-8)：

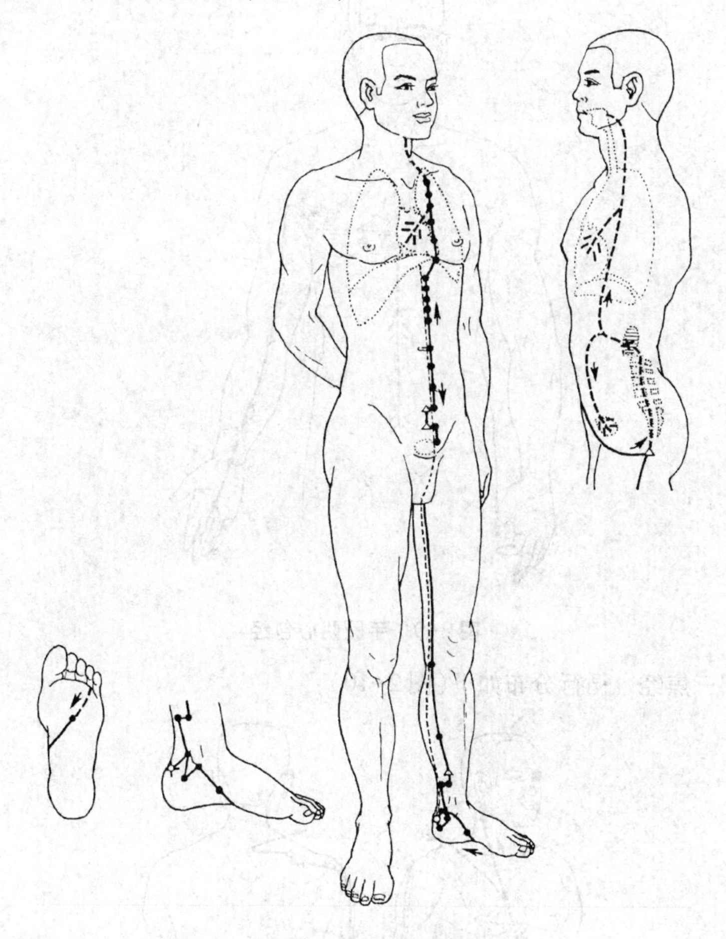

图 2-8　足少阴肾经

起于足小趾之下，斜行于足心部(涌泉)，出足舟骨粗隆之下，沿内踝后，进入足跟部，上行于下肢内侧后缘，通向脊柱，属于肾，络于膀胱。

直行的经脉：从肾上行，通过肝和膈肌，入肺，沿喉咙，到舌根部。

分支：从肺分出，络心，注于胸中(与手厥阴心包经相接)。

主要病候：咳血、气喘、舌干、咽喉肿痛、水肿、大便秘结、泄泻、腰痛、脊股内后侧痛、痿弱无力、足心热等。

9. 手厥阴心包经　循行分布图如下(图 2-9)：

起于胸中，出属心包络，通过横膈肌，从胸至腹依次联络上、中、下三焦。

分支：从胸分出，沿胸浅出胁部当腋下三寸处，上腋窝中，沿上臂内侧中间下行，行于手太阴经、少阴经之间，入肘中，下行前臂两筋的中间(掌长肌腱与桡侧腕屈肌腱)，入手掌中，出中指端(中冲)。

分支：从掌中(劳宫)分出，沿无名指出尺侧端(与手少阳三焦经相接)。

主要病候：心痛、胸闷、心悸、心烦、癫狂、腋肿、肘臂挛急、掌心发热等。

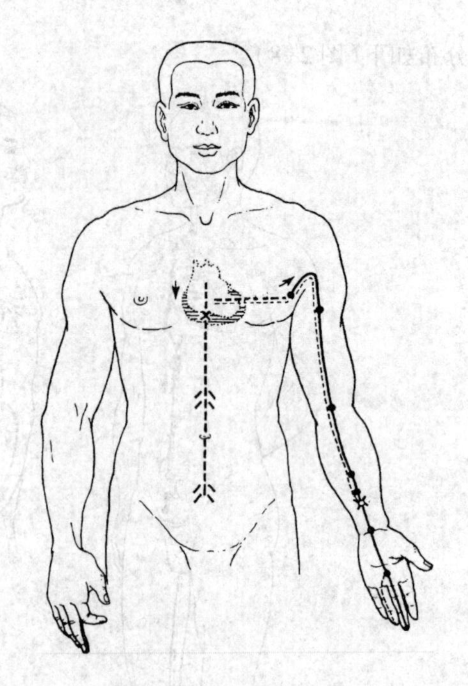

图 2-9　手厥阴心包经

10. 手少阳三焦经　循行分布如下(图 2-10)：

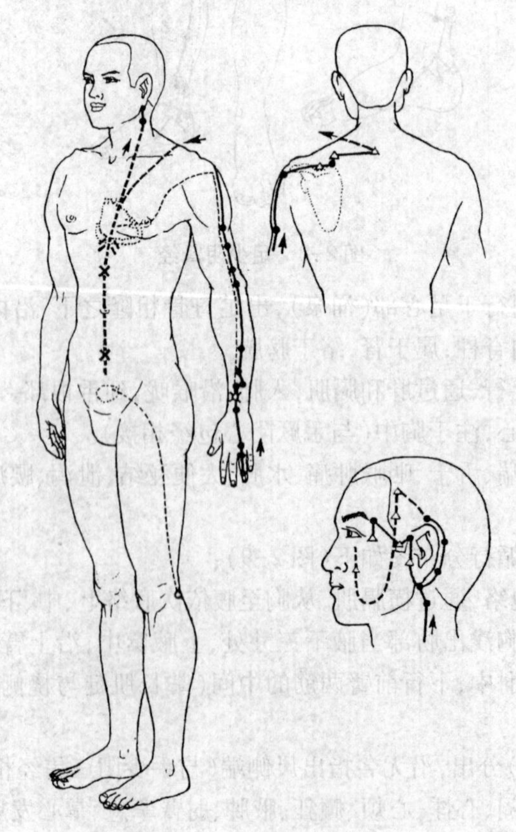

图 2-10　手少阳三焦经

起于无名指末端(关冲),向上行第4、5掌骨之间,循手腕背面,上行前臂外侧尺、桡骨之间,通过肘尖,沿上臂外侧至肩部,交出足少阳胆经之后,向前进入缺盆,分布胸中,络心包,通过膈肌,从胸至腹属上、中、下三焦。

分支:从膻中分出,上行出于缺盆部,至肩部,会于督脉(大椎),上项,沿耳后直上,出耳上角,至额角,下行至面颊部,抵达目眶下。

分支:从耳后分出,进入耳中,出走耳前,与足少阳胆经交叉于面部,至眼外角(丝竹空,与足少阳胆经相接)。

主要病候:腹胀、水肿、遗尿、小便不利、耳聋、耳鸣、咽喉肿痛、目赤肿痛、颊肿、耳后、肩臂肘部外侧疼痛等。

11. 足少阳胆经　循行分布如下(图2-11):

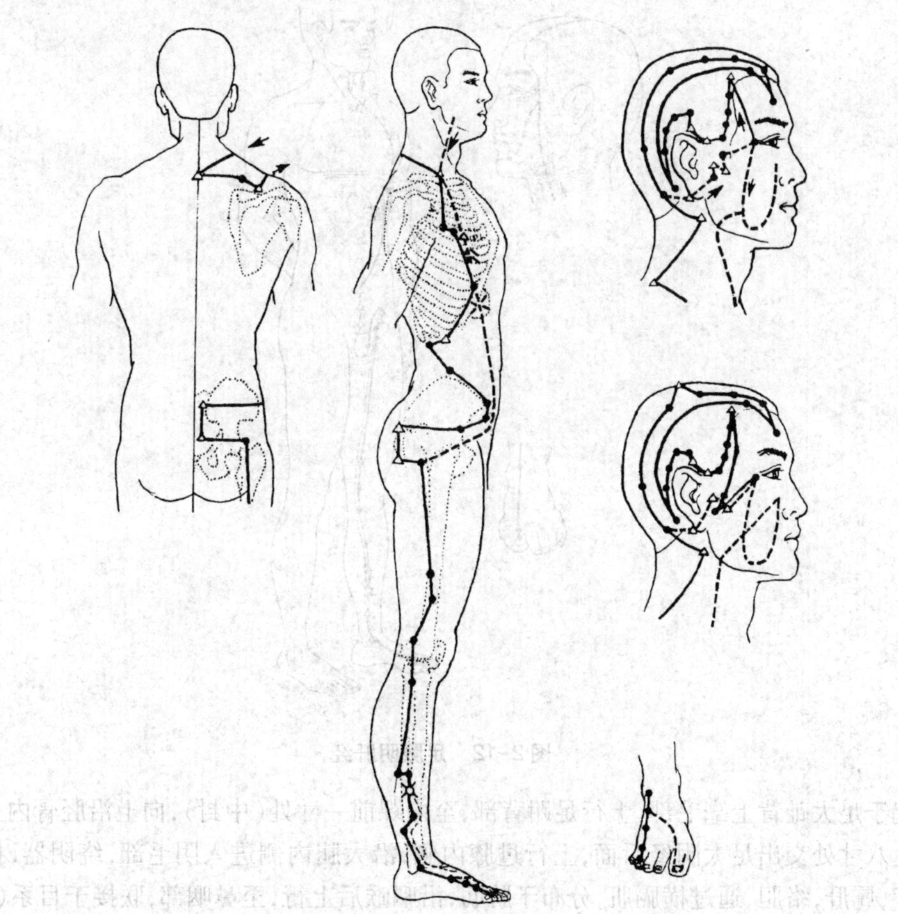

图2-11　足少阳胆经

起于眼外角(瞳子髎),上达额角,下行至耳后,沿颈部行手少阳经的前面,至肩上,交出手少阳经的后面,进入缺盆部。

分支:从耳后分出,进入耳中,出走耳前,至眼外角后方。

分支:从眼外角分出,下大迎,会合手少阳三焦经,抵达目眶下,经过颊车,至颈,合于手少阳经,至缺盆,进入胸中,通过横膈肌,络肝,属胆,沿胁肋内部,下少腹两侧腹股沟部,出外阴部毛际处,横入经过髋关节部。

直行经脉:从缺盆下行至腋部,沿胸侧,过季肋,下行合前条分支于髋关节部(环跳),下行大腿外侧,出膝外侧,行于腓骨前面,直下达腓骨下端,出外踝之前,沿足背部,进入第四趾外侧。

分支:从足背上分出,沿着第1、2跖骨之间,出足大趾端,穿过趾甲,折回行至大趾甲后的毫毛部(与足厥阴肝经相接)。

主要病候:口苦,目眩,疟疾,头痛,颌痛,目外眦痛,缺盆部肿痛,腋下肿,胸、胁、股及下肢外侧痛,足外侧痛,足外侧发热等。

12. 足厥阴肝经　循行分布如下(图2-12):

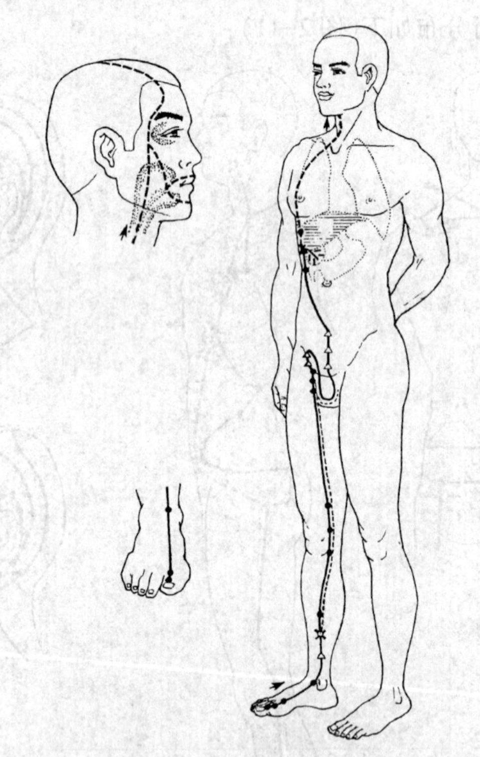

图2-12　足厥阴肝经

起于足大趾背上毫毛部,上行足跗背部,至内踝前一寸处(中封),向上沿胫骨内上行,至内踝上八寸处交出足太阴经后面,上行过膝内侧,沿大腿内侧进入阴毛部,绕阴器,抵小腹,挟胃旁,属肝,络胆,通过横膈肌,分布于胁肋,沿咽喉后上行,至鼻咽部,联接于目系(眼球连系于脑的部位),进入前额,上行交会于督脉巅顶。

主要病候:腰痛、胸满、呃逆、遗尿、小便不利、疝气、少腹肿等。

三、奇经八脉

奇经是十二经以外的另一类经脉,因异于十二正经而且没有表里的配偶关系,所以称为奇经。奇经八脉包括督脉、任脉、冲脉、带脉、阴维脉、阳维脉、阴跷脉、阳跷脉。除任、督二脉外，其他六条经脉均无腧穴。

奇经八脉的作用主要体现于两方面：一是沟通了十二经脉之间的联系，将部位相近、功能相似的经脉联系起来，起到统摄有关经脉气血，协调阴阳的作用。二是奇经八脉对十二经气血有蓄积和渗灌的调节作用，当十二经脉及脏腑气血旺盛时，奇经八脉能加以蓄积，当人体功能活动需要时，奇经八脉又能渗灌供应。

1. 督脉　“督”有“总督”之意，因督脉总督一身之阳经，故称之督脉。循行分布如下（图2-13）：

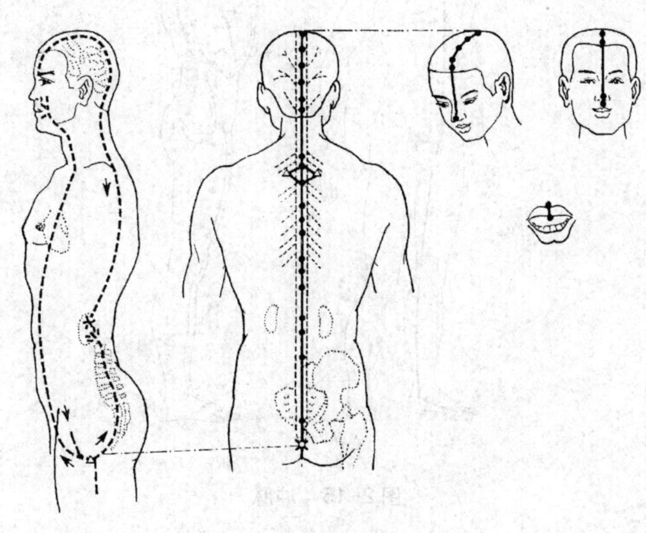

图2-13　督脉

起于小腹内，下出于会阴，行脊柱内部，直上项部，由风府进入脑内，上巅顶，沿前额至鼻柱。

主要病候：脊柱强痛、角弓反张。

2. 任脉　“任”有“妊娠”、“担任”之意，任脉起源于胞宫，担任一身阴经的盛衰，与女子胞胎孕育有直接关系。循行分布如下（图2-14）：

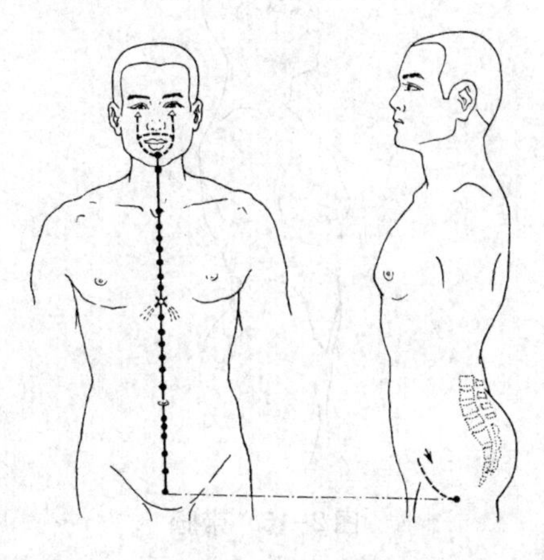

图2-14　任脉

起于小腹内，下出于会阴，向上行阴毛部，沿着腹正中线至关元，达咽喉部，环绕口唇，经过面部，进入目眶下。

主要病候：疝气、带下、腹中结块。

3. 冲脉 "冲"可解为"要冲"，又含"通"之意，由于此脉能通十二经脉之血气，故称冲脉。循行分布如下（图2-15）：

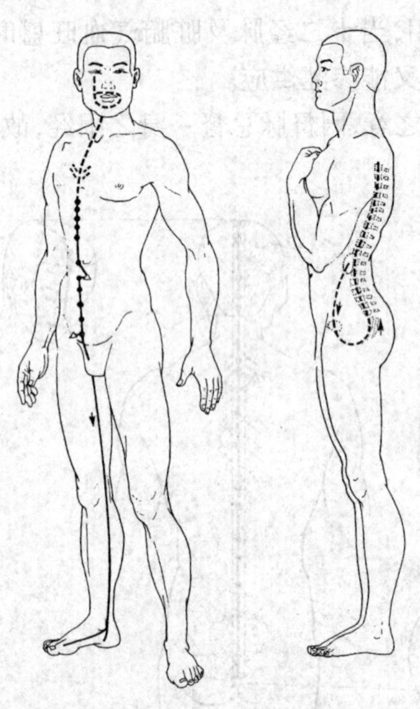

图2-15 冲脉

起于小腹内，下出会阴，向上行脊柱之内。

其外行者：经过气冲与足少阴经交会，沿腹两侧，上咽喉，绕口唇。

主要病候：腹部气逆而拘急。

4. 带脉 带脉环腰一周，状如束带，因其分布而得名。循行分布如下（图2-16）：

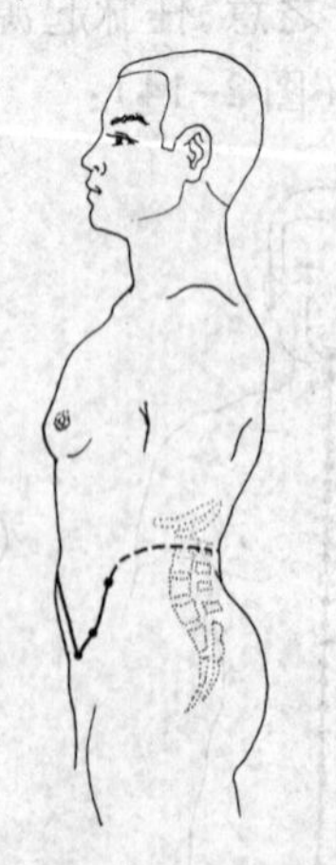

图2-16 带脉

起于季胁下面，下行至带脉五枢、维道穴，横行绕身一周。

主要病候：腹满，腰部觉冷如坐于水中。

5. 阴维脉和阳维脉 "维"作网维解，有"联络"、"维系"之意。阳维能维系诸阳经，阴维能维系诸阴经。

(1)阴维脉:循行分布如下(图 2-17):

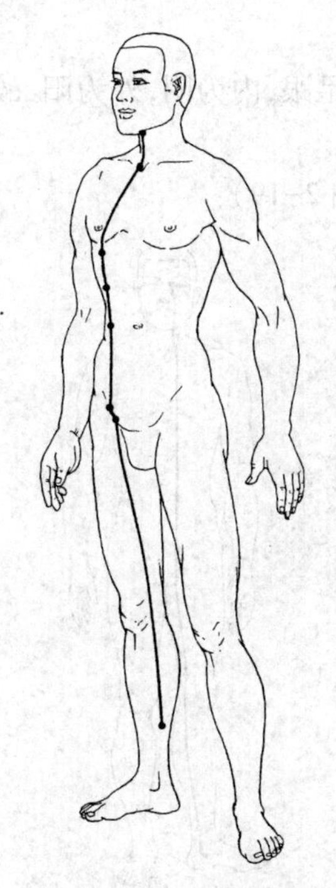

图 2-17　阴维脉

起于小腿内侧,上行至大腿内侧,与足太阴经相合,过胸部,会合任脉于颈部。

主要病候:心痛、忧郁。

(2)阳维脉:循行分布如下(图 2-18):

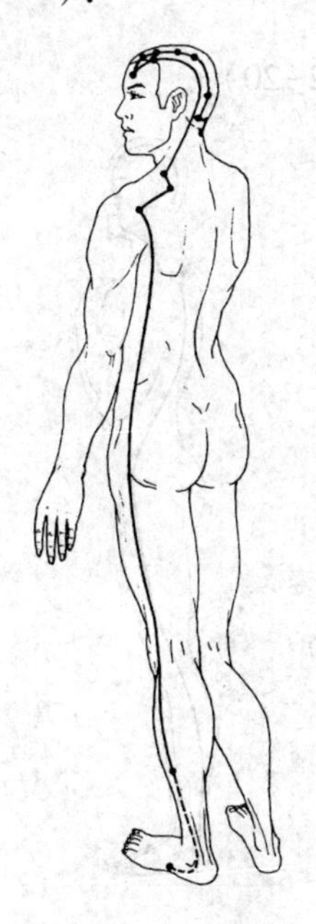

图 2-18　阳维脉

起于足跟外侧,经外踝,上行至髋关节部,经胁肋后侧,从腋后,上肩,至前额,至项后,合于督脉。

主要病候:恶寒发热、腰痛。

6. 阴跷脉和阳跷脉 “跷”即足跟,内为阴,外为阳,故起于内踝者称阴跷,起于外踝者称阳跷。

(1)阴跷脉:循行分布如下(图 2-19):

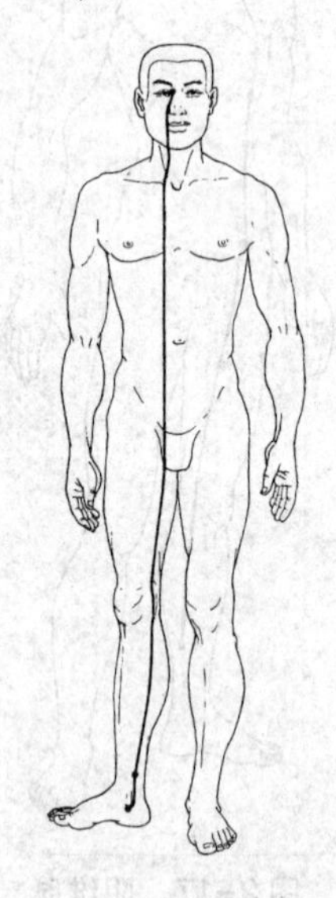

图 2-19 阴跷脉

起于足舟骨的后方,行内踝上面,直上大腿内侧,过阴部,上沿胸部内侧,入锁骨上窝,上经人迎前面,过颧部,至眼内角,与足太阳和阳跷脉相会合。

主要病候:多眠、癃闭。

(2)阳跷脉:循行分布如下(图 2-20):

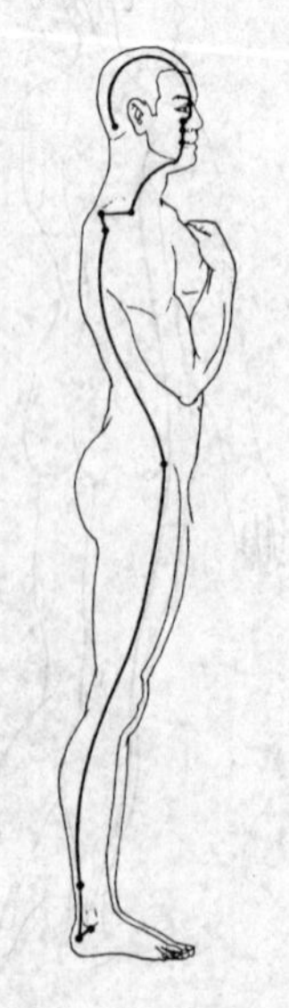

图 2-20 阳跷脉

起于足跟外侧，上行腓骨后缘，直上股部外侧和胁后，上肩，过颈部，上挟口角，入眼内角（与阴跷脉相会合），沿足太阳经上额（与足少阳经合于风池）。

主要病候：目痛从内眦始、不眠。

奇经八脉的分布特点：八脉中的督、任、冲脉皆起于胞中，同出于会阴，称为“一源三歧”。其中督脉循行于身后正中线；任脉循行于身前正中线；冲脉循行于腹部第一侧线，交会于足少阴经；带脉横行于腰部，环身一周，交会于足少阳经；阳跷行于下肢外侧，上至肩及头部，交会于足太阳经及足少阳经等；阴跷行于下肢内侧，上至头面、眼部，交会于足少阴经；阳维行于下肢外侧，上至肩、颈、头部，交会于足太阳经及督脉等；阴维行于下肢内侧，沿腹第三侧线上行至颈部，交会于足少阴经及任脉等。

四、十五络脉

络脉是联络经脉支脉。十二经的络脉从该相关正经的络穴分出后，皆走向互为表里的经脉，即阳经的络脉别走于互为表里的阴经，阴经的络脉别走于互为表里的阳经，从而加强了表里两经的联系。十二经脉和任、督各自别出一络，加上脾之大络，共计十五条，称为“十五络脉”。其中任脉之络从上腹部分出后下行腹部以沟通腹部诸阴经的经气，督脉从骶尻部分出后上行后背及头部，以沟通背、头部诸阳经之气。脾之大络则横行散于胸胁之间。全身络脉中，十五络较大，络脉中浮行于浅表部位的称为“浮络”。络脉中最细小的分支称之为“孙络”，遍布全身，难以计数。

十五络脉的分布：

十五别络的分布有一定的部位，其中十二经脉的别络都是从四肢肘膝以下分出，表里两经的别络相互联络；任脉之络分布于腹部，督脉之络分布于背部，脾之大络分布在身之侧部。其具体的分布部位如下：

1. 手太阴之别络　从列缺穴处分出，起于腕关节上方，在腕后半寸处走向手阳明经；其支脉与手太阴经相并，直入掌中，散布于鱼际部。

2. 手少阴之别络　从通里穴处分出，在腕后一寸处走向手太阳经；其支脉在腕后一寸半处别而上行，沿着本经进入心中，向上系舌本，连属目系。

3. 手厥阴之别络　从内关穴处分出，在腕后二寸处浅出于两筋之间，沿着本经上行，维系心包，络心系。

4. 手太阳之别络　从支正穴处分出，在腕后五寸处向内注入手少阴经；其支脉上行经肘部，网络肩髃部。

5. 手阳明之别络　从偏历穴处分出，在腕后三寸处走向手太阴经；其支脉向上沿着臂膊，经过肩髃，上行至下颌角，遍布于牙齿；其支脉进入耳中，与宗脉会合。

6. 手少阳之别络　从外关穴处分出，在腕后二寸处，绕行于臂膊外侧，进入胸中，与手厥阴经会合。

7. 足太阳之别络　从飞阳穴处分出，在外踝上七寸处，走向足少阴经。

8. 足少阳之别络　从光明穴处分中，在外踝上五寸处，走向足厥阴经，向下联络足背。

9. 足阳明之别络　从丰隆穴处分出，在外踝上八寸处，走向足太阴经；其支脉沿着胫骨外缘，向上联络头项，与各经的脉气相合，向下联络咽喉部。

10. 足太阴之别络 从公孙穴处分出，在第一跖趾关节后一寸处，走向足阳明经；其支脉进入腹腔，联络肠胃。

11. 足少阴之别络 从大钟穴处分出，在内踝后绕过足跟，走向足太阳经；其支脉与本经相并上行，走到心包下，外行通贯腰脊。

12. 足厥阴之别络 从蠡沟穴处分出，在内踝五寸处，走向足少阳经；其支脉经过胫骨，上行到睾丸部，结聚在阴茎处。

13. 任脉之别络 从鸠尾穴处分出，自胸骨剑突下行，散布于腹部。

14. 督脉之别络 从长强穴处分出，挟脊柱两旁上行到项部，散布在头上；下行的络脉从肩胛部开始，向左右别走足太阳经，进入脊柱两旁的肌肉。

15. 脾之大络 从大包穴处分出，浅出于渊腋穴下三寸处；散布于胸胁部。

五、十二经别

十二经别是十二正经离入出合的别行部分，是正经别行深入体腔的支脉。

十二经别多从四肢肘膝上下的正经离别（离），再深入胸腹（入）。阳经经别在进入胸腹后都与其经脉所属络的脏腑联系，然后均在头项部浅出体表（出）。阳经经别合于阳经经脉，阴经经别合于相表里的阳经经脉（合），故有"六合"之称。

十二经别不仅加强了十二经脉的内外联系，而且加强了经脉所属络脏腑在体腔深部的联系，补充了十二经脉在体内外循行的不足，并扩大了手足三阴经穴治疗头面五官疾病的主治范围。这与阴经经别合于阳经而上头面的循行是分不开的。

十二经别离入出合

名称	离	入	出	合
足太阳、足少阴经别	→ 从腘窝别出	→ 肾与膀胱	→ 上出项	→ 足太阳膀胱经
足少阳、足厥阴经别	→ 从下肢分出	→ 肝、胆	→ 上系目系	→ 足少阳胆经
足阳明、足太阴经别	→ 从髀部分出	→ 脾、胃	→ 上出鼻	→ 足阳明胃经
手太阳、手少阴经别	→ 从腋部分出	→ 心、小肠	→ 上出目内眦	→ 手太阳小肠经
手少阳、手厥阴经别	→ 从所属正经分出	→ 胸中、三焦	→ 上出耳后	→ 手少阳三焦经
手阳明、手太阴经别	→ 从所属正经分出	→ 肺、大肠	→ 上出缺盆	→ 手阳明大肠经

六、十二经筋

十二经筋是十二经脉之气濡养筋肉骨节的体系，是附属于十二经脉的筋膜系统。十二经筋的作用主要是约束骨骼和关节，利于关节的屈伸活动，维持人体正常运动功能。

十二经筋的循行分布均起于四肢末端，结聚于关节骨骼部，行于体表，不入内脏，走向头面躯干。

足三阴经筋起于足趾，循股内上行结于腹部；足三阳经筋起于足趾，循股外上行结于面部；手三阴经筋起于手指，循臑内上行结于胸部；手三阳经筋起于手指，循臑外上行结于头部。

七、十二皮部

十二皮部是十二经脉功能活动反映于体表的部位，也是络脉之气散布所在。十二皮部居于人体最外层，是机体卫外屏障，起着保卫机体、抗御外邪和反映病候的作用。

十二皮部的分布区域是以十二经脉体表的分布范围为依据的，也就是十二经脉在皮肤上的分属部分，故《灵枢·皮部论篇》指出："欲知皮部，以经脉为纪者，诸经皆然。"

八、经络的生理作用与经络学说的应用

经络系统将人体各部联成统一的整体，将脏腑化生的气血运送到身体各部，起到濡润滋养、协调阴阳以维持正常生命活动之作用。它不仅可以抗御外邪的侵袭，而且当脏腑发生病变时，也必定反映到经络上而出现各种病证。

（一）经络的生理作用

1. 网络周身，联系整体　经络具有联系脏腑和肢体的作用。人体的五脏六腑、四肢百骸、五官九窍、皮肉筋骨等组织器官，虽各有不同的生理功能，但又共同进行着有机的整体活动，使人体的内外、上下、左右、前后之间，通过经络的联系保持着协调统一，构成一个有机的整体。

2. 运行气血，濡养全身　气血是人体生命活动的物质基础，全身各组织器官只有得到气血的濡润才能完成正常的生理功能。气血必须通过经络的运行传注才能输布周身，以温养全身脏腑组织器官，维持机体的正常生理功能。这就说明了经络具有运行气血，调节阴阳和濡养全身的作用。

3. 抗御外邪，保卫机体　外邪多从皮肤侵入，经络有抵抗外邪，保卫机体的作用。因为卫气充实于络脉，络脉散布于全身、密布于皮肤，而卫气具有温养肌腠、润濡皮肤、司汗孔开合的功能。当外邪侵犯机体时，卫气首当其冲发挥其抗御外邪、保卫机体的作用。

4. 传注病邪，反映病候　当体表受到外邪侵袭时，病邪可通过经络由表及里，由浅入深的传变。当内脏发生病变时，亦可通过经络由里达表，从而在其相应的体表部位出现不同的症状和体征。因此，在病理状态下，经络又是传注病邪，反映病候的途径。

5. 传导感应，协调阴阳　针灸治病就是通过刺激体表的特定部位，通过经络的传导、感应以疏通经气，恢复调节人体脏腑气血阴阳的平衡，达到治疗疾病的目的。针灸、按摩、气功等方法之所以能防治疾病，是基于经络具有传导感应，协调阴阳和调整虚实的作用。

（二）经络学说的应用

1. 说明病理变化　经络是人体运行气血和通内达外的通道，在生理功能失调时，其又是病邪传注的途径，具有反映病候的特点。当某些疾病发生时，常常在经络循行通路上出现明显的压痛，或结节、条索状等反应物，以及相应的部位皮肤色泽、形态、温度、电阻等出现变化。通过望色、循经触摸反应物和按压等，可推断疾病的病理变化。

2. 指导辨证归经　由于经络有一定的循行线路、分布及所属络的脏腑，故根据体表相关部位发生的病理变化，可推断疾病所在的经脉。如头痛一证，痛在前额者多与阳明经有关，痛在两侧者多与少阳经有关，痛在后头者多与太阳经有关，痛在巅顶者多与肝经、督脉等经有关。临床上亦可根据所出现的证候，结合其所联系的脏腑，进行辨证归经。如咳嗽、鼻流

清涕、胸闷，或胸外上方、上肢内侧前缘疼痛等，与手太阴肺经有关；脘腹胀满、胁肋疼痛、食欲不振、嗳气吞酸等，与足阳明胃经和足厥阴肝经有关。

3. 指导针灸治疗　针灸治病是通过针刺和艾灸等刺激体表的特定部位，以疏通经气，调节人体脏腑气血功能，从而达到治疗疾病的目的。通常根据经脉循行和主治特点进行循经取穴，《四总穴歌》所载："肚腹三里留，腰背委中求，头项寻列缺，面口合谷收。"就是循经取穴的体现。

（王卫　陈之罡）

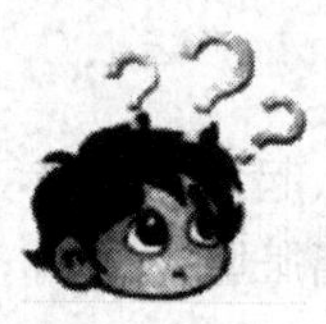

思考题

1. 五脏的功能有哪些？
2. 中医学中的"五脏六腑"与现代医学中的同名器官有何异同？
3. 中医学中的"精"、"气"有何生理作用？
4. 什么是经络？经络系统的构成包括哪些？经络有什么生理作用？
5. 十二经脉有什么样的循行走向与交接规律？

第三章　病因病机

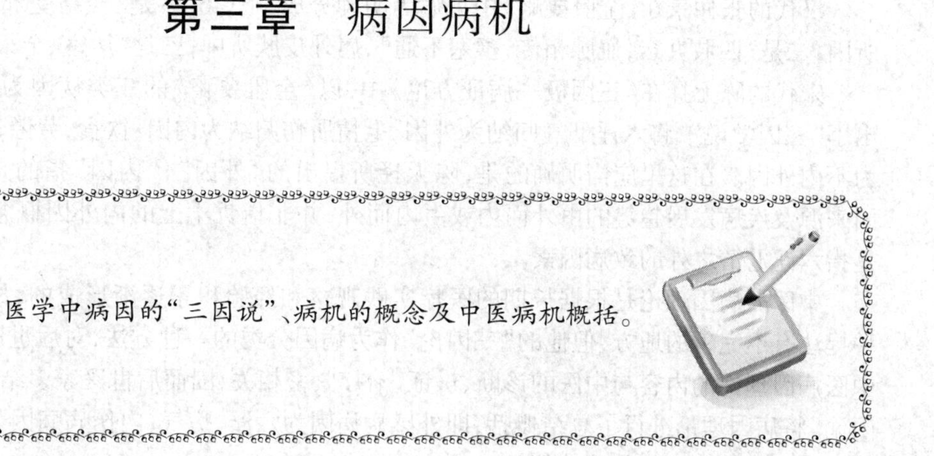

学习目标

掌握中医学中病因的“三因说”、病机的概念及中医病机概括。

第一节　病　因

病因是指导致疾病发生的原因。中医认为人生存于自然界和社会之中，与自然界、与社会应该是一个和谐的有机整体，当这个整体的和谐性遭到破坏，就会导致个体疾病的发生。不论是自然环境还是社会、社区、家庭、人际交往等因素发生异常变化时，都会成为导致疾病的原因。另一方面，人体自身是一个有机的整体，某一部分的变化也会影响其他部分乃至全身功能的变化。所以致病因素既可以来自外界，也可以来自人体自身。

中医病因学具有以下几方面的特点：

①强调正邪关系：正是指正气，即人体抵御外邪的能力，邪是指致病的邪气。正气与邪气是一对矛盾，在这两者之间，正气是决定的因素。《黄帝内经》指出“正气存内，邪不可干”，“邪之所凑，其气必虚”，在同样感受邪气的情况下，人体是否发病取决于自身正气是否充足。②审证求因：中医在分析病因时，一方面需要寻找疾病发生的直接因素，如突感风寒之后，出现恶寒发热等外感证候，感冒风寒是其直接的病因，但是在很多情况下，需要从病人临床表现的证候来分析原因，这就叫做“审证求因”。对于病因中的自然因素，多采用唯象的方法来认识和描述。例如在自然界中，风具有流动的特点，根据这一观察，得出“风性多动”的结论。所以在临床上见到以动摇不定为主的病症时，其病因多归结于风邪。这种归纳的方法虽然非常直观、形象，却很符合中医学唯象思维中“观物取象”、“取类比象”的思维模式。③三因分证：中医把致病的原因归纳为内因、外因和不内外因三类，内因是指因情志剧烈变化而形成的致病因素，外因是指因气候变化而形成的致病因素，把这两种因素以外的其他因素称为不内外因。

为了便于掌握各种致病因素的致病特点，指导临床医生对疾病进行预防和治疗，从《黄帝内经》起就对病因种类进行了划分,提出了"夫邪之生也,或生于阴,或生于阳。其生于阳者,得之风雨寒暑;其生于阴者,得之饮食居处,阴阳喜怒"。将六淫邪气划分为"生于阳者",将饮食居处失常划分为"生于阴者",把病因分成了阴阳两类。

汉代的张仲景在《金匮要略》中把病因明确分成了三类:一是"经络受邪,入脏腑",属内所因;二是"四肢九窍,血脉相传,壅塞不通",属外皮肤所中;三是"房室、金刃、虫兽所伤"。

宋代的陈无择在《三因极一病证方论》中,以《金匮要略》的三类病因为基础,进一步提出了"三因学说",将六淫邪气归纳为外因,七情所伤归纳为内因,饮食、劳倦、金刃、虫兽归纳为不内外因。在这里应当明确的是,陈无择所提出的"外因"、"内因"指的是导致疾病的病因来源及疾病发展趋势的由外而内或由内而外,并非指哲学上的内外因概念。"不内外因"是指六淫七情之外的致病因素。

中医的病因理论是根据长期的医疗实践观察和经验积累逐渐形成的,尽管陈无择的这种提法有不完善的地方,但他的"三因论"作为病因分类的一种方法,对后世影响很大。由于中医病因理论的内容与中医的诊断、辨证、治疗紧密相关,因而后世医家多结合陈无择的"三因论"将病因理论进行了总结概括,即外感病病因为六淫、疠气,内伤病病因为情志、劳倦、饮食,创伤病病因为金刃、虫兽等。

一、外因

一年四季有不同的气候特点,春季多风、夏季炎热、秋季干燥、冬季寒冷,而长夏季节湿气偏重,我国古代把风、寒、暑、湿、燥、火等六种季节气候称为"六气"。通常情况下,六气随季节变化并不为害,当六气变化太过,或者"非其时而有其气",当寒反暖、当暖反寒等,成为一种致病因素,就称为"六淫"。"淫"是过度、无节制和侵淫的意思,六淫致病为外因。

六淫致病具有以下几方面的特点:①六淫致病多与季节气候、生活环境有关。如春季多风,常发生风温证;夏季炎热,易发生热病和暑病;夏末秋初湿气多盛,易发生湿温证;深秋收敛燥盛,易发生燥证;冬季天气寒冷,易感受寒邪为病。生活环境潮湿,则多发湿病;在高温环境中工作,则多发暑热病等。②六淫邪气既可以单独侵袭人体导致疾病,又可以两种或两种以上邪气同时侵袭人体致病。如痹证可由风寒湿三气杂至合而为病,其他如风寒感冒、风热感冒、寒湿下利、湿热下利、燥热咳嗽等等,均是由两种或两种以上邪气同时侵袭人体所导致的疾病。③六淫邪气在疾病发生发展过程中,可相互影响、相互转化,当然这种转化是在一定条件下形成的,如寒邪入里可以化热,暑湿日久可以化燥伤阴,热邪伤津可以化燥等等。④六淫伤害人体,侵袭途径多是由外及里,或由肌肤侵入,或由口鼻而入,因而古人将其列在"三因学说"中的"外因"。

(一)六淫邪气

"六淫"是指风、寒、暑、湿、燥、火六种致病因素,是外感疾病的主要病因,因此也常常把"六淫"概称为"外邪"。六淫邪气中每一种邪气都具有自身的特性,发病特点和导致的疾病也不完全相同。

1. 风邪　在自然界里,大气的流动形成了风,虽然一年四季皆有风,但春季的风比较多,所以风为春季的主气。自然界的风具有轻扬、流动多变的性质。

风邪侵袭人体的途径多从皮毛腠理、口鼻而入,因而,风邪导致的疾病初期,多表现为体表或头面的症状。另外,临床上将证候表现为流动多变类似风的特点的病证归纳为风证。

风邪的性质及致病特点:

(1)风为阳邪,其性开泄:风气轻扬上浮,具有升发、向上、向外的特性,所以属于阳邪。风邪容易使人腠理疏泄开张,具有开泄之性。根据风邪这一特性,临床见到病在头面、肌表或人体上部的症状,常常表现为汗出、恶风等症候。这些症候多是因风邪或其他邪气兼风邪侵袭所致。如风寒感冒出现多汗、恶风的症候;或者头面、目下浮肿,兼有发热、恶风、咽部红肿疼痛、脉浮的风水证等。

(2)风邪善行而数变:"善行"是指风邪致病具有病位游走,发无定处的特性,如风邪侵袭所致的关节疼痛,其多表现为疼痛部位游走不定。"数变"是指风邪致病具有病情变幻无常,病情发展迅速的特性,如风隐疹,多表现为皮肤瘙痒和皮疹突然发生,时有时无,隐现无定。

(3)风性多动:"动"是指风邪致病的表现具有震颤、抽搐等动摇不定的特性,如以阵发性项背强直、角弓反张、牙关紧闭为主要表现的破伤风;夏季以高热、嗜睡、痉厥、抽搐为主要表现的暑风等。

(4)风为百病之长:寒、热、湿、燥诸邪在很多情况下依附于风邪侵袭人体,如恶寒发热,无汗,口不渴,关节酸痛,舌淡红,苔薄白,脉浮紧的风寒感冒;咳嗽痰黄,咯痰不爽,口干,咽痛,发热恶风,汗出,舌红苔薄黄,脉浮数的风热咳嗽;头痛如裹,肢体困重,胸闷,食少,小便不利,大便溏泄,舌苔白腻,脉濡的风湿头痛等。此外,风邪四季皆有,其伤人致病的机会多于其他邪气,所以,古人有"风者,百病之长也"的说法。

2. 寒邪　寒为冬季的主气,冬季气候寒冷,阳气内敛,生机潜藏,寒气具有收敛、凝滞等特性。

人体外感寒邪一般有两种情况:一是外界气候寒凉,寒邪侵犯人体,这种情况多发生在冬季寒气隆盛或气温急剧下降的时候。另一种情况是并非由于外界气候寒冷,而是由于人体内环境发生变化或调摄不慎而导致触冒寒邪,如夏季汗出贪凉、人体内热极盛而容易被寒邪侵袭致病等。所以寒邪致病也是四季皆有的,不一定局限于冬季。

寒邪侵袭人体的途径有二:寒邪伤于肌表,郁遏阳气,称为"伤寒";寒邪直中于里,伤及脏腑阳气,则为"中寒"。一般而言,阳虚之体易于感受寒邪,而袭人之寒日久不散,又易损及人体阳气。

寒邪的性质及致病特点:

(1)寒为阴邪,易伤阳气:古人认为"阴盛则寒",说明物体或人体所表现出的寒凉征象是阴气盛的表现。寒邪性质属阴,若阴寒偏盛,阳气不足以制约阴寒,反被阴寒所欺,阳气损伤,则形成"阴盛则阳病",所以,寒邪最易伤及人体阳气。如寒邪侵袭肌表,阳气被遏,常见到恶寒的表现;寒邪直中脾胃,脾阳受损,出现腹部冷痛,喜温暖等症状;若心肾阳虚,寒邪直中少阴,则可见恶寒蜷卧,手足厥冷等。

(2)寒性凝滞:"凝滞"是指气血津液凝结、阻滞不通的一种病理表现。人体的气血津液应当是运行不息,通行无阻的,这种状态的维持,依赖于阳气的温煦和推动。阴寒之邪侵袭人体,一则导致阳气受损,气血津液运行无力;二则导致气血津液凝结停留,涩而不行。气血阻滞不通,"不通则痛",因而寒邪伤人多可见疼痛的表现,如肢体关节疼痛剧烈,甚如刀割针扎,遇寒加剧,得热缓解的寒痹;腹痛,痛引少腹的寒疝;脘腹剧烈疼痛,喜热饮,得热痛减的胃脘痛等。

(3)寒性收引:“收引”是指收缩、牵引的一类病理表现。寒邪侵袭人体,常常出现气机收敛,腠理、经络、筋肉收缩挛急等一系列收引现象。如毛孔收缩,可见皮肤出现粟粒;筋肉收引,可见颤抖或痉挛;表层络脉收引,可见皮肤苍白,肢体寒冷;肌肉关节收引,可见肢体拘急不利或蜷缩;血脉收引,可见脉弦、脉紧等。

(4)寒性清澈:“清澈”是指寒邪致病后,人体水液改变,多为“澄澈清冷”状态。如风寒感冒的鼻流清涕;风寒咳嗽的咳痰稀薄;胃受寒邪的泛吐清水;寒湿泄泻的下利清稀,甚如水样等等。

3. 暑邪　暑为夏季的主气,是火热所化。暑天炎热,湿气熏蒸,因而暑邪致病多表现出炎热夹湿的特点。

暑邪致病主要发生于夏至之后,立秋之前,具有明显的季节性;暑邪侵袭人体只能从外而来。这两点是暑邪区别于其他邪气特别是火热邪气的特点。

暑邪的性质及致病特点:

(1)暑为阳邪,其性炎热:夏季是阳气隆盛之时,暑是夏季的当令之气,其性炎热,故暑为阳邪。暑邪伤人,多出现一系列阳热症状,如高热、面赤、口渴、咽干、汗多烦躁、脉洪数等。

(2)暑性升散,耗气伤津:阳气的特性易升易散,暑为阳邪,故具升散的特性。暑邪升散侵犯人体,则导致腠理开泄,表现为多汗;气被津所承载,故汗出过多,必然导致耗气伤津而形成气津亏损。

(3)暑多夹湿:夏暑之季,气候不仅炎热,而且常常多雨潮湿,热气蒸腾,湿气流动,故暑邪伤人,常夹杂湿邪侵袭人体。暑湿为病的主要症状除有身热、心烦等之外,常兼有汗出不畅,口渴不欲饮,困倦胸闷,纳呆,恶心呕吐,便秘或泄泻,舌苔厚腻,脉濡数等湿气阻滞的症状。

4. 湿邪　中国农历六月称为长夏,湿是长夏的主气。盛夏季节,在上的阳热之气下降,氤氲熏蒸,在下的水气上升,湿气浮游,充斥弥散于大气之中,是一年之中湿气最盛的季节,所以长夏季节是湿邪致病的多发季节。除此之外,湿作为一种正常的气候条件存在于一年四季之中,所以湿邪致病亦可见于其他季节。

气候潮湿,或涉水淋雨,或居处潮湿等都是人体易于被湿邪侵袭的条件。

物体受潮多重滞、黏腻;水气相混运行,多阻塞不畅,因而湿邪侵袭人体致病,多表现出头身困重,胸闷,苔腻,病程较长,缠绵难愈等特点。

湿邪的性质及致病特点:

(1)湿为阴邪,易阻气机:湿为水湿,水性润下属阴,故湿为阴邪。湿邪侵及人体,留滞于脏腑经络,最易形成水湿阻遏气机运行的病理改变,从而使气机升降异常,经络阻滞不畅,出现胸闷、脘痞、小便短涩、大便不爽等症状。由于湿为阴邪,湿留于人体,易阴盛伤阳。脾为阴土,是运化水湿的主要脏腑,其性喜燥而恶湿,故外感湿邪留滞于体内,常先困脾,使脾阳不振,运化无权,水谷下注,出现腹泻、尿少、水肿、腹水等。

(2)湿性重浊:“重”是指沉重或重著。感受湿邪后,常常因为“湿蒙清阳”表现为头重如裹,昏昏欲睡;或“湿阻经络”表现为肢体肿胀,沉重难举,困倦乏力等证候。“浊”是指秽浊或浑浊。感受湿邪后,人体排泄物多呈秽浊状态,如小便黄浊,频数不利;妇女带下黏稠,气味腥臭,色秽黄浊的“湿热下注”;恶心呕吐,面色秽浊,胸闷腹胀,便溏,口黏腻的“湿阻脾胃"等。

(3)湿性黏滞:"黏"指"黏腻";"滞"指"停滞"。湿邪黏腻和停滞的性质主要表现在两个方面:一是感受湿邪的病证多有黏滞而不爽的特性,如大便黏腻,排出不爽;小便频数但排出不畅等。二是湿邪为病多缠绵难愈。湿邪伤人黏滞难祛,故病程较长或反复发作,如湿痹证、湿疹、湿温病等。

(4)湿性趋下,易袭阴位:水湿其性润泽下行,所以湿邪伤人所发之病,多见下部证候,如淋浊、带下、泄泻等。

5. 燥邪　缺少水分为燥,燥为秋季主气。秋季自然界空气中相对缺乏水分的濡润,形成了秋凉而劲急干燥的气候。燥邪伤人多从口鼻而入,犯于肺卫。燥邪或见于秋凉肃杀之时,形成"凉燥";或见于久晴不雨,骄阳久晒,火热烘烤之时,形成"燥热"、"温燥";或见于风吹日久,干枯皲裂,形成"风燥"等。

燥邪的性质及致病特点:

(1)燥性干涩,易伤津液:燥与湿是相对的,湿少则为干,故燥邪伤人最易伤及人体的津液,造成阴津亏虚的病变,临床可常见口鼻干燥,咽干口渴,皮肤干涩,甚则皲裂,毛发不荣,小便短少,大便干结等。

(2)燥易伤肺:肺为娇脏,喜润而恶燥,而且燥邪多从口鼻而入,最易入肺而伤及肺津。若肺阴不足,也更易招致燥邪侵入。燥邪伤肺临床可常见干咳少痰,或痰液胶黏难咯,或痰中带血等症状。

6. 火(热)邪　火是热之极,热是火之渐,火与热两者性质相同,程度有异,因而火热常可混称。在临床中,火热邪气除可因风、寒、湿、暑、燥侵袭人体,入里化热而生之外,还可从外直接感受,如风热、暑热、湿热等,但火多由内生,如心火上炎、肝火亢盛、胃火上逆等。

火热邪气的性质及致病特点:

(1)火热为阳邪,其性炎上:火热之性燔灼焚焰而属阳,阳性躁动而向上,故火热邪气易升腾上炎。火热之邪侵犯人体,除常见高热,恶热,烦渴,汗出,脉洪数等症状外,还多见火热阳邪炎上扰动神明的心烦失眠,狂躁妄动,神昏谵语等。火热之邪上攻头面可见面目红赤,牙龈肿痛,口苦耳鸣等。

(2)火热邪气易于耗气伤津:火热之邪,最易迫津外泄和消灼阴液,使人阴津耗伤。因而火热邪气致病除有热象之外,往往还伴有口渴喜饮,咽干舌燥,小便短赤,大便秘结等津伤液耗的表现。此外,火热邪气还可消蚀人体元气,导致气津两伤的病证。

(3)火热邪气生风动血:火热邪气侵袭人体,消灼津液,致使人体筋脉失于津液的滋养濡润。筋为肝所主,筋失所养,而肝风内动,导致"热极生风"的病理改变,出现高热,神昏谵语,四肢抽搐,两目上视,颈项强直,角弓反张等。火热邪气属阳,其性主动,伤于人体可使气血运行加快,甚至迫血妄行,灼伤络脉。因而,火热邪气致病可见吐血,衄血,便血,尿血,皮肤发斑及妇女月经过多、崩漏等。

(4)火热邪气易致肿疡:火热邪气性质灼热,热聚于局部则易生火毒,腐肉成脓,发为痈肿疮疡,因而,临床所见局部红肿、高突、灼热的疮疡证,多数为阳性的火热证。

(二)疫疠

疫疠是一类具有强烈传染性的病邪。对于这一类致病因素,中医文献记载中还有"疠气"、"瘟疫"、"戾气"、"异气"、"毒气"、"乖戾之气"等名称。

疫疠致病具有如下特点：

1. 发病急骤，病情较重，病情变化快。疫疠袭人的传变速度非常快，一般病情都比较严重，甚至一发病就直入营血。

2. 症状相似，传染性强，易于流行。感受疫毒之邪，无论老少强弱，触之即病，很快就会在较大的范围中流行，疾病表现的病状相似。由疫疠导致的疾病可以是散发，也可以形成大面积流行，如大头瘟、疫痢、白喉、烂喉丹痧、天花、霍乱、鼠疫等。

疫疠发生和流行，多与下列因素有关：①气候因素：自然气候的反常变化，如久旱、酷热、湿雾瘴气等。②环境和饮食：环境和食物的污染，如空气、水源、食品等。③密切接触史：与已患病的病人密切接触，没有及时做好预防隔离工作。

二、内因

中医将人的情志活动归纳为喜、怒、忧、思、悲、恐、惊，称之为“七情”。人的情志活动属于精神心理活动的范畴，是人对客观事物产生的一种机能反映形式，也是人生命过程中一种机能状态的表现。七情是人体对不同的客观事物做出的不同情感反映。在正常情况下，情志活动不会导致人体生病，只有在爆发性或积渐性情志变化的条件下，才构成对人体健康的损伤，成为导致疾病的因素，如暴怒、悲恸、卒受惊恐、长久的忧郁、思念、忧愁、思虑等。

中医学认为情志活动和脏腑活动密切相关。情志活动的产生，是以五脏精气作为物质基础的，正如《素问·阴阳应象大论》所说：“人有五脏化五气，以生喜怒悲忧恐。”脏腑功能活动正常，人的情志活动保持正常，人表现出正常的情感。当五脏发生虚实盛衰变化时，往往会使机体对外界条件的作用非常敏感，反映程度也发生变化，会直接影响到人的情志活动，产生相应的情绪变化，而各种过度的情志变化，也会影响到脏腑的功能，出现脏腑损伤，形成机体的疾病。

情志的变化最主要的是影响脏腑的气机，《素问·举痛论》说：“怒则气上，喜则气缓，悲则气消，恐则气下，……惊则气乱，……思则气结。”这说明情志因素对人体脏腑气机有着直接的影响。

1. 怒则气上　在古语中有“怒发冲冠”的说法，过度愤怒可使人肝气横逆上冲，血随气逆上行，使人表现出面目涨红，两目圆睁，气急气粗等，严重者可有呕血，昏厥卒倒。

2. 喜则气缓　《素问·举痛论》说：“喜则气和志达，营卫通利，故气缓矣。”正常的情况下，喜悦的情志能够缓和紧张的精神状态，使营卫通畅，气机运行畅利，但暴喜过度，可使心气涣散，神不守舍，出现精神不集中，严重者可有失神狂乱等症状，正如《灵枢·本神》所说：“喜乐者，神惮散而不藏。”

3. 悲则气消　过度的悲伤可以使人伤气，从而导致肺气消散不足。从日常生活中可以感受到过于伤心的悲哭，往往会出现气不接续的情况，这是悲则气消在生活中的具体表现。

4. 恐则气下　过度恐惧可使肾气不固，气泄于下，出现二便失禁，不知所为；或恐惧不解伤及肾精，发生骨酸痿厥、遗精等。

5. 惊则气乱　突然受到惊吓，可使人心无所依，神无所归，虑无所定，出现惊慌失措，无所适从等。

6. 思则气结　思虑劳神过度，可伤及于脾，使脾气呆滞不运。古人认为“思”发于脾，成于心，所以思虑过度不但耗伤心神，也会累及于脾。《素问·举痛论》说："思则心有所存，神有所归，正气留而不行，故气结矣。"若以心血暗耗为主，则表现为心神失养的心悸、健忘、失眠、多梦等；若以气机郁结为主，则表现为脾气运化无力的纳呆、脘腹胀满、便溏等。

三、不内外因

（一）饮食因素

饮食是人体摄取营养，维持生命活动所不可缺少的，但是若饮食失宜，或饮食不洁，或饮食偏嗜，都可引起疾病的发生。饮食物靠脾胃消化，故饮食因素为病主要是损伤脾胃，导致脾胃升降失常，运化功能异常，并且，脾失健运又可聚湿、生痰，从而引起其他疾病发生。

1. 饥饱失常　饮食应以适量为宜，过饥过饱都可成为致病因素。经常处于饥饿状态，人体摄食量不足，气血生化之源缺乏，人体得不到足够的气血补充，日久则气血衰少，导致疾病的发生。气血不足则正气虚弱，人体抗病能力降低，也容易引发其他疾病。相反，饮食过量的暴饮暴食，超过了脾胃的消化、吸收和运化能力，可导致饮食停滞，脾胃损伤。正如《素问·痹论》所说："饮食自倍，肠胃乃伤。"食滞日久，可形成郁而化热之证；过食生冷寒凉，可导致聚湿生痰；婴幼儿食滞日久，可以酿成疳积；过食肥甘厚味，易于化生内热。

2. 饮食不洁　食物不洁净，可引起多种肠胃疾病，如腹痛、吐泻、痢疾等，也可引起各种虫证，如蛔虫证、蛲虫证、绦虫证等。所进食物腐败变质，常可出现剧烈腹痛、呕吐、下泻等中毒症状，严重者可出现昏迷或死亡。

3. 饮食偏嗜　正常情况下，人所摄取的食物应是种类全面、寒凉适中，不应有偏嗜现象，以此保证人体获得所需的各种营养，并且无寒凉伤害。如若饮食有五味偏嗜，或有过寒过热，则可导致人体阴阳失调或某些营养缺乏而发生疾病。

（1）饮食的寒热偏嗜：过于摄入生冷寒凉的食品，可使人脾胃阳气受损，形成寒湿内生，出现腹痛泄泻等证；若偏食辛温燥热食品，可致人体胃肠积热，出现口渴、腹满胀痛、便秘或痔疮等。

（2）饮食的五味偏嗜：人体的精、神、气、血都是由饮食五味所资生，五味与五脏有着各自相应的亲和性，正像《素问·至真要大论》所说的："五味入胃，各归所喜攻，酸先入肝，苦先入心，甘先入脾，辛先入肺，咸先入肾"，因此，如若长期偏嗜于某味食物，则易使相应的脏腑功能出现偏盛或偏衰，久之则损伤人体，发生相应的疾病。《素问·生气通天论》对此有明确的论述："味过于酸，肝气以津，脾气乃绝；味过于咸，大骨气劳，短肌，心气抑；味过于甘，心气喘满，色黑，肾气不衡；味过于苦，脾气不濡，胃气乃厚；味过于辛，筋脉沮弛，精神乃央"。《素问·五脏生成篇》又说："多食咸，则脉凝泣而变色；多食苦，则皮槁而毛拔；多食辛，则脉急而爪枯；多食酸，则肉胝而唇揭；多食甘，则骨痛而发落。"所以，人体不论是在健康时，还是处于不适的疾病状态，饮食五味的摄入都应适宜，不要有偏嗜。当然，当人体处于疾病状态时，还应根据疾病的情况注意饮食宜忌，利用饮食进行辅助治疗，促进疾病的好转。

（二）劳逸起居因素

劳逸，包括过度劳累和过度安逸两个方面。正常的劳动有助于气血的流通，可增强体质。必要的休息可以解除疲劳，恢复体力和脑力，有利健康，不会使人形成疾病。但较长时间的过度劳累，包括体力劳动、脑力劳动及房劳的过度，超过人体所承受的限度，则常由劳而倦,由倦而耗伤气血,影响脏腑功能;而过度的安逸,也会导致疾病的发生,正如《素问·宣明五气论》所说的"久坐伤肉,久卧伤气"。

1. 过劳　包括劳力过度、劳神过度、房劳过度三个方面。

(1)劳力过度:是指较长时间的过度用力劳作,导致疾病发生。《素问·举痛论》说:"劳则气耗","劳则喘息汗出,外内皆越",可见过度劳累容易伤及人体之气,久而久之使人气少力衰,神疲消瘦为病。

(2)劳神过度:是指思虑太过,劳伤心脾。《素问·阴阳应象大论》说:"脾在志为思",《素问·六节藏象论》说:"心者,生之本,神之变也",所以,思虑过度或持续时间较长的高度紧张的思维活动,都可成为耗伤心血,损伤脾气的直接因素。心神失养则出现心悸、健忘、失眠、多梦;脾气不运则出现纳呆、腹胀、便溏等。

(3)房劳过度:是指性生活不节,房事过度。《素问·六节藏象论》说:"肾者主蛰,封藏之本"。肾藏精,精为身之本,不宜过度耗泄。若房事过频,则肾所藏之精必然被损伤,导致肾精亏损,出现腰膝酸软,眩晕耳鸣,精神萎靡,性机能减退,或遗精、早泄,甚或阳痿等。

2. 过逸　是指过度安逸,体力、脑力的活动过少。人体每天都需要适量的活动,如此气血运行才能正常、有力。若长期体力、脑力活动过少,易使人体气血运行不畅,脾胃气机升降减弱,出现食少乏力,精神不振,肢体软弱,动则心悸、气喘及汗出等,或正气不足,易患多种疾病。

3. 其他因素　中医还把外伤包括枪弹伤、金刃伤、跌打损伤、持重损伤、烧烫伤、冻伤、虫兽伤等列在不内外因的范畴。外伤导致的疾病一般具有创伤明显、疼痛剧烈的特点。虽然外伤的病因比较清楚,但是严重的外伤会损害脏腑的功能,更加严重者会导致生命危险。所以对于外伤的治疗强调及时、对证、防止并发症和损害脏腑功能。

第二节　病　机

"病机"一词源于《素问·至真要大论》:"帝曰:愿闻病机何如?……谨守病机,各司其属"。明代著名医家张景岳对"病机"作了解释:"机者,要也,变也。病变所由出也。"所以病机应该是疾病发生、发展、变化的枢机。

一、正邪交争

正气是指人体抵御病邪侵袭人体的能力,邪气是指侵袭人体导致各种疾病发生的因素。正气是以人体脏腑功能的正常和生命活动的旺盛为基础的,当邪气(各种致病因素)侵袭人体时,机体的正气必然奋起抗邪,形成正邪相争的局面,表现为两种情况:一是正胜邪退,人体无恙;另一种是正不胜邪,邪气深入,破坏了人体阴阳的相对平衡,或使脏腑、经络的功能失调,或使气血功能紊乱,从而导致全身或局部的多种多样的变化而产生疾病。在这个过程中,正气是否充实,始终是疾病是否发生的主导因素。

在疾病的发生、发展及其转归的过程中,邪正的消长盛衰,贯穿在疾病发生、发展的整个过程，而且正邪两方面势力究竟哪一方占主导也不是固定不变的。疾病的转归，取决于正邪斗争的趋向和胜负。如果正胜邪退，疾病就趋向好转或痊愈；若邪胜正衰，疾病就趋向恶化。

（一）正胜邪退

正胜邪退是在邪正消长盛衰发展过程中，疾病向好转和痊愈方面转归的一种结局，也是在许多疾病中最常见的一种转归。这是因为当正气充盛，抗病力强时，邪气难以发展或被消弱，疾病就会减轻和趋向好转，病程也可缩短。当正气充盛，能完全战胜邪气，病邪对人体的作用就会消失或停止，脏腑气血就能迅速恢复，阴阳获得新的平衡，疾病就可痊愈。

（二）邪胜正衰

邪胜正衰是在邪正消长盛衰发展过程中，疾病向恶化甚至死亡方面转归的一种结局。若邪气强盛，正气虚衰，正气不仅不能胜邪，而且日益亏损，邪气对机体的危害作用不断增强，病情就会加剧或恶化。若正气衰竭，邪气独盛，脏腑气血功能一蹶不振，发展到了"阴阳离决"的程度，人的生命亦即告终而死亡。

二、阴阳失调

在正常的情况下，人体阴阳应该保持相对的平衡，即《黄帝内经》所说的"阴平阳秘"。阴与阳两者之间相互制约、相互转化，既对立又统一，保持着动态的平衡，从而维持着正常的生命活动。若因某种原因打破阴阳的动态平衡，导致阴阳失调，便会发生疾病。阴阳失调的病理变化甚为复杂，但其主要表现不外阴阳的偏胜、阴阳的偏衰、阴阳的互损、阴阳的格拒以及阴阳的亡失等几方面。

（一）阴阳偏盛

阴阳偏盛是由于致病因素作用于机体所引起的阴或阳有余的病理变化。阳主热、阴主寒，故可出现"阳盛则热，阴盛则寒"的病理变化。阳盛则热是指机体受邪后，脏腑组织器官的功能亢进，出现以发热为代表的阳气有余的一种病理状态，阳热偏盛必然消耗阴液，而导致阴液的耗损，即所谓"阳胜则阴病"。临床表现除热证外，且兼有阴津亏损的证候，如发热、烦渴、喜冷饮、面红目赤、大便秘结、小便短赤、舌红苔黄、脉洪数等实热证。阴盛则寒是指机体受邪后，脏腑组织器官功能受到抑制或障碍，气化功能受限制，热量不足，以及一些病理产物积聚的一种病理状态，阴寒偏盛必然损伤阳气，而导致阳虚，即所谓"阴胜则阳病"。临床证候除寒证外，还兼有阳虚不温的证候，其表现为恶寒、脘腹冷痛、痰饮停蓄、泄泻、苔白、脉沉迟有力等实寒证。

（二）阴阳偏衰

阴阳偏衰是机体阴精与阳气亏虚所引起的病理变化。如果因某种原因，出现阴或阳的某一方面物质减少或功能减退时，必然不能制约对方而引起对方的相对亢盛，形成"阳虚则寒"、"阴虚则热"的病理现象。阳偏衰是指机体阳气虚损，机能减退或衰弱，气化不足的病理状态，临床表现为畏寒肢冷、神疲踡卧、腹痛喜温喜按、大便溏、小便清长、脉沉迟无力等虚寒证。阴偏衰是指机体精血津液等物质亏耗，以及阴不制阳，导致阳相对亢盛，机能虚性亢奋的病理状态，临床表现为低热、五心烦热、颧红、盗汗、消瘦、骨蒸潮热、咽干口燥、舌红少苔、脉细数无力等虚热证。

(三)阴阳互损

阴阳互损是指阴或阳任何一方虚损,病变发展影响及另一方,形成阴阳两虚的病机。即阳气虚日久累及阴精化生不足,而阴精亏损也可累及阳气化生不足,从而产生阳损及阴,阴损及阳的阴阳两虚的病理状态。其症状特点为神疲乏力、形体消瘦、畏寒、口干、自汗盗汗、头晕耳鸣、舌淡苔白、脉细弱等。

(四)阴阳格拒

阴阳格拒是阴阳偏盛发展到一定程度,出现阴寒过盛,拒阳于外,或热极深伏,阳热内结,格阴于外的病理状态。阳盛格阴是指邪热内盛,深伏于里,阳气被遏,郁闭于内,不能外达于肢体而格阴于外的病理状态。阳盛于内是疾病的本质,但由于格阴于外,在临床上出现四肢厥冷(但不欲盖衣被),脉象沉伏(但按之有力)等假寒之证。阴盛格阳是指阴寒之邪壅盛于内,逼迫阳气浮越于外,使阴阳之气不相顺接,相互格拒的病理状态。阴寒内盛是疾病的本质,但由于格阳于外,在临床上出现面红(仅见于两颧),身热(反欲盖衣被),口渴(但喜热饮),脉大(按之无力)的假热之象。

(五)阴阳亡失

阴阳亡失是指机体的阴液或阳气突然大量亡失,导致生命垂危的一种病理状态,包括亡阴、亡阳两类。亡阴是指机体精血津液的大量耗损或丢失,发展为阴液严重亏损或耗竭的病理状态,证候特点为汗出热而黏、肌肤干枯、精神烦躁或昏迷谵语、口渴喜冷饮、唇舌干红、脉虚数或细数无力。亡阳是指机体的阳气发生突然性脱失而致全身机能突然严重衰竭的一种病理状态,临床表现为大汗淋漓、口不渴或喜热饮、畏寒喜暖、四肢厥冷、精神萎靡、呼吸微弱、面色苍白、脉微欲绝等。

总之,阴阳失调的病机,是以阴阳的属性,阴和阳之间所存在着相互制约、相互消长、互根互用和相互转化关系的理论来阐述、分析、综合机体一切病理现象的机理,它是机体内环境变化的总纲,贯串于疾病的始终。

(王卫　刘兰群)

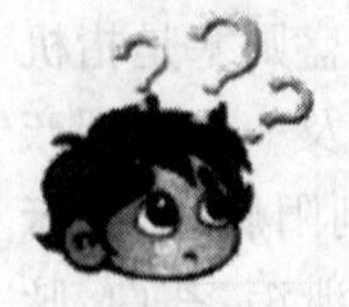

思考题

1. 什么是“三因说”? 具体内容有哪些?
2. “六淫”都有哪些特点?
3. 情志的变化是怎样影响脏腑气机的?
4. 什么是病机?
5. 阴阳失调的病机有哪些?

第四章　诊　法

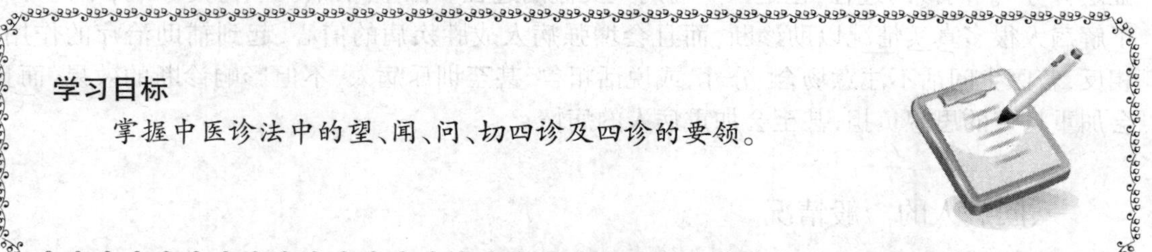

学习目标
掌握中医诊法中的望、闻、问、切四诊及四诊的要领。

中医诊断称作“诊法”,《素问·脉要精微论》说:“黄帝问曰:诊法何如?”这里所说的“诊法”是指诊察脉的方法。我们这里所讲的诊法包括了中医通常使用的诊察疾病的方法。中医传统的诊法包括望、闻、问、切四个方面,是医生调动了视觉、嗅觉、听觉、触觉和语言交流等所有的感觉器官来调查病人情况的方法。中医的诊法是长期经验的积累,其中包含了很多技巧。

中医诊断是从“有诸于内,形见于外”的基本原理出发,通过四诊方法全面了解人体的各种表象,运用从外测内,见证推病,以常衡变的思维方法,进行分析、归纳,并以此作为辨别病证、确立治法、选择方药的依据。所以,在实际操作时,必须望、闻、问、切四诊合参,不可以有偏废,以保证得出正确的结论。

中医的望、闻、问、切四诊是从多角度来获取病人的临床资料,是比较全面的,所以自古以来就一直强调四诊合参,不可偏执某一种诊法。《素问·征四失论》说:“诊病不问其始,忧患饮食之失节,起居之过度,或伤于毒,不先言词,卒持寸口,何病能中?”明代医家李中梓在《医宗必读·不失人情论》中也说:“有讳疾不言,有隐情难告,甚而故隐其状,试医以脉,不知自古神圣,未有舍望闻问切而独凭一脉者。”如果单凭某一诊,或者忽略其中任何一诊,就不能获得疾病表现的全面资料,因而就不可能掌握疾病发生、发展和变化的规律,有时甚至会以偏概全,被表面的某些假象所迷惑,做出错误的判断。

通过四诊收集到的资料应是恰当真实的。获取的资料是否切合病情,直接影响到辨证的准确性。因此,要求我们在诊察疾病的时候,既要做到系统全面,也即在诊察疾病时要有一定的程序,要依次进行诊察;又要做到重点突出,抓住关键,防止无目的的望,不必要的问,防止当问不问和应切未切的错误做法,同时要注意切忌带有主观性,对病人进行误导。

第一节　问　诊

问诊在四诊中占有重要位置，因为病人的很多情况如病人的病史、自觉症状、既往的健康情况和家族史等，只有通过问诊才能获得。明代名医张景岳认为问诊是“诊病之要领，临证之首务”。问诊的过程，也是医生与病人交流的过程。医生问话得当，态度亲切，不但可以了解病人很多真实情况以助诊断，而且会增强病人战胜疾病的信心，起到辅助治疗的作用；相反，若医生问话不注意场合、分寸，或说话粗鲁，甚至训斥病人，不但影响诊断的效果，而且会加重病人的思想负担，甚至会加重病人的病情。

一、问病人的一般情况

在病人就诊时，尤其是初诊的病人，医生要首先询问病人的一般情况，包括姓名、年龄、婚姻状况、职业等，还要询问病人的的生活史、既往史、家族病史以及起病的原因等，这些对于正确的诊断是十分必要的。

在问诊的过程中，必须遵循以下原则：

1. 医生在对病人问诊时，态度一定要亲切和蔼，能够很快取得病人的信任，病人愿意把自己的真实情况说出来。要注意病人的隐私权，不要泄露病人的隐私。

2. 问诊要有条理，能够从病人的叙述中抓住关键的问题，切忌带有主观性和片面性，尤其不要对病人进行诱导。

3. 在问诊中问病人的现在症状是最主要的，是辨证的重要依据。

二、问诊的要领（十问歌）

明代医家张景岳为了使得问诊更有条理，编写了一首《十问歌》，总结了前人的经验，可以作为问诊的重要参考，其内容是：“一问寒热二问汗，三问头身四问便，五问饮食六问胸，七聋八渴俱当辨，九问旧病十问因，再兼服药参机变，妇女尤必问经期，迟速闭崩皆可见，再添片语告儿科，天花麻疹全占验。”

（一）问寒热

寒与热是疾病常见的症状之一，是辨别病邪性质和机体阴阳盛衰的重要依据。问寒热是指询问病人有无怕冷或发热的感觉。

1. 恶寒发热　恶寒是指病人有怕冷的表现，恶寒发热是恶寒与发热同时出现，多见于外感病的表证阶段。古人有“有一分恶寒，便有一分表证”的说法，因此，恶寒发热是诊断表证的重要依据。

（1）恶寒重发热轻：病人感觉恶寒明显，并有轻微的发热，是外感风寒的特征，为风寒表证。

（2）发热重恶寒轻：病人发热较重，恶寒较轻，是外感风热的特征，为风热表证。

(3)发热轻而恶风:病人感觉有轻微的发热,并有遇风觉冷,避风可缓的现象,是因外感风邪所致,为伤风证。

2. 但寒不热 但寒不热是指病人只有怕冷的感觉,不觉发热,多属实寒或虚寒证。对于病人的怕冷有畏寒与恶寒之分,“畏寒”是指病人怕冷,但加衣被或近火取暖可以缓解;“恶寒”是指病人怕冷,虽加衣被或近火取暖仍不能缓解。阳气内虚,不能温煦机体,可出现畏寒不发热的虚寒证;感受寒邪较重,阳气被郁遏,皮毛失于温煦,可出现只恶寒不觉发热的实寒证。

3. 但热不寒 但热不寒是指病人只觉发热,不觉寒冷,或反恶热。多属里热证。

(1)壮热:是指病人高热不退,不恶寒反恶热。多见于风寒入里化热,或风热内传的里实证,常兼有多汗、烦渴等症。正盛邪实,里热炽盛,蒸达于外,所以热势鸱张而见壮热。

(2)潮热:是指发热定时如潮,在一定的时间段内发热或者发热更甚。

①阴虚潮热:每当午后或入夜即发热,属于“阴虚生内热”,并以五心烦热为特征,甚至有热自深层向外透发的感觉,所以又称其为“骨蒸潮热”。常兼有盗汗、颧红、口干咽燥、舌红少津等。

②湿温潮热:午后热甚,身热不扬。其病多在脾胃,因湿遏热伏,难于透达,所以身热不扬,初扪之不觉很热,稍久则觉灼手。

③阳明潮热:是指常在日晡时(下午 3~5 时)热甚。多由于胃肠燥热内结所致。常兼有腹满痛拒按、大便燥结等。

(3)微热:是指发热不高,或仅自觉发热。多见于久病之人的气虚发热,常伴有面色㿠白、食少乏力、短气懒言等。

4. 寒热往来 寒热往来是指恶寒与发热交替出现,是正邪交争于人体半表半里的表现,多见于少阳病或疟疾。少阳病的寒热往来发无定时,疟疾的寒热往来发有定时。

(二)问汗

汗为心液,是阳气蒸化津液而成。询问汗出的情况,首先应注意有汗或无汗,进而再了解汗出的其他情况。

1. 表证汗出 人体感受外邪初期常出现恶寒发热等表证。表证无汗,多属外感寒邪,如伤寒表实证;表证有汗,多属外感风邪,如太阳中风证或外感风热证等。

2. 自汗 人在安静时不因活动或其他因素而汗自出叫做自汗,多因气虚卫外不固所致,常伴有神疲、乏力、气短、畏寒等。

3. 盗汗 盗汗是指入睡汗出,醒后则汗止,多因阴虚阳亢,蒸发阴津外泄而致,常伴有五心烦热、失眠、颧红、口燥咽干等。

4. 大汗 汗出量多,津液大泄。汗出蒸蒸,并有高热不已,烦渴饮冷,脉洪大,多是阳热内盛的实热证;大汗淋漓,伴有呼吸喘促,神疲气弱,四肢厥冷,脉微欲绝,为阳气将绝,元气欲脱的危候。

5. 战汗 多见于温热病,先有全身战栗,几经挣扎,继而汗出。这是邪正相争的表现。若战汗后热退身凉,神安脉静,是邪气去,正气复的表现;若战汗后烦躁不安,脉来疾急,是邪胜正衰的危重表现。

6. 局部汗出

(1)头汗:头汗是指仅见头部或头顶部汗出,又称为“但头汗出”。其多由于上焦邪热,或中焦湿热郁蒸所致。大病之后头额汗出,多为虚证。重病出现头汗,是属虚阳上越,阴虚不能敛阳,阴津随气而脱之象。

(2)半身出汗:半身汗是指身体左侧或右侧汗出,或者身体上半或下半汗出。其皆由于风痰或风湿邪气阻滞于人体的经脉,或营卫不调,或气血不和等使气血运行不利而致。

(3)手足心出汗:病人手足心出汗较多,多与脾胃有关。脾胃有病,运化失常,津液旁达于四肢,手足心汗出。

(三)问疼痛

疼痛是病人的一种自觉症状,是常见的临床症候之一。它可以发生在人体的许多部位。导致疼痛的原因有虚实寒热的不同。临床见到主诉疼痛的病人首先要弄清疼痛的部位,然后根据疼痛的性质来判断疾病的寒热虚实。一般情况下,胀痛多为气滞;刺痛而且疼痛部位不移,多为血瘀;疼痛剧烈而且拒按,多为实证;绵绵而痛、喜按多为虚证;疼痛部位不确定,呈游走性,多为风湿。

中医认为形成疼痛的主要机理是气血不流通、郁滞所致,《黄帝内经·举痛论》说:"帝曰:愿闻人之五脏卒痛,何气使然?岐伯对曰:经脉流行不止、环周不休,寒气入经而稽迟,泣而不行,客于脉外则血少,客于脉中则气不通,故卒然而痛。"

1. 疼痛部位

(1)头痛:能够引起头痛的原因很多,无论是外感六淫,还是内伤于七情,无论是邪气实,还是正气虚,均可导致头痛。通过了解头痛的性质、部位、兼证,可以正确地做出分析、判断。

从头痛的部位判断:前额部连眉棱骨痛,属阳明经头痛;两太阳穴附近痛,属少阳经头痛;头后连项部痛,属太阳经头痛;巅顶部痛为厥阴经头痛。

从头痛的性质判断:头痛较剧,痛无休止,且发病急,病程短者,多为外感头痛,属实证;痛有间歇,每带眩晕,多为内伤头痛;头痛绵绵,过劳则甚,属气虚头痛;病人头脑空痛,腰膝酸软者,属肾虚头痛;头痛如裹,肢体困重者,属风湿头痛。

(2)胸痛:胸为心肺所居之处,心肺的病变可引起胸部的不适和疼痛。如胸痛咳吐脓血,多见于肺痈;胸痛喘促,伴有发热,咳吐铁锈色痰,多属肺热;胸痛潮热,盗汗,痰中带血,多属肺痨;胸痛彻背,背痛彻胸,多属心阳不振,痰浊阻滞的胸痹;胸前闷痛,痛如针刺刀绞,甚则面色灰滞,冷汗淋漓,为"真心痛";胸痛痞满,多为痰饮;胸胀痛而走串,嗳气痛减,多为气滞。

(3)胁痛:胁是肝胆之经所过之处,所以如肝气不疏、肝火郁滞、肝胆湿热、血瘀气滞等病变都可引起胁痛。

(4)脘痛:"脘"又称"胃脘",是指上腹部。胃脘部疼痛喜按多为虚证,拒按多为实证;胃脘冷痛较剧,得热痛减,属寒邪犯胃;胃脘灼热疼痛,消谷善饥,口臭便秘者,属胃火炽盛;胃脘胀痛,嗳气,属肝气犯胃,气滞不舒;胃脘刺痛,痛有定处,属胃腑血瘀;胃脘隐痛,喜暖喜按,呕吐清水者,属胃阳不足。

(5)腹痛:脐以上称为大腹,属脾胃;脐以下至耻骨毛际以上称为小腹,属肾、膀胱、大小肠、胞宫;小腹两侧为少腹,是足厥阴肝经的所过之处。大腹隐痛,喜暖喜按,便溏,为脾胃虚寒;小腹胀痛,小便不利,为癃闭;少腹冷痛,牵引阴部,是寒凝肝脉;绕脐痛,起包块,按之可移者,多为虫积。腹痛剧烈,拒按,多为实证;腹痛徐缓,喜按者,多为虚证。

(6)腰痛:腰为肾之府,腰部绵绵作痛,酸软无力者,属肾虚腰痛;腰部冷痛沉重,阴雨天加剧者,属寒湿腰痛;腰痛如刺,痛处固定,多属跌仆闪挫,瘀血内停腰痛。

(7)四肢痛:四肢疼痛或在关节、或在肌肉、或在经络,多由于风寒湿邪侵袭,阻滞气血运行所致,属实证;也有由于脾胃损伤,水谷精气不运,四肢失养所致,属虚证;疼痛独见于足跟,甚至及于腰背,多属肾虚所致。

2.疼痛性质

(1)胀痛:胀与痛并见者,称为"胀痛",其病机变化多为气滞,如中焦寒凝气滞的胃脘胀痛、肝郁气滞的胸胁胀痛等。头部胀痛多见于肝阳上亢或肝火上炎的病证。

(2)重痛:疼痛与沉重并见者,称为"重痛",其病机变化多为湿邪阻滞,如湿邪困遏气血的头痛沉重、四肢困重疼痛、腰重坠而痛等。

(3)刺痛:疼痛如刺者,称为"刺痛",其病机变化多为瘀血,如胸胁、少腹、小腹、胃脘部的刺痛等。

(4)绞痛:疼痛如绞,称为"绞痛",其病机变化多为实邪闭阻气机,如心血瘀阻的真心痛、石淋的小腹痛、蛔虫上窜的脘腹痛等。

(5)灼痛:疼痛与灼热并见者,称为"灼痛",其病机变化多属火邪窜络或阴虚火旺,如火邪伤络的两胁痛、胃阴不足的胃脘痛等。

(6)冷痛:痛有冷感称为"冷痛",其病机变化多属寒邪阻络或阳虚不温,常见的有头部、腰部、脘腹部冷痛。

(7)隐痛:疼痛不剧烈,缠绵不休,其病机变化多为气血不足,阴寒内生,气血运行涩滞等,如头部、脘腹部、腰部等虚性疼痛。

(8)掣痛:抽掣或牵引而痛,称为"掣痛",其病机变化多为筋脉失养或筋脉阻滞不通。肝主筋,掣痛多与肝病有关。

(9)空痛:疼痛并有空虚之感,属"空痛",其病机变化多是气血精髓亏虚,如头部、腹部等的虚性疼痛。

(四)问睡眠

睡眠是人体生理活动的重要组成部分。中医认为卫气昼行于阳经,夜行于阴经,行于阳则醒,行于阴则睡。睡眠异常情况主要表现为失眠和嗜睡两个方面。

失眠:病人不易入睡,睡后易醒,或彻夜不眠,是阴或阳虚,阳不入阴,神不守舍,心神不安的病理表现;失眠而夜卧不安,兼见脘闷腹胀,舌苔厚腻,是因胃失和降,浊气上犯,扰动心神所致。

嗜睡:困倦易睡,兼见头昏,身重倦怠,属痰湿困脾;饭后神疲困倦、易睡,兼见形体衰弱,属脾气虚弱。

(五)问饮食口味

饮食是人赖以生存的基本条件,人体气血的生成均与饮食有关,人体在发生疾病的时候常有饮食口味的改变。

1.食欲与食量　食欲是指对进食的要求和对进食的欲望。食量是指实际的进食量。

(1)食欲减退:包括不欲食、纳少、纳呆。不欲食是指不想进食,或食之无味,食量减少,又称食欲不振;纳少是指进食量减少,常由食欲不振所致;纳呆是指无饥饿感和无进食要求,甚至恶食。新病食欲减退,一般是正气抗邪的一种保护反映;久病食欲减退,兼有神疲倦息,面色萎黄,舌淡脉虚,多属脾胃虚弱的表现;食少纳呆,头身困重,脘闷腹胀,舌苔厚腻,多属湿盛困脾或饮食停滞,脾胃运化不及等。

(2)厌食:厌食是指厌恶食物,或恶闻食味。有属于食积的厌食,嗳气酸腐,脘腹胀满等;有属于脾胃湿热的厌油腻食物,胸闷恶心,便溏不爽等;有属于肝胆湿热的厌油腻厚味,胁肋胀痛灼热,身热不扬等。

(3)消谷善饥:是指食欲过盛,食后不久又感饥饿,进食量过多。多属胃火炽盛,如消谷善饥,形体反见消瘦的消渴病。多食易饥,大便溏泻,多属胃强脾弱。

(4)饥不欲食:是指病人虽有饥饿感,但不欲食,或进食不多。多因胃阴不足,虚火内扰。

(5)偏嗜食物:喜食生米、泥土等异物。常见于小儿,多属寄生虫病。妇女妊娠偏嗜某种食物,一般不属病态。

2. 口味　口味是指口中有异常的味觉或气味。口淡无味多是脾胃气虚或寒证;口苦多见于肝胆火旺,胆气上逆;口甜多是外感湿热蕴结于脾胃,或因脾虚而致;口酸多见于肝气横逆犯胃,肝胃不和,或食滞不化,腐而生酸;口涩多见于燥热伤津,或脏腑阳热偏盛,气火上逆;口咸多与肾虚及寒水上犯有关;口中黏腻不爽多见于湿浊停滞、痰饮食积。

(六)问口渴与不渴

1. 口不渴　口渴与否反映了体内津液盛衰和输布的状况。口不渴不欲饮,为津液未伤,多见于寒证、湿证。

2. 口渴欲饮　口渴欲饮是津液损伤的表现,多见于燥证、热证。如口干渴,并有发热,微恶风寒,咽喉肿痛等,多见于外感温热病;大渴喜冷饮,面赤汗出,脉洪数等,多见于阳明经证;渴喜热饮,饮水不多,多为痰饮内停或阳气虚弱,水津不能上承之证;口渴不多饮,身热不扬,头身困重,脘闷,舌苔黄腻,多见于湿热内阻,津液气化障碍之证;口渴而饮,饮后即吐,为饮停于胃,气化不利,称为"水逆"证;邪热入于营分,也可见口渴饮水不多。

3. 口渴不欲饮　口虽渴但不欲饮水,多为湿邪中阻。

(七)问二便

大小便的排出是人体正常的生理现象,如有性状、颜色、气味、时间、大小便量、排便次数、排便感觉等的异常改变,属于病理现象。

1. 大便

(1)便秘:大便干燥坚硬,排出困难,排便间隔时间长,便次减少,称为"便秘"。若见热病日晡潮热,多属热结肠道;老年人便秘多因津亏液少,或气液两亏。

(2)泄泻:大便稀软不成形,甚至呈水样,便次增多,间隔时间缩短,称为"泄泻"。

大便形状改变多属脾失健运,小肠不分清浊,水湿直趋大肠;大便先干后溏,多属脾胃虚弱;大便时干时溏,多属肝郁脾虚,肝脾不和;常在五更时泻下,下利水谷不化,称为五更泻,多属脾肾阳虚;泻下黄糜,多属大肠湿热;下利酸腐秽臭,多是伤食积滞。

排便感异常包括:大便时肛门灼热,多是热迫直肠;大便滑脱不禁,肛门有下坠感甚至脱肛,多见于脾虚下陷;大便时里急后重,多见于痢疾;大便溏泻不爽,多是肝失疏泄的表现。

2. 小便

(1)尿量异常:尿清长量多,多属虚寒证或见于消渴证;小便短少,可见于热盛津伤,或汗、吐、下太过而损伤津液,或见于肺脾肾功能失常,气化不利等;小便不畅,点滴而出为"癃",小便不通,点滴不出为"闭",一般统称为"癃闭",多属湿热下注或瘀血结石阻塞,或肾阳不足不能气化,或肾阴亏损而津液内竭等。

(2)尿次异常:是指小便次数增多,时欲小便。如新病小便频数,短赤而急,多属下焦湿热;小便频数,量多色清,多属下焦虚寒,肾气不固,膀胱失约;尿频而涩少,常是阴虚内热;小便次数减少,可见于津液亏耗,化源不足,或见于气化不利,水湿内停等。

(3)尿感异常:小便时尿道疼痛,并伴有急迫、艰涩、灼热等,多属湿热下注的淋证;小便后自觉空痛,多属肾气虚衰;尿后余沥不尽,多属肾气不固;不自主的排尿,或不能控制的小便滴沥,多属肾气不固的“尿失禁”;若伴有神志昏迷,多属危重证候。

(八)问经带

妇女有月经、带下、妊娠、产育的生理特点,因此,对妇女的问诊除上述的内容之外,还应该询问经带胎产的情况。

1. 问月经　对妇女病人必须询问月经情况,包括月经初潮的年龄、月经周期、行经天数、经血颜色以及有无血块等。

(1)问经期:月经周期一般在28天左右,若月经经期提前八九天以上,为月经先期,多属邪热迫血妄行,或气虚不能摄血,血行无制;若经期错后八九天以上,为月经后期,多属寒凝气滞,血行不畅,或血少任脉不充;若经期错乱,或前或后,经行无定期,多属肝气郁滞,或脾肾虚损,或瘀血积滞,气血运行无序。

(2)问经量:月经量过多,多属血热,或冲任受损,或气虚不能摄血;月经量过少,多属血虚生化不足,或寒凝、痰阻等使血运不畅;停经超过三个月,又未妊娠,属“闭经”,为气虚血少,或血瘀不通,或血寒凝滞等。因生活环境改变而停经,无明显不适者,不属病态。

(3)问色质:正常月经颜色正红,质地不稀不稠,不夹杂血块。若血色淡红质稀,多为血虚不荣,属虚证;血色深红质稠,属血热内炽,为实证;血紫暗有块,多为寒凝血滞,或为血瘀。

(4)行经腹痛:行经时腰腹疼痛,甚至剧痛不能忍受,并随月经周期发作,称为“痛经”。经前或经期小腹胀痛,多属气滞血瘀;小腹冷痛,遇暖则缓,多属寒凝;行经或经后小腹隐痛,或腰酸痛,多属气血亏虚,胞脉失养。

2. 问带下　带下是指妇女阴道内的一种少量乳白色、无臭的分泌物,具有润泽阴道的作用。若带下过多,淋漓不断,又有色、质的改变或有臭味,属病理性带下。如带下量多色白,质稀如涕,多属脾肾阳虚,寒湿下注;带下色黄,质黏臭秽,多属湿热下注;带下赤白,多属肝经郁热,或湿热下注。

第二节　切　诊

切诊是医生运用指端的触觉,在病人的一定部位进行触、摸、按、压,了解病人情况的方法。中医切诊主要包括切脉和切皮肤两个方面,其中切脉是中医最有特色的诊断方法。

一、切脉

脉是指血脉,其最初的意义是指人体的经脉,也就是经络。在《黄帝内经》中称为“脉法”,即循着经脉走行的部位进行切按,观察其沉浮滑涩的情况,并通过切按,了解经脉所过部位的动脉搏动情况,以判断人体气血的盛衰以及疾病发生的情况。后来,根据临床诊病的实际情况,脉诊的方法不断简化。目前,临床普遍使用的是“独取寸口法”,就是切按病人腕后表浅的桡动脉,即称为“寸口”部位进行诊病的方法。

“寸口”又称“气口”、“脉口”,分寸、关、尺三部。掌后高骨(桡骨茎突)的部位为“关”,关前(腕端)为“寸”,关后(肘端)为“尺”。两手各有寸、关、尺三部,共为六脉。六脉分候脏腑的划分是:右寸候肺,右关候脾胃,右尺候肾;左寸候心,左关候肝,左尺候肾。总体上体现了“上(寸脉)以候上(躯体上部),下(尺脉)以候下(躯体下部)”的原则。

《黄帝内经》认为寸口是手太阴肺经经脉的大会,“肺朝百脉”,五脏六腑的经脉均会合于肺,再因足太阴脾经与手太阴肺经相通,手太阴肺经起于中焦脾胃,脾胃是全身各脏腑气血生化之源,所以全身脏腑经脉气血的情况,都可以从寸口脉上反映出来。

(一)切诊的基本方法

切脉时,病人取坐位或仰卧位,手臂与心脏近于同一水平位,直腕仰掌,使血流通畅。对成人切脉,用三指定位,即先以中指按在掌后高骨而定关脉,然后用食指按在关前定寸脉,用无名指按在关后定尺脉。三指应呈弓形,指头齐平,以指腹按触脉体。布指的疏密要与病人的身长相适应,身材高大者易疏,身材矮小者易密。小儿寸口脉部位很短,可用拇指切脉,不细分三部。

浮、中、沉:切脉时常用三种指力来体察脉象,按在皮肤上轻用力为浮取,重用力按至筋骨为沉取,用中等力度介于浮沉两者之间为中取。寸关尺三部都有浮、中、沉三候。

胃、神、根:正常的脉象应该有胃气、有神、有根。脉象和缓有力是“有神”;脉象来去从容、节律一致是“有胃气”;尺脉沉取从容不迫、应指有力是“有根”。正常脉象应是一呼一吸(即一息)脉来四至,脉象应是和缓有力,从容有节,不快不慢。

(二)病脉

中医在长期的临床实践中,根据病脉的变化规律,对脉象进行了归纳。

1. 浮脉

脉象:轻取即得,重按稍减弱。

主证:浮脉主表证,外邪侵袭肌表尚未入里,人体卫气起而应之,故脉浮。脉浮有力是表实证,脉浮无力是表虚证。久病见浮脉是气虚欲脱的危象。

2. 散脉

脉象:脉形浮大无根,应指散漫,按之消失,伴有脉律不均或脉力不匀。

主证:散脉为元气耗散,脏腑精气欲绝,病情危重的征象。

3. 芤脉

脉象:脉形浮大中空,应指浮大而软,按之如葱管。

主证:多见于大失血或大汗后,阴津内虚,阳浮于外之证。

4. 沉脉

脉象:轻取不应指,重按始得。

主证:沉脉主里证,其反映病邪在里,气血被困,难达于外;或气血不足,脉气难于鼓动,都可以见有沉脉。脉沉有力为里实证,脉沉无力为里虚证。

5. 伏脉

脉象:脉动部位比沉脉更沉,需重按至骨方可应指,甚至伏而不现。

主证:常见于邪闭、厥病、痛极的病人。

6. 牢脉

脉象：脉形沉而实大弦长，轻取中取均不应，沉取始得。

主证：多见于阴寒内盛，疝气徵瘕等实证。

7. 迟脉

脉象：脉来迟缓，一息脉动三四至（一分钟不满60次）。

主证：迟脉主寒证，或邪热结聚的里实证。寒邪凝滞，阳气失于宣通，或阳气虚弱失于温运，或邪热结聚，皆可使脉气运行迟缓，形成迟脉。迟而有力为实寒证，迟而无力为虚寒证。热结肠道，腑气不通的阳明腑实证，也可以见有迟脉，但迟而有力。

8. 缓脉

脉象：脉来仍是一息四至，但脉势的来去却有缓慢之感。若脉来从容不迫，均匀和缓，是正常脉象。若脉来弛缓松懈，属病脉。

主证：多见于湿邪致病或脾胃虚弱证。

9. 数脉

脉象：一息脉来五至以上（相当于每分钟90次以上）。

主证：数脉主热证，邪热亢盛则迫使气血运行加速，故脉数。脉数有力为实热证，数而无力为虚热证。

10. 疾脉

脉象：脉来急疾，一息七至以上。其特征是数而躁动。

主证：见于阳亢无制真阴垂绝之候。

11. 弦脉

脉象：脉来应指绷直劲急，如按琴弦。

主证：主肝胆病、痛证、痰饮证等。若病属阳热之性，多见弦大而滑；若病属阴寒之性，多见弦紧而细。

12. 紧脉

脉象：脉紧有力，左右弹手，犹如绞转绳索一般。

主证：主病为寒、为痛、为宿食。寒邪在表多见浮紧脉，寒邪在里多见沉紧脉，寒邪所致之痛多见紧脉。

13. 革脉

脉象：脉来弦急而中空，如按鼓皮。

主证：多见于亡血、失精、半产、崩漏等病证。

14. 虚脉

脉象：寸关尺三部脉浮沉取皆无力，隐隐蠕动于指下，有一种软而空豁的感觉。

主证：主气血两虚，气血虚则脉鼓动无力，尤多见于气虚证。

15. 实脉

脉象：寸关尺三部脉浮沉取皆大而坚实有力。

主证：主实证。

16. 滑脉

脉象：脉来指下有一种圆滑感，如盘走珠。

主证：主痰饮、食滞、实热证等。妇女妊娠可常见滑象，是气血充盛的表现。

17. 动脉

脉象:脉来滑数有力,应指跳突如豆,搏动部位较短小。

主证:动脉主惊、主痛。

18. 涩脉

脉象:脉来艰涩不畅,有如轻刀刮竹。

主证:主气滞、血瘀、精伤、血少。病邪阻滞脉道,脉气不顺畅,故脉涩。涩而有力为正气未伤的实证,涩而无力为精伤血少的虚证。

19. 细脉

脉象:脉细如线,软弱无力,但应指明显。

主证:主气血两虚证,诸虚劳损证和湿证。气血两虚或诸虚劳损使得脉道不能充盈,故脉细。

20. 濡脉

脉象:脉形浮而细软,轻按可以触知,重按反不明显。

主证:常见于虚证、湿证。

21. 微脉

脉象:脉形极细极软,按之欲绝,若有若无。

主证:常见于阳衰气微的心肾阳气暴脱病人。

22. 弱脉

脉象:脉形极软而沉细,即沉细而应指无力。

主证:主气血两虚证。

23. 洪脉

脉象:脉体阔大,充实有力,滔滔满指,脉来盛去衰。

主证:主邪热亢盛的实证。若久病气虚,或虚劳、失血、久泄等证出现洪脉,多属邪盛正衰的危证。

24. 大脉

脉象:脉形大于常脉,无洪脉的汹涌之势。

主证:大而有力为实证,大而无力为虚损之证。

25. 代脉

脉象:脉来缓弱,呈有规律歇止,间歇时间较长。

主证:脏气衰微,元气不足,脉气不能接续,故见代脉。也可见于风证、痛证、七情惊恐等。

26. 结脉

脉象:脉来缓慢,有不规则的歇止。

主证:主阴盛气结、寒痰瘀血证。

27. 促脉

脉象:脉来急数,有不规律的歇止。

主证:主阳热亢盛、气滞血瘀或痰食停滞等病证。

二、切肌肤

切肌肤是对病人的肌肤、手足、脘腹及其他病变部位进行触摸按压，以测知局部冷热、软硬、压痛、痞块或其他异常变化，进而对疾病进行诊断的一种方法。

（一）切尺肤

尺肤是指掌心一侧从腕横纹到肘横纹部位。尺肤诊法是一种古老的诊法，《黄帝内经》已有记载，主要是诊察肌表的寒热、荣枯、润燥等。初按热甚，久按反转轻者，是热在表；若久按其热更甚，是热在里。按尺肤寒，多是阳气不足或寒证；尺肤的荣枯润燥多反映了人体津液是否受到了损伤。

（二）按手足

按手足主要是察寒热。手足俱冷，多是阳虚寒盛；手足俱热，多为阳盛热炽。手心热，多为内伤发热；手足背热，多为外感发热。

（三）按脘腹

脘部是指心下的部位，即胸骨以下的部位。心下的软硬，是否有压痛，可鉴别痞证和结胸。心下按之硬而痛是结胸，属实证；心下满，按之濡软不痛，多是痞证；心下坚硬大如盘，边如旋杯，为水饮。

腹部喜按多为虚证，拒按多为实证。腹内有肿块，按之坚硬，推之不移，痛有定处，为积证，多责于血瘀；肿块时聚时散，按之无形，痛无定处，为瘕为聚，多责于气滞；绕脐腹痛，左下腹按之有块，多为干燥粪便内结。

第三节　闻　诊

闻诊是通过听声音和嗅气味来诊断疾病的方法。听声音包括听病人的声音、呼吸、语言、咳嗽、呕吐、呃逆、嗳气、太息、喷嚏、呵欠、肠鸣等各种声响。嗅气味包括嗅病体发出的各种异常气味、排出物的气味及病室的气味。

一、听声音

主要是通过听病人发出的各种声响来判断疾病。

（一）听声响

声音洪亮高昂，表明病人正气尚未损伤，一般病情表浅，多为阳证；声音低怯不接续，多为正气已伤，阳气不足；语声重浊并伴有鼻塞流涕、咳嗽等，多属外感风寒；语声嘶哑或者失音，若新病音哑失音，多属外感风寒或风寒袭肺，久病音哑失音，多属阴虚火旺或肺肾精伤的虚证；妊娠后期音哑失音，多因胎儿压迫了脉络，肾精不能上荣所致。

鼻鼾是指熟睡或昏迷时喉鼻发出的一种声响，是气道不利而发出的异常呼吸声。若鼻鼾无其他不适，多为慢性鼻病，或睡姿不当；神识昏迷鼻鼾，多属高热神昏，或中风的危候。

咳嗽是临床常见的一种证候，咳声重浊，多属实证；咳声低微，多属虚证；咳而气急，呈阵发性发作，咳终作鹭莺叫声，为“顿咳”；干咳无痰，多属燥邪犯肺或阴虚肺燥。

（二）听呼吸

呼吸有力，声高气粗多是热邪内盛的实热证；呼吸微弱，少气不足以息为少气，多因虚而致；胸中郁闷，喜出长气为太息，多因情志不舒，肝气郁结所致。

因病而导致的呼吸改变常有如下表现：

1. 喘　呼吸困难，短促急迫，甚至鼻翼煽动，张口抬肩，不能平卧为喘。喘有虚实之分，呼吸气急，气粗声高，胸中胀满，以呼出为快，多为风寒袭肺或痰热壅肺；喘声低微，呼吸短促难续，以长吸为快，动则喘甚，是肺肾亏虚，气失摄纳的虚证。

2. 哮　呼吸急促，喉间有哮鸣音为哮。多因宿痰内伏，复感外邪所致。

（三）听语言

在正常情况下，人的语言应该有逻辑，表达清晰。某些疾病可以导致语言的错乱。

1. 谵语　是指神识不清，语无伦次，声高有力。多见于热扰心神的实证。

2. 郑声　是指神识不清，语言重复，时断时续，语声低微模糊。属心气大伤，精神散乱的虚证。

3. 独语　病人自言自语，喃喃不休，见人语止，首尾不续。多为心气不足或气郁痰结的癫证、郁证。

4. 狂言　是指精神错乱，语无伦次，狂躁妄言等。多为痰火互结、内扰心神的狂病。

二、嗅气味

主要是通过嗅觉闻病人的体臭以及排泄物的气味来判断疾病。

口气臭秽，多属胃热，或消化不良，或口中不洁；口气酸馊，多属胃中有宿食；口气腐臭，多是牙疳或有内痈。

各种排泄物，包括二便、痰液、脓液、带下等，有恶臭者多属实热证；略带腥味者多属虚寒证。如大便秽臭为热，有腥味属寒；小便臊臭多为湿热；矢气奇臭，多为消化不良，宿食停滞；咳吐浊痰，腥臭异常，多为热毒炽盛，瘀结成脓的肺痈。

第四节　望　诊

中医非常重视望诊，《内经》说：“望而知之谓之神”，在四诊中以望而知之为上工。望诊是医生用视觉诊察病人的神、色、形、态、舌象、分泌物、排泄物、机体局部等的异常变化，进而诊断疾病的方法。

中医望诊主要包括望神色和望形态两个方面。

一、望神色

神色指的是病人的精神和气色。望神色包括对病人进行精神状态、面部色泽、形体动作姿态等方面的整体观察。

(一)望神

在中医学中"神"的概念比较广泛,从广义的角度来讲,指的是人体的生命活力,因此望神的意义就显得十分重要了。

从整体上望神,就要从病人的举止、动作、语言、表情、目光等方面仔细观察。

1.望眼神　眼睛是心灵的窗口,《灵枢·大惑论》说:"五脏六腑之精气皆上注于目而为之精。"又说"目者,心使也",所以,两目的功能状态能够反映人体脏腑精气的盛衰,并在一定程度上反映人整体生命现象的状态。两目黑白分明,有光彩,目光灵活,视物清晰为有神,是脏腑精气充足的表现;两目目光呆滞,没有光彩,视物不清,运动不灵活,或浮光外露为无神,是脏腑精气不足或虚衰的表现。

两睛不转而上视,称为"戴眼",多因正气耗竭,精气不能上荣于目,是病情危重的表现。

2.望神情　所谓的神情是指人的面部表情,面部的表情是心神的外在表现,也是人的精神意识思维活动的外在表现之一。神情舒适安逸、轻松愉快是正气充足健康的表现;神情呆板,反应迟钝,表情沉闷是心神受损的表现。总之,人的神志清楚,思维有序,情绪正常,行为正当,是神的功能状态正常的表现;心神被扰或失养,人可表现为或神识不清,或思维混乱,或情绪偏激,或行为怪异等。

3.得神与失神

(1)得神:又叫做"有神"。临床表现为神智清楚,两眼灵活,明亮有神,呼吸平稳,语言清晰,面色荣润,动作自如,反应灵敏。说明人体正气充足,精气充盛,机体功能正常、健康,如若有病,也属正气未伤,精气未衰的轻证。

(2)神气不足:临床表现为精神不振,两目乏神,面色少华,肌肉松弛,倦怠乏力,少气懒言,动作迟缓。说明正气不足,精气受损,机体功能较弱。可见于轻病或疾病的恢复期或体质虚弱者。

(3)失神:又叫做"无神"。临床表现为精神萎靡,面色无华,两目无光,呼吸气微或喘促,语言错乱,形体羸瘦,动作艰难,反应迟钝,甚至神识不清。说明正气大伤,精气亏虚,机体功能严重衰退。多见于久病重病的病人。

假神:是指危重病人出现精神暂时"好转"的各种虚假临床表现。临床表现为久病或重病之人本已失神,却突然出现神识清醒,精神变好,言语增多,食欲增加,想见亲人,面色无华,两颧泛红如妆。其身体的整体情况与其突然的表现变化不相符合,说明病人脏腑精气极度衰竭,正气将脱,阴不敛阳,虚阳外越,阴阳即将离决。临床多见于病情危重的病人,常是病人临终的表现。

精神错乱:神志失常临床表现为焦虑恐惧,或狂躁不安,或淡漠痴呆和卒然昏倒等,大多为反复发作,缓解期神志失常表现不明显。

(二)望气色

望气色是观察病人皮肤表面的色泽,在临床上主要是观察面部的色泽。这种诊断方法又称为“五色诊”。中医认为五脏主色，青主肝、赤主心、黄主脾、白主肺、黑主肾；而五脏又在一年中分别主旺一季，如肝主春、心主夏、脾主长夏、肺主秋、肾主冬。在一年四季中，五脏五色各按其旺时而呈现，不为病色。

1. 常色　人体正常的气色应该是含蓄有光泽，不能全然外露。《黄帝内经》说：“赤欲如白裹朱……白欲如鹅羽……青欲如苍璧之泽……黄欲如罗裹雄黄……黑欲如重漆色”，说明五色应该是隐含在内的，如赤色应该是白里透红，黄色应该是白里透黄等。由于肤色上的差异及个体特征，如稍白或稍黑等，也属于正常范围。正如《医宗金鉴》所说：“五脏之色，随五行之人所见，百岁不变，故为主色。”由于人与自然是一个整体，所以人的肤色也会随着自然界季节、气温的变化而略有改变，如春季面色可变得稍青，夏季可变得稍红，秋季可变得稍白，冬季可变得稍黑等等，但这并不是很明显的，需要仔细观察才能鉴别出来。

2. 病色　因为疾病，人常有气色的改变。一般说来，青色主痛，白色主寒，黄赤色主热等。如果气色全然外露，则是久病、重病的表现。

白色：主虚证、寒证、脱血、夺气。病人表现为面色发白，是气虚血少或阳衰寒盛使气血不能上荣于面所致。面色淡白无华，口唇色淡者，多属于血虚证或失血证；面色白者，多属阳虚证，兼有虚浮者多属阳虚水泛；面色苍白者，多属阳气暴脱或阴寒内盛。

黄色：主脾虚证、湿证。病人面色发黄，是脾虚机体失养，或湿邪内蕴，脾失健运所致。面色萎黄者，多属脾胃气虚证；面黄虚浮者，多属于脾虚蕴湿证；面目一身皆黄者，黄色鲜明多属黄疸的阳黄，黄色晦暗多属黄疸的阴黄。

赤色：主热证，也可见戴阳证。病人表现为面色红赤，是阳热致使面部脉络扩张，气血充盈或虚阳上浮所致。满面通红者，多属邪热亢盛的实热证；午后两颧潮红者，多属阴虚阳亢，虚火上炎的阴虚火旺证；久病重病面色苍白，却时而面红如妆者，属于阴不敛阳，虚阳上浮的戴阳证。

青色：主寒证、疼痛、气滞、血瘀、惊风。病人表现为面色发青，是寒凝气滞，或瘀血内阻，或筋脉挛急使面部脉络瘀阻所致。面色淡青或黑青者，多属于寒盛、痛剧；面色和口唇青紫者，多属心气、心阳虚衰的心血瘀阻证；面色灰青，口唇青紫，肢凉脉微者，多属于心阳暴脱的真心痛证；面色青黄者，可见于肝郁脾虚证；小儿眉间、鼻柱、唇周发青者，多属邪热亢盛的惊风证。

黑色：主肾虚、寒证、水饮证、血瘀证。肾阳虚衰，水寒内盛，血失温养，血行不畅所致。面色发黑而暗淡者，多属于阳虚火衰，水寒不化，失于温煦的肾阳虚证；面色发黑而焦干者，多属阴虚火旺，机体失养的肾阴虚证；眼眶周围发黑者，多属肾虚的水饮证，或寒湿的带下证；面色黧黑，肌肤甲错者，多属病程较长的血瘀证。

（三）望光泽

肤色、面色荣润光泽，是脏腑精气未衰的表现；面色皮肤枯槁发暗、没有光泽，说明人体脏腑精气不足，胃气不能上荣。一般说来，新病、轻病、阳证多光明润泽，为“善色”；久病、重病、阴证多枯槁晦暗，为“恶色”。正如《素问·脉要精微论》所说：“夫精明五色者，气之华也，赤欲如白裹朱，不欲如赭；白欲如鹅羽，不欲如盐；青欲如苍璧之泽，不欲如蓝；黄欲如罗裹雄黄，不欲如黄土；黑欲如重漆色，不欲如地苍。”

二、望形态

望形态主要包括望形体和望姿态两个方面。

（一）望形体

1. 五体　五体是指筋、脉、肉、皮、骨。中医认为这些都是五脏光华外露的部位，从这些部位的变化可以判断脏腑气血的盛衰。

胖瘦：正常形体应该胖瘦适中匀称，过于肥胖或过于消瘦都是疾病状态。形体肥胖，肤色无华，精神不振者，属于"形盛气虚"，多为阳气不足；形体消瘦，面色萎黄，胸廓狭窄，皮肤干枯，多见于阴血不足；大肉已消，气弱声怯，多见于精气衰竭。

筋膜：筋强有力，耐受疲劳，关节活动灵活体现了肝血充盛；相反，筋软无力，易于疲劳，关节屈伸不利是肝血不足，血不荣筋的表现。

皮毛：皮毛荣润光泽，肌腠紧密体现了肺气充足；皮毛干枯憔悴，肌腠疏松是肺气不足的表现。

骨和头发：骨骼健壮有力，身形挺拔反映了肾的精气充足，精能充髓，髓能养骨；如骨骼脆弱，或骨软无力，或身体畸形是肾精不足，失于养骨的表现。中医认为肾"其华在发"，从头发的荣枯可以反映肾气的盛衰，头发干枯无华、易折是肾精失养；头发稀疏，易于脱落，或发质干枯不荣，多为精血不足之证；突然出现片状脱发，多属血虚受风；青壮年头发稀疏易落，并有眩晕、健忘、腰膝酸软多属肾虚；头皮发痒，多屑、多脂，多属血热化燥；小儿头发稀疏黄软，生长迟缓，甚至久不发育，多属先天不足，肾精亏损；小儿发结如穗，枯黄无泽多见于疳积证。"齿为骨之余"，牙齿干枯、脱落也是肾气不足、肾精失养的表现。

2. 望体质　体质是人在生长发育过程中形成的形体结构与机能方面的个性素质，其在一定程度上可以反映人身个体阴阳、气血盛衰的不同以及禀赋的差异，有助于对疾病的诊察。

体形偏于矮胖，肩宽胸厚，头圆颈粗，喜热恶凉，大便多溏。其特点是阳较弱阴偏旺，患病后易于从阴化寒。

体形偏于瘦长，肩窄胸平，头长颈细，喜凉恶热，大便多燥。其特点是阴较亏阳偏旺，患病后易于从阳化热。

体形介于上述两者之间，其特点是阴阳平衡，气血调匀，是大多数人的体质类型。

（二）望姿态

望姿态就是观察病人在行为动作方面的表现特点，如病人的坐姿、卧姿的喜恶等，病人的动静状态与机体的阴阳盛衰有密切的关系。

在疾病状态时，若病人卧位，身轻转动自如，面常向外，其证多属阳、热、实；病人身重难于转侧，面常向里，精神萎靡，其证多属阴、寒、虚；病人躺卧之时，仰面伸足，常揭去衣被，多属于热证；病人躺卧之时，蜷缩成团，喜加衣被，多属寒证；病人坐而不得卧，卧则气喘，多为水气上凌；病人坐而仰首，多是痰涎壅盛于肺；病人坐而俯首，气短懒言，多是肺虚或肾不纳气之证；病人坐而不得卧，卧则气喘，多为水气上凌。

在疾病发生时，病人常常会有一些异常动作。病人口唇、眼睑、手指、脚趾颤动，多见于外感热性病热极动风的前期或内伤病的气血不足，筋脉失养；颈项强直，两目上视，四肢抽搐,角弓反张,常见于热极生风的肝风内动;猝然跌倒,不醒人事,口角歪斜,半身不遂,属中风证;卒倒神昏,口吐涎沫,四肢抽搐,醒后如常,为癫痫病;肢体软弱,行动不灵,多属痿证;循衣摸床,两手撮空,多为危重证候。

三、望头面部

(一)头部

头为精明之府,中藏脑髓,脑为髓之海,髓由精所化,肾藏精,因而,头形的变化能够反映五脏精气,尤其是肾藏精气的状况。头形的大小异常,或头形畸形多见于正值发育期的婴幼儿。小儿头顶有前后两个囟门,前囟门呈菱形状,约在生后12~18个月闭合,后囟门呈三角形状,在出生后2~4个月闭合。

小儿头颅均匀增大,颅缝开裂,面部较小,智力低下,多属于先天不足,肾精亏虚;小儿头颅狭小,头顶尖圆,颅缝早合,智力低下,多因肾精不足,颅骨发育不良;小儿前额左右突出,头顶平坦,成方颅状,多属肾精不足或脾胃虚弱;囟门突起多属实证,或为温病火毒上攻,或为颅内水液停聚;囟门凹陷多属虚证病理改变的反映,如吐泻伤津,气血不足,或先天精气亏虚脑髓失充等;囟门迟闭多属肾气不足,发育不良的佝偻病。

(二)颜面

一侧或两侧腮部以耳垂为中心肿起,边缘不清,按之有柔韧感或压痛,常为痄腮;口眼歪斜而无半身瘫痪,患部面肌弛缓,额纹消失,眼不能闭,鼻唇沟变浅,多为风邪中络;若口眼歪斜,伴有半身不遂,属于肝阳上亢,风痰阻络的中风证;病人面部表情呈惊恐状,多见于小儿惊风、破伤风等;病人表情呈苦笑状,多见于新生儿脐风、破伤风的面肌痉挛。

(三)五官

1. 眼部

(1)眼的外形

①眼胞浮肿:眼胞如卧蚕之状,是风水证的表现,为水湿过盛所致。

②眼窝凹陷:多见于伤津耗液或气血不足的病人,如吐泻较重的伤津病人,久病或重病气血虚衰的病人等。

③眼球突出:眼球突出兼喘满上气者,属肺胀;眼球突出兼颈前微肿,急躁易怒者,为瘿病。

④眼胞红肿:多属肝经风热,目眦赤烂多属肝脾湿热。

(2)眼的颜色

①目赤红肿:白睛发红为肺火或外感风热,两眦赤痛为心火,全目赤肿为肝经风火上攻。

②白睛发黄:白睛发黄多为黄疸,因湿热或寒湿内蕴,肝胆疏泄失常,胆汁外溢所致。

③目眦淡白:此多是血少不能上荣于目的表现。

④目胞色黑晦暗:多是肾精亏虚,或水寒内盛所致。

(3)眼的动态

①两目直视:病人两眼固定前视、神志不清,多为脏腑精气将绝的危证。

②戴眼反折:病人两目上视,不能转动,并有项强抽搐,角弓反张,为太阳经绝证。

③睡眼露睛:多见于吐泻伤津或慢脾风的脾虚患儿。

④眼睑下垂：双眼睑下垂者，多为先天不足，脾肾亏虚；单眼睑下垂，多因脾气虚衰或外伤所致。

2. 耳部

(1)色泽改变

①耳轮淡白，多属于气血亏虚。

②耳轮红肿，多属于肝胆湿热或热毒上攻。

③耳轮青黑，可见于阴寒内盛或有剧痛的病人。

④耳轮干枯焦黑，多属肾精亏耗的重证。

⑤耳背发红，耳根发凉，多是麻疹先兆。

(2)耳内改变：耳内流脓水为脓耳，多为肝胆湿热所致。

3. 鼻部

(1)鼻头或周围充血，有红色丘疹，名酒糟鼻，多属肺胃有热。

(2)鼻柱溃烂塌陷，常见于麻风病或梅毒。

(3)鼻翼煽动，多见于肺热炽盛喘息。

(4)鼻部红肿、生疮，多属胃热或血热。

4. 口唇　若唇色淡白，多表明病人血虚或失血，是血少不能上荣口唇所致；若唇色深红，多表明热盛于营血；若唇色青紫，多表明内有瘀血或寒凝血瘀；若口唇红肿而干，多表明体内热盛；口唇干枯皱裂，为津液已伤，多见于外感燥邪，或热炽津伤；口角流涎，多见于小儿脾虚湿盛或胃中有热，或见于成人中风口歪斜者；口唇糜烂，多由于脾胃蕴热上蒸。

口开不闭，多属虚证；若口张气直，只出不入，多属肺气将绝的病危表现；口闭难开，牙关紧急为口噤，多属实证，多见于肝风内动，筋脉拘急的痉病、惊风、破伤风等；上下口唇紧聚为口撮，多见于破伤风(新生儿脐风)等；口角向一侧歪斜为口僻，多见于中风病人；战栗鼓颌，口唇振动为口振，多见于正邪交争的战汗或疟疾发作等；口角抽动不止为口角掣动，多为热极生风或脾虚生风之象。

5. 齿龈　齿龈色淡白者，多是血虚不荣；齿龈红肿者，多是胃火上炎；齿龈出血红肿者，多属胃火伤络；齿龈出血微肿者，或为气虚，或为虚火伤络。

牙齿干燥，多是胃热炽盛，津液大伤；齿燥如枯骨，多是肾精枯涸，肾水不能上承所致；牙齿松动稀疏，齿根外露，多属肾虚或虚火上炎；睡中咬牙或啮齿，常见于胃中有热或有虫积。

6. 咽喉　咽喉红肿而痛，多属肺胃积热；红肿溃烂，有黄白腐点，为肺胃热毒壅盛；色鲜红娇嫩，疼痛不甚，多为阴虚火旺；有灰白色假膜，擦之不去，重擦出血且随之又生，为肺热阴伤的白喉。

四、望排泄物

(一)痰

主要从痰涎的稀稠、颜色、咳出是否爽利等方面进行观察。

1. 痰色白而清稀者，多为寒痰。

2. 痰色黄而黏稠或白而黏稠者，多为热痰。

3. 痰少而黏，难于排出者，多属燥痰。

4. 痰白易咯量多者,多属湿痰。

5. 咳吐脓血如米粥状者,多为热毒蕴肺的肺痈证。

6. 痰中带血,多为热伤肺络。

(二)口水

涎为脾液,口流清涎量多者,多属脾胃虚寒;口中时吐黏涎者,多属脾胃湿热;小儿口角流涎,涎渍颐下,称为“滞颐”,多由脾虚不能摄津所致。

(三)呕吐物

呕吐物清稀夹有食物,无酸臭味者,多为胃气虚寒;呕吐物色黄味苦,多属肝胆有热,胃失和降;呕吐物秽浊酸臭,多因胃热或食积所致;呕吐物为痰涎者,多为胃寒;吐血色红或色暗红,夹有食物,多由肝火犯胃,或瘀血内停。

(四)大便

主要观察大便是否成形,大便的气味、颜色及其他的夹杂物。

大便稀薄如水样,多属寒湿泄泻;大便色黄稀溏,糜烂而黏,多为肠中有湿热;大便如冻,夹有脓血,为痢疾;大便先为鲜血后为粪便,属近血;大便先为粪便后为黑褐色血,属远血。

(五)小便

小便清澈而量多者,多为虚寒证;小便黄赤而量少者,多为热证;小便浑浊不清,或属湿浊下注,或属脾肾气虚;尿血者,多是热伤血络;尿如膏脂者为膏淋;尿中夹有砂石者为石淋。

五、望舌

望舌是中医重要的诊断方法,又称为“舌诊”,与脉诊一样同属于中医的特色诊法。望舌主要包括望舌体和舌苔两个方面。舌体是指舌的本体,舌苔则是舌体上的一层附着物。在诊断时,要求病人尽量把舌头吐出,以便观察。医生在望舌之时应注意光线是否充足,病人是否刚吃过有色食物以至染舌,伸舌姿势是否正确等,以保证对舌象判断的正确性。

中医学根据经络学说和“上竟上”“下竟下”的原则,把舌面分为舌尖、舌边、舌中和舌根等部位,并以舌尖候心肺,舌边候肝胆,舌中心候脾胃,舌根候肾,观察五脏的病变。

(一)望舌质

望舌质主要是观察舌体的颜色和形态。

1. 舌色　正常的舌色应该是淡红、湿润、鲜活。

淡白舌:舌色较正常红色浅淡,主阳气虚弱的虚寒证、气血不足之证。

红舌:舌色较正常舌色为深,主里实热证、阴虚内热证。

绛舌:舌色深红,主内热深重的热入营血证、久病的阴虚火旺证。

紫舌:舌色绛紫,干枯少津,多属邪热炽盛,阴液已伤;舌色淡紫或青紫湿润,多属阴寒内盛,血脉瘀滞。舌上有紫色斑点,多为瘀血之证。

2. 舌形　正常的舌形应该是不胖不瘦,形体适中,转动灵活。

胖大舌:比正常舌体胖大。舌体胖大而嫩,色淡者,多属脾肾阳虚,津液不化,水饮痰湿阻滞之证;舌体肿胀深红,多由心脾热盛所致。

瘦薄舌:舌体瘦小而薄,多属阴血亏虚;瘦薄而色淡,多属气血两虚;瘦薄而色红绛,多属阴虚火旺,津液耗伤证。

裂纹舌:舌面上有明显的裂沟,多属阴液亏损;舌裂而红绛,多属热盛伤津;舌裂而色淡白,多属血虚不荣。

齿痕:舌体边缘有牙齿的痕迹,多因舌体胖大受齿缘压迫形成。舌胖大并有齿痕,多是脾虚证;舌淡白湿润有齿痕,多属脾虚而寒湿壅盛。

舌生芒刺:舌乳头增大,高起如刺,摸之棘手。舌有芒刺干燥,多属热邪亢盛。舌尖有芒刺,多属心火亢盛;舌边有芒刺,多属肝胆火盛;舌中有芒刺,多属胃肠热盛。

3. 舌态　在正常情况下,舌头应该转动灵活。

强硬:舌体强硬,运动不灵活,屈伸不便,或不能转动。这种舌象见于外感病,多属热入心包或邪热炽盛;见于杂病,多属中风先兆。

痿软:舌体痿软,伸卷无力,转动不便。久病舌淡痿软,是气血俱虚;舌绛而痿,是热灼阴伤。

颤动:舌体颤抖不定,不能自主。久病舌颤,属气血两虚或阳气虚弱;外感病舌颤,多属热极生风或虚风内动之象。

歪斜:舌体偏向一侧,多是中风或中风先兆。

短缩:舌体紧缩不能伸长,多属危重证候。

(二)望舌苔

舌苔是舌体上的一层附着物,中医认为是胃气上蒸而成。正常情况下,舌体上有一层薄薄的白苔,干湿适中,不滑不躁,是有胃气的表现。临床上主要从舌苔的厚薄,舌苔的颜色、润燥来判断疾病。

1. 苔色

(1)白苔:表证、里证均可见白苔。薄白苔可见于外感病表证,邪未传里之时;舌淡苔白,常见于里寒证;苔白如白粉堆积于舌面,扪之不燥,为积粉苔,多为感受秽浊之气的瘟疫。

(2)黄苔:主热证、里证。黄苔是由于热邪熏灼所致,故主热证。一般苔色越黄,热邪越重,淡黄苔为热轻,深黄苔为热重,焦黄为热结。黄苔常与绛舌并见,主里热证。

(3)灰苔:主里证。可见于里热证,也可见于寒湿证。灰苔可由白苔转化而来,也可与黄苔并见,灰苔常可发展为黑苔。灰苔而润,多为寒湿内阻,或痰饮内停;灰苔干燥,多属热炽津伤,或阴伤火旺。

(4)黑苔:主里证,主热极,主寒盛。黑苔常由灰苔或焦黄苔发展而来,常见于疾病的严重阶段。苔黑燥裂,甚生芒刺,多为热极津枯;苔黑而润滑,多属阳虚寒盛。

2. 舌苔厚薄　透过舌苔能隐隐见到舌体的属薄苔,见不到舌体的为厚苔。舌苔的厚薄能在一定程度上反映病邪的轻重和病情的进退。病情较轻者,舌苔多薄;病邪传里,病情由轻转重,或内有饮食痰湿积滞者,舌苔多厚。舌苔由薄转厚,表示病情由轻转重,为病进;舌苔由厚转薄,表示病邪由内达外,病情由重转轻,为病退。

3. 舌苔润燥　正常的舌苔是润泽的,不湿不燥。苔面干燥,望之枯涸,扪之无津,多见于热盛伤津或阴液亏耗的病证,也可见于气虚不能行津上荣的燥证。苔面水分过多,扪之滑利而湿为滑苔。舌苔由燥转润是病退好转的表现;若由润转燥,是津液被伤,热势加重的表现。

4. 舌苔腐腻　腻苔是舌面上覆盖一层浊而滑腻的苔垢,颗粒细腻致密,刮之难去,多见于湿浊、痰饮、食积等阳气被阴邪所抑的病变。腐苔是舌面覆盖的苔垢颗粒较大,松软而厚,形如豆渣,刮之易去,多见于阳热有余,蒸腾胃中腐浊邪气上升的食积、痰浊。

5. 舌苔剥落　舌苔的有无和消长变化，是正邪斗争互为消长的表现。舌苔骤然褪去，舌面光洁如镜，称“镜面舌”，是胃阴枯竭，胃气大伤的表现；若舌苔剥落不全，称“花剥苔”，也属胃的气阴两伤。

6. 舌苔有根无根　舌苔紧贴舌面，坚敛着实，刮之难去，为有根的舌苔；相反舌苔不着实，如浮涂在舌面之上，刮之即去，则为无根的舌苔。舌苔有根，多为实证、热证，表示有胃气；舌苔无根，多为虚证、寒证，表示胃气衰。

舌诊的综合观察：在临床上，望舌应该结合舌质和舌苔的综合情况进行观察，一般说来，察舌质应重在辨脏腑的虚实；察舌苔应重在辨病邪的深浅和胃气的有无。

例如，同是薄白舌苔，若舌质淡红或舌尖红，多为外感表证；舌质白且胖大，多为虚寒证。同是黑苔，若是舌质淡白而且湿润，多为阳虚寒盛之证；舌质苍老而干燥，多为热极津枯之证。在实际运用时需要综合观察，不可偏废。

六、望小儿指纹

这里所讲的指纹是指小儿浮露在食指掌侧前缘的络脉。医生在诊察时，用左手拇指、食指握住小儿食指的末端，以右手拇指从指端向根部推几次，用力要适中，可以使指纹更为明显。在临床上主要用于3岁以内小儿的诊断。

（一）三关定轻重

指纹在食指上的显现与分布，可分“风”、“气”、“命”三关，由指根向指尖的第一节部位是“风关”，第二节部位是“气关”，第三节部位是“命关”。指纹在风关者病轻邪浅，透气关者邪气已深入，达命关者病情更重，一直到达指甲端的称为“透关射甲”，病情尤为重笃。

（二）浮沉分表里

从指纹的浮沉辨别疾病的表里，浮现明显者多为病在表，沉隐不显者多属病在里。

（三）红紫辨寒热

正常指纹，色呈浅红，隐现于风关之内，色鲜红者，多属外感风寒表证；色紫红者，多为热证；色紫黑者，多为血络郁闭，病情危重；色淡紫者，多属虚证；色滞暗者，多属实证；色青者，多见于惊风，或多种痛证。

（邹澍宣　刘兰群）

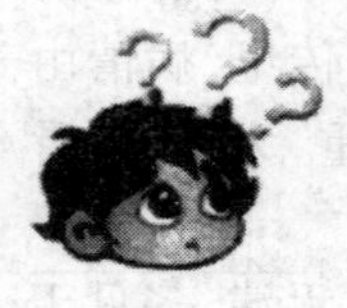

思考题

1. 中医传统诊法包括哪几个方面？
2. 中医问诊的要领有哪些？
3. 常见脉象都代表哪些主证？
4. 如何看舌质、舌苔？
5. 如何通过四诊辨别寒热虚实？

第五章　辨　证

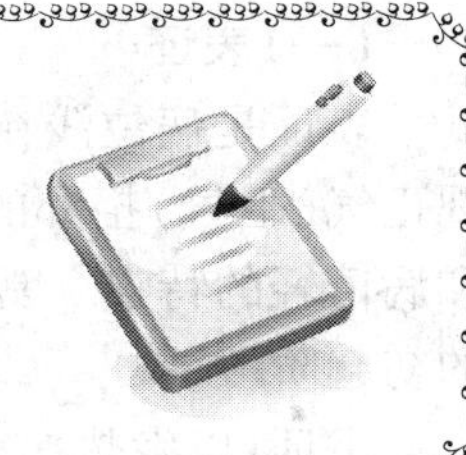

学习目标

1. 掌握中医学辨证的概念。
2. 掌握辨证方法即八纲辨证、六经辨证、脏腑辨证、气血津液辨证、卫气营血辨证、三焦辨证。

在中医学理论体系中,“证”是一个非常重要的概念。“证”既不是指疾病发生发展的全过程,也不是指疾病过程中某一个具体的症候表现,而是机体在疾病发展过程中的某一阶段的病理概括,不同的疾病可以表现为相同的“证”,而相同的症候可以出现在不同的“证”之中。“证”是疾病发展过程中某一特定阶段病理变化的实质,涵盖了病因、病位、病性以及邪正斗争的趋向等内容,而这些内容是通过疾病的这一特定阶段的全面症候表现反映出来的。

“辨证”是中医诊断治疗过程中的一个重要环节,也是最具有中医学术特色的。中医辨证的过程,是医生用大脑对通过“四诊”获取的材料进行分析加工的过程,所以是一个理性思维的过程,在中医理论中,辨证是一个非常重要的组成部分。辨证的方法在《黄帝内经》中就有论述,随着历史的发展和人类与疾病斗争经验的不断丰富,辨证的方法也不断地丰富其内容,出现了像张仲景创立的六经辨证、叶天士创立的卫气营血辨证以及吴鞠通创立的三焦辨证等,内容十分丰富。

第一节　八纲辨证

八纲辨证是根据四诊取得的材料,进行综合分析,以探求疾病的性质、病变部位、病势的轻重、机体反应的强弱、正邪双方力量的对比等情况,归纳为阴、阳、表、里、寒、热、虚、实八类证候,是中医辨证的基本方法、各种辨证的总纳,也是从各种辨证方法的个性中概括出的共性,在诊断疾病过程中,起到执简驭繁,提纲挈领作用。

疾病的表现尽管极其复杂,但基本都可以归纳于八纲之中。疾病总的类别,有阴证、阳证两大类;病位的深浅,可分在表在里;阴阳的偏颇,阳盛或阴虚则为热证,阳虚或阴盛则为寒证;邪正的盛衰,邪气盛的叫实证,正气衰的叫虚证。因此,八纲辨证就是把千变万化的疾病,按照表与里、寒与热、虚与实、阴与阳这种朴素的两点论来加以分析,使病变中各个矛盾充分揭露出来,从而抓住其在表在里、为寒为热、是虚是实、属阴属阳的矛盾,这就是八纲的基本精神。

一、表里

表里是说明病变部位深浅和病情轻重的两纲。一般来说,皮毛、肌肤和浅表的经属表;脏腑、血脉、骨髓及体内经络属里。表证即病在肌表,病位浅而病情轻;里证即病在脏腑,病位深而病情重。

(一)表证

表证是病位浅在肌肤的证候。一般为六淫外邪从皮毛、口鼻侵入机体后,邪留肌表,出现正气(卫气)拒邪的一系列症状,多为外感病初起阶段。表证具有起病急、病程短、病位浅和病情轻的特点。常见于外感热病的初期,如上呼吸道感染、急性传染病及其他感染性疾病的初起阶段。

主证:以发热恶寒(或恶风),头痛,舌苔薄白,脉浮为基本证候,常兼见四肢关节及全身肌肉酸痛,鼻塞,咳嗽等症状。表证通常是邪气比较轻浅的表现。由于外邪有寒热之分,正气抗御外邪的能力有强弱不同,表证又分为表寒、表热、表虚、表实证。

1. 表寒证

主证:恶寒重,发热轻,头身疼痛明显,无汗,流清涕,口不渴。舌质淡红,苔薄白而润,脉浮紧。

病机:寒邪束于肌表或腠理,人体正气起而抗之,正邪相争,故恶寒发热,邪气侵犯体表经络,致卫气营血运行不畅,故头身肢体酸痛。正邪相争于表,故脉浮。

2. 表热证

主证:发热重,恶寒轻,头痛,咽喉疼痛,有汗,流浊涕,口渴。舌质稍红,舌苔薄白或薄黄,脉浮数。

病机:风热之邪侵袭肌表,故发热重,恶寒轻。热邪犯卫,腠理失司,则汗外泄。热伤津而口渴。热邪在表,故脉浮数。

3. 表虚证

主证:表证而恶风,恶寒有汗。舌质淡,舌苔薄白,脉浮而无力。

病机:体质素虚,卫阳不固,故恶风,汗出,脉浮而无力。

4. 表实证

主证:发热,恶寒,身痛,无汗。舌质淡红,舌苔薄白,脉浮有力。

病机:邪盛正不衰,邪束肌表,正气抗邪,肌表汗孔固密,故发热恶寒而无汗,脉浮而有力。

辨别表寒证与表热证,是以恶寒发热的轻重和舌象、脉象为依据。表寒证是恶寒重发热轻,表热证是发热重恶寒轻;表寒证舌苔薄白而润,脉浮紧,表热证舌苔薄白而不润,脉浮数。此外,风寒之邪可以郁而化热,由表寒证变成表热证;外邪侵入肌表后容易入里化热,表寒证(或表热证)可以转化为里热证。

辨别表虚证与表实证,结合病人体质,以有汗无汗为依据。表实证为表证而无汗,年轻体壮者多见;表虚证为表证而有汗,年老体弱或久病者多见。

（二）里证

里证是与表证相对而言，是病位深于内（脏腑、气血、骨髓等）的证候。里证的成因，大致有三种情况：一是表证进一步发展，表邪不解，内传入里，侵犯脏腑而成；二是外邪直接入侵内脏而发病，如腹部受凉或过食生冷等原因可致里寒证；三是内伤七情、劳倦、饮食等因素，直接引起脏腑机能障碍而成，如肝病的眩晕、胁痛，心病的心悸、气短，肺病的咳嗽、气喘，脾病的腹胀、泄泻，肾病的腰痛、尿闭等。里证的临床表现是复杂的，应当详细分析病因，判断疾病发生的部位。外感病中的里证还需结合病因辨证、卫气营血辨证，而内伤杂病中，则以脏腑辨证为主。里证要注意辨别里寒、里热、里虚、里实。

辨别表证与里证，多依据病史的询问，病证的寒热及舌苔、脉象的变化。一般来说，新病、病程短者，多见于表证；久病、病程长者，常见于里证。发热恶寒者，为表证；发热不恶寒或但寒不热者，均属里证。表证舌苔常无变化，或仅见舌边尖红；里证常有舌苔的异常表现，脉浮者为表证，脉沉者为里证。

（三）半表半里证

病邪既不在表，又未入里，介于表里之间而出现的既不同于表证，又不同于里证的证候，称为半表半里证。

主证：寒热往来，胸胁胀满，口苦咽干，心烦，欲呕，不思饮食，目眩。舌尖红，苔黄白相兼，脉弦。

病机：邪正相争于半表半里，互有胜负，故寒热往来。邪犯半表半里，胆经受病，故胸胁胀满，口苦。胆热而肝胃不和，故心烦，目眩，欲呕，不思饮食。

（四）表里同病（表里夹杂）

表里同病是指表证和里证在同一个时期出现。常见的有三种情况：一是初病既见表证又见里证；二是发病时仅有表证，以后由于病邪入里而见里证，但表证未解，也称为表里同病；三是本病未愈，又兼标病，如原有内伤，又感外邪，或先有外感，又伤饮食等，也属表里同病。治疗原则为表里双解。

二、寒热

寒热是辨别疾病性质的两纲，是用以概括机体阴阳盛衰的两类证候。一般来说，寒证是机体阳气不足或感受寒邪所表现的证候，热证是机体阳气偏盛或感受热邪所表现的证候。所谓“阳盛则热，阴盛则寒”，“阳虚则寒，阴虚则热”。辨别寒热是治疗时使用温热药或寒凉药的依据，所谓“寒者热之，热者寒之”。

（一）寒证

寒证是感阴寒之邪（如寒邪、湿邪）或阳虚阴盛、脏腑阳气虚弱、机能活动衰减所表现的证候，可分为表寒证和里寒证。表寒证已以表证讨论，这里所指为里寒证。

主证：畏寒，形寒肢冷，口不渴或喜热饮，面色白，咳白色痰，腹痛喜暖，大便稀溏，小便清长。舌质淡，苔白，脉沉迟。

病机：阳虚阴盛，病邪寒化，故畏寒肢冷；脾胃寒冷，故腹痛喜暖，阳气不振而脉沉迟。

（二）热证

热证是感受阳热之邪（如风邪、热邪、火邪等）或阳盛阴虚、脏腑阳气亢盛和阴液亏损、机能活动亢进所表现的证候,可分为表热证和里热证。表热证已在表证讨论,这里所指为里热证。

主证:发热,不恶寒,烦躁不安,口渴喜冷饮,面红目赤,咳痰黄稠,腹痛喜凉,大便燥结,小便短赤。舌质红,苔黄,脉数。

病机:阳热偏盛,故发热喜凉,热伤津液而口渴喜饮,小便短赤,大便燥结。热盛故见脉数。

(三)实热与虚热

由于感受热邪所形成的实热证,与机体阴液亏损或机能亢进所致的虚热证,其临床表现及治则都是不尽相同的。

实热证与虚热证的鉴别:

实热证:发病急,病程短。高热,怕热,大汗出,神昏谵语,甚则发狂。烦渴引饮,咳吐黄稠痰、脓痰,或咳血。大便秘结,小便短赤,面红目赤。舌红,苔黄厚,脉洪数。热邪炽盛多由热邪壅滞引起。

虚热证:发病缓慢,病程长。低热,骨蒸潮热,盗汗,五心烦热,失眠多梦。口干,但饮不多。痰少,痰黏或痰带血丝。大便量少,小便黄、量少。两颧绯红。舌红,少苔或无苔,脉细数。阴液亏耗,阴虚阳胜,这类证候多因阴虚而阳气相对亢盛导致的。

(四)寒热真假

在疾病发展到寒极或热极的危重阶段,可以发现一些"寒极似热"、"热极似寒"的假象,临床上把本质是热证而表现为寒象的叫"真热假寒",本质是寒证而表现为热象的叫"真寒假热"。这种情况往往表示疾病比较严重。如果不能抓住本质,就会被假象所迷惑而致误诊、误治。

真寒假热:如慢性消耗性疾病病人常见身热,两颧潮红,躁扰不宁,苔黑,脉浮大等,表面上看似有热象,但病人却喜热覆被,精神萎颓淡漠,蜷缩而卧,舌质淡白,苔黑而润,脉虽浮大但无力。为阴盛于内,格阳于外,其本质仍是寒证,故称"真寒假热"。治疗上要温里回阳,引火归元。

真热假寒:即内有真热而外见假寒的证候,如热性病中毒较重时,可见表情淡漠,困倦懒言,手足发凉,脉沉细等,粗看好似寒证,但又有口鼻气热,胸腹灼热,口渴喜冷饮,大便秘结,小便短赤,舌红绛,苔黄干,脉虽沉细,但数而有力。为阳热内郁不能外达,本质是热证,故称"真热假寒"。治疗上应清泻里热,疏达阳气。

一般来说,寒、热的表象属标,是一种假象;内、里的寒、热属本,是它的本质。

辨别寒证与热证,不能孤立地根据某一症状或体征判断,应对疾病的全部表现综合观察,尤其是寒热、口渴不渴、面色、四肢温凉、二便、舌象、脉象等几方面更为重要。即畏寒喜热为寒,发热、怕热喜冷为热;口淡不渴为寒,口渴喜饮为热;面色红为热;手足厥冷多为寒,四肢烦热多为热;小便清长、大便稀溏为寒,小便短赤、大便燥结为有热;舌淡苔白为寒,舌红苔黄为热等等。从寒证与热证的比较可以看出:寒证属阴盛,多与阳虚并见;热证属阳盛,常有阴液亏耗的表现。

三、虚实

虚实是辨别人体的正气强弱和病邪盛衰的两纲。一般而言，虚指正气不足，虚证便是正气不足所表现的证候，而实指邪气过盛，实证便是由邪气过盛所表现的证候。《素问·通评虚实论》说："邪气盛则实，精气夺则虚"。若从正邪双方力量对比来看，虚证虽是正气不足，而邪气也不盛；实证虽是邪气过盛，但正气尚未衰，表正邪相争剧烈的证候。辨别虚实，是治疗采用扶正（补虚）或攻邪（泻实）的依据，所谓"虚者补之，实者泻之"。

（一）虚证

虚证的形成，或因体质素弱（先天、后天不足），或因久病伤正，或因出血、失精、大汗，或因外邪侵袭损伤正气等原因而致"精气夺则虚"。

主证：面色苍白或萎黄，精神萎靡，身疲乏力，心悸气短，形寒肢冷或五心烦热，自汗盗汗，大便溏泻，小便频数失禁，舌少苔或无苔，脉虚无力等。

临床上由于气、血、阴、阳不足可分为气虚、血虚、阴虚、阳虚，由于脏腑的不足造成各脏腑的虚证（如肺气虚、心血虚、肝阴虚、脾气虚、肾阳虚等）。下面说明气虚、血虚、阴虚、阳虚的证候及治则。脏腑的虚证在脏腑辨证中讨论。

气虚、血虚、阴虚、阳虚的鉴别：

气虚：面色白或萎黄，精神萎靡，身疲乏力，声低懒言，自汗，纳少，舌淡胖，脉无力。气短，乏力，动则气急等症明显，脉虚无力。

阳虚：畏寒，形寒肢冷，小便清长，下利清谷，脉迟。

血虚：消瘦，头晕，目眩，失眠，心悸，脉细。面色苍白无华或萎黄，手足麻木，口唇指甲淡白，舌质淡，脉细弱无力。

阴虚：低热或潮热，颧红，五心烦热，口干，咽燥，盗汗，舌红绛，质瘦或有裂纹，无苔或少苔，脉细数。

从上可以看出：气虚和阳虚，属阳气不足，故临床表现相似而都有面色白，神疲乏力，自汗等症状，但二者又有区别，气虚是虚而无"寒象"，阳虚是虚而有"寒象"——怕冷，形寒肢冷，脉迟等。血虚和阴虚属阴液不足，故临床表现相似而都有消瘦、头晕、心悸、失眠等症状，但二者又有区别，血虚是虚而无"热象"，阴虚是阴液亏损不能约束阳气而导致阳亢，故为虚而有"热象"——低热或潮热，口干，咽燥等。

（二）实证

实证的形成，或是由病人体质素壮，因外邪侵袭而暴病，或是因脏腑气血机能障碍引起体内的某些病理产物，如气滞血瘀、痰饮水湿凝聚、虫积、食滞等。

临床表现由于病邪的性质及其侵犯的脏腑不同而呈现不同，其特点是邪气盛，正气衰，正邪相争处于激烈阶段。常见症状为高热，面红，烦躁，谵妄，声高气粗，腹胀满疼痛而拒按，痰涎壅盛，大便秘结，小便不利，或有瘀血肿块、水肿、食滞、虫积，舌苔厚腻，脉实有力等。

辨证虚证与实证可从下面几方面考虑：从发病时间上，新病、初病或病程短者多属实证，旧病、久病或病程长的多属虚证；从病因上，外感多属实证，内伤多属虚证；从体质上，年轻体壮者多属实证，年老体弱者多属虚证；从临床症状与体征上，参考鉴别如下。

虚证与实证鉴别：

虚证：面色白、苍白、萎黄无华，神疲乏力，声低懒言，隐痛喜按，舌淡苔白或少苔，脉虚无力。

实证：面红烦躁，谵语，声高气粗，剧痛拒按，舌红，苔黄厚腻，脉实有力。

四、阴阳

阴阳是辨别疾病性质的两纲，是八纲的总纲，即将表里、寒热、虚实再加以总的概括。《类经·阴阳类》说："人之疾病，……必有所本，或本于阴，或本于阳，病变虽多，其本则一"，指出了证候虽然复杂多变，但总不外阴阳两大类，而诊病之要也必须首先辨明其属阴属阳，因此，阴阳是八纲的总纲。一般，表、实、热证属于阳证，里、虚、寒证属于阴证。阴证和阳证的临床表现、病因病机、治疗等已述于表里、寒热、虚实六纲之中。但临床上，阴证多指里证的虚寒证，阳证多指里证的实热证。

（一）阴证

阴证是体内阳气虚衰，阴偏盛的证候。一般而言，阴证必见寒象，以身畏寒，不发热，肢冷，精神萎靡，脉沉无力或迟等为主证。由脏腑器官机能低下，机体反应衰减而形成，多见于年老体弱或久病，呈现一派虚寒的表现。

（二）阳证

阳证是体内阳气亢盛，正气未衰的证候。一般而言，阳证必见热象，以身发热，恶热，肢暖，烦躁口渴，脉数有力等为主证。由脏腑器官机能亢进而形成，多见于体壮者、新病、初病，呈现一派实热的表现。阴证与阳证的主要临床表现参考如下：

阴证：面色苍白或暗淡，身重蜷卧，倦怠无力，萎靡不振，舌质淡而胖嫩，舌苔白而润滑。语声低微，静而少言，呼吸怯弱，气短。饮食减少，喜温热，口不渴，口淡无味，大便溏薄，小便清长或少。疼痛喜按，身寒足冷，脉沉，细、涩、迟、弱、无力。

阳证：面色潮红或通红，狂躁不安，口唇燥裂，舌质红绛，舌苔厚，甚则燥裂，或黑而生芒刺。语声高亢，烦而多言，甚则狂言，呼吸气粗，喘促痰鸣。口干口苦，喜凉，烦渴引饮，大便燥结，小便短赤。疼痛拒按，身热足暖，脉浮，洪、滑、数、实而有力。

（三）亡阴与亡阳

亡阴与亡阳，是疾病过程中的两种危险证候，多在高热、大汗不止、剧烈吐泻、失血过多而有阴液或阳气迅速亡失的情况下出现，常见于休克病人。亡阴亡阳虽属虚证范围，但因病情特殊，且病势危笃，又区别于一般虚证。

亡阴与亡阳的临床表现，除原发疾病的各种危重症状外，均有不同程度的汗出。但亡阴之汗，汗出热而黏，兼见肌肤热，手足温，口渴喜饮，脉细数疾而按之无力等阴竭而阳极的证候；亡阳之汗，大汗淋漓，汗凉不黏，兼见畏寒蜷卧，四肢厥冷，精神萎靡，脉微欲绝等阳脱而阴盛的证候。由于阴阳是互根的，阴液耗竭则阳气无所依附而散越，阳气衰竭则阴液无以化生而枯竭，所以亡阴与亡阳的临床表现难于截然割裂，其间可迅速转化，相继出现，只是有先后主次的不同而已。亡阴亡阳的鉴别如下：

亡阴：汗热，味咸而黏。尚温畏热。面色潮红，全身灼热，烦躁，昏迷，气促，渴喜冷饮，舌红绛而干，脉细数疾而按之无力或虚大。

亡阳：汗冷，味淡不黏。厥冷畏寒。面色淡，全身发凉，淡漠，昏迷，气微，口不渴或喜热饮，舌淡白滑润，脉微细欲绝或浮而空。

五、八纲之间的相互关系及八纲辨证的运用

表里、寒热、虚实、阴阳八纲的区分并不是单纯的、彼此孤立的、静止不变的，而是错综复杂、互相联系、互相转化的。归纳起来，八纲之间存在着“相兼”、“夹杂”、“转化”的关系。

（一）相兼关系

“相兼”即指两个纲以上的症状同时出现，如外感热病初期，见有表证，还须进一步辨其兼寒或兼热，故可分为表寒证和表热证；久病多虚证，当进一步辨其属虚寒证或虚热证。相兼证的出现，不能平均看待，而是有主次和从属关系，如表寒、表热证都是以表证为主，寒或热从属于表证，治疗当以解表为主，分别用辛温解表或辛凉解表；虚寒、虚热证都是以虚证为主，寒或热也从属于虚证，治疗时当以补虚为主，分别用补阳或滋阴的方法。至于表里相兼时，以何证为主，须看具体病情而定。

（二）夹杂关系

“夹杂”即指病人同时出现性质互相对立的两纲症状，如寒热夹杂、虚实夹杂、表里夹杂病（习惯上叫表里同病）。另外，在疾病发展过程中，还会出现一些假象，如真热假寒、真寒假热等，所以，在辨证过程中，要细心观察，全面分析，去伪存真，抓住本质，以免造成误诊、误治，延误病情。

（三）转化关系

“转化”即指某一纲的症状向其对立的一方转化。表里之间、寒热之间、虚实之间、阴阳之间既是相互对立的，又可在一定条件下相互转化。如外感风寒见恶寒发热、头痛等表寒证，若因病情发展或治疗不当，则病邪可由表入里，病变性质可由寒转热，最后由表寒证转化为里热证；实证可因误治、失治等原因，致病程迁延，虽邪气渐去，而正气亦伤，逐渐转化为虚证，虚证可由于正气不足，不能布化，以致产生痰饮或水湿、气滞或血瘀等实邪，而出现种种实证。转化是在一定条件下才能发生，辨证时必须随时审察病机的转变，及时诊断治疗，避免疾病向恶化方向发展，促进疾病向痊愈方向转化。

八纲辨证运用时，首先辨别表里，确定病变的部位；然后辨别寒热、虚实，分清病变性质，了解正邪双方力量对比状况；最后可以用阴阳加以总的概括。

总之，八纲辨证是对疾病从表里、寒热、虚实、阴阳八个方面归纳、分析而进行诊断的一种方法，虽然它还要和病因辨证、卫气营血辨证等结合起来才能使诊断趋于完善，但它是各种辨证的基础，起到执简驭繁、提纲挈领的作用。

八纲各证不是一成不变的，而是依一定条件而转化。表证传里为病热加重，里证出表为病势向愈；热证变寒证、实证变虚证多为正不胜邪，寒证变热证、虚证变实证多为正气逐渐恢复。

八纲虽有各自不同的见证，但很少是单纯的、孤立的，而是存在着“相兼”、“夹杂”的复杂关系，有时还会出现“假象”，因此，在辨证过程中，要认真地调查研究，连贯起来进行思索，透过现象抓住本质，及时掌握疾病的转化，这样才能有中肯的分析、正确的诊断，从而进行恰当的治疗。

第二节 六经辨证

六经辨证是东汉著名医学家张仲景创立的外感热性病的辨证施治体系，在中医发展史上有十分重大的意义。关于六经的实质，历代研究者提出了不同的见解，但总体认为与人体的经络有关联。经络脏腑是人体不可分割的整体，故某一经的病变，很可能影响到另一经，所以六经病有相互传变的证候。一般说来，六经传变，阳病大多从太阳开始，然后传入阳明、少阳，如正气不足，亦可传及三阴；阴证大多从太阴开始，然后传入少阴、厥阴，但亦有邪气直中三阴的。总之，病邪传变，大多自表而里，由实而虚；然在正复邪衰的情况下，亦可由里达表，由虚转实。前者是病邪进展的传变，后者是病情向愈的转归，所以有这样的演变，是与各种客观因素的影响有密切关系的，凡病邪的轻重、体质的强弱，以及治疗的恰当与否，都是决定疾病传变的主要因素。如病人体质衰弱，或医治不当，虽阳证亦可转入三阴；反之，如病护理较好，医治适宜，虽阴证亦可转出三阳。所以，疾病的传变虽然没有固定的形式，但是也总不离乎六经的证候范围，因而只要分清六经脉证的界限，也就能识别六经病证的传变证候。

一、太阳病证

太阳为人身的藩篱，主肌表，外邪侵袭，大多从太阳而入，正气奋起抗邪，于是首先表现出来的就是太阳病。

太阳病的主脉主证：脉浮，头项强痛而恶寒。

这是太阳病的基本脉证。凡具有如此脉证，在外感病发生发展的过程中，但见此脉此证，即可辨为太阳病。

太阳病的病机是因外邪侵袭于肌表，正气抗邪于外，故脉亦应之为浮。足太阳经脉从头走足，行于身体的背部；太阳经脉受邪，失其柔和，故头项强痛。恶寒，亦包括恶风在内，是外邪侵袭，卫阳被郁的缘故。

太阳病又有经证和腑证的区别。

(一)太阳病经证

由于病人感受病邪的不同和体质的差异，同是太阳病经证，又有中风与伤寒的区别。

1.太阳中风证

临床表现：发热，恶风，头痛，脉浮缓，自汗出，有时可见鼻鸣干呕。

太阳中风为外伤风邪之意，与卒然昏倒的中风不同。太阳中风的主要病机，是由于营卫失调所致。

证候分析：太阳主表，统摄营卫。卫为阳，功主卫外；营为阴，有营养的作用。阳在外为阴之使，阴在内为阳之守。今风邪外袭，卫受病则卫阳浮盛于外而发热，所谓“阳浮者热自发”。正由于卫阳浮盛于外，失其固外开阖的作用，因而营阴不能内守而汗自出，汗出则营弱，所谓“阴弱者汗自出”。由于汗出肌腠疏松，营阴不足，故脉浮缓。汗出肌疏，故恶风。鼻鸣干呕，则是风邪壅滞而影响及于肺胃使然。由于此证汗出肌腠疏松，所以又有表虚证之称，这是对太阳伤寒证的表实而言的，并不是绝对的虚证。

2. 太阳伤寒证

临床表现：发热，恶寒，头项强痛，体痛，无汗而喘，脉浮紧。

此为寒邪袭表，卫阳被束，营阴郁滞所致的证候。

证候分析：邪壅于表，故恶寒，卫气与邪抗争，故发热。起初有未发热者，乃是寒邪初袭，卫阳被遏，暂时还未与邪相争的现象。卫阳被遏，势必与邪相争，即会出现发热。因此，伤寒临床所见，多为恶寒发热同时并见。卫阳既遏，营阴亦受邪滞，筋骨失于濡煦，故身体骨节痛。腠理闭塞，所以无汗。正气欲向于外而寒邪束于表，所以脉见浮紧。肺主呼吸而外主皮毛，邪束于外，肌腠失宣，必然影响及肺，由是肺气不利，则呼吸喘促。因其无汗，故又称为表实证。

（二）太阳病腑证

1. 蓄水证

临床表现：太阳病发汗以后，大汗出，胃中干，烦躁不得眠，小便不利，微热，消渴，或渴欲饮水，水入则吐，脉浮。

证候分析：足太阳经脉连属膀胱腑，太阳病过汗后，水蓄膀胱，主要表现为小便不利。胃中干、口渴都是过汗所致。

2. 蓄血证

临床表现：太阳病不解，热结膀胱，其人如狂，少腹急结者。

证候分析：太阳病未解，血蓄膀胱，故少腹急结；上扰心神，故其人如狂。

二、阳明病证

阳明病是因太阳病未愈，病邪逐渐亢盛入里所致。见于外感病过程中，阳气亢旺，邪从热化最盛的极期阶段。按其性质来说，属于里实热证。

阳明病也有经证和腑证之分。

（一）阳明病经证

临床表现：身大热，大汗出，大渴引饮，面赤心烦，舌苔燥黄，脉洪大。

此为邪热弥漫全身，充斥阳明之经，而肠道尚无燥屎内结的证候。

证候分析：邪入阳明，燥热亢盛，充斥阳明经脉，故周身大热。阳明之脉荣于面，热势上腾，故面赤。热迫津液外泄，故大汗出。汗出而津不能继，故大渴引饮。阳明热盛，蒸灼于心神，故心烦。热甚津伤，所以舌苔燥黄。热甚阳亢，阳明为气血俱多之经，热迫其经，故脉来洪大。

（二）阳明病腑证

临床表现：日晡潮热，手足濈然汗出，脐腹部胀满疼痛，大便秘结，或腹中转矢气，甚者谵语、狂乱、不得眠，舌苔多厚黄干燥，边尖起芒刺，甚至焦黑燥裂，脉沉迟而实，或滑数等。

此为邪热传里与肠中糟粕相搏而成燥屎内结的证候。

证候分析：本证较经证为重，足阳明经内连大肠，阳明经热盛不解，热入阳明腑则出现本证。阳明经证，大热汗多，或误用发汗使津液外泄，于是肠中干燥，里热更甚，而致燥屎阻结，则成腑证。阳明的经气旺于日晡时，而四肢禀气于阳明，大肠腑中实热，弥漫于经，故日晡潮热,手足濈然汗出。热与糟粕充斥肠道,结而不通,则脐腹部胀满疼痛,大便秘结。燥屎内结,结而不通,气从下出,则腹中矢气频转。邪热炽盛上蒸而熏灼心宫,则出现谵语、狂乱、不得眠等症。热内结而津液被劫,故苔黄干燥、起芒刺或焦黑燥裂。燥热内结于肠,肠道壅滞而邪热又迫急,故脉沉迟而实,或滑数。

三、少阳病证

临床表现:口苦,咽干,目眩,往来寒热,胸胁苦满,嘿嘿不欲饮食,心烦喜呕,苔白或薄黄,脉弦等。

少阳病从其病位上来看,是已离太阳之表,而未入阳明之里,正是在表里之间,因而在其病变的机转上,既不属于表证,也不属于里证,而是属于半表半里的热证。

证候分析:少阳位居半表半里,《伤寒论》以口苦、咽干、目眩为本病辨证总纲。因为少阳受病,邪热熏蒸,胆热上腾则口苦,津为热灼则咽干,目为肝胆之外候,少阳风火上腾,所以目为之眩。此外,邪入少阳半表半里之间,正邪相争,正不胜邪,则恶寒,正胜于邪,则发热,因此寒热往来,亦为少阳病的特点之一。少阳之脉布于胁肋,热郁少阳,故胸胁苦满。胆热木郁,干犯胃腑,胃为热扰,则嘿嘿而不欲饮食。少阳木郁,木火上逆,则心中烦扰。胆气横逆,胃土必自受侮,胃为邪袭,失其将下之常,而反气逆向上,所以时时欲呕,肝胆受病气机郁滞,是以脉弦。

四、太阴病证

临床表现:腹满而吐,食不下,自利,口不渴,时腹自痛。或舌苔白腻,脉象沉缓而弱。

太阴病的性质属于里虚寒湿。脾属太阴,与阳明胃相表里,胃阳旺盛则邪从燥热而化,脾阳不足则邪从寒湿而化,故阳明病属于里实热,太阴病属于里虚寒。由于脾与胃同居中州,相为表里,所以两经见证可以相互转化,如阳明病而中气虚,即可转为太阴;太阴病而中阳渐复,亦可转为阳明。临床所见,凡三阳病而中气虚者,每易转为脾胃虚寒的证候,称为“传经”;如里阳素虚而始病即见虚寒证候者,称为“直中”;无论传经或直中,凡见上述证候的可断为太阴病证。

证候分析:脾土虚寒,气机不利,则腹部满闷;寒邪阻滞,则腹痛阵发。太阴病的腹满、痛与阳明病的腹满因于燥屎内结者,迥然不同。燥屎内结者,其满痛必甚,而且痛必拒按;太阴病腹满、痛为虚,所以腹满时减,而且喜温手揉按。由于中焦虚寒,故食不下或自利,以其邪从寒湿而化,且下焦气化未伤,津液犹能上承,所以太阴病口多不渴,但在吐利严重的情况下,也可能有口干渴的感觉,不过渴不喜饮,或渴喜热饮而饮亦不多。寒湿之邪,弥漫太阴,故舌苔白腻,脉象沉缓而弱。

五、少阴病证

少阴病属于全身性虚寒证。少阴经属于心肾,为水火之脏,是人身的根本,心肾机能衰减,抗病力量薄弱,则为少阴病变。少阴病既可从阴化寒,又可从阳化热,因而在临床上有寒化、热化的两种不同证候。

（一）少阴病寒化证

临床表现：无热恶寒，脉微细，但欲寐，四肢厥冷，下利清谷，呕不能食，或食入即吐；或脉微欲绝，反不恶寒，甚至面赤。

少阴病寒化证是少阴病过程中比较多见的一种证候，多为阳气不足，病邪内入，从阴化寒，故呈现出全身性的虚寒征象，这与太阴病的肠胃虚寒证是判然有别的。

证候分析：少阴阳气衰微，阴寒独盛，故无热恶寒，所谓“无热恶寒者，发于阴也”，亦即“阳虚则外寒”之义。阳气衰微不能鼓动血液运行，是以脉微细；“阳气者，精则养神”，今阳气衰微，神气失养，故呈现“但欲寐”即神情衰倦的迷糊状态。此外，更由阳衰寒盛，外不能温煦四肢，四肢失其所本，则四肢厥冷；内不能温运于脾胃，阴霾充斥，故下利清谷，呕不能食，或食入即吐。在这里应当明确，下利清谷，即指下利而完谷不化，此种下利，必兼口渴，与太阴病的自利不渴者不同。因少阴病下焦阳气衰微，不能化气升津，同时下利较甚，津液亦随之外泄，所以少阴下利，每多口渴；若太阴下利，下焦阳气未受影响，且下利不如少阴之甚，所以太阴病的下利，口多不渴，这是两者的区别。若阴寒极盛于下，将残阳格拒于上，则表现为阳浮于上的面赤“戴阳”假象。

（二）少阴病热化证

临床表现：心烦不得卧，口燥咽干，舌尖红赤，脉象细数。

此为阴虚阳亢，从阳化热的证候。

证候分析：少阴病热化证是阴虚阳亢，与少阴病寒化证的阳微阴盛，正好相反。邪入少阴，少阴为水火之脏，既可从阴化寒，也可从阳化热，化热则阴液受灼，不能上承，故口燥咽干；水亏则不能上济心头，而心火独亢，阳亢不入于阴，阴虚不受阳纳，则心烦不寐。更因心火上炎而阴液耗伤，故又出现口燥咽干，舌尖红赤及脉细数等一系列的阴虚阳亢病象。

六、厥阴病证

临床表现：消渴，气上冲心，心中疼热，饥而不欲食，食则吐蛔。

厥阴病在病程中为病变的较后阶段，这个阶段正气和病邪相争于内，病变的表现极为错综复杂。足厥阴经属肝络胆而挟胃，故其病变虽极复杂，但是归结起来，其病则多显示出肝胆和胃的证候，临床特点为阴阳对峙，寒热交错。由于其病理变化、正邪消长的不同，故有上热下寒和厥热胜复的不同机转。

证候分析：厥阴病的主症，表现为上热下寒。因厥阴为阴之尽，其特点是阴阳各趋其极，阳并于上则上热，阴并于下则下寒。其主症中的前三症，是上焦津伤热扰的上热表现；后者是下部肠道虚寒，蛔虫因栖息环境改变且无食物而窜动，故呈现出食则吐蛔的症状。

七、六经病的合病、并病、传经与直中

（一）合病

两经病或三经病同时发生的为合病，例如太阳病伤寒证或中风证和阳明病同时出现，为“太阳阳明合病”；三阳经同病的为“三阳合病”等。

(二)并病

凡一经之病,治不彻底,或一经之证未罢,又见他经证候的,称为并病,这与两经同时发病者不同。例如太阳病,发汗不彻因而转属阳明,为太阳阳明并病;少阳病进一步发展而又涉及阳明,或少阳证未罢而已见阳明证的,为少阳阳明并病;以及症见头项强痛,眩冒,时如结胸,心下痞鞕等的太阳少阳并病。其实这是疾病传变中的一种形式。

(三)传经

病邪从外侵入,逐渐向里传播,由这一经的证候转变为另一经的证候,称为"传经"。传经与否,关键决定于受邪的轻重、病体的强弱和治疗的当否三个方面。如邪气盛,正气衰,则发生转变;正气盛,邪气退,则病转愈。身体较强者,病的转变多在三阳经;身体弱者,容易传入三阴。此外,误汗、误下,也能传入阳明,更可以不经少阳、阳明而径传三阴,但三阴病也不一定从阳经传来,有时外邪可以直中三阴。传经的一般规律有:

1. 循经传　就是按六经次序相传。如太阳病不愈,传入阳明,阳明病不愈,传入少阳;三阳病不愈,传入三阴,首传太阴,次传少阴,终传厥阴。一说有按太阳—少阳—阳明—太阴—厥阴—少阴相传者。

2. 越经传　是不按上述循经次序,隔一经或隔两经相传。如太阳病不愈,不传少阳而传阳明,或不传少阳、阳明而直传太阴。越经传的原因,多由病邪旺盛,正气不足所致。

3. 表里传　即是相为表里的经相传。例如太阳传入少阴,阳明传入太阴,少阳传入厥阴。表里相传,是邪盛正虚,由实转虚,病情加剧的证候,与越经传同义。

(四)直中

凡病邪初起不从阳经传入,而径中阴经,表现出三阴经证候的为直中。

上述都属由外传内,由阳转阴。此外,还有一种里邪出表,由阴转阳的阴病转阳证。所谓阴病转阳,就是本为三阴病而转变为三阳证,为正气渐复,病有向愈的征象。

第三节　脏腑辨证

脏腑辨证是中医各种辨证论治的基础。它是根据脏腑的生理功能、病理表现,结合八纲、病因、经络等理论,通过四诊合参,对疾病的证候进行分析归纳,借以推断病因病机、病变部位及性质、正邪盛衰等,以确定所患何证,然后根据证来决定治疗原则和方药。

脏腑病变是复杂的,在进行脏腑辨证时,一定要从整体观念出发,不仅要考虑一脏一腑的病理变化,还必须注意脏腑间的联系和影响,只有这样才能把握住病变的全局,抓住主要矛盾。

一、心与小肠辨证

"心"是脏腑中重要的器官,主宰各脏腑进行着协调的活动,故《内经》说:"心者五脏六腑之大主",也就是说,各脏腑在心的领导下互相联系,分工合作,构成一个有机的整体。小肠的主要生理功能是接受由胃而来的水谷,而后主化物和分别清浊。清者,指饮食中的精华部分;浊者,指饮食物中消化后的糟粕。

(一)心病辨证

1. 心气虚

临床表现:心悸,气短,自汗,胸闷不适,神疲体倦,面色淡白,脉细无力或结代。

证候分析:心气不足,鼓动无力,故见心悸气短,脉细无力或结代,神疲体倦。心气不足,卫阳不固则自汗出。心气不足,气血不得上荣,故面色淡白。心气虚,中气不足,胸中气机不畅,故胸闷不适。

2. 心阳虚

临床表现:除有心气虚的症状外,还出现畏寒肢冷,面色滞暗,心胸憋闷或作痛,舌质紫暗而胖嫩,脉弱。或兼见大汗淋漓,四肢厥冷,口唇青紫,呼吸微弱,脉微欲绝,神志模糊,甚至昏迷,为心阳虚脱的危候。

证候分析:多见久病体弱、暴病伤阳耗气、年老脏气衰弱、禀赋不足等情况。心阳虚,心阳不振,阳气不得外达,故畏寒肢冷,面色滞暗。心阳不振,胸中阳气痹阻,故心胸憋闷或作痛,舌质紫暗,口唇青紫。若心阳暴脱,宗气大泄,则四肢厥冷,大汗淋漓,息短气微,神志模糊,甚至昏迷,脉微欲绝。

3. 心血虚

临床表现:心悸,失眠,多梦,头晕,健忘,心绪不宁,怔忡,面色淡白无华,指甲苍白,四肢无力,唇舌色淡,脉细无力等。

证候分析:多见于久病体虚,脾运不健或亡血失血之人。心血不足,心失所养,故心悸不宁,甚至怔忡。正如朱丹溪所说:"怔忡者血虚,怔忡无时,血少者多"。血不养心,神不守舍,故失眠多梦。血虚不能上荣清窍,故头晕,健忘,面色淡白无华,唇舌色淡。血虚不能充实血脉,荣养四肢肌肉,故四肢无力,指甲苍白,脉细无力。

4. 心阴虚

临床表现:失眠,多梦,心悸,健忘,虚烦,盗汗,手足心热,口干咽燥,舌尖红,少苔,脉细数等。或有两颊发红,心烦怔忡,头晕目眩等虚火上炎之症。

证候分析:多见平素肝肾不足,真阴亏耗,或热病后期阴伤未复者。阴血不足,血不能养心宁神则出现心悸,失眠,多梦,健忘等;阴虚内热则见盗汗,虚烦,手足心热,口干咽燥,舌尖红,少苔,脉细数等。两颊发红,头晕目眩等为虚火上炎之症。

5. 心火上炎

临床表现:烦热不安,夜寐不眠,口渴思饮,舌烂生疮,尿黄而少,小便刺痛,或面红目赤,苔黄,脉数。

证候分析:心火炽热,心神被扰,致烦热不安,夜寐不眠。心火循经上炎则口渴思饮,舌烂生疮,面红目赤,苔黄,脉数。心移热于小肠则尿黄而少,小便灼热刺痛等。

6. 心血瘀阻

临床表现:轻者仅觉心胸疼痛,憋闷或隐痛不适,痛区固定,时发时休。剧者可突然发作,痛如刀割,悸惕不安,面色青白,唇暗肢冷,自汗,疼痛沿左上肢内侧后缘之手少阴经脉循行路线放散,舌色紫暗或有瘀斑,脉沉微欲绝,或细涩结代等。

证候分析:本病多因素体气虚,复加劳倦忧思,致脏气失调,心气不充,气血运行不畅,血滞成瘀,闭阻心脉而成。或因素嗜膏粱厚味,好食肥甘,致痰湿内蕴,脉道受阻,血滞成瘀,或由寒邪入侵，气血凝滞等引起以上诸症。

7. 心脾两虚

临床表现：心悸怔忡，失眠多梦，健忘，纳呆腹胀，大便溏泻，倦怠乏力，舌淡嫩，脉细无力。

证候分析：多因思虑过度而致，心脾两脏病变是相互影响的。因心而影响脾的，见症以心悸，怔忡，失眠多梦，健忘等心经症状为主。因脾而影响心的则以食少腹胀，便溏乏力等脾虚症状为主

（二）小肠病辨证

1. 小肠实热

临床表现：心烦，小腹拘痛，小便赤涩，或茎中痛，尿急，尿频，甚至血尿，舌红苔黄，脉滑数。

证候分析：因心与小肠相表里，心火亢盛多热移小肠，故见心烦，小腹拘痛，小便赤涩，茎中痛，尿急，尿频，舌红苔黄，脉滑数。若热伤血络则出现血尿。

2. 小肠虚寒

临床表现：小腹坠痛，遇寒则甚，食谷不化，大便稀溏，小便清长，苔白，脉沉迟。

证候分析：多因脾肾阳虚，命门火衰，致使小肠失其温煦，以致寒气凝结于小肠，气机不利，气血不畅，故小腹坠痛，遇冷加重，小便清长，苔白，脉沉迟。小肠不能分清浊，故食谷不化，大便稀溏。

二、肝与胆辨证

肝是人体的重要脏器之一，司理周身气血的调节、胆汁的分泌与排泄、肌肉关节的屈伸、情绪的变动等。胆位于胁下，附于肝，与肝相连，贮藏来自肝脏分泌之胆汁，因只贮藏胆汁而不接受水谷糟粕，故又把它归属于“奇恒之腑”。胆气与人的精神情志活动有关，有主决断的功能。

（一）肝病辨证

1. 肝气郁结

临床表现：胸胁胀痛或串痛，情志抑郁。胸闷不舒，善太息，嗳气食少，月经不调，痛经，乳胀或结块，舌淡苔薄，脉弦。

证候分析：肝主疏泄，调节情志，肝气郁结，情志不舒，则情志抑郁，胸闷，善太息。肝经循胁，肝气不舒，气机不畅，经脉不利，则胸胁胀满、串痛。肝郁气滞，气血不畅，冲任不调，则月经紊乱，痛经，乳胀或结块。

2. 肝火上炎

临床表现：胁肋灼痛，急躁易怒，面红目赤，头痛眩晕。口苦口干，呕吐苦水，耳鸣耳聋，失寐或多梦，吐血衄血，溲赤便秘，舌边尖赤，苔黄糙，脉弦数有力。

证候分析：本证多由肝气郁结，郁久化热生火，气火上炎所致。临床常以情志失调和气火上攻头面部为临床特征。肝失条达，火热内扰，故急躁易怒，失寐多梦。肝火内炽，则胁肋灼痛。火性炎上，上扰清窍，则头痛眩晕，耳鸣耳聋，面红目赤。肝热及胆，胆气上溢，则口苦，甚者呕吐苦水。火伤脉络，血热妄行，则吐血衄血。舌红苔黄糙，脉弦数有力均为肝火炽

盛之征。

3. 肝阴不足,肝阳上亢

临床表现:眩晕耳鸣,头胀而痛,头重脚轻,目睛干涩或夜盲,胁肋隐痛,肢麻筋挛,腰膝酸软。面部烘热或颧红,咽干口燥,五心烦热,急躁易怒,失眠多梦,舌红少津,脉弦细数。

证候分析:因肝肾同源,故临床多因肾阴不足而致肝阴不足,阴虚日久,虚热内生,终致阴虚阳亢之征。生理常态下,肝有赖于肾水之滋涵,以维持自身之阴阳平衡,若肾阴亏损,水不涵木,精不化血,可导致肝阴不足,肝阳上亢;又情志不舒,肝郁化热,暗耗肝阴,亦可致肝阴不足,肝阳上亢。

肝开窍于目,主筋,肝阴不足,不能荣筋养目,故目睛干涩或夜盲,肢麻筋挛。肝肾阴虚,精血不能充于脑,故眩晕耳鸣。阴虚阳亢,气血上冲,则头胀而痛,头重脚轻,面烘热或颧红,咽干口燥,五心烦热,急躁易怒,失眠多梦,舌红少津,脉弦细数。

4. 肝血虚

临床表现:眩晕眼花,视物模糊,肢麻筋挛,爪甲不荣。兼见面色无华,口唇淡白,耳鸣如蝉,失眠多梦,月经不调或经闭,量少色淡,舌淡,脉细。

证候分析:本证多以筋脉、爪甲、两目、肌肤等失于血之濡养及全身血虚的病理现象为其临床特征。肝血不足,不能上荣头面,故面色无华,口唇淡白,眩晕耳鸣;不能养目,则眼花,视物模糊;不能荣筋,则肢麻筋挛,爪甲不荣。肝血亏虚,冲任不足,血海空虚,故月经不调或闭经,量少色淡。血虚不能安魂定志,则失眠多梦。舌淡,脉细均为血虚之征。

5. 肝风内动

本证成因甚多,但不外热邪亢盛之热极生风、肝阳亢逆之肝阳化风、阴血亏损之阴虚血虚生风及寒邪凝滞肝脉之肝脉拘急冷痛等证。

临床表现:头痛项强,眩晕神昏,抽搐痉挛,肢麻震颤,口眼歪斜,舌强语蹇,半身不遂。

证候分析:多因素体阴虚,精血衰耗,失于滋养;或里有郁热,烦劳动火;或忧思恼怒,五志化火致肝阴耗损,亢阳无制,妄自升动,内风上冒,窍络闭塞,而见上述眩晕昏仆,瘛疭痉厥等症。

(二)胆病辨证

1. 肝胆湿热

临床表现:胁肋满闷,口苦纳呆,呕恶腹胀,大便不调,小便短赤,舌红苔黄腻,脉弦滑数或身目发黄,或寒热往来,或阴囊湿疹,或睾丸肿胀热痛,或带下黄臭,外阴瘙痒等。

证候分析:多为感受湿热之邪;或嗜酒肥甘,化生湿热;或脾胃运化失常,湿浊内生,湿郁化热,湿热蕴结肝胆所致。

湿热相蒸,蕴于肝胆,肝胆疏泄失常,故胁肋满闷,舌红苔黄腻,脉弦滑数。胆气上溢则口苦。湿热郁阻,脾胃升降失司,故纳呆呕恶,腹胀,大便不调。湿热熏蒸肝胆,胆液外泻而发黄疸。邪居少阳,故见寒热往来。湿热下注,故尿短赤,阴囊湿疹,睾丸肿胀热痛,妇女则带下黄臭,外阴瘙痒。

2. 胆虚症

临床表现:惊悸失眠,夜多恶梦,时易惊醒,惧闻响声,触事易惊,善太息,神疲乏力,舌淡,脉弦细。

证候分析:多发于体质羸弱之人,或起于暴受惊骇之后,或因怒气伤肝,或因惊气入胆,故以善惊易恐或怵惕梦惊为突出表现，又因母能令子虚，故胆气虚往往兼见心气虚，因此临床多见心胆气虚之症，故均有“心神不宁”之表现。

三、脾与胃辨证

脾与胃是人体的主要消化器官，同居中焦，二者相互协调，分工合作，共同完成消化功能，因此称脾和胃为“后天之本”。

（一）脾病辨证

1. 脾气虚弱

临床表现：食少纳呆，腹胀便溏，面色萎黄，肌肉消瘦，肢倦乏力，四肢浮肿，小便清长等，或见脱肛、阴挺、内脏下垂、二便滑泄不禁等，舌淡嫩或有齿痕，苔白，脉缓无力。

证候分析：脾主运化，脾气虚则胃气亦弱，腐熟不及，运化失健，不能升清降浊，故食少纳呆，腹胀便溏。脾失健运，生化无源，精微失布，则面色萎黄，肌肉消瘦，肢倦乏力，舌淡脉缓无力等。脾虚不运，水湿停聚则四肢浮肿，苔白等。脾虚中气下陷，升举不能，脏腑维系无力，故见脱肛、阴挺及内脏下垂、二便滑泄不禁。

2. 脾不统血

临床表现：多种出血如崩漏、便血、尿血、肌衄等，腹胀便溏，面色萎黄或苍白，神疲体倦，少气无力，食少纳呆，舌淡苔白，脉弱或沉缓。

证候分析：本证以脾气虚证和出血征象为主要临床特征。人体五脏六腑之血，全赖脾气统摄，脾气虚衰，统摄无权，血不循经，溢于脉外，而见出血诸症，若渗于胃肠则便血、呕血；渗于膀胱则尿血；渗于肌肤则肌衄。妇女可因脾气虚统摄无权，冲任不固，而致月经过多或崩漏。故有“夫脾胃不足，皆为血症”之说。脾气虚加之失血，故面色萎黄或苍白，脉弱或沉缓。

3. 寒湿困脾

临床表现：脘腹胀闷，呕恶便溏，食少纳呆，舌淡黏腻，头身困沉，懒动懒言，脘腹隐痛，体虚浮肿，面色皮肤晦黄，白带过多，舌胖苔白滑腻，脉濡缓或细滑。

证候分析：本证以寒湿内盛，中阳受困为主要临床特征。湿邪或寒湿之邪阻碍脾的正常气机，致使运化失司，水湿内停；又脾气虚，运化失司，湿自内生，致水湿停留。可见湿盛与脾虚互为因果，以致出现以上诸症。

（二）胃病辨证

1. 胃气虚寒

临床表现：多与脾阳虚证合并出现。胃纳减退，脘腹空痛、冷痛，得食、得暖、得按痛减，嗳气发凉，泛吐清水或清冷涎沫，口淡无味，大便稀溏，四肢欠温，舌淡胖嫩，舌苔白润，脉沉迟无力等。

证候分析：饮食不节，恣食生冷或苦寒之剂，消伐脾胃阳气，以致阳虚中寒，寒气凝滞，故见脘腹冷痛、空痛，得食、得暖、得按痛减，舌润胖嫩，苔白，脉沉无力，大便稀溏，四肢欠温。寒饮不化而上逆，故嗳气发凉，泛清水或清冷涎沫。脾阳不振，运化失司，则口淡无味，食欲减退等。

2. 胃阴不足

临床表现：唇舌干燥，或干呕呃逆，脘痞不畅，饥不欲食，便干溲短，舌光红少津，脉细数。

证候分析:多因火热耗伤阴液所致,胃阴不足,津不上承,故唇干舌燥,光剥少津。阴虚生热,扰于胃中,胃失津润,故脘痞不畅,饥不欲食。胃失和降则干呕呃逆。津伤胃燥而及于肠,故便干溲短。

3. 胃火炽盛

临床表现:胃脘灼痛,吞酸嘈杂,渴喜凉饮,消谷善饥或食入即吐,口臭齿衄或牙龈肿痛,大便秘结,舌红苔黄,脉滑数。

证候分析:多因情志过急,化火或邪热犯胃,过食辛热之品而致。热邪郁胃,则胃脘灼痛。热郁气逆则吞酸嘈杂。火有消谷之力,故消谷善饥。火逆循经上火,故口臭,牙龈肿痛,舌红苔黄。热灼血络,迫血妄行则齿衄。热结阳明,消灼津液,故口干渴喜凉饮,大便秘结,脉滑数。

4. 食滞胃脘

临床表现:脘腹胀满,纳呆呃逆,恶心呕吐,嗳气吞酸,大便不畅,便下恶臭,舌苔厚腻,脉滑。

证候分析:多因暴饮暴食,损伤脾胃,脾胃纳化失常,中焦气机受阻所致。食浊内阻则脘腹胀满,纳呆,大便不畅或稀溏,便下恶臭,舌苔厚腻,脉滑。胃气不得下降则上逆,故恶心,呕吐,呃逆,嗳气吞酸。

四、肺与大肠辨证

肺位于胸腔,由于肺位最高,故称“华盖”。因肺叶娇嫩,不耐寒热,易被邪侵,故又称“娇藏”。其主要功能是主气、司呼吸,主宣发和肃降、通调水道,外合皮毛,开窍于鼻。肺与大肠通过经络互相络属,构成表里关系,在生理、病理上互相影响。

(一)肺病辨证

1. 肺气虚

临床表现:咳嗽气短,动则气喘,痰多清稀,怕冷自汗,易患感冒,神疲乏力,声低懒言,舌淡苔白,脉虚弱。

证候分析:肺气不足,宣降无力,故见咳嗽气短,动则气喘;通调不利,聚湿成痰,故痰多清稀;肺卫不足,皮毛不固,故怕冷自汗,易于感冒;宗气不足,脏腑失养,故神疲乏力,声低懒言;气不足以行血,故舌淡苔白,脉虚弱。

2. 肺阴虚

临床表现:干咳少痰,或痰中带血,口干咽燥,颧红,五心烦热,盗汗,舌红少苔,脉细数。

证候分析:肺阴不足,肺失滋润,故干咳少痰,口干咽燥;热伤肺络,则痰中带血;阴虚内热,迫津外泄而盗汗。阴虚生内热,故见颧红,五心烦热,舌红少苔,脉细数。

3. 燥邪犯肺

临床表现:干咳无痰,或痰少而黏,或痰中带血,鼻干咽燥,喉痒,咳甚胸痛,舌尖红,苔薄黄而干,脉细数。本证以肺燥为主,无阴虚症状。

证候分析:风燥伤肺,津液被灼,故干咳无痰,喉痒,鼻干咽燥。燥热伤肺,肺络受损,则痰中带血。肺气不利则胸痛。舌红苔黄,脉细数均为燥热之征。

4. 风寒束肺

临床表现:咳嗽声重,咯痰稀白,恶寒发热,头痛身楚,鼻塞流涕,舌苔薄白,脉浮紧。

证候分析:风寒袭肺,肺气不宣,故咳嗽声重。气不布津,寒凝为痰,故咯痰稀白。风寒外束,营卫不和,故恶寒发热,头痛身楚。肺窍不利,则鼻塞流涕。苔薄白,脉浮紧为表寒之征。

5. 痰浊阻肺

临床表现:咳嗽气喘,痰多泡沫或色白黏腻,喉中痰鸣,胸部满闷,甚则不能平卧,苔白腻,脉滑。

证候分析:痰浊阻肺,肺失宣降,则咳喘痰多,胸闷。平卧痰浊壅阻,气道更加不利。苔白腻,脉滑为痰湿之象。

6. 肺实热证

临床表现:咳嗽气喘,痰黄稠带血,胸痛,鼻煽,身热,口干,大便干结,小便赤涩,舌质红,苔黄腻,脉滑数。

证候分析:痰热壅阻,肺失清肃,故见咳喘,痰黄稠,鼻煽,身热。热伤肺络,则痰中带血。肺气不利则胸痛。肺失通调,热灼津液,故口干,大便干结,小便赤涩。舌红,苔黄腻,脉滑数为痰热之象。

(二)大肠病辨证

1. 大肠湿热

临床表现:发热,腹痛,腹泻,肛门灼热或大便脓血,里急后重,小便短赤,苔黄腻,脉滑数。

证候分析:湿热蕴结大肠,气血受阻,传导失职,故见发热,腹痛,腹泻,里急后重;湿热熏灼,热腐为脓,故肛门灼热,大便脓血,小便短赤。苔黄腻,脉滑数为湿热之象。

2. 大肠津亏

临床表现:大便干结,甚如羊粪,难于排出,常数日一行,伴有头晕、口臭,口干咽燥,舌红少津,苔黄燥,脉细涩。

证候分析:大肠津液不足,肠失滋润,故大便秘结,数日一行。胃气失降,浊气上逆,故有头晕、口臭。口干咽燥,舌红苔燥,脉细涩皆为津亏之象。

五、肾与膀胱辨证

肾位于腰部,左右各一,是人体重要的脏器之一,有“先天之本”之称。肾的主要生理功能是藏精,主生殖与生长发育,主水,主纳气,生髓,主骨,开窍于耳,其华在发。肾与膀胱的经脉互为络属,相为表里。膀胱的气化功能,取决于肾气的盛衰,肾气盛有助于膀胱气化津液,膀胱开阖以约束尿液的作用。

(一)肾病辨证

1. 肾阴虚

临床表现:腰膝酸痛,眩晕耳鸣,失眠多梦,男子阳强易举,遗精,妇女经少经闭,或见崩漏,形体消瘦,潮热盗汗,五心烦热,咽干颧红,溲黄便干,舌红少津,脉细数。

证候分析:肾阴虚证,是肾脏阴液不足表现的证候。多由久病伤肾,或禀赋不足,房事过度或过服燥湿劫阴之品所致。肾阴不足,髓减骨弱,骨骼失养,故腰膝酸痛;脑海失充则头晕、耳鸣。心肾为水火相济之脏,肾水亏虚,水火失济则心火偏亢,致心神不宁,而见失眠多梦;相火妄动,则阳强易举;心火不宁,扰动精室,而致遗精;妇女以血为用,阴亏则经血来源不足,所以经量减少,甚至闭经;阴虚则阳亢,虚热迫血可致崩漏。肾阴亏虚,虚热内生,故见形体消瘦,潮热盗汗,五心烦热,咽干颧红,溲黄便干,舌红少津,脉细数等症。

2. 肾阳虚

临床表现:面色白,形寒肢冷,腰膝酸软,头晕耳鸣,神疲乏力,自汗,阳痿,不孕,舌质淡,苔白,脉沉迟而尺弱。

证候分析:此证多由素体虚弱,或年老久病或房劳过度损伤肾阳所致。肾阳虚衰,气血运行无力,不能上荣于面,故面色㿠白。阳气不足,心神无力振奋,故神疲乏力。肾阳虚衰,不能温养腰府及骨骼,则腰膝酸软疼痛;不能温煦肌肤则畏寒肢冷,自汗;肾阳不足,命门火衰,故阳痿,不孕。舌质淡,苔白,脉沉迟而尺弱均属肾阳虚之象。

3. 肾气不固

临床表现:面白神疲,听力减退,腰膝酸软,小便频数而清,或尿后余沥不尽,或遗尿,或小便失禁,或夜尿频多。男子滑精早泄,女子带下清稀,或胎动易滑,舌淡苔白,脉沉弱。

证候分析:肾气不固,是肾气虚固摄无权所表现的证候。多因年高肾气亏虚,或年幼肾气未充,或房事过度,或久病伤肾所致。肾气亏虚则机能活动减退,气血不能上充于耳,听力逐渐减退;骨骼失肾气之温养,所以腰膝酸软。肾与膀胱相表里,肾气虚膀胱失约,以致小便次数频繁,量多而清长,甚则小便失禁,排尿无力,尿液不能全部排出,尿后余沥不尽。若肾气未充,脑髓不足,元神不能自主,故小儿遗尿。夜间阴气盛,阳气衰,故肾气不足者见夜尿频多。肾气不足,则精关失固,常见带下量多而清稀;任脉失养,胎元不固,容易造成流产。舌淡白,脉沉弱,是肾气虚弱之象。

4. 肾不纳气

临床表现:久病咳喘,呼多吸少,气不得续,动则喘甚,自汗神疲,声音低怯,腰膝酸软,舌淡苔白,脉沉弱,或喘促加剧,冷汗淋漓,肢冷面青,脉浮大无根;或气短息促,面赤心烦,咽干口燥,舌红,脉细数。

证候分析:肾不纳气证,是肾气虚衰,气不归元所表现的证候,多由久病咳喘,肺虚及肾,故呼多吸少,气不得续,动则喘息甚。骨骼失养,则腰膝酸软乏力。肺气虚,卫外不固则自汗。机能活动减退,故神疲,声音低怯。舌淡苔白,脉沉弱,为气虚之症。若阳气虚衰欲脱,则喘息加剧,冷汗淋漓,肢冷面青;虚阳外浮,脉浮大无根。阴阳互为依存,肾气不足,久而伤阴,或素体阴虚,均可出现气阴两虚之候,肾虚不能纳气,则气短喘促;阴虚生内热,虚火上炎,故面赤心烦,咽干口燥。舌红,脉细数,为阴虚内热之象。

5. 肾虚水泛

临床表现:周身浮肿,下肢尤甚,按之没指,腹胀满,小便不利,腰膝酸软,形寒肢冷,或见心悸,呼吸息促,喘咳痰鸣,舌质淡体胖苔白,脉沉细。

证候分析:此证多由素体虚弱,久病失调,肾阳衰弱不能温化水液,致水湿泛滥所致。肾阳虚不能化气行水,水邪溢于肌肤,停于胃肠,故见周身浮肿,腹胀满,小便不利。若水凌心肺,致心阳受阻,肺失肃降,故见心悸,呼吸急促,喘咳痰鸣。腰膝酸软,形寒肢冷,舌淡体胖,苔白,脉沉细,均为肾阳虚之象。

(二)膀胱病辨证

1. 膀胱湿热

临床表现:尿频尿急,尿道灼痛,尿黄赤短少,小腹胀痛,或伴有发热,腰痛,或尿白,或尿有砂石，舌红苔黄腻，脉数。

证候分析：膀胱湿热证，多由感受湿热，或饮食不节，湿热内生，下注膀胱所致。湿热侵袭膀胱，热迫尿道，故尿频尿急，尿道灼痛。湿热内蕴，膀胱气化失司，故尿黄赤短少，小腹胀痛。湿热蕴蒸肌表，可见发热；灼伤脉络，则有尿血；波及肾脏则见腰痛；煎熬尿中杂质则成尿石。舌红苔黄腻，脉数为湿热内蕴之象。

2. 膀胱虚寒

临床表现：小便频而清长，遗尿，水肿，手足不温，舌质淡，脉沉细。

证候分析：此证多由素体阳虚，寒留膀胱，气化失职所致。膀胱虚寒，气化失常，故见小便频而清长；不能贮藏清液，故遗尿。阳气不能达于肌表，则手足不温。膀胱虚寒，久致肾阳不足，化气行水失能，水邪溢于肌肤，故成水肿。舌淡，脉沉细为虚寒之象。

六、两脏辨证

（一）肝肾阴虚

临床表现：头晕目眩，视物模糊，耳鸣，胁痛，腰膝酸软，咽干，颧红，盗汗，五心烦热，男子遗精，妇女月经不调，舌红无苔，脉细数。

证候分析：肝阴虚或肾阴虚经久不愈，多可导致肝肾阴虚。肝肾阴虚，虚火上扰，故见头晕目眩，耳鸣。肝阴不足，目和肝之经脉失养，故见月经不调，五心烦热，盗汗，咽干，颧红，遗精。舌红无苔，脉细数均为阴虚内热之象。

（二）脾肾阳虚

临床表现：形寒肢冷，腰酸腿软，面色白或晦暗，少气懒言，体倦乏力，食欲不振，大便溏泻或五更泄泻，或面浮肢肿，甚则腹水，舌质淡胖大，苔白滑，脉沉弱。

证候分析：多因肾阳虚衰，不能温煦脾阳，或脾阳久虚累及肾阳所致。肾阳虚衰则腰酸腿软，面色白或晦暗及五更泻。脾阳虚弱则少气懒言，体倦乏力，食欲不振，便溏。脾肾阳虚不能运化水湿，水湿停留，故面浮肢肿。脉沉弱为阳虚之象。

（三）心肾不交

临床表现：虚烦失眠，心悸不宁，健忘，头晕，耳鸣，咽干，腰膝酸软，多梦遗精，潮热盗汗，小便短赤，舌红无苔，脉细数。

证候分析：心阴虚或肾阴虚均可导致心肾不交。心阴（血）亏虚，神失所养，故虚烦失眠，健忘，心悸。肾阴虚则腰膝酸软。肾的精气不能上充清窍，故头晕耳鸣。心肾阴虚，虚火内扰，精关不固，故多梦，遗精。潮热盗汗，咽干，小便短赤，舌红无苔，脉细数均为阴虚内热之象。

（四）肺肾阴虚

临床表现：咳嗽痰少，痰中带血，腰膝酸软，消瘦，骨蒸潮热，口干咽燥，盗汗，颧红，遗精，舌红少苔，脉细数。

证候分析：本证多因久咳耗肺阴，进而损及肾阴所致。肺肾阴虚，则咳嗽痰少。虚火灼伤肺络，故痰中带血。肾阴不足，则腰膝酸软，遗精。骨蒸潮热，颧红，盗汗，舌红苔少，脉细数均属阴虚内热之象。

第四节　气、血、精、津液辨证

气、血、精、津液是维持人体生命活动不可缺少的物质。它既是脏腑功能活动的物质基础,也是脏腑功能活动的产物。气、血、精、津液是通过经脉来运行、输布的,同时经脉亦靠其来滋养的,故气、血、精、津液和脏腑、经脉之间,有着相互依存、相互影响的密切关系。

一、气病辨证

气的病证一般分为气虚、气滞和气逆。

(一)气虚证

气虚证是由于正气不足所引起的全身或某一脏腑功能减退的病变。临床以肺、脾之气不足为多见。

临床表现:神疲乏力,头晕,自汗,易于感冒等;肺气虚可见面色白,呼吸气短,少气懒言,语音低微等;脾气虚可见面色萎黄,四肢无力,纳差,腹胀,大便稀溏等症状;舌淡胖嫩,脉濡无力。

(二)气滞

气滞证又称气郁证,是指体内气机运行不畅,停留于某一部位所产生的病变。临床常见的有肝气郁结、脾胃气滞。

临床表现:以胸、胁、腹部胀痛为主,时轻时重,走窜不定,嗳气或矢气后痛减。肝气郁结可见情志不舒,两胁窜痛,或乳房胀疼、月经不调等。脾胃气滞可见腹满胀痛,消化不良等症状。

(三)气逆

气逆证为气机升降失调,是指气应下降而反上逆所产生的病变。临床以肺气上逆、胃气上逆为多见。

临床表现:肺气上逆则咳嗽、气喘。胃气上逆则恶心、呕吐、嗳气、呃逆等。

二、血病辨证

血的病证一般分为血虚、血瘀和出血。

(一)血虚

血虚证是指机体内血液亏虚所引起的证候。

临床表现:面色苍白,唇甲色淡无华,头晕眼花,心悸,失眠,乏力,手足发麻,舌淡,脉细无力等。

(二)血瘀

血瘀证是指体内血流不畅,经脉受阻,血液瘀滞所引起的证候。

临床表现:局部疼痛如针刺,痛有定处,或有肿块,或见出血。全身性血瘀证,一般多在久病或重病时出现，可见面色晦暗，肌肤甲错，舌质紫暗或有瘀点、瘀斑，脉细涩等。

（三）出血

出血证是由多种病因所致的血不循经，溢于脉外的证候。

临床表现：由于出血原因不同，脉证也不同。

1. 火热迫血妄行者　血色鲜红，面赤，烦热，口渴，舌红，苔黄，脉弦滑数。

2. 气虚失于统摄者　血色淡而难止，神疲乏力，心慌，气短，舌淡，脉细软。

3. 阴虚火旺伤络者　出血量不多，血色鲜红或淡红，颧红，心烦，口干咽燥，舌红少苔，脉细数。

三、津液病辨证

津液病证一般分为津液不足与水液内停。

（一）津液不足

津液不足是指津液受劫所引起的病证，轻者表现为伤津，重者表现为伤阴。

临床表现：唇、舌、咽喉及皮肤干燥，便秘，尿少，舌红少津，苔薄黄，脉细软等。伤阴者，还可有心烦，手足心热，舌红少苔或光剥，脉细数等。

（二）水液内停

水液内停是指由肺、脾、肾和三焦功能失司，致水液调节失常，造成体内水湿潴留所引起的病证。

临床表现：咳嗽痰多，头晕目眩，心悸气短，食少便溏，小便不利，肢重或全身水肿等，舌苔厚腻，脉滑、濡。

第五节　卫气营血辨证

卫气营血辨证是清代医学家叶天士创立的温病辨证的主要方法。温病是外感六淫、疫疠等引起的多种急性热病的总称。

《内经》中有关卫气营血的论述是指生理功能及其在人体中分布的浅深层次，张仲景《伤寒论》有营卫的病机与辨证理论。清代名医叶天士在《内经》的基础上，并发挥仲景的表里辨证理论，经过临床实践，总结出卫气营血辨证，它既是对温热病四类不同证候的概括，又表示着温热病变发展过程中浅深轻重各异的四个阶段。卫气营血辨证对温热病的诊治有重要意义：

辨别病变部位：卫分证主表，病变部位多在皮毛、肌腠、四肢、头面、鼻喉及肺；气分证主里，病变部位多在肺、胸膈、脾、胃、肠、胆、膀胱等；营分证是邪热深入心营，病在心与心包；血分证则多侵及心、肝、肾。

区分病程阶段：病邪由卫入气，由气入营，由营入血，标志着病邪步步深入，病情逐渐加重的浅深轻重不同的四个阶段。

说明病邪传变规律：温热病的传变顺序，一般自表入里，从卫分开始，渐次顺序传至气分、营分、血分，由表及里，由轻到重，此种情况称为顺传；如有卫分之邪不经气分，直传心包或营血，称为逆传；若一发病就在气分、营分、血分，为伏邪内发；传变过程中，卫分之邪未罢，又兼见气分或营分证，为卫气同病或营卫同病；气分之邪未解，而有营分或血分之见证，则为气营同病或气血两燔。传变与否，取决于病邪的类别、感邪的轻重、体质的强弱和治疗护理是否恰当。

确定治疗原则：邪在卫分，宜汗解，驱邪外出；邪在气分，宜清热生津，既不能汗解，又忌用营血分药，不致引邪入阴；热入营分，用清营透热法；邪在血分，宜凉血散血。

一、卫分证

卫分证是温热病的初期阶段，其特点是：发热，微恶寒，头痛身痛，舌苔薄白，脉象浮。由于发病季节、病邪性质以及人体反应性的不同，可以出现不同的表现。常见的有：

（一）风温表证

多见于流行性感冒（简称流感）、流行性脑脊髓膜炎（简称流脑）等病的早期。

临床表现：具有卫分病的特征，但发热重而恶寒轻，并有鼻塞，流涕，咳嗽，口微渴，舌边尖红，脉浮数。

证候分析：多发于春、冬两季，由于风温外邪侵犯肺卫而发病。温邪属热，故发热重，舌边尖红，脉数。热邪伤津，故口渴。相当于八纲辨证中的“表热证”。

（二）湿温表证

多见于胃肠型感冒、肠伤寒、传染性肝炎、泌尿系感染等。

临床表现：具有卫分病的特征，并有头胀重，肢体沉重，关节酸痛，舌苔白腻，脉濡缓。

证候分析：本证多发生于雨水多的季节。由于湿热之邪侵犯卫表而发病。湿性重着，故见头胀，身重，苔白腻等。

（三）秋燥表证

见于某些流感、感冒、白喉等。

临床表现：头痛身热，微恶风寒，无汗或少汗，干咳无痰或痰黏少不易咳出，鼻燥咽干，唇裂，舌苔薄白而干，脉浮细。

证候分析：秋燥之气客于表，“燥胜则干”，故口鼻、咽喉均少津液而有干燥现象。肺系津干，故干咳或咳而少痰。

二、气分证

气分证是温热病的第二阶段，它的特征是发热较重不恶寒，口渴，苔黄，脉数。病邪侵入气分，邪气盛而正气亦盛，气有余便是火，故出现气分热证。除湿温外，各型卫分病传入气分后都化热化火。由于邪犯气分，气所在的脏腑、部位有所不同，感邪性质及轻重不一，故所反映的证候有很多类型。常见有：

（一）气分热盛

多见于流感、乙型脑炎等。

临床表现：具有气分病的特征，并出现大热，大渴，大汗，脉洪大，舌苔黄干，面赤，心烦，谵语,抽搐等。

证候分析:本证为气分热盛,故大热面赤。里热灼津,则大汗。大热,大汗伤津则大渴。热扰心神则心烦谵语。热极生风则抽搐。

(二)肺胃蕴热

见于某些急性扁桃体炎、咽喉炎、流行性腮腺炎、白喉等。

临床表现:具有气分病的特征,并有咽干灼痛,声音嘶哑,咽喉有腐烂白点,颈项肿胀等。

证候分析:肺胃之热上蒸咽喉,故咽喉干热灼痛,声音嘶哑;引起肝胆之火上攻,夹痰凝聚,致颈项肿胀,咽喉有腐烂白点。

(三)邪热壅肺

见于某些急性支气管炎、大叶性肺炎、支气管扩张合并感染、肺脓疡等。

临床表现:具有气分病的特征,并有咳喘胸痛,痰多黄稠,汗出热不解。

证候分析:风热之邪伤肺,煎灼津液成痰,痰热阻肺,肺失清肃,出现咳喘胸痛,痰黄黏稠。里热无表证,故汗出热不解。

(四)胸膈郁热

见于某些流感、斑疹伤寒、猩红热、肺炎等。

临床表现:胸中闷胀,阵阵烦热,面热唇红,口渴,便秘。

证候分析:阳明经气分燥热不解,邪热内聚于胸膈,故见胸闷烦躁。燥热化火上炎而面热唇红。热耗津液而口渴、便秘。

(五)胃肠实热

见于某些流感、乙型脑炎、急性化脓性阑尾炎、肠梗阻等。

临床表现:高热或午后潮热,大便秘结或腹泻黄臭稀水,腹胀满,腹痛拒按,烦躁谵语,舌红苔黄燥或灰黑起刺,脉沉数有力。

证候分析:热邪入里与积滞相搏,燔踞中焦,胃肠腑气不通,故发热,腹满胀痛拒按,便秘。热扰神明则烦躁,热扰心包则谵语。热伤津液,故舌红,苔黄燥。

(六)气分湿温

见于肠伤寒、钩端螺旋体病、传染性肝炎、沙门菌感染等。

临床表现:身热不扬,身重胸闷,腹部胀痛,渴不欲饮,小便不畅,大便不爽,或伴腹泻,舌苔黄白而厚腻,脉濡缓。

证候分析:湿热阻滞气分,故身热不扬。湿热在上焦则胸闷,渴不欲饮;在中焦则腹部胀满;在下焦则大便不爽或腹泻,小便不畅。

三、营分证

营分证是温热病邪内陷的较重阶段。多由气分病不解,内传入营;也可由卫分不经气分而直入营分,即“逆传心包”;或温邪直入营分。营是血中元气,为血的前身,内通于心,故营分病以营阴受损,心神被扰的病变为其特征,临床表现为身热夜甚,心烦不寐,斑疹隐隐,舌绛无苔,脉细数等。营分介于气分和血分之间,若营转气,表示病情好转;若由营入血,则表示病情深重。

(一)热入营分

见于乙型脑炎、流行性脑脊髓膜炎及其他严重感染等。

临床表现:发热夜甚,口不渴,心烦不寐,时有谵语,斑疹隐隐,舌绛无苔,脉细数。

证候分析:邪热内陷营分,营阴耗损,故发热夜甚,舌绛无苔,脉细数。邪热蒸腾营阴上升,故口不渴。营气通于心,营分有热,心神被扰,故心烦不寐,时有谵语。热窜血络而斑疹隐隐。

(二)热入心包

多见于各种脑炎、脑膜炎、败血病、中毒性痢疾、中暑等。

临床表现:除具有营分病的特征外,并伴有不同程度的意识障碍,如表情淡漠,言语困难,反应迟钝,幻听,抓空摸床,神昏谵语,大小便失禁,舌绛,脉滑数。

证候分析:热邪侵入心包,阻闭心窍所致。

(三)热动肝风

多见于脑炎、脑膜炎、各种传染病并有中毒性脑病等。

临床表现:壮热口渴,头晕胀痛,目赤心烦,手足躁扰,甚则瘛疭,狂乱痉厥,抽搐,舌颤,或角弓反张,舌红绛而干,脉弦数。

证候分析:邪热炽盛,引动肝风,故壮热,瘛疭,抽搐,痉厥,角弓反张,上扰清窍而头晕胀痛。邪热耗津伤营而见目赤心烦,口渴。

(四)营卫同病

见于流感、中毒性肺炎、乙型脑炎等病的早期。

临床表现:微恶风寒,头痛身痛,胸闷咳嗽,夜热不寐,或有斑疹,舌绛,脉数。

证候分析:肺卫之邪未解,故微恶风寒,头痛身痛。邪热束肺,肺失宣降而胸闷咳嗽。卫分之邪逆传营分而有斑疹,舌绛无苔,夜热不寐等。

(五)气营同病

见于急性胃肠炎、乙型脑炎、急性肝炎、急性细菌性痢疾等。

临床表现:营分病出现气分证,或气分证加重出现营分证,均可为气营同病,舌绛而有黄白苔。

证候分析:气分实热急伤营阴,或营分之热外透,胃气渐生所致。

四、血分证

血分证是温热病发展过程中最为深重的阶段。血分证病变以心、肝、肾为主。临床表现除证候较为重笃外,更以动血、伤阴为其特征。主要表现有发热夜甚,伴有神志表现,尚有出血,斑疹,舌质红绛,脉细数。

热入血分来源有二:一为由气分直入血分;二为由营分传来。

(一)气血两燔

见于某些肠伤寒、粟粒性结核、钩端螺旋体病等合并出血者。

临床表现:壮热口渴,烦躁不宁,舌绛苔黄,或肌肤发斑,甚或吐血、衄血等。

证候分析:气分热毒与血分热毒并炽,壮热、口渴、苔黄为气分热盛之象。舌绛、烦躁为热扰营血之象。热入血分,迫血妄行,则见发斑及吐血、衄血等。

(二)血分实热

见于某些流脑、斑疹伤寒、钩端螺旋体病、过敏性紫癜等。

临床表现:在营分证基础上,更见躁扰发狂,斑疹透露,出血(包括吐血、衄血、便血、尿血及非时的经血),舌质绛紫。

证候分析:心主血,血热扰心,神不安则躁扰发狂。血热妄行,故见斑疹及各种出血证。血热甚,故舌质绛紫。

(三)伤阴虚证

见于重度混合性脱水病人。

临床表现:低热,暮热早凉,五心烦热,咽干口燥,耳聋,神疲欲寐,舌质红绛苔光,脉细数。或见唇萎舌缩,齿干枯燥,手足时抽搐,心悸,脉虚数或细促。

证候分析:邪热入里,灼伤阴液,阴虚而阳偏亢内扰,故见五心烦热,潮热。阴精亏损,不能上乘滋润诸窍,故口舌干燥,耳聋。阴虚而神失所养,故见神疲欲寐。真阴亏耗,肝肾精血不足,不能养筋,筋脉拘挛,故手足蠕动,甚则抽搐。阴亏则脏腑组织器官得不到润养,故唇萎舌缩,齿干枯燥,心悸。阴虚不能敛阳,阴阳失和,故脉见虚大而数,或细小而促。

第六节　三焦辨证

自清代吴鞠通在《温病条辨》中以上、中、下三焦论述温病的证治以来,三焦辨证就成为温病辨证的方法之一。这是依据《内经》关于三焦所属部位的概念,在《伤寒论》及叶天士卫气营血辨证的基础上,结合温病传变规律的特点而总结出来的,着重阐述了三焦所属脏腑在温病过程中的病理变化、证候特点及其传变规律。

一、三焦辨证的概念

三焦辨证是在阐述上、中、下三焦所属脏腑病理变化及其证候的基础上,说明了温病初、中、末三个不同阶段。就其证候来看,上焦包括手太阴肺经和手厥阴心包经络的证候;中焦包括足阳明胃经和足太阴脾经的证候;下焦包括足少阴肾经和足厥阴肝经的证候。

(一)上焦病证

温病由口鼻而入,自上而下。鼻通于肺,属手太阴,所以温病开始的时候,即出现肺卫受邪的症状。温邪犯肺以后,它的传变有两种趋向:一为顺传,指病邪由上焦传入中焦,而出现足阳明胃经的证候;另一种为逆传,即从肺卫而传入手厥阴心包,出现邪陷心包的证候。

临床表现:微恶风寒,身热自汗,口渴,或不渴而咳,午后热甚;脉浮数或两寸独大;邪入心包,则舌蹇肢厥,神昏谵语。

证候分析:邪犯上焦,肺合皮毛而主表,故恶风寒。肺主化气,肺病不能化气,气郁则身热。咳为肺气郁。午后热甚,乃阴受火克,浊阴之邪归下,乘火旺之时而作也。温热之邪在表,故脉浮数。邪在上焦,故两寸独大。

温邪逆传心包,舌为心窍,故舌蹇。心阳内郁,故肢厥。热迫心伤,神明内乱,故神昏谵语。然此证的肢厥,应与阴寒所致的冷过于肘膝之厥相鉴别。

(二)中焦病证

温病自上焦开始,顺传至于中焦,则现脾胃之证。脾与胃虽以表里相属,而其特性各有不同。胃性喜润恶燥,燥则浊气不通而郁闷,邪入中焦而燥化,出现阳明的燥热证候;脾性喜燥恶湿,湿则脾气抑扼而运化失常,邪入中焦而从湿化,则出现太阴的湿热证候。

临床表现:阳明燥热,则面目俱赤,呼吸俱粗,便秘,腹满,口干咽燥,唇裂舌焦,苔黄或焦黑,脉象沉涩。太阴湿热,则面色淡黄,头胀身重,胸闷不饥,身热不扬,小便不利,大便不爽或溏泄,舌苔黄腻,脉细而濡数。

证候分析:阳热上炎,故面红目赤。邪热壅盛,呼吸俱粗。热迫津伤,胃失所润,除有便秘、腹满,又见口干咽燥,唇裂舌焦,苔黄或焦黑等津亏热结和脉象沉涩等气机不畅,津液难以输布的症状。

太阴湿热,热在湿中,蒸郁于上,则面色淡黄,头胀身重。湿热困郁,气机不畅,升降失常,胸闷不饥。热蒸于湿,湿郁肌腠,则身热不扬。湿热阻滞中焦,脾运不健,气失通畅,故小便不利,大便不爽或溏泄。舌苔黄腻,脉细而濡数,都是湿遏热郁之象。

(三)下焦病证

温热之邪,久羁中焦,阳明燥热,劫灼下焦,阴液耗损,津亦被劫,乙癸同源,肝肾受灼,故为肝肾阴伤之证。

临床表现:身热面赤,手足心热甚于手背,口干,舌燥,神倦,耳聋,脉象虚大;或手足蠕动,或瘛疭,心中澹澹大动,神倦脉虚,舌绛苔少,甚或时时欲脱。

证候分析:温病后期,进入下焦,易损肾之阴液。身热面赤,乃肾精亏损,虚热内扰的表现。手足心热甚于手背,乃阴虚内热之明证。它如口干、舌燥等,亦系阴液亏损所致。肝为刚脏,属风木而主筋,赖肾水以涵养。热邪久留,真阴被灼,水亏木旺,筋失所养而拘挛,以致出现手足蠕动,甚或瘛疭;而心中澹澹大动,亦系阴虚水亏,虚风内扰所致。至于神倦脉虚,舌绛苔少,甚或欲脱,均为阴精耗竭之虚象。

二、温病的传变规律

三焦病的各种证候,标志着温病病变发展过程中的三个不同阶段。其中上焦病证候,多表现于温病的初期阶段;中焦病证候,多表现于温病的极期阶段;下焦病证候,多表现于温病的末期阶段。其传变一般多由上焦手太阴肺经开始,由此传入中焦,进而传入下焦为顺传;如感受病邪偏重,抵抗力较差的病人,病邪由肺卫传入手厥阴心包经者为逆传。

三焦病的传变,取决于病邪的性质和受病机体抵抗力的强弱等因素。如病人体质偏于阴虚而抗病力较强,感受病邪又为温热、温毒、风温、温疫、冬温,若顺传中焦,则多从燥化,而为阳明燥化证;传入下焦,则为肝肾阴虚之证。如病人体质偏于阳虚而抗病力较弱,感受病邪又为寒湿,若顺传中焦,则多从湿化,而为太阴湿化证;传入下焦,则为湿久伤阳之证。唯暑兼湿热,传入中焦可从燥化,也可从湿化;传入下焦,既可伤阴,也可伤阳,随其所兼而异。

三焦病的传变过程,虽然自上而下,但这只是一般情况,并不是固定不变的。有时病犯上焦,经治而愈,并无传变;有时病自上焦传下焦,或由中焦再传肝肾,又与六经病症的循经传、越经传相似。也有初起即见中焦太阴病症状的,也有发病即见厥阴病症状的,这又与六经病症中的直中相似。还有两焦症状互见和病邪弥漫三焦的，这又与六经的合病、并病相似。

（邹澍宣 孙迎春）

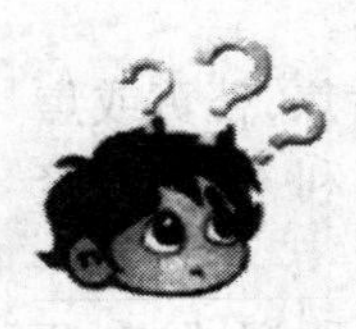

思考题

1. 什么是“辨证”？

2. 你学过了哪几种辨证方法，这些辨证方法有哪些内容？

第六章　治则与治法

学习目标

1. 掌握中医学治疗原则即未病先防、标本论治、扶正祛邪。
2. 掌握治疗方法即正治、反治。

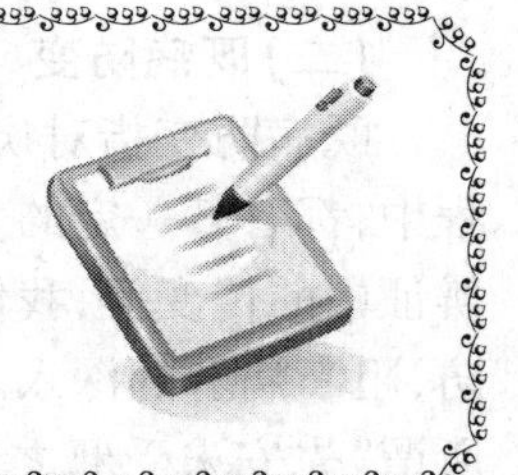

治则即治疗疾病的法则。治则是在整体观念和辨证论治理论指导下,根据四诊(望、闻、问、切)所获得的客观资料,在对疾病进行全面的分析、综合与判断的基础上,而制订出来的对临床立法、遣方、用药具有普遍指导意义的治疗规律。治法是在治则指导下制定的治疗疾病的具体方法,它从属于一定的治疗原则。

治则重在"以平为期",强调抓住疾病本质,针对主要矛盾进行治疗,即"治病必求于本",以恢复机体阴阳协调平衡和内环境相对稳定为目的。治则是指导治法的总则,治法是在治则指导下确立的具体措施和方法。治则在先,抽象程度高,注重整体;治法在后,针对性强,注重具体;治则的正确与否需在治法的实施过程中不断考证并完善。中医治则有未病先防、标本论治、扶正祛邪、因时因地因人等内容;中医治法包括正治、反治。

第一节　治疗原则

一、未病先防

未病先防指的是采取一定的措施,防止疾病的发生和发展。

中医学早在二千多年前就提出了未病先防的理论。《素问·四气调神大论》说:"圣人不治已病治未病,不治已乱治未乱,此之谓也。夫病已成而后药之,乱已成而后治之,譬犹渴而穿井,斗而铸锥,不亦晚乎!"强调了预防疾病的重要性。

治未病的内容包含两方面:一是未病先防,二是既病防变。即在未得病的时候,加强调养,防止疾病的发生。发生疾病以后,就要注意遏止疾病向深层次发展。

（一）未病先防

未病先防关键在于注重养生。扶持人体正气，增强人体抗病能力，同时有效地做好防范。《素问》中提出“正气存内，邪不可干；邪之所凑，其气必虚”，“虚邪贼风，避之有时，恬惔虚无，真气从之，精神内守，病安从来。”《内经》强调预防疾病发生主要从三个方面着手：一是加强精神修养，注重心理健康，保持良好的情绪；二是顺应四时气候变化，躲避病邪的侵袭；三是注意生活调适，饮食有节，力戒偏嗜，起居有常，劳逸适度，锻炼身体，增强体质，从而提高抗病能力，使机体远离疾病。另外，在传染病流行的季节里，还可采用药物进行消毒防病，如用雄黄、艾叶、苍术等熏烟以防疫疠。

（二）既病防变

既病防变指对疾病要积极地进行早期治疗，防止疾病的发展与传变。在疾病发展的过程中，都有其一定的发展传变规律，如伤寒论的六经传变、脏腑辨证中的脏腑传变、卫气营血辨证中的传变等，我们在掌握了这些基本的传变规律以后，在治疗疾病的时候，就要积极预防，阻断病邪的深入。如《金匮要略》所说：“夫治未病者，见肝之病，知肝传脾，当先实脾”，所谓“先安未受邪之地”。既病早治、注意防变对于控制疾病的发展，减轻疾病的恶化具有重要的意义。

二、标本论治

“标”和“本”，是一个相对的概念，有多种含义，可用以说明病变传变过程中各种矛盾的主次关系。标，即现象；本，即本质。标与本是互相对立的两个方面。标本的含义是多方面的。从正邪两方面来说，正气为本，邪气为标；从疾病而说，病因为本，症状为标；从病位内外而分，脏腑为本，肌表为标；从发病先后来分，原发病（先病）为本，继发病（后病）为标。总之，“本”含有主要方面和主要矛盾的意义；“标”含有次要方面和次要矛盾的意义。标本的原则一般是急则治其标、缓则治其本和标本同治三条。

（一）急则治其标

指“标”危急，先采用治标的原则，多采用驱邪的方法进行治疗，若不及时治之，会危及病人生命，或影响本病的治疗。如胀满、大出血、剧痛等病，皆宜先除胀、止血、止痛。正如《素问·标本病传论》所说：“先热后生中满者，治其标……先病而后生中满者，治其标……小大不利，治其标。”待病情相对稳定后，再考虑治疗本病。

（二）缓则治其本

指“标”不甚急的情况下，采取治本的原则，即针对主要病因、病证进行治疗，以解除病之根本。如阴虚发热，只要滋阴养液治其本，发热标乃不治自退。故《素问·标本病传论》说：“先寒而后生病者，治其本；先病而后寒者，治其本；先热而后生病者，治其本……先病而后泄者，治其本；先泄而后生他病者，治其本。必先调之，乃治其他病。”

（三）标本同治

指标病本病同时俱急，在时间与条件上皆不宜单治标或单治本，只可采取同治之法。如肾不纳气的喘咳病，本为肾气虚，标为肺失肃降，治疗只宜益肾纳气，肃肺平喘，标本兼顾。

标本论治还必须遵循“治病必求其本”的原则。即谓治疗寻找疾病的根本原因，并针对根本原因进行治疗，这是辨证论治的基本原则。医者必须透过现象找到疾病之本质所在，然后针对其本质进行治疗，只有从根本上除去了发病原因，疾病的各种症状才会得以彻底消除。

疾病的标本关系不是绝对的，在一定的条件下可以互相转化，因此，在临证中要认真观察，注意掌握标本转化的规律，以便正确地不失时机地进行有效的治疗。

三、扶正祛邪

疾病的发生与发展是正气邪气斗争的过程。正气充沛，则人体抗病能力强，较少罹患疾病，或者患病较轻；若正气不足，疾病就会发生和发展，因此，治疗的关键就是改变正邪双方力量的对比，扶助正气，祛除邪气，使疾病好转或痊愈。各种治疗措施皆离不开“扶正”与“祛邪”这两方面。

（一）扶正

扶正即使用扶助正气的药物或其他疗法，以增强体质，提高抗病能力，以达到战胜疾病、恢复健康的目的。这种“扶正以祛邪”的原则，适用于正气虚为主的疾病，是《内经》“虚则补之”（《素问·三部九候论》）的运用，包括益气、养血、滋阴、壮阳等不同方法。

（二）祛邪

祛邪即使用药物或其他疗法，以祛除邪气，达到邪去正复的目的。这种“祛邪以扶正”的原则，适用于邪气盛为主的疾病，是《内经》“实则泻之”（《素问·三部九候论》）的运用，包括攻下、清解、消导、催吐、发汗等不同方法。

总之，运用扶正祛邪这一原则，要认真细致地观察邪正消长的盛衰情况，根据正邪双方在疾病过程中所处的不同地位，分清主次、先后，灵活地运用。单纯扶正仅适用于正虚为主者，单纯祛邪仅适用于邪盛为主者，先祛邪后扶正则适用于邪盛而正不甚虚者，先扶正后祛邪则适用于正虚而邪不甚者，扶正与祛邪并用则适用于正虚邪实者，即所谓“攻补兼施”，要做到“扶正不留邪，祛邪不伤正”。

四、因时因地因人制宜

因时、因地、因人制宜又称“三因制宜”，指的是治疗疾病必须根据季节、地区以及人体各方面的不同而制定相应适宜的治法。人体与自然界息息相关，疾病的发生、发展深受自然气候和地域的影响。人体自身的因素也决定了疾病的发生和发展，如年龄不同、体质不同、性情不同、饮食调摄不同，则疾病的发生、发展皆不同。

（一）因时制宜

因时制宜指不同季节治疗用药要有所不同。《素问·六元正纪大论》说：“用温远温，用热远热，用凉远凉，用寒远寒”。夏暑之季，酷暑炎炎，腠理开泄，用药应避免过用温热药，以防开泄太过，损伤气津；严冬之时，腠理致密，阳气内藏，用药应避免过用寒凉药，以防折伤阳气，故皆曰“远”之。

（二）因地制宜

因地制宜即根据不同地区的地理环境来考虑不同的治疗用药。如我国西北地高气寒，病多寒证，寒凉剂必须慎用，而温热剂则为常用；东南地区地处气热，雨湿绵绵，病多湿热，温热剂必须慎用,寒凉剂、化湿剂较为常用。

(三)因人制宜

因人制宜指治疗用药根据病人的年龄、性别、体质、生活习惯等的不同而有所差异。一般来说,成人药量宜大,儿童宜小;形体魁梧者药量宜大,形体弱小者宜小;素体阳虚者用药宜偏温,阳盛者用药宜偏凉;妇人有经、带、胎、产之特点,用药与男子则差别更大。

以上三者是密切相关而不可分割的,它既反映了人与自然界的统一整体关系,又反映了人群的不同特性。三者有机地统一起来,才能有效地治疗疾病。

第二节 正治与反治

多数疾病的临床表现与其本质一致,然而有时疾病的临床表现与其本质不一致,出现了假象,于是产生了“正治”与“反治”的治法。为此,医者要透过现象看到本质,不应受假象的影响,要始终抓住本质,坚持“治病必求于本的原则”。

一、正治

正治又称为“逆治”,是指疾病临床表现与其本质一致,采用的药物与疾病的征象相反的治法。《素问·至真要大论》说:“寒者热之,热者寒之,温者清之,清者温之,散者收之,抑者散之,燥者润之,急者缓之,坚者软之,脆者坚之,衰者补之,强者泻之”。此皆属正治之法。大凡病情发展较为正常,病势较轻,症状亦较单纯者,多适用于本法。

二、反治

反治又称为“从治”,是指疾病临床表现与其本质不一致,采用的药物与疾病的表面征象相顺从的治法。《素问·至真要大论》说:“微者逆之,甚者从之。”“逆者正治,从者反治”。大凡病情发展比较复杂,处于危重阶段,出现假象症状时,多运用此法,其具体应用有:热因热用、寒因寒用、塞因塞用、通因通用。

(一)“热因热用,寒因寒用”

热因热用是指以热治热,用于阴寒之极反见热象,真寒假热的病人;寒因寒用是指以寒治寒,用于热极反见寒象,真热假寒的病人。二者治疗的实质仍然是以热治寒,以寒治热。

(二)“塞因塞用,通因通用”

塞因塞用是指以填补扶正之法治疗胀满痞塞等证候,适用于脾虚阳气不足而不健运者;通因通用是指以通利泻下之法治疗泄利漏下等证候,适用于内有积滞或瘀结而致腹泻或漏血者。二者治疗的实质亦为虚则补之,实则泻之。

此外,还有反佐法,即于温热方药中加少量寒凉药,或用寒证药以冷服法;寒凉方药中加少量温热药,或用热证药以热服法。此虽与上述所讲不同,但亦属反治法之范畴,多用于寒极、热极之时,或有寒热格拒现象时。正如《素问·五常政大论》所说:“治热以寒,温而行之；治寒以热，凉而行之。”如是，可以减轻或防止格拒反应，提高疗效。

三、同病异治与异病同治

同病异治与异病同治，是根据治病求本的原则演变出来的两种治疗方法。

（一）同病异治

同病异治是指同一疾病由于病邪或体质不同，表现出不同的疾病本质，因而采取不同的治疗方法。例如，同是痢疾，但疾病的病邪有湿热或寒湿的不同，所采用的治疗方法也就不同，属湿热痢的采用清热利湿的方法治疗，属寒湿痢的则采用温中燥湿的方法治疗。

（二）异病同治

异病同治是指在不同的疾病过程中，如果病理相同、本质相同，则可采用同样的治疗方法。举例来说，久泻久痢、子宫脱垂、脱肛、胃下垂等多种病症，如果是因为中气下陷引起，均可使用补中益气的治疗方法进行治疗。

在中国传统医学中历来强调理法方药浑然一体。也就是说，在中医理论指导下进行辨证，根据辨证的结果确定治疗法则（治法），在治法大指导下选用具体方药来进行治疗。本章只重点介绍治则及治疗大法的内容，关于具体治法将在中篇第七章第二节“方剂学基础知识”中予以介绍。

（邹澍宣　徐俊峰）

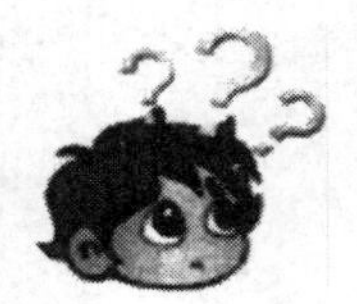

思考题

1. 什么是治则？
2. 如何认识未病先防？中医治未病的治则有哪些？
3. 标本的含义是什么？中医是如何进行“标本论治”的？
4. 如何理解“同病异治”和“异病同治”？
5. 如何理解“急则治其标，缓则治其本”？
6. 因时因地因人制宜的含义是什么？

中　篇

临床基础篇

第七章 中药康复疗法

学习目标

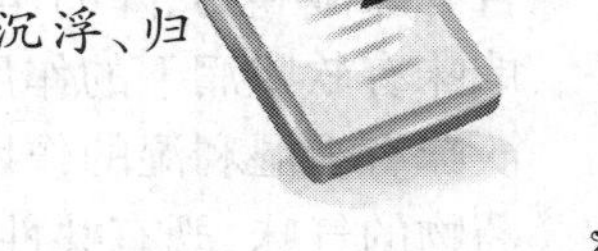

1. 掌握中药的基本知识，包括性能（四气、五味、升降沉浮、归经、毒性）、用法（配伍、配伍禁忌、煎法、服法）。

2. 熟悉中药方剂组成原则、剂型、内外治法。

第一节 中药的基本知识

中药是在中国传统医药学理论指导下采集、炮制和应用的，主要来源于天然药物及其加工品，包括植物药、动物药、矿物药以及部分化学、生物制品类药物。

一、中药的性能

药物的性能，就是指药物的性味和功能。药物所以能够治病，是因为各种药物都有它的特性和作用，即药物所含的各种成分所起的药理作用。前人称为“药物的偏性”，如清代唐容川说：“设吾身之气，偏胜偏衰则生疾病。又借药物一气之偏，以调人身之盛衰，而使归于和平，则无病矣。”意思是说：以药物的偏性，纠正疾病所表现的阴阳偏盛或偏衰。用中医的基础理论来归纳，药物性能概括为：性、味、归经、升降、浮沉、补泻及有毒、无毒等。

（一）四气

四气即四性，是指寒、热、温、凉四种不同的药性。用阴阳学说来归纳，寒凉性药物属阴，温热性药物属阳。寒与凉、温与热，又有程度上的不同，温次于热，凉次于寒，所以有些药物常标有大热、热、温、微温等词，予以区别。药性的寒、热、温、凉是从药物作用于机体所发生的反映概括出来的，是同疾病的寒性、热性相对而言的。如中医临床实践，应用栀子、黄芩、石膏等寒凉性药物来治疗温热性的病症，用附子、干姜、良姜等温热性药物来治疗寒凉性病症。《神农本草经》表述：“疗寒以热药，疗热以寒药”，就是根据药性与病情归纳的治病基本原则，如违犯这个原则，会导致不同的后果。

此外，还有平性药，是指药性不甚显著，作用比较和缓的药物。其中也有微寒、微温的偏向,但仍未越出“四气”的范围,所以习惯上仍称“四气”。

(二)五味

五味是酸、苦、甘、辛、咸五种不同的味。有些药物具有淡味或涩味,所以实际上不止“五味”,但由于历代应用习惯,仍称“五味”。不同的药味有不同的作用。同样用阴阳学说来归纳,则辛甘淡属阳,酸苦咸属阴。综合历代的用药经验,其作用如下:

辛味有发散和行气血的作用。如生姜、薄荷能发散表邪,陈皮、砂仁能行气止痛,当归、川芎又能活血化瘀。

酸味有收敛固涩的作用。如诃子、乌梅涩肠止泻。

甘味有补养及和缓的作用。如人参、黄芪能补气;熟地、麦冬能养阴;甘草调和药性,缓解毒性。

苦有燥湿和泻、降的作用。如大黄泻下通便,苍术能燥湿,杏仁降气平喘。

咸味有软坚润下的作用。如牡蛎能软坚散结,芒硝通便润燥。

淡味有渗湿利湿的作用。如茯苓、通草能渗湿而利小便。

药物的气味,既有共性又有特性,既有气同味异的又有气异味同的,还有一气数味的。如大黄、黄连性味同是苦寒,都有清热泻火解毒作用,但大黄还泻下通便,黄连又有燥湿止呕止痢的特性。气同味异的,如麻黄辛温,大枣甘温。气异味同的,如薄荷辛凉,附子辛热。一气数味的,如当归甘辛苦温,丹皮苦辛寒等。所以,只有掌握药物的同中有异,异中有同的全部性能,才能准确无误地使用药物。

(三)升降浮沉

各种疾病在病机和证候上常常表现出向上(如呕吐、咳喘)、向下(如泻痢、崩漏)、向外(如自汗、盗汗)、向内(如表邪不解、疹毒内攻)等病势趋向,选用适宜的药物进行治疗,可以消除或改善这些疾病状态。所以,就药物的作用同疾病表现的趋向相对来说,也具有作用的趋向。升和降,浮和沉也是相对的。升是上升,降是下降,浮是发散,沉是泄利的意思。凡是升浮药,都主上行而向外,有升阳、发表、散寒等作用,沉降药都主下行而向内,有潜阳、降逆、收敛、清热、燥湿、泻火等作用。

升降浮沉与性味也有着密切的关系。凡味属辛甘,性属温热的一类药物,大多能升浮;味属苦酸咸,性属寒凉的一类药物,大多是沉降。用阴阳属性来归纳,升浮属阳,沉降属阴。

药物质地的轻重,是归纳升降浮沉的另一依据。一般花叶及质轻的药物,大都能升浮,如菊花、辛夷、升麻等;籽实及质重的药物,大都能沉降,如苏子、枳实、磁石等。但物质应用规律并不是绝对的,例如“诸花皆升,旋复花独降”;苏子性味辛温,应该属升,但由于质重功能降气,故属降,这说明在药物的共性中又有不同的个性。再则,升浮药在大队沉降药中也能随之下降,而沉降药在大队升浮药中也能随之上升,这也说明药性的升降浮沉,在一定条件下可以互相转化,不是一成不变的。据现代药理分析,药物气味的不同与它所含化学成分有关,不同成分常常表现不同的药效。由于中药成分复杂,它的气味是多种成分综合形成。

现在新医药书籍在药理和有效成分上已有论述,所以不能单纯停留在“四气”、“五味”、“升降浮沉”、“归经”的认识上。要继续开展生理、病理、药理学研究,逐步打开人们尚未认识的领域,对中药实质作进一步探讨。

(四)归经

就是指中医通过长期临床实践,认识到某些药物对某脏腑经络的疾病具有特殊的选择性。如同属寒性药物，虽然都具有清热作用，但其作用范围或偏于清肺热，或偏于清肝热，各有所专；同属补药，也有补肺、补脾、补肾的不同。归经是以脏腑、经络理论为基础的。经络能沟通人体内外表里，在病变时，体表的疾病可以影响到内脏，内脏的病变也可以反映到体表，因此人体各部分发生病变时所出现的症候，可以通过经络而获得系统的认识。如同一头痛，痛在前额，属阳明胃经病变，宜用石膏、白芷之类的药物；痛在后脑连及颈部，是太阳膀胱经病变，宜用藁本、防风之类药物；若痛在两侧或一侧，是少阳胆经病变，宜用川芎、柴胡之类药物。故同一头痛，因部位不同，选用药物也不同，所以不掌握分经用药，势必影响治疗效果。另如肺经病变每见咳喘等症，经用桔梗、杏仁治愈，故将两药归纳入肺经。心经病变多见神昏心悸，经用朱砂治愈，则将朱砂纳入心经。诸如此类，说明归经用药理论是从疗效观察中总结出来的。

但归经理论并不是绝对的、机械不变的公式。同归一经的药物，其作用又有温、清、补、泻的不同。如黄芩、百合、葶苈子都能入肺经，可是在作用上，黄芩清肺热，百合补肺虚，而葶苈子泻肺实。脏腑经络的病变也是互相影响的，如肺病兼见脾虚者，必须肺脾兼治。因此，在用药时，既要熟悉药物归经，又要掌握脏腑经络之间的关系，做到辨证用药，方能收到预期效果。

(五)毒性与不良反应

所谓毒性一般是指药物对机体所产生的不良影响及损害性，包括有急性毒性，亚急性毒性，亚慢性毒性，慢性毒性和特殊毒性如致癌、致突变、致畸胎、成瘾等。中药也不例外，历代本草书籍中，常在药物的性味之下，标明其“有毒”、“无毒”。有毒、无毒也是药物性能的重要标志之一，它是掌握药性必须注意的问题。中药的副作用是指在常用剂量时出现与治疗需要无关的不适反应，一般比较轻微，对机体危害不大，停药后可自行消失，但在临床应用中也应尽量减少副作用的发生。

作为医生，除了从中药典籍中了解中药的毒性与不良反应之外，还应关注有关的临床报道，必须了解并正确对待中药的毒性，才能保证安全用药。

目前已知具有严重毒性的中药有：砒霜、水银、生马钱子、生川乌、生草乌、生白附子、生附子、生半夏、生南星、细辛、生巴豆、生甘遂、蟾酥、全蝎、洋金花、朱砂、雄黄、关木通、槟榔、巴豆、牵牛子、苍耳子、苦楝子、白果等。

二、中药的用法

药物的用法包括配伍、禁忌、剂量和服法等几项主要内容。

(一)配伍

前人把单味药的应用同药与药之间的配伍关系总结为七个方面，称为“七情”，即单行、相须、相使、相畏、相杀、相恶、相反。分述如下：

1. 单行　是指用单味药治病。多用于病情比较单纯，选用一种针对性强的药物即可收效，如“独参汤”，用一味人参大补气血。

2. 相须　即性能功效相类似的药物配合，能明显地增强疗效，如大黄配芒硝。

3. 相使　即功能不同的药物合用后，能互相促进，提高疗效，如黄芪配茯苓。

4. 相畏　即一种药的烈性或毒性反应，能被另一种药物抑制或减轻，如半夏的毒性能被生姜减轻。

5. 相杀　即一种药物能减轻或消除另一种药物的毒性或副作用，如防风杀砒毒，绿豆杀巴豆毒。

6. 相恶　即两药合用，能相互牵制而使作用降低或失效，如生姜恶黄芩。

7. 相反　即两药合用，能产生毒性反应或副作用，如芫花反甘草，川乌反半夏。

方剂是配伍的发展，也是配伍应用的较高形式。组方是按药物治病的主、次配伍组合的。早在《内经》中已经提出"主病之谓君，佐君之谓臣，应臣之谓使"。因为病因病机是复杂多变的，有数病相兼，寒热错杂，虚实并见，只有把多种药物恰当地配伍组合，才能照顾全面。在方剂配伍上，分为主、辅、佐、使，也就是古称的"君、臣、佐、使"。

主药（君）：即方剂中的主药，治疗主症的药物。

辅药（臣）：即主药的辅助药。

佐药：有两种作用，一是对主药起制约作用，二是治疗兼症。

使药：是指调和药、引经药及次要的辅助药。

配伍组成要有主、辅、佐、使原则，但随着疾病的发展和变化，加上病人的体质和年龄等不同，在组织方剂时，既要按原则配伍，又要随证而灵活变化（辨证论治），以适应各种疾病的客观需要。如前人在配伍组成变化中，有以下几点：

药味增减变化：党参、白术、茯苓、甘草四味药组合名"四君子汤"，主治气虚，但有的病人，虽气虚，但服后胸闷腹胀不受补，加陈皮行气调胃，名为"五味异功散"；如病人痰湿较重，恶心呕逆，再加半夏为六君子汤；如遇中焦气滞，胃满胃胀，可加木香、砂仁，名"香砂六君子汤"。

药量轻重变化："枳术汤"组成：枳实八钱、白术四钱，主治脘腹积滞，腹满硬痛。"枳术丸"组成：枳实四钱、白术八钱，主治饮食停滞，腹胀痞满。两方由于药量不同，主治作用也不同，方名也不同。

功能配伍变化：如同一味黄连，配以吴茱萸名"左金丸"，主治胃失和降，呕吐胁痛；如去掉吴茱萸，加木香，名"香连丸"，主治里急后重，赤白痢疾；若去掉木香，加肉桂，名"交泰丸"，主治心火上亢，失眠心悸。同一味药，由于加减不同，而主治各异。

（二）禁忌

包括服药禁忌、配伍禁忌和妊娠禁忌。

1. 服药禁忌　是指服药时的饮食禁忌（忌口）。早在古代文献上就有常山忌葱、茯苓忌醋、乌梅忌猪肉的说法。另外，凡属生冷、黏腻等不易消化的食物，也应根据需要予以忌服。

2. 配伍禁忌　是指在复方配伍中，有些药物应避免合用的意思。对配伍禁忌，古人曾提"十八反"、"十九畏"，并编成歌诀，列举如下：

十八反歌：

本草明言十八反，半蒌贝蔹芨攻乌。

藻戟遂芫俱战草，诸参辛芍叛藜芦。

注释：乌头（川乌、草乌、附子、天雄）反贝母（川贝、浙贝、平贝）、瓜蒌（蒌仁、蒌皮、花粉）、半夏（姜半夏、法半夏）、白蔹、白芨。甘草反海藻、大戟、甘遂、芫花。藜芦反人参、党参、沙参、丹参、玄参、太子参、明党参、细辛、白芍、赤芍。

十九畏歌：

硫黄原是火中精，朴硝一见便相争，

水银莫与砒霜见，狼毒最怕密陀僧，

巴豆性烈最为上，偏与牵牛不顺情，

丁香莫与郁金见，牙硝难合京三棱，

川乌草乌不顺犀，人参最怕五灵脂，

官桂善能调冷气，若逢石脂便相欺，

大凡修合看顺逆，炮烘炙浸莫相依。

注释：硫黄畏朴硝，水银畏砒霜，狼毒畏密陀僧，巴豆畏牵牛，丁香畏郁金，牙硝、芒硝畏京三棱，川乌、草乌畏犀角，人参畏五灵脂，官桂、肉桂畏赤白石脂。

“相反”、“相畏”药物在实际应用中，并非全部有反、畏作用。如金元时代李东垣论“古方疗月闭，四物加人参、灵脂，是畏而不畏也？痰在胸膈，人参加藜芦，是反而不反也”？事实上，古方“大活络丹”就有草乌、附子与犀角组成。现代不少中医，临床治妇女病用人参、灵脂有效，但有的品种经药理实验证明也会产生毒性作用或副作用，如甘遂与甘草同用，甘草用量大于甘遂时，则使豚鼠气胀而死。因此对相反、相畏药物，还应进一步做药理实验。目前，在没有实验证实之前，仍须按古人提出的“十八反”、“十九畏”处理。

3. 妊娠用药禁忌　具有损害胎元以致滑胎的药物，如使用不当，可造成流产的后果。根据对妊娠危害程度的不同，一般分为禁用药与慎用药两类。

禁用药大多是毒性强或药性猛烈的，如巴豆、水蛭、大戟、芫花、斑蝥、三棱、麝香等。

慎用中药大多是有破气、破血或辛热、滑利作用的，如桃仁、红花、大黄、枳实、干姜、肉桂等。

凡属禁用药，绝对不能使用，慎用药则可根据孕妇患病情况酌情使用。如：吴又可治孕妇时疫，见阳明实证时，仍用“承气汤”攻下；《金匮要略》用干姜、半夏、人参治妊娠呕吐不止等，都是针对疾病而施，即《内经》所载“有故无殒，亦毋殒也”的意思。但没有特殊必要时，应尽量避免使用，以防发生用药事故。

附：妊娠服药禁忌歌

蚖斑水蛭与虻虫，乌头附子配天雄。

野葛水银并巴豆，牛膝薏苡与蜈蚣。

三棱芫花代赭麝，大戟蛇蜕黄雌雄。

牙硝芒硝牡丹桂，槐花牵牛皂角同。

半夏南星与通草，瞿麦干姜桃仁通。

硇砂干漆蟹爪甲，地胆茅根都失中。

注释：

蚖：蝮蛇属之蚖蛇。斑：斑蝥。野葛：漆树科植物钩吻之根，亦称水莽草、雷公藤。雌雄：雌黄、雄黄。桂：指桂枝、肉桂、官桂。通：木通。蟹爪：螯蟹的爪。甲：山甲。地胆：昆虫类蜕青科地胆虫，亦称蚖青。

（三）用量、煎法和服法

1. 用量　药物用量的多少，应根据药性、剂型、病情及配伍关系等情况而决定。

一般，凡属有毒或药性猛烈的药物，用量宜小，芳香性药物也宜用轻量。厚味滋腻的药物用量可重些。用量，是指每一味药的成人一日量。其次是指方剂中药与药之间的比较分量。一般非毒性药，单用时量可大些，而用于复方时量可小些。方中的主药量可大些，辅助药可低于主药。儿童与老年人的用药量应轻于壮年，妇女的用量一般应轻于男人。

2. 中药煎制　汤剂在煎煮过程中，应注意方法与火候。如方法不当、火候失度则能减低药效或完全失效。明代李时珍说："凡服汤药，虽品物专精，修治如法，而煎药者鲁莽造次，水火不良，火候失度，则药亦无功。"因此，汤剂的煎制是一个关键环节。

煎药最好用砂锅，用搪瓷锅也可以，不得用铜铁器皿。煎药用水量应视药量的多少而定。煎药均应用直火加热，并要随着药物性质的不同调节火力。一般分以下三种：①轻煎剂：常用解表药，用武火速煎。②中煎剂：多为肠胃药和妇科药，先用武火煮沸后改用中火。③重煎剂：多为滋补药，先用武火煮沸后改用文火慢煎。

煎出量：一般每剂头煎，得药液 250ml 左右为宜；二煎或三煎，得药液 200ml 左右为宜。头煎药液与二、三煎的药液混合后，分三次服用。

分煎的时间：先煎药应比一般药物先煎 20min，再下中煎药。后下药一般在其他药煮沸 10min 后加入同煎（不包括先煎药的时间）。

为了充分发挥药效，取得治疗的最大效果，可对某些中药进行分包分煎。主要方式有：先煎、后下、包煎、另煎、冲服等。

（1）先煎：大多为矿物类和贝壳类药，这类药物质地坚硬，组织结构致密，有效成分一时不易煎出，故需捣碎先煎，使有效成分充分煎出，如生石膏、生龙骨、生牡蛎、生赭石等。

（2）后下：有些药物中含芳香挥发性成分，若煎煮时间过长，能使有效成分挥发而降低或丧失药效，如白芷、木香、薄荷、沉香等。

（3）包煎：为了防止煎后药液混浊，粘附锅底不易滤出或对消化道有不良刺激，需用纱布包好，再放入锅内煎煮，如车前子、葶苈子、旋复花等。

（4）另煎：是单独煎煮的意思。需要"另煎"的药物大多是贵细药，使其不与其他药料混合而减少药效，如羚羊角丝、犀角丝等。

（5）溶解后冲服：胶质类、盐类药物不宜与群药同煎，应放入汤液中溶化直接服用，如阿胶、鹿胶、芒硝等。

（6）研细末冲服：某些贵重药物及不易溶解于水的药物，应研细面，按规定量用温水或药液冲服，如三七、朱砂、雷丸等。

3. 服法　包括不同剂型的服用方法和服用时间。如汤剂宜于温服，但因治疗上的需要，也有宜冷服的。中成药一定要按说明服用。在服药时间上，一般滋补药宜饭前服，健胃药和对胃肠有刺激性的宜饭后服，安眠类药应在睡前服，驱虫药和泻下药大多是在空腹时服，急性病则不拘时间当迅速给服，疟疾则应在发病之前服，慢性病应定时服。

第二节　方剂学基础知识

方剂是中医治疗疾病的理、法、方、药的一个重要环节，是在辨证立法的基础上，选择相应的药物配伍在一起组成方剂以完成治疗目的的主要手段。

方剂，是在使用单味药治病进而用多味药治病的基础上开始形成，又经历了长期临床实践的检验和修正而不断发展成熟起来的。药物的功用和性味各有所长,也各有所短。只有通过合理的配伍,才能相互增强功效,调其偏胜,制其毒性,或改变其原来的某些功用,消除或缓解其对人体的不利因素,使各具特性的多种药物结合成一个新的有机整体,更加符合辨证论治的要求,适应对比较复杂病证的治疗需要。正如清代徐大椿在《医学源流论·方药离合论》中所说:"方之与药,似合而实离也。得天地之气,成一物之性,各有功能,可以变易气血,以除疾病,此药之力也。然草木之性,与人殊体,入人肠胃,何以能如之所欲,以致其效。圣人为之制方,以调剂之,或用以专攻,或用以兼治,或以相辅者,或以相反者,或以相用者,或以相制者。故方之既成,能使药各全其性,亦能使药各失其性。操纵之法,有大权焉,此方之妙也"。所以说,方剂是运用药物治病的进一步发展和提高。历代医家在长时期的医疗实践中积累了丰富的经验,总结出一套遣药组方的理论。现将方剂组成的基本规律以及常用的中药剂型介绍于下。

一、方剂组成的原则

每一首方剂的组成自然要根据辨证及立法的需要,但是在药物的配伍组成上还必须遵循一定的原则。关于中药的配伍组方原则,早在《黄帝内经》中就有所论述。《素问·至真要大论》说:"主病之为君,佐君之为臣,应臣之为使"。元代医家李东垣说:"主病之为君,兼见何病,则以佐使药分治之,此治方之要也","君药分量最多,臣药次之,佐使药又次之,不可令臣过于君。君臣有序,相与宣摄,则可以御邪治病也"。明代医家何柏斋说:"大抵药之治病,各有所主。主治者,君也;辅治者,臣也;与君药相反而相助者,佐也;引经及治病之药至病所者,使也"。综《内经》及历代医家所论,方剂组成原则的君、臣、佐、使概念大致如下:

君药:是针对主病或主证起主要治疗作用的药物,是方剂中不可缺少的主药。

臣药:包含两方面的意义。其一,为辅助君药加强治疗主病或主证的药物;其二,是针对兼病或兼证起主要治疗作用的药物。

佐药:具有三方面意义。其一,即配合君、臣药加强治疗作用,或直接治疗次要症状;其二,用于减弱或消除君药或臣药的毒副作用,或可以制约君药或臣药的峻猛药性;其三,是用于反佐的药物,也就是说,当病重邪盛之时,人体可能出现"拒药"现象,即服药后立即发生呕吐,这时适当配合与君药性味相反的药物可以减轻或消除"拒药"现象,在这种情况下所用的与君药性味相反的药被称为反佐药。

使药:具有两方面含义。其一,有引经药之义,即发挥引导方中诸药到达病所的作用;其二,具有调和方中诸药的作用。

以麻黄汤为例,该方出自张仲景的《伤寒论》,是治疗外感风寒表实证的代表方剂。方中有麻黄6g,桂枝4g,杏仁9g,炙甘草3g。其中麻黄辛温,有发汗解表散寒,宣肺平喘之效,为君药;桂枝甘温,解肌散寒,调和营卫,具有加强麻黄解表散寒功效的作用,为臣药;杏仁苦温,既可降肺气以助麻黄平喘,又可散风寒以助麻黄、桂枝发汗,为佐药;甘草甘温,调和诸药,为使药。

在临床实际中,并不是每一个方剂都必须具备君、臣、佐、使,有时君药和臣药没有毒性,药性也不峻烈,可以不使用具有减低其毒性或减缓其药性的佐药。有时君药本身就具有引经的作用,则无需使药。有时一味药组成一个单方,只有君药,而无臣药和佐使药。有时十几味甚至几十味药物组成一个方剂,君药或臣药可能有两味或者更多味药。总之,要了解中医方剂学这一组方原则,在临床中要结合实际情况在这一原则指导下灵活加以运用。

二、方剂组成的变化

整体观念和辨证论治是中医学的基本原则,在使用中药治疗的时候,必须要考虑到病人所处环境的气候、季节、体质情况以及有无兼证等等,在辨证的基础上确立了治疗法则并选定了所用处方后,在具体使用时还必须进行适当的调整和变化。

首先是药物组成的变化。如果有一名外感风寒的表实证病人,本应服用麻黄汤,但其平素为气虚湿盛体质,在服用麻黄汤时,要针对其体质的特点加一味健脾燥湿的白术,名为麻黄加术汤;如果其发热恶寒症状并不明显,而鼻塞、咳嗽、胸闷、喘促症状比较突出,则可以去掉解肌和营的桂枝,加入一味生姜,名为三拗汤;如果病人恶寒症状不明显,而发热、喘促明显,并有口渴汗出症状,则可去掉桂枝,加入清热泻火的生石膏,成为麻杏石甘汤。

另外,根据不同情况调整每味药物的剂量更是司空见惯的事情。

三、方剂的剂型

即使辨证、立法、选方、用药都没有问题,要想取得满意的临床疗效,往往还必须确定合适的剂型。中药的剂型有很多种,常用者如下:

(一)汤剂

把药物用水或黄酒或水酒各半浸透后,煎煮一定时间,去渣取汁即为汤剂。汤剂以内服者为多,其特点是药物和剂量可以根据病情的变化而加减变化,灵活运用。另外,汤剂口服后吸收比较快,能迅速发挥疗效,所谓"汤者荡也",就是说汤剂具有直达病所、荡涤病邪的作用。汤剂仍然是目前中医临床使用最广泛的一种剂型。

(二)散剂

散剂是将药物研碎,成为均匀混合的干燥粉末,有内服与外用两种。散剂末细量少者,可直接冲服,如七厘散;亦有研成粗末,在用时加水煮沸取汁服用,如香苏散。外用散剂一般作为外用于局部或掺散疮面等,如双料喉风散、如意金黄散、生肌散等。散剂制作简便,节省药材,便于服用和携带,不易变质。但与汤剂比较,其加减变化的灵活性受到一定限制。

(三)丸剂

丸剂是将药物研成细末,以蜜、水或米糊、面糊、酒、醋、药汁等作为赋型剂制成的圆形固体剂型。丸剂吸收相对比较缓慢,但药力持久,比较适合于治疗慢性病,所谓"丸者缓也"即是此义,如归脾丸、人参养荣丸等。有些丸剂也用于急救,因方中含有芳香药物,不宜加热煎煮,所以制成丸剂,如安宫牛黄丸、苏合香丸等。另外,针对有些峻猛药品,为了使其缓缓发挥药效而制成丸剂,如舟车丸、抵当丸等。临床常用的丸剂有蜜丸、水丸、糊丸、浓缩丸等几种。

1. 蜜丸　是将药物加工成细粉,用炼制过的蜂蜜做赋型制成圆形,一般根据其作用,每丸制成3g、6g或9g。蜜丸的性质柔润,作用和缓,并有补益和矫味作用,多用于各种慢性疾病,如六味地黄丸、理中丸等。

2. 水丸　用冷开水或酒、醋或其中部分药物煎汁等起黏合作用,使用专门的机械将药物细粉制成小丸。水丸较蜜丸、糊丸易于崩解,吸收快,丸粒小,易于吞服,为一种比较常用的丸剂。临床上很多成药制成水丸服用,如香砂养胃丸、保和丸等。

3. 糊丸　系将药物细粉用米糊、面糊等制成丸剂。糊丸黏性大,崩解时间比水丸、蜜丸缓慢,服后在体内徐徐吸收,既可延长药效,又能减少药物对胃肠的刺激,如犀黄丸。

4. 浓缩丸　将方中某些药物煎汁浓缩成膏,再与其他药物细粉混合干燥、粉碎,以水或酒或方中部分药物煎出液制成丸剂。浓缩丸的优点是有效成分含量高,体积小,易于服用。目前临床常用的如六味地黄浓缩丸、牛黄解毒浓缩丸等。

(四)膏剂

膏剂是将药物用水或植物油煎熬浓缩而成的剂型,有内服和外用两种。内服膏剂有流浸膏、浸膏、煎膏三种;外用膏剂又分软膏剂和硬膏剂两种。

1. 流浸膏　是用适当溶媒浸出药材中的有效成分后,将浸出液中的一部分溶媒用低温蒸发掉,并调整浓度及含醇量至规定的标准而成的液体浸出剂型。除特别规定者外,流浸膏1ml的有效成分相当于1g药材。流浸膏与酊剂中均含醇,但流浸膏的有效成分含量较酊剂高。常用的如甘草流浸膏、益母草流浸膏等。

2. 浸膏　是含有药材中可溶性有效成分的半固体或固体浸出剂型。用适当溶媒将药材中的有效成分浸出后,低温将溶媒全部蒸发除去,并调整规定标准,每1g浸膏相当于2~5g药材。浸膏不含溶媒,可分为两种:一种软浸膏为半固体,多供制片或制丸用;一种干浸膏为干燥粉末,可直接冲服或装入胶囊服用,如龙胆草浸膏。

3. 煎膏　又称膏滋,即将药材反复煎煮至一定程度后,去渣取汁,再浓缩,加入适当蜂蜜、冰糖或砂糖煎熬成膏。煎膏体积小,便于服用,又含有大量蜂蜜或糖,味甜而营养丰富,有滋补作用,适合久病体虚者服用,如参芪膏、枇杷膏等。

4. 软膏　又称药膏,系用适当的基质与药物均匀混合,制成一种容易涂于皮肤、黏膜的半固体外用制剂。软膏基质在常温下是半固体的,具有一定的黏稠性,但涂于皮肤或黏膜能渐渐软化或溶化,有效成分可被缓慢吸收,持久发挥疗效。软膏作用是局部的,适用于外科疮疡肿疖等疾病,如三黄软膏、穿心莲软膏等。

5. 硬膏　又称膏药,系用油类将药物煎熬至一定程度,去渣后再加黄丹、白蜡等加工成膏。膏药,古代称为“薄贴”。常温时呈固体状态,36~37℃时则溶化,可以贴于局部,发挥治疗作用,同时亦起机械性保护作用。常用者如跌打止痛膏、狗皮膏等。

(五)丹剂

丹剂分为内服和外用两种,没有固定剂型。有的将药物研成细末即成,有的再加糊或黏性药汁制成各种形状,有的丹剂也是丸剂的一种,因多用精炼药品或贵重药品制成,所以不称丸而称丹,如黑锡丹、至宝丹等。至于外用丹剂,如红升丹、白降丹等,是由矿物药经加工炼制而成,仅供外科使用。

(六)酒剂

俗称“药酒”,是以酒为溶媒,一般以白酒或黄酒浸制药物,或加温同煮,去渣取液以供内服或外用。常用的如十全大补酒、风湿药酒等。酒剂不宜于阴虚火旺的病人。

(七)茶剂

茶剂是由药物粗粉与黏合剂混合制成的固体制剂。使用时置于有盖的适宜容器中,以沸水泡汁代茶服用,故称茶剂。茶剂外形并无一定,常制成小方块形或长方块形,亦有制成饼状或制成散剂定量装置纸袋中。因为茶剂制法简单，服用方便，群众比较乐于接受，常用的如午时茶等。

（八）药露

多用新鲜含有挥发性成分的药物，放在水中加热蒸馏，所收集的蒸馏液即为药露。药露气味清淡，便于口服。一般作为饮料，夏天尤为常用，如金银花露、青蒿露等。

（九）冲服剂

冲服剂是在糖浆剂和汤剂的基础上发展起来的一种新剂型。一般是将中药提炼成稠膏，加入适量糖粉及其他辅料（淀粉、山药粉、糊精等）充分拌匀，揉搓成团状，通过10至12目筛，制成颗粒，然后将颗粒经4～600℃温度干燥，干燥后过8至14目筛，使所制颗粒均匀一致。冲服剂较丸剂作用迅速，较汤剂、糖浆剂体积小而重量轻，易于运输携带，且服用简便。常用的冲剂有银黄冲剂、感冒清热冲剂等。

（十）针剂

针剂即注射剂，是将中药经过提取、精制、配制等步骤而制成的灭菌溶液，供皮下、肌肉、静脉注射等使用的一种制剂。具有剂量准确、作用迅速、给药方便、药物不受消化液和食物的影响、能直接进入人体组织等优点，如柴胡注射液、复方丹参注射液等。

除上述剂型外，还有片剂、海绵剂、油剂、气雾剂、栓剂、霜剂、胶囊剂等多种剂型，从略。

四、方剂的内服及外用

（一）中药内治法

中药内治法是最常用的中医治疗方法。清代医家程钟龄在《医学心悟》中把内治法概括为“汗、吐、下、和、温、清、消、补”八法。尽管临床实际中的治疗方法及现代中医方剂学的内容均已超出这一范畴，但八法仍不失为提纲挈领地掌握中药治疗原则的简要方法。

1. 汗法　汗法又叫解表法，是根据“因其轻而扬之”，“其在皮者，汗而发之”的原则而立法，用辛温解表药为主而组成的具有发汗解表作用以解除在表之邪的方法。汗法主要用于六淫之邪入于肌表，如外感初起症见恶寒，发热，头痛，身痛，脉浮等以及麻疹初期、疮疡初起、水肿初见伴有表证和风湿在表者，均可选用此法。

邪在肌表常有风寒、风热之分，因而汗法也有辛温、辛凉之不同。

汗法的代表方剂为麻黄汤、桂枝汤和银翘散。

麻黄汤药物组成：麻黄9g，桂枝6g，杏仁6g，甘草3g。主治外感风寒表实证。

桂枝汤药物组成：桂枝9g，芍药9g，甘草6g，生姜9g，大枣3枚。主治外感风寒表虚证。

银翘散药物组成：连翘30g，银花30g，桔梗18g，薄荷18g，竹叶12g，生甘草15g，荆芥穗12g，淡豆豉15g，牛蒡子18g。共杵为散，每服18g，鲜苇根煎汤送服。主治风热感冒。

运用汗法时，应注意服药后以微微汗出为宜，不可令大汗淋漓以耗气伤津甚至亡阴亡阳。同时，表邪已入里或疮疡已溃及盗汗、自汗、吐泻失水者，均不宜用汗法。

2. 吐法　吐法是根据“其高者，因而越之”的原则立法，用涌吐药为主而组成方剂，具有催吐作用，用来涌吐痰涎、宿食、毒物的方法。

吐法的代表方剂为瓜蒂散。

瓜蒂散药物组成：瓜蒂3g，赤小豆3g。主治痰涎、宿食停积上脘之证。

吐法是一种急救之法,恰当应用,收效迅速;用之不当,易伤正气,用之宜慎。

3. 下法　下法是根据“泄可去闭”的原则立法,用泻下药物为主而组成方剂,具有通导大便,排除肠胃积滞,荡涤实热,攻逐水饮、寒积等作用,用来治疗胃肠积滞、实热内结、大便不通或寒积、蓄水等里实证的方法。下法可分为寒下、热下、润下、逐水和攻补兼施五类。

下法的代表方剂为承气汤、温脾汤、麻子仁丸、舟车丸和增液承气汤。

承气汤药物组成:大黄12g,厚朴24g,枳实12g,芒硝9g。峻下,主治痞、满、燥、实之阳明腑实证。

温脾汤药物组成:大黄15g,当归、干姜各9g,附子、人参、芒硝、甘草各6g。温下,主治阳虚寒积证。

麻子仁丸药物组成:麻子仁500g,芍药250g,枳实250g,大黄500g,厚朴250g,杏仁250g。炼蜜为丸,每服9g。润下,主治胃肠燥热、脾约便秘证。

舟车丸药物组成:炒黑牵牛120g,酒大黄60g,甘遂、大戟、芫花、青皮、橘皮各30g,木香15g,轻粉3g。共研细末,水泛为丸,每次服1.5g,天明时白开水送服,以大便下利3次为恰当。主治燥实阳水证。

增液承气汤药物组成:玄参30g,麦冬20g,生地20g,大黄10g,芒硝10g。主治热结阴亏之大便秘结。

表证未解里未成实者,不宜用下法。如表证未解而里实已成,可用表里双解法。

下法的方剂多较峻烈,孕妇忌用。产后、经期、年老体弱、病后津伤及失血者均应慎用。必要时可攻补兼施或先攻后补。此外,下法易伤胃气,临床应用时要得效即止,慎勿过用。

4. 和法　和法是具有疏泄调和作用,以疏泄气机,调和脏腑,用来治疗少阳病或肝脾、肠胃不和等症的方法。

和法原为治少阳病而设,由于和解少阳的一些方剂兼有疏肝解郁之功效,因此,调和肝脾的方剂也纳入和法。后世医家在此基础上进一步发展,凡是具有调和作用或其症状类似少阳病的方剂都归纳于和法的范畴。

和法的代表方剂有小柴胡汤、逍遥散、痛泻要方和半夏泻心汤。

小柴胡汤药物组成:柴胡24g,黄芩9g,人参9g,甘草9g,半夏9g,生姜9g,大枣4枚。和解少阳,主治伤寒少阳证。

逍遥散药物组成:甘草15g,当归、茯苓、白芍药、白术、柴胡各30g。疏肝解郁,养血健脾,主治肝郁血虚脾弱证。

痛泻要方药物组成:白术90g,白芍药60g,陈皮45g,防风30g。补脾柔肝,祛湿止泻,主治脾虚肝旺之痛泻证。

半夏泻心汤药物组成:半夏12g,黄芩、干姜、人参各9g,黄连3g,大枣4枚,甘草9g。寒热平调,消痞散结,主治寒热错杂之痞证。

使用和法时应当注意,凡邪在肌表未入少阳或邪已入里阳明热盛者不宜使用此法。同时,凡劳倦内伤、饮食失调、气血虚弱而见寒热者也不适于和法。

5. 温法　温法是根据“寒者热之”的原则而立法,用甘温辛热药物为主而组成方剂,具有温中祛寒、温经散寒、回阳救逆等作用,用以治疗脾胃虚寒、寒凝经脉及肾阳虚衰等寒证的方法。

寒证有表里之分,表寒证一般用汗法,里寒证当用温法。

里寒证的成因,有因元阳不足寒从中生或外寒直入脏腑、经脉及误治伤阳所致。里寒证中又有实寒与虚寒之不同。属虚寒者当用温补之法。就寒邪侵犯的部位及性质而言,凡寒邪直中中焦或阳虚中寒者,宜用温中祛寒法;凡寒凝筋脉或寒邪阻络之痹证等宜用温经散寒法;属元阳虚脱,阴寒内盛者,宜用回阳救逆之法。

温法的代表方剂为理中丸、当归四逆汤和回阳救急汤。

理中丸药物组成:人参、干姜、炙甘草、白术各90g。捣筛,蜜和为丸。温中祛寒,补气健脾,主治脾胃虚寒证。

当归四逆汤药物组成:当归12g,桂枝9g,芍药9g,细辛3g,甘草6g,通草6g,大枣8枚。温经散寒,养血通脉,主治血虚寒厥证。

回阳救急汤药物组成:熟附子、制半夏、茯苓、炒白术各9g,干姜、人参、炙甘草、陈皮各6g,肉桂、五味子各3g。回阳固脱,益气生脉,主治寒邪直中三阴,真阳衰微之证。

温法多用辛温燥热之药,禁用于热证及阴虚证,尤其对真热假寒者更勿误用。于炎热季节或内热体质者,即使有寒证需用温法者,也要中病即止,不可过用,免得温热过甚而耗伤阴液。

6. 清法　清法是根据“热者寒之”、“温者清之”的原则而立法,用寒凉药物组成方剂,具有清热泻火、凉血、解毒、生津作用,用以治疗温热、温疫、热毒等里热证的方法。

清法是为热证而设。从广义上讲,温、热、火证为同一属性,只是程度不同,统称为热证。一般认为,“温之极谓之热,热之极谓之火”。暑病为夏季的热病,亦属清法的应用范畴。

外感六淫之邪,多能入里化热,亦可五志化火而热从中生。热证在临床中较为多见,《内经》病机十九条中言火者七条,言热者三条。

清法是为里热证而设,若热邪在表尚未入里,当用汗法;若热虽入里,但里热已成实,则宜用下法。因此,清法应在表邪已化热入里尚未成实之际用之。

热证有实热、虚热之分,实热治宜苦寒直折,虚热治宜壮水制火。

热为阳邪,易伤阴液,所以救阴存津为治疗热证首先要注意的问题,在使用清法时不可忽视此点。真寒假热之证当用温法,宜详辨之,不可误用清法。

清法的代表方剂为白虎汤、黄连解毒汤、清营汤和青蒿鳖甲汤。

白虎汤药物组成:石膏50g,知母18g,甘草6g,粳米9g。清热生津,主治气分热盛证。

黄连解毒汤药物组成:黄连9g,黄芩、黄柏各6g,栀子9g。泻火解毒,主治三焦火毒证。

清营汤药物组成:水牛角30g,生地黄15g,玄参9g,竹叶心3g,麦冬9g,丹参6g,黄连5g,银花9g,连翘6g。清营解毒,透热养阴,主治热入营分证。

青蒿鳖甲汤药物组成:青蒿6g,鳖甲15g,生地12g,知母6g,丹皮9g。养阴透热,主治阴液不足之虚热证。

清法所用药物多属寒凉之品,易伤阳气、损胃气,应中病即止,不宜过用,对虚寒体质者更要注意。另外,在清法中有时使用滋阴之品,其性腻滞,若用之过早,恐反留邪不解,也应予以注意。

7. 消法　消法是根据“结者散之”、“通可去滞”的原则立法的,是以消导、化积的药物为主而组成方剂,用以行气宽中、消食导滞、消痞化积而恢复脏腑功能的方法。

消法的适应范畴较广,如癥积、痞块、食积、蓄水、瘰疬、瘀血、痰核及痈疽初起等均可使用消法。食滞的形成多与脾失健运、胃失通降及饮食失节有关,癥积、痞块多为寒热痰食与气血相搏日久渐积而成。食积、痞块每易致气机不畅，故消导剂中多配伍行气药；若积滞郁而化热，则宜配伍清热药；积滞兼寒，则宜配祛寒药；脾胃虚弱者，宜适当配伍补益药。

消法与下法均有消除有形之邪的作用，但消法的药力较缓和，适于逐渐形成的脘腹痞积宜于渐攻缓消者；下法一般攻力较猛，适于肠实便秘或大积大聚宜于急攻速下者。

消法的代表方剂为保和丸、半夏厚朴汤、血府逐瘀汤和导痰汤。

保和丸药物组成：山楂180g，神曲60g，半夏、茯苓各90g，陈皮、连翘、莱菔子各30g。共为细末，炊饼为丸。消食和胃，主治食滞胃脘证。

半夏厚朴汤药物组成：半夏12g，厚朴9g，茯苓12g，生姜15g，苏叶6g。行气散结，降逆化痰，主治梅核气。

血府逐瘀汤药物组成：桃仁12g，红花、当归、生地黄、牛膝各9g，川芎、桔梗各4.5g，赤芍、枳壳、甘草各6g，柴胡3g。活血化瘀，行气止痛，主治胸中血瘀症。

导痰汤药物组成：半夏12g，天南星3g，枳实3g，橘红3g，赤茯苓3g，生姜4片。燥湿祛痰，行气开郁，主治痰厥证。

消法虽然较缓和，但毕竟属于克削之剂，一般不宜长期使用，因此，多采用丸剂，以免损伤正气。另外，正虚邪实者，宜消补兼施。凡纯虚无实者，禁用消法。

8. 补法　补法是根据“虚则补之”的原则而立法的，是以补养强壮类药物为主而组成方剂，用以补益人体气血阴阳之不足而治疗各种虚证的方法。补法是“因其衰而彰之”，“形不足者，温之以气；精不足者，补之以味”原则的具体运用。

补法有补阴、补阳、补气、补血之分，但人体的阴阳是相互依存的，《景岳全书》说：“善补阳者，必于阴中求阳”，“善补阴者，必于阳中求阴”，因此，补阳剂中宜适当配伍补阴之品，使阳有所依，并可借补阴药之滋润以制阳药之温燥；补阴药中佐以补阳之品，使阴有所化，并可借阳药之温运以制阴药之凝滞以达滋而不滞。《脾胃论》说：“血不自生，须得生阳气之药，血自旺矣”，“血虚以人参补之，阳旺则能生阴血”，因此，补血剂中多配伍补气之品以助血之生化，或着重补气以生血。至于大失血而致虚极气欲脱者，则应峻补其气，扶元固脱，使气返血生，即所谓“有形之血不能速生，无形之气所当急固”，但补气药中一般很少加入补血之品，因补血药性多为滋腻，易于滞气之故。

补法中还有补五脏之分，但在五脏补法中，古人较为强调脾、肾二脏。肾为先天之本，舍元阴而寓元阳；脾为后天之本，为气血生化之源。在脾肾二脏中，古代医者又有“补脾不如补肾”和“补肾不如补脾”之争，但《医学心悟》说：“须知脾弱而肾不虚者，则补脾为亟；肾弱而脾不虚者，则补肾为先；若脾肾两虚，则两补之。”这一论述较有实践意义。

运用补法时应当注意，对于《顾氏医镜》所说的“大实有羸状”即“真实假虚证”不可用补法，以免犯“实实”之戒。同时对于正气虽虚而邪气亦盛的病症也当慎重，以免造成“误补益疾”或关门留寇。

补法的代表方剂为四君子汤、四物汤、六味地黄丸和金匮肾气丸。

四君子汤药物组成：人参、白术、茯苓各9g，炙甘草6g。益气，主治脾胃气虚证。

四物汤药物组成：当归9g，川芎6g，白芍9g，熟地黄12g。补血，主治营血虚滞证。

六味地黄丸药物组成：熟地黄24g，山萸肉、山药各12g，泽泻、丹皮、茯苓各9g。共为细末，炼蜜为丸。滋补肝肾，主治肝肾阴虚证。

金匮肾气丸药物组成：干地黄240g，山药、山茱萸各120g，泽泻、茯苓、丹皮各90g，桂枝、炮附子各30g。共为细末,炼蜜为丸。补肾助阳,主治肾阳不足证。

一般说来,补气与补阳药性多温热辛燥,对于阴虚火旺者不宜用;补血补阴药性多寒凉滋腻,对于阳虚阴盛者忌用。

补法多用于慢性虚损性疾患,在施行药补的同时不可忽视食补。《素问·脏气法时论》说:"毒药攻邪,五谷为养,五果为助,五畜为益,五菜为充,气味合而服之,以补精益气"。此外,还要注意精神因素和适当的体育锻炼,不可消极地单纯依赖药物,更不可滥用补药,尽管是补药,但其性味毕竟有所偏颇,若用之过久,难免"久而增气",若其超越人体脏腑的调节能力亦可致病,决非多补益善。

(二)中药外治法

中药外治法是利用具有康复治疗作用的中药,经过一定炮制加工后,通过对病人全身或局部病位及穴位的敷、洗、熏、贴等外用途径,以达药物康复目的的治疗方法。

中药外治法,一方面是药物被肌肤毛窍吸收,以疏通经络气血、调理脏腑功能而产生治疗效果;另一方面是药物与热疗等物理因素相结合而发挥治疗作用。如药熨法,既有药物的作用又有热疗的作用,体现了中医杂合而治共奏其效的治疗特点。

中药外治法的方药选用原则基本与中药内治法相同。正如清代医学家吴尚先在《理瀹骈文》中所指出:"外治之理即内治之理,外治之药即内治之药,所异者法耳。"也就是说,外治法与内治法的区别只在于疗法的不同,而理、方、药均相同。一般说来,中药内治法所用的汤、丸、散剂都可以熬制成膏,用以"薄贴施病"。

外治法可分为膏药疗法、熏蒸疗法、熨敷疗法和烫洗疗法等。

1. 膏药疗法　膏药疗法,古称"薄贴"疗法。它是选用具有康复治疗作用的方药,用油类将药物煎熬到一定程度,去渣后再加黄丹、白蜡等成膏,其常温时呈固态,36~37℃时即开始溶化,故能贴敷于病位的皮肤或一定穴位,起到局部或全身的治疗作用,或兼有机械性保护作用。

《理瀹骈文》认为膏药"能治百病",从三焦分治中再分脏腑进行治疗,"膏有上焦心肺膏,有中焦脾胃膏,有下焦肝肾膏。有专主一脏之膏,脏有清有温;有专主一腑之膏,腑有通有涩。又有通治三焦,通治五脏,通治六腑之膏。又有表里寒热虚实分用之膏,互用之膏,兼用之膏"。在中药康复中,膏药多用于跌打损伤、瘫痪痹痛,并且慢性虚弱性疾病的汤、丸、散剂一般都可改用"薄贴"而收效。从功效上看,膏药疗法用于康复病证大体可分为两大类,即祛风化瘀类及扶元固本类。

(1)祛风化瘀类:祛风化瘀类膏药祛风除湿,活血化瘀,舒筋活络,以帮助肢体、筋骨、关节恢复运动功能。

① 狗皮膏:主治风寒湿邪侵入肌表、经络、筋骨、关节所致的风湿痹痛,肢体麻木,筋骨挛缩,关节屈曲不利甚至口眼歪斜者。药物组成:枳壳、防风、杏仁、泽泻、地榆、天麻、川乌、浙贝、猪苓、石脂、白蔹、甘草、赤芍、五加皮、栀子、薄荷、山药、首乌、羌活、苦参、青皮、故纸、熟地、香附、远志、半夏、独活、荆芥、麻黄、苁蓉、小茴香、草乌、白芷、陈皮、前胡、银花、牛膝、藁本、大茴香、木通、灵仙、官桂、连翘、僵蚕、川断、桔梗、大黄、当归、知母、茵陈、细辛、川柏、乌药、川芎、生地、杜仲、苍术、玄参、桃仁、蒺藜、山甲、白术、五味子、蛇床子、苍耳子、川楝子、褚石子、大枫子、青风藤、菟丝子、蜈蚣、香油、章丹、膏油兑血竭、冰片、儿茶、丁香、木香、乳香、没药。

② 祛风愈瘫膏:主治风瘫肢体痿废者。药物组成:蓖麻仁、桃枝、柳枝、桑枝、槐枝、椿枝、茄根、麻油、黄丹。

③ 风疾膏:主治风疾瘫痪,肢体痿废不用。药物组成:羌活、枳壳、北细辛、香附、桔梗、麻黄、防风、白芍、知母、半夏、当归、甘草、薄荷、茴香、石膏、天麻、党参、木香、菟丝子、白术、藁本、独活、全蝎、僵蚕、菊花、川芎、杜仲、白茯苓、柴胡、黄芩、陈皮、熟地、蔓荆子、地骨皮、肉桂、生地、黄连、麻油、黄丹。

④ 鹤膝膏:主治鹤膝风,下肢膝关节变形不能步履者。药物组成:羌活、独活、玄参、生地、熟地、草斛、天麻、当归、杜仲、防风、肉桂、牛膝、麻油、黄丹。

(2)扶元固本类

① 温中膏:温补脾胃,主治脾胃虚寒类疾患。药物组成:干姜、附子、川乌、良姜、吴茱萸、肉桂、麻油、黄丹。

② 滋肾膏:滋补肾阴,主治肾阴不足,兼理痰湿。药物组成:生地、熟地、山药、山萸肉、丹皮、泽泻、白茯苓、锁阳、龟板、牛膝、枸杞子、党参、麦冬、天冬、知母、黄柏、五味子、肉桂、麻油、黄丹。

③ 补肝膏:主治肝虚胁肋隐痛。贴痛处。药物组成:鳖甲、党参、生地、熟地、枸杞子、五味子、当归、山萸肉、黄芪、白术、当归、川芎、香附、山药、枣仁、五灵脂、柴胡、丹皮、黑山栀。

④ 养心安神膏:治心虚痰火诸证,年老心怯,病后心神不复或怔忡梦遗等。贴膻中穴。药物组成:生地、五味子、当归身、天冬、麦冬、柏子仁、酸枣仁、党参、玄参、丹参、白茯苓、远志、桔梗、朱砂、龙骨、龟板、九节菖蒲等。

2. 熏蒸疗法　熏蒸疗法是用有康复治疗作用的药物燃烟熏烘或煎煮后产生的温热药气,通过热疗与药气相结合而作用于病人的皮肤毛窍,从而达到温通经络、活血化瘀、协调脏腑功能和扶正祛邪目的的一种康复疗法。

(1)熏法:选用一定药物燃烧后取其烟气上熏,借助药力与热力促进气血通畅,杀虫止痒,尤长于治疗皮肤疾患。

(2)蒸法:目前施行蒸法多使用专用的熏蒸治疗床,它由棉床垫、搁板、贮药液器及电热设备组成。电热设备放在贮药液器下面,配有电炉两只,共2000瓦,其中1000瓦串联,用以保温,1000瓦并联,用以升温。其操作方法是:先将选定的方药置于贮药液器中,再加约3/4的水,加热煮沸20min,调控恒温挡至50℃左右。令病人暴露躯体躺在床上,若全身熏蒸,需在病人身上加盖透明塑料罩,露出头部。每次治疗20~30min,每日治疗1~2次,2~4周为一疗程。治疗后用毛巾擦干皮肤。常用的熏蒸方剂有跌打损伤类如活血化瘀药物及风湿痹痛类药物。

3. 熨敷疗法　熨敷疗法是将中药加热后直接熨疗或敷于患部、穴位,在热气与药力作用下以温通血脉并从外治内而调理脏腑功能以促进身心康复的一种方法。

(1)药熨法:药熨法是将中药加入酒、醋,炒热布包,或用蒸气将布袋中的药物加热后熨患部,稍冷即用熨斗熨之。腰脊、身躯部位疾患可用此法。《寿世保元》的熨风方用以治疗冷痹麻木肿痛,身背关节疼痛等。《中医伤科学》之正骨熨药有舒筋活络之效,主治肢体损伤之瘀血疼痛。

(2)药敷法:根据病证选用不同的方药,碾细末或捣碎后加酒、食糖、蜜、油、水或凡士林,调成糊状,涂敷患部或穴位上,即药敷法。药敷法往往与热熨并用,如《寿世保元》的御寒膏即敷贴后以熨斗熨之，主治一切风冷肩背腰膝疼痛证。

4. 烫洗疗法　烫洗疗法又称药浴疗法，古称溻渍法，是据具体病证选用不同的中药煎汤乘热淋洗患部或进行全身药浴。一般分为浸渍、坐浴和沐浴法，以适应不同的部位。

(1)浸渍法：将中药煎汤置于浴缸中，一般凉至38～42℃，将肢体患部或全身浸泡在药液中烫洗，多用于风湿痹痛，跌打损伤等。

(2)坐浴法：此法多选用消肿止痛、杀虫止痒这一类方剂，多用于痔疮及阴部疾患。如《疡科选粹》的五倍子汤有收敛止痛作用，《疡科心得集》的苦参汤能祛风除湿、杀虫止痒，用于妇科阴痒等症。

(3)沐浴法：选用适当的药物煎煮适度以洗涤患部，多用于湿疹、隐疹等。

中药外治的方法还有很多，一般说来，外治法的运用与内治法"殊途同归"，因此，必须按照辨证施治的原则来选用方药，才能收到满意的疗效。

（许健鹏　陈之罡）

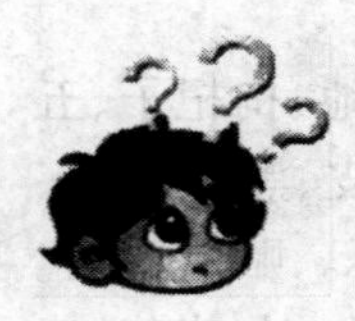

思考题

1. 什么是四气？
2. 什么是五味？五味的作用是什么？
3. 何为单行、相须、相使、相畏、相杀、相恶、相反？
4. 何为十八反？
5. 如何理解方剂组成的原则？
6. 方剂配伍组成的内涵是什么？
7. 如何认识中药毒性与不良反应？
8. 中药煎剂的注意事项是什么？

第八章 针刺康复疗法

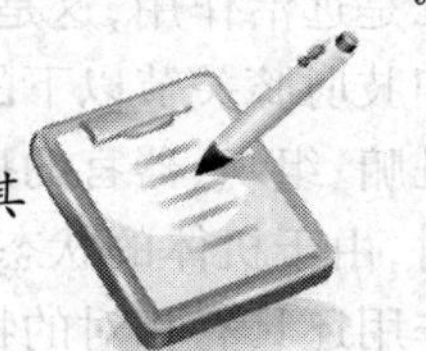

学习目标

1. 掌握腧穴的分类、定位、针刺方法及针刺以外的预防及其处理。

2. 掌握十四经腧穴、头针疗法、灸法的作用与种类。

第一节 腧穴概论

腧穴是脏腑、经络之气输注于体表的部位，古医典籍中曾有"砭灸处"、"节"、"会"、"骨孔"、"气穴"、"穴位"等不同名称。腧穴是人们在长期医疗实践中陆续发现的。远在新石器时代，我们的祖先就已经使用砭石砥刺放血，或用热敷、烧灼、叩击体表某一疼痛部位等方法减轻病痛，久而久之，便认识到刺激体表某一特殊部位可以产生治疗某些疾病的效果，这样就逐渐发现了腧穴。随着对这些体表部位以及相应治疗效果认识的深入，逐渐产生了每一腧穴固定的名称。经历代医学家的整理及分类，把具有作用相近、关系密切的腧穴相互联系在一起，逐渐形成了经络学说。通过长期的医疗实践，认识到某些腧穴、经络和某一脏腑的特定联系，经反复修正和完善后，形成比较系统的腧穴、经络、脏腑相关理论，成为针灸防病治病的依据。

一、腧穴的名称和主治作用

(一)腧穴的名称

每一腧穴都有特定的部位和名称。腧穴的名称不仅具有特定的医学意义，而且体现了古代的灿烂文化。腧穴的命名方法大致如下：

1. 依据所在部位命名，如腕旁的腕骨、乳下的乳根等。

2. 依据治疗作用命名，如治疗目疾的睛明、光明；治水肿的水分、水道；治脏腑疾患的肺俞、心俞等。

3. 结合中医学理论命名，如阳溪、阴郄、气海、百会等。

4. 利用地貌天体命名，如承山、大陵、水沟、上星、日月、太乙等。

5. 参照动植物的名称命名，如膝下的犊鼻、胸腹部的鸠尾、眉端的攒竹等。

6. 借助建筑物名称命名，如神阙、印堂、志室等。

（二）腧穴的主治作用

腧穴的主治作用的一般规律为本经腧穴能治疗本经病，表里经腧穴能治疗互为表里的两经病，邻近经穴配合能治疗局部病。各经腧穴的主治既有其特殊性，又有其共同性，其主要表现一是近治作用，这是一切腧穴主治作用所具有的共同特点，即指能够治疗该穴所在部位及邻近组织、器官的病证，如眼区各穴均能治疗眼科疾病，耳周疾病可以选用耳旁各穴。二是远治作用，这是十四经腧穴主治作用的基本规律，在十四经腧穴中，尤其是十二经脉在四肢肘膝关节以下的腧穴，不仅能治疗局部病证，而且还可治疗本经循行所及的远隔部位的脏腑、组织、器官的病证，有的甚至具有影响全身的作用。三是特殊作用，指针刺某些腧穴时，由于机体的状态和针刺手法不同，可起着双向的良性调节作用。此外，有些腧穴的治疗作用还具有相对的特异性。

二、腧穴的分类

一般把人体的腧穴分为十四经穴、奇穴、阿是穴三类。

（一）十四经穴

十四经穴简称“经穴”，即分布于十二经脉及任、督二脉上的腧穴。经穴具有主治本经病证的共同作用，因此分别归纳于十四经系统中，它们是腧穴的主要部分。现在多沿用清代医家李学川在《针灸逢源》一书中所记载的361个经穴，即手太阴肺经11穴，手少阴心经9穴，手厥阴心包经9穴，手阳明大肠经20穴，手太阳小肠经19穴，手少阳三焦经23穴，足太阴脾经21穴，足少阴肾经27穴，足厥阴肝经14穴，足阳明胃经45穴，足太阳膀胱经67穴，足少阳胆经44穴，督脉28穴，任脉24穴，合之361穴。因十二正经左右对称，故左右十二经穴共618穴，加任督二脉全身总共670穴。

（二）奇穴

奇穴是指既有一定的穴名，又有明确的位置，但尚未列入十四经系统的腧穴，又称“经外奇穴”。有的奇穴是单一的，如阑尾穴，有的奇穴是多个穴位，如八邪、八风等。奇穴的主治作用一般比较单纯，对某些病证具有特殊的治疗作用，如百劳治疗瘰疬，四缝治疗小儿疳疾等。奇穴有的位于十四经之外，如鹤顶、华佗夹脊等；有的位于十四经之中，但却不是该经的经穴，如治疗冠心病心绞痛的心平穴就位于手少阴心经上，但却不是心经的穴，有的奇穴本身就是经穴之一，如“胞门”实际就是足阳明胃经的“水道”穴，明代《针灸聚英》中提到的“四花”穴就是指两侧足太阳膀胱经的“胆俞”和“膈俞”穴。

（三）阿是穴

阿是穴又称压痛点、天应穴、不定穴等。这一类腧穴既无具体名称，又无固定位置，而是以压痛点或其他反应点作为针灸部位。阿是穴一般位于病变部位的附近，但有时也可出现在距病位较远的特殊部位。

三、特定穴及其意义

特定穴是指若干类具有特殊治疗作用的经穴。它们的主治功能各不相同，各有特定的名称和含义。

（一）五输穴

十二经脉分布在肘、膝关节以下的井、荥、输、经、合穴，简称“五输穴”。五输穴的位置分布从四肢末端向肘、膝方向排列。《灵枢·九针十二原》指出：“所出为井，所溜为荥，所注为输，所行为经，所入为合。”古人把经气运行的过程用自然界水流由小到大，由浅入深的变化来形容，把五输穴按照从四肢末端向肘、膝的顺序分别命名为井、荥、输、经、合穴。“井”穴多位于指、趾末端，是经气所出的部位，像水的源头；“荥”穴多位于掌指或跖趾关节之前，喻作水流尚微，萦迂未成大流，是经气流行的部位；“输”穴多位于掌指或跖趾关节之后，喻作水流由小到大，由浅入深，经气渐盛；“经”穴多位于前臂、胫部，如水流变大畅通无阻，经气盛运；“合”穴位于肘膝关节附近，喻作江河水流汇入湖海，经气充盛入合于脏腑。

五输穴是常用要穴，临床上井穴可用于治疗神志昏迷；荥穴可用于治疗热病；输穴可用于治疗关节痛；经穴可用于治疗喘咳；合穴可用于治疗六腑病证等。

五输穴按照五行归属分别隶属于木、火、土、金、水。但阴经和阳经的五行归属有所不同，阴经的井、荥、输、经、合穴分别归属于五行的木、火、土、金、水，而阳经的井、荥、输、经、合穴则分别归属于五行的金、水、木、火、土。针刺选穴原则中的“子母补泻”原则就是以五输穴的五行归属作为理论基础的（表8-1、表8-2）。

表8-1　六阴经五腧穴五行归属表

六阴经	井（木）	荥（火）	输（土）	经（金）	合（水）
肝（木）	大敦	行间	太冲	中封	曲泉
心（火）	少冲	少府	神门	灵道	少海
心包（相火）	中冲	劳宫	大陵	间使	曲泽
脾（土）	隐白	大都	太白	商丘	阴陵泉
肺（金）	少商	鱼际	太渊	经渠	尺泽
肾（水）	涌泉	然谷	太溪	复溜	阴谷

表8-2　六阳经五腧穴五行归属表

六阳经	井（金）	荥（水）	输（木）	经（火）	合（土）
胆（木）	窍阴	侠溪	足临泣	阳辅	阳陵泉
小肠（火）	少泽	前谷	后溪	阳谷	小海
三焦（相火）	关冲	液门	中渚	支沟	天井
胃（土）	厉兑	内庭	陷谷	解溪	足三里
大肠（金）	商阳	二间	三间	阳溪	曲池
膀胱（水）	至阴	足通谷	束骨	昆仑	委中

(二)原穴、络穴

脏腑原气输注、经过和留止的部位,称为原穴。“原”即本原、原气之意,是人体生命活动的原动力,为十二经之根本。十二经脉在四肢各有一个原穴,又称“十二原”,阴经之原穴又为五输穴中的输穴。阳经则于输穴之后另有原穴。十二经原穴多分布于腕踝部附近(表8-3)。

表8-3 十二原穴

手三阴经	肺经	太渊	心经	神门	心包经	大陵
手三阳经	大肠经	合谷	小肠经	腕骨	三焦经	阳池
足三阴经	脾经	太白	肾经	太溪	肝经	太冲
足三阳经	胃经	冲阳	膀胱经	京骨	胆经	丘墟

“络”即联络和散布的意思。十二经脉表里相通,各有1个络穴,位于四肢肘膝关节以下,加上任脉络穴鸠尾位于腹,督脉络穴长强位于尾骶,脾之大络大包穴位于胸胁,合称“十五络穴”(表8-4)。

表8-4 十五络穴

手三阴经	肺经	列缺	心经	通里	心包经	内关
手三阳经	大肠经	偏历	小肠经	支正	三焦经	外关
足三阴经	脾经	公孙	肾经	大钟	肝经	蠡沟
足三阳经	胃经	丰隆	膀胱经	飞扬	胆经	光明
任、督、脾大络	任脉	鸠尾	督脉	长强	脾	大包

(三)俞穴、募穴

俞穴是脏腑之气输注于背腰部的腧穴,又称“背俞穴”。五脏六腑各有1个背俞穴,位于背腰部足太阳膀胱经第1侧线上,其位置大体与相关脏腑所在部位的上下排列相接近。募穴是脏腑经气汇聚于胸腹部的腧穴,又称“腹募穴”。五脏六腑各有1个募穴,其位置也与其相关脏腑所处部位相接近(表8-5、表8-6)。

表8-5 十二背俞穴

六脏	俞穴	六腑	俞穴
肺	肺俞	大肠	大肠俞
肾	肾俞	膀胱	膀胱俞
肝	肝俞	胆	胆俞
心	心俞	小肠	小肠俞
脾	脾俞	胃	胃俞
心包	厥阴俞	三焦	三焦俞

表 8-6 十二募穴

脏腑	募穴	募穴	脏腑
肺	中府	膻中	心包
肝	期门	巨阙	心
胆	日月	中脘	胃
脾	章门	石门	三焦
肾	京门	关元	小肠
大肠	天枢	中极	膀胱

(四)八会穴

八会穴即脏、腑、气、血、筋、脉、骨、髓之气所聚会的 8 个腧穴。分布于躯干部和四肢部，与 8 种组织、脏器有着密切关系，主治有关病证(表 8-7)。

表 8-7 八会穴

八会	穴名	经属
脏会	章门	脾经募穴
腑会	中脘	胃经募穴
气会	膻中	心包经募穴
血会	膈俞	膀胱经穴
筋会	阳陵泉	胆经合穴
脉会	太渊	肺经输穴
骨会	大杼	膀胱经穴
髓会	绝骨	胆经穴

(五)郄穴

郄穴是各经经气深集的部位。十二经脉及阴、阳跷，阴、阳维脉各有 1 个，共 16 个，多分布于四肢肘膝关节以下。

(六)下合穴

六腑之气下合于足三阳经的 6 个腧穴，称下合穴。分布于下肢膝关节附近。

(七)八脉交会穴、交会穴

十二经脉与奇经八脉相通的 8 个腧穴，称八脉交会穴，分布于腕踝部的上下；交会穴指两经或数经相交会的腧穴，多分布于头面、躯干部。

四、针刺治疗的选穴原则

针刺治疗首先应遵循辨证施治的原则，在辨证的基础上确立治疗法则，再根据治法选择相应的腧穴组成针刺处方，运用相应的刺法进行治疗，也就是辨证施针的原则。在针刺处方中，一般有一个或几个主穴，有几个配穴。主穴一般是针对主证而设，相对比较固定；配穴多因兼证或伴随症状的变化而灵活加减。

(一)循经取穴

即在脏腑或经络辨证的基础上在与该脏腑所属或所络的经络上取穴。如治疗肝火上炎证,首先考虑在肝脏所属的足厥阴肝经或其所络的足少阳胆经取穴。

(二)局部选穴

针对疼痛、麻木等病证,于病变局部选穴。如肩痛可刺肩髃、肩髎、肩贞、肩井等。

(三)远端取穴

某一部位病变,可据经络循行路线,于其远端取穴。如咽痛可针合谷,目赤肿痛可针太冲等。

(四)巨刺选穴

巨刺,即"左病取右,右病取左"。如偏瘫初期,患肢尚无联合反应时,针刺健侧相应的肢体。

(五)分经主治

不同脏腑病证,可在相应所属经脉上取穴。如咳嗽喘促,可取手太阴肺经之太渊、鱼际、列缺等。

(六)俞募选穴

某一脏腑的病变,可选其相应的俞穴及募穴。如脾虚泻泄可选脾之俞穴脾俞及其募穴章门。

(七)原络选穴

某一脏腑病变,可选其相应原穴及络穴,原穴主治其所属脏腑病变,络穴可主治相互表里之脏和腑病。如肾虚腰痛可选肾之原穴太溪。手太阴肺之络穴列缺既可治肺之病变咳喘,又可治大肠热结腑气不通。

(八)辨证选穴

气虚证可选用膻中、气海、脾俞、中脘、足三里以益气;血虚证可选血海、膈俞、脾俞、足三里以养血;阴虚证可用太溪、复溜、三阴交、照海以养阴;阳虚证可用命门、气海、关元、三焦俞以温阳;痰浊证可用脾俞、肺俞、丰隆、太渊以祛痰;瘀血证可用膈俞、血海以活血;表证不解可用风门、列缺、大椎、风池以解表;里热不去可用合谷、曲池、风池、大椎以泻热;肝阳上亢可用太冲、行间、照海以平肝潜阳。

(九)子母补泻

十二正经的五输穴均可按五行进行分类。《难经·六十九难》指出:"虚则补其母、实则泻其子"。如肝属木,木之母为水,木之子为火。足厥阴肝经的五输穴中,属于水者为其合穴曲泉,属于火者为其荥穴行间,为此,治疗肝之虚证当用曲泉,治疗其实证宜选行间。以此类推,治心之实证用神门,虚证用少冲;肺之实证用尺泽,虚证用太渊;脾之实证用间使,虚证用劳宫;肾之实证用涌泉,虚证用复溜。

五、腧穴的定位方法

针灸临床中,治疗效果与取穴是否准确有着密切的关系,为了定准穴位,必须掌握好定位方法。常用腧穴的定位方法有骨度分寸法、体表标志法、手指同身寸法和简易取穴法等4种。

(一)骨度分寸法

骨度分寸法,在中国古典医籍中被称为“骨度法”,就是以患者不同部位骨骼的尺寸作为长度测定的标准,用以确定腧穴位置的定位方法。临床中比较常用的骨度分寸标准详见常用骨度分寸表(表8-8、图8-1)。

表8-8　常用骨度分寸

部位	起止点	折量分寸	度量法	说　明
头部	前发际至后发际	12寸	直	如前后发际不明,从眉心至大椎穴作18寸,眉心至前发际3寸,大椎穴至后发际3寸
	前额两发角之间	9寸	横	用于量头部的横寸
	耳后两完骨(乳突)之间	9寸	横	
胸腹部	天突至歧骨(胸剑联合)	9寸	直	胸部与胁肋部取穴直寸,一般根据肋骨计算,每一肋骨折作1.6寸(天突穴至璇玑穴可作1寸,璇玑穴至中庭穴各穴间可作1.6寸计算) 胸腹部取穴横寸,可根据两乳头间的距离折量,女性可用锁骨中线代替横骨长度为少腹的腹股沟毛际部横量的标志
	歧骨至脐中	8寸	直	
	脐中至横骨上廉(耻骨联合上缘)	5寸	直	
	两乳头之间	8寸	横	
	横骨(耻骨)长	8寸	横	
背腰部	大椎以下至尾骶	21椎	直	背腰部腧穴以脊椎棘突为标志作为定位的依据
身侧部	腋以下至季胁	12寸	直	季胁指11肋端
	季胁以下至髀枢	9寸	直	髀枢指股骨大转子
上肢部	腋前纹头(腋前皱襞)至肘横纹	9寸	直	用于手三阴、手三阳经的骨度分寸
	肘横纹至腕横纹	12寸	直	
下肢部	横骨上廉至内辅骨上廉	18寸	直	用于足三阴经的骨度分寸 用于足三阳经的骨度分寸。臀横纹至膝中,可作14寸折量。膝中的水平线,前平膝盖下缘,后平膝弯横纹,屈膝时可平犊鼻穴
	内辅骨下廉至内踝尖	13寸	直	
	髀枢至膝中	19寸	直	
	膝中至外踝尖	16寸	直	
	外踝尖至足底	3寸	直	

(二)体表标志取穴法

体表标志取穴法是根据人体自然标志而定取穴位的方法,又称“自然标志定位法”。人体的自然标志有两种,一种是不受人体活动影响的、固定不移的标志,如五官、指甲、乳头等,称为固定标志。比如在两眉中间取印堂穴,在两乳头连线中点取膻中穴,就是利用固定标志的取穴方法。另一种是需要采取相应的动作姿势才会出现的标志，包括皮肤的皱襞、肌肉部的凹陷、肌腱的显露以及某些关节间隙等，称为“活动标志”。比如取阳溪穴时，让病人将拇指翘起，在拇长、短肌腱之间的凹陷中取阳溪穴；取肩髃穴时，让病人将上臂外展至水平位，在肩峰与肱骨粗隆间可出现两个凹陷，于前方的凹陷处取肩髃穴。

（三）手指同身寸法

手指同身寸法又称手指比量法，是以病人本人的手指为标准来定位取穴位的方法。因每个人指的长度和宽度与其他部位有着一定的比例，所以可用病人本人的手指来测量定穴，医者既可根据病人的高矮胖瘦做出伸缩，也可用自己的手指来测定穴位。具体方法不一，各有一定的适应范围，如中指同身寸法，是以病人的中指中节屈曲时内侧两端纹头之间作为一寸的长度，来衡量其他部位，适用于四肢部取穴的直寸和背部取穴的横寸；拇指同身寸法，是以病人拇指的指间关节的宽度作为一寸长度，来量取其他部位，适用于四肢部的直寸取穴；横指同身寸法，又名“一夫法”，是让病人将食指、中指、无名指和小指并拢，以中指中节横纹处为准，四指横量作为 3 寸（图 8-1）。

手指同身寸法必须与骨度分寸法相互结合使用，如果只以手指同身寸度量病人全身各处，可能出现较大的误差。

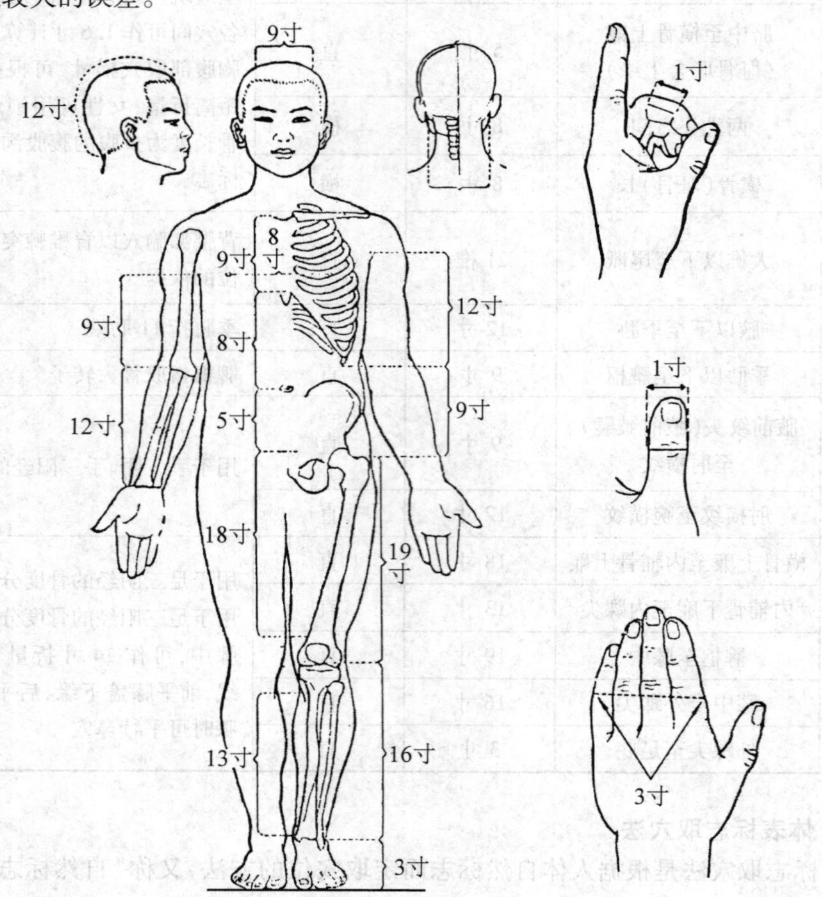

图 8-1　骨度分寸法及手指同身寸法

(四)简便取穴法

简便取穴法是临床中一种简便易行的方法,如两手自然下垂,于大腿外侧手中指端所指处取风市穴;两手虎口自然平直交叉,在食指端到达处取列缺;半握拳,食指和中指的指尖切压在掌心的第一横纹上,在两指端之间的掌心处取劳宫穴;在两耳角直上连线中点处取百会穴等。

第二节　针刺方法

刺法亦称针刺法,是利用金属制成的针具,通过一定的手法,刺激人体腧穴,通过刺激腧穴,作用于经络、脏腑,达到调和阴阳,扶正祛邪,疏通经络,行气活血等作用,实现防治疾病的目的。

一、针刺的工具

针,是刺法治疗的主要治病工具,古代即有九针,其形状、名称、用途各不相同。目前的针具材质有金、银、合金、不锈钢等不同,而且制针的工艺和形状亦有区别。目前临床常用的为毫针。除毫针外,还有三棱针,用于点刺放血;梅花针,用于皮肤叩刺;皮内针,用于耳针治疗。此外,还有激光针、电针仪等。

毫针是针刺治病的主要针具,临床应用最为普遍。目前毫针材质多以不锈钢丝为主,但也有用金、银各种金属为制针原料的。毫针的结构可分为针柄、针尾、针尖、针身、针根五个部分(图8-2)。

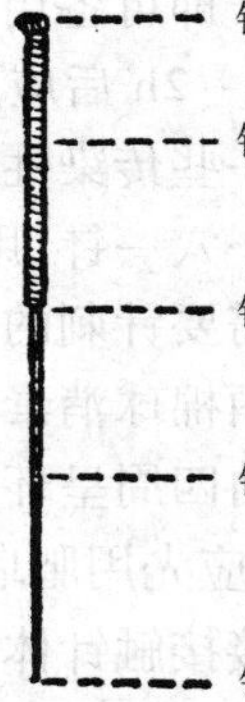

针尾
针柄
针根
针身
针尖

图8-2　毫针结构图

毫针的规格按粗细和长短划分,临床最常用的不锈钢毫针长短规格及针体长度如下:0.5寸(15mm),1寸(25mm),1.5寸(40mm),2.5寸(65mm),3寸(75mm),4寸(100mm),5寸(125mm),6寸(150mm);粗细规格及针体直径如下:26号(0.45mm),27号(0.42mm),28号(0.38mm),29号(0.34mm),30号(0.32mm),31号(0.30mm),32号(0.28mm),34号(0.23mm)。临床1~3寸,28~30号者较为常用。

二、针刺前的准备

(一)针具的选择

现在临床上多使用不锈钢毫针,而金针和银针的弹性较差,价格昂贵,除特殊需要,很少使用。临床上,必须根据病情及病人的性别、年龄、胖瘦、体质、病位、腧穴情况,选择长短、粗细适宜的毫针。一般男性、体壮、形肥、病深者,用针可稍长、稍粗;女性、体弱、形瘦、病变部位较浅者,则所选针具宜短、宜细。所用毫针的长度以刺入腧穴应至深度后,针身略露出皮肤为宜,不要把针体全部刺入皮肤,以防止折针等意外情况的发生。

(二)体位的选择

病人在针刺时所用体位是否适当,对腧穴的正确定位、针刺的施术操作、持久的留针以及防止晕针等都有很大影响。如果年老体弱、病重体虚或精神紧张,坐位针刺容易引起疲劳,甚至可能发生晕针等情况,因而采取卧位比较合适。选择体位主要根据腧穴的所在部位,选择适当的体位,既有利于腧穴的正确定位,又便于针灸的施术操作和较长时间的留针而不致疲劳为原则。在留针过程中,最好让病人保持体位不要变化,否则可能出现滞针、弯针等现象。在各种体位中,仰卧位适宜于取头、面、胸部、腹部、上下肢部分腧穴;侧卧位适宜于取身体侧面少阳经腧穴和上、下肢的部分腧穴;俯卧位适宜于取头、项、脊背、腰骶、下肢背侧及上肢部分腧穴;仰靠坐位适宜于取前头、颜面和颈前等部位的腧穴;俯伏坐位适宜于取头和项背部的腧穴;侧伏坐位适宜于取头部的一侧、面颊及耳前后部位的腧穴。

(三)消毒

针刺前必须严格消毒,包括针具器械消毒、医生手指和施术部位的消毒。

针具可置于高压蒸汽锅内消毒,在 15 磅气压、120℃ 高温下 15min,即可达到消毒目的。也可以用煮沸消毒法,将针具用纱布包好,放入清水锅中进行煮沸,一般在水沸后煮 15~20min 亦可达消毒目的。此外,也可用药物消毒,即将针具置于 75% 酒精内,浸泡 30min,取出拭干即可备用。关于放置针具的器皿和镊子等,可用 2% 来苏溶液或 1∶1000 的升汞溶液浸泡 1~2h 后应用。

一些传染性疾病病人用过的针具,必须另行放置,严格消毒后再用。对于一般病人,要做到一穴一针,用过的针具要单独放置,清洗消毒后才可再次使用。

需要针刺的穴位,一般用 75% 酒精棉球拭擦即可,有时根据特殊需要,还要先用 2.5% 的碘酒棉球消毒,再用酒精棉球脱碘。用酒精和碘酒棉球消毒时,要注意从穴位的中心部位开始向四周呈环形擦拭,穴位消毒后,不要再接触污物,以免重新污染。医生手指要消毒,针刺前,应先用肥皂水将手洗刷干净,待干后再用 75% 酒精棉球擦拭即可。医生应尽量避免手指直接接触针体,如必须接触针体时,可用消毒干棉球作间隔物,以保持针身无菌。

三、毫针刺法

(一)进针法

针刺进针时,常需两手配合操作。其中用于持针操作的手称为刺手,主要作用是掌握针具,施行手法操作。持针方式,一般以刺手的拇、食、中三指挟持针柄,其状如持毛笔,另一手按压在所刺部位或辅助进针,称为押手,其作用在于固定腧穴位置,协助刺手操作。一般多以右手称为刺手,左手称为押手。常用的进针方法有如下四种:

1. 指切进针法　又称爪切进针法,用左手拇指或食指切按在腧穴位置的旁边,右手持针,紧靠左手指甲面将针刺入腧穴(图 8-3)。适用于短针的进针。

2. 挟持进针法　或称骈指进针法,即用左手拇、食二指持捏消毒干棉球,夹住针身下端,将针尖固定在所刺输穴的皮肤表面位置,右手捻动针柄,将针刺入腧穴(图 8-4)。适用于长针的进针。

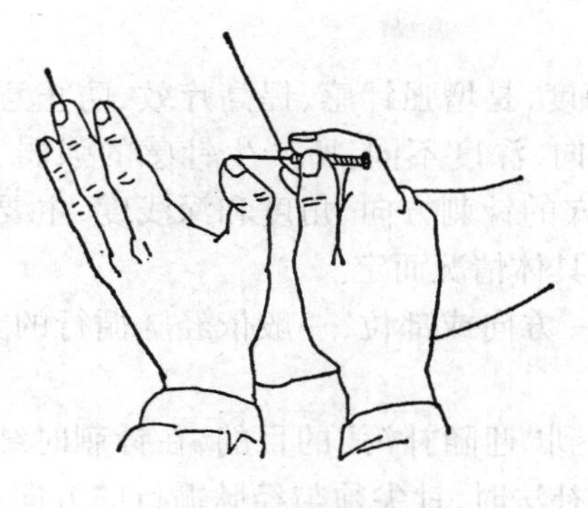

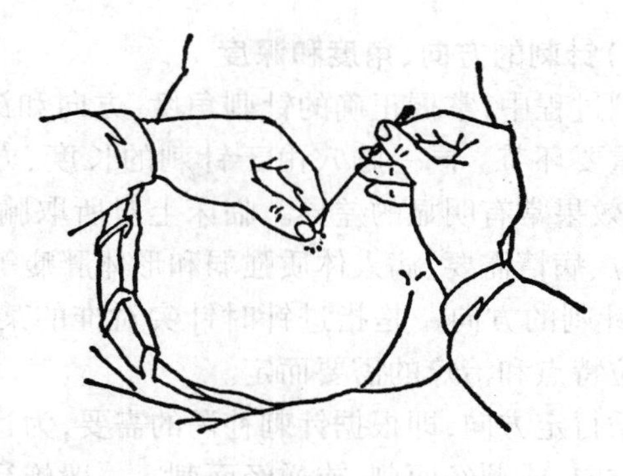

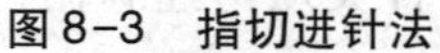

图 8-3　指切进针法　　　　图 8-4　挟持进针法

3. 舒张进针法　用左手拇指和食指将所刺腧穴部位的皮肤向两侧撑开，使皮肤绷紧，右手持针，使针从左手拇指和食指的中间刺入（图 8-5）。适用于皮肤松弛部位的腧穴。

4. 提捏进针法　左手拇指和食指将针刺腧穴部位的皮肤捏起，右手持针，从捏起的上端将针刺入（图 8-6）。用于皮肉浅薄部位的腧穴的进针。

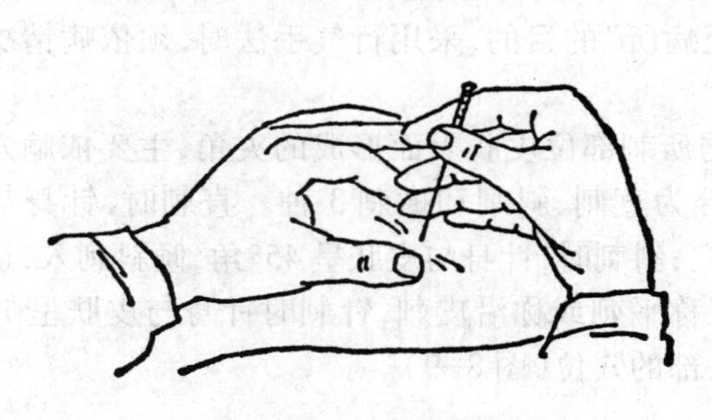

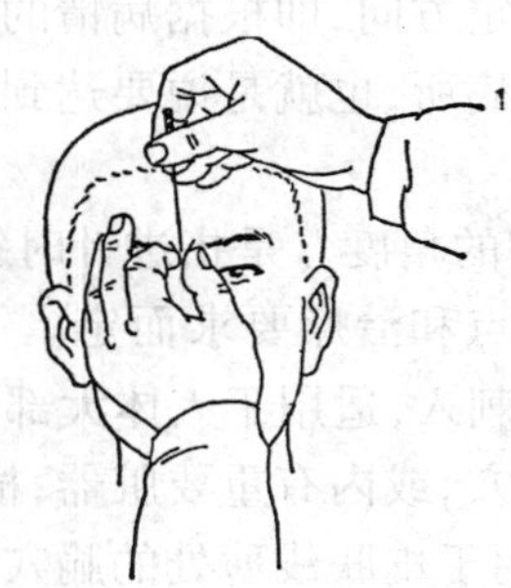

图 8-5　舒张进针法　　　　图 8-6　提捏进针法

5. 管针进针法　即利用不锈钢、玻璃或塑料等材料制成的针管代替押手进针的方法。针管一般比针短约 5mm，针管直径为针柄的 2～3 倍。选用平柄毫针装入针管之中，将针尖所在的一端放置在穴位之上，左手挟持针管，用右手食指或中指快速叩打针管上端露出的针柄尾端，使针尖刺入穴位后再退出针管（图 8-7）。

6. 单手进针法　除上述针法外，还有只用刺手将针刺入穴位的方法，即单手进针法。一般以右手拇、食指挟持针柄，中指指端靠近穴位，指腹抵住针尖和针身下端，当拇指和食指向下用力时，中指随之屈曲，针尖迅速刺入皮肤（图 8-8）。

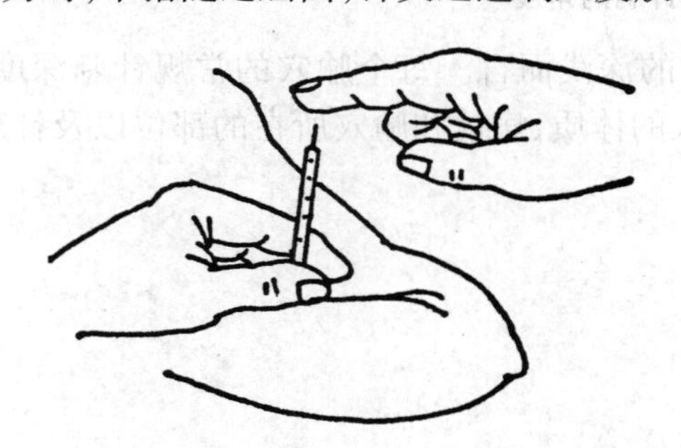

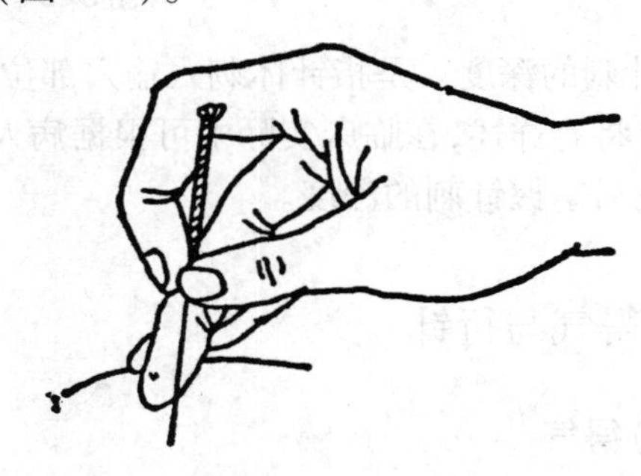

图 8-7　管针进针法　　　　图 8-8　单手进针法

(二)针刺的方向、角度和深度

针刺过程中,掌握正确的针刺角度、方向和深度,是增强针感、提高疗效、防止意外事故发生的重要环节。同一腧穴由于针刺的长度、方向、深度不同,所产生针感的强弱、传感方向、治疗效果常有明显的差异。临床上对所取腧穴的针刺方向、角度和深浅度,主要根据腧穴的部位、病情需要、病人体质强弱和形体胖瘦等具体情况而定。

1. 针刺的方向　是指进针时针尖对准的某一方向或部位,一般依经脉循行的方向、腧穴的部位特点和治疗的需要而定。

依循行定方向,即根据针刺补泻的需要,为达到"迎随补泻"的目的,在针刺时结合经脉循行的方向,或顺经而刺,或逆经而刺。一般施行补法时,针尖须与经脉循行的方向一致,而施行泻法时,针尖须与经脉循行的方向相反。

依腧穴定方向,即根据针刺腧穴所在部位的特点,为保证针刺的安全,某些穴位必须朝向某一特定的方向或部位。如针刺哑门穴时,针尖应朝向下颌方向缓慢刺入;针刺廉泉穴时,针尖应朝向舌根方向缓慢刺入等。

依病情定方向,即根据病情的治疗需要,为使针刺的感应达到病变所在的部位,针刺时针尖应朝向病所,也就是说要达到"气至病所"的目的,采用行气手法时,须依病情决定针刺的方向。

2. 针刺的角度　是指进针时针身与所刺部位皮肤表面形成的夹角,主要依腧穴所在部位的解剖特点和治疗要求而定。一般分为直刺、斜刺和横刺 3 种。直刺时,针身与皮肤呈 90°角,垂直刺入,适用于人体大部分腧穴;斜刺时,针身与皮肤呈 45°角,倾斜刺入,适用于骨骼边缘的腧穴,或内有重要脏器;横刺又称平刺或称沿皮刺,针刺时针身与皮肤呈 15°角,横向刺入,适用于皮肤浅薄处的腧穴,如头部的穴位(图 8-9)。

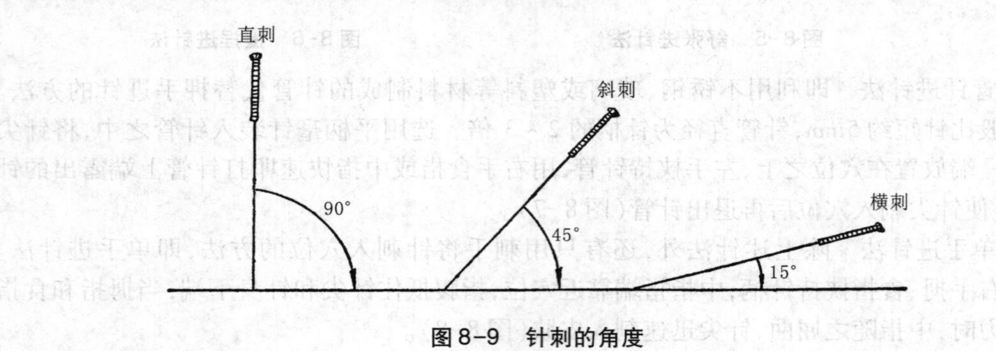

图 8-9　针刺的角度

3. 针刺的深度　是指针体刺入输穴部位的深浅而言。每个腧穴的常规针刺深度,在腧穴各论中将有详述,在临床实际中可根据病人的体质、病情和腧穴所在的部位以及针刺得气的情况灵活掌握针刺的深度。

四、得气与行针

(一)得气

得气是指将针刺入腧穴后所产生的经气感应,又名针感。针感以病人感觉到针刺部位酸、麻、胀、重感者为多,同时,针刺某些穴位以及对针刺反应比较敏感的病人针感可向一定的方向放散一定的距离。针刺得气后，医生刺手的指下有一种略为沉紧的感觉。如果没有经气感应而不得气时，医生则感到针下空虚无物，病人也无酸、麻、胀、重等感觉。尽管针刺治疗的病人和病种以及所选择的穴位和针刺手法是多种多样的，但是有一点非常重要，那就是针刺时必须得气才能够取得满意的疗效。

是否得气的针感越强，疗效就越好呢？不一定。因为得气说明针刺达到了腧穴所在，至于针感的强弱，则要根据病人的年龄、体质的强弱、疾病的性质、病程的长短、病证的虚实、手法的补泻需要等具体情况而具体确定。

（二）行针

行针又名运针，是指将针刺入腧穴后，诱导和调节针感以及进行补泻而施行的各种针刺手法。行针的手法可分为基本手法和辅助手法。

1. 基本手法

（1）提插法：先将针刺入腧穴一定部位，根据针刺的深浅不同，分为浅部、较深部、深部三个层次，古人习惯上分别把这三个层次称为为天、人、地三部。"提"就是将针从地部退至人部、天部，或由人部退至天部的向上提针的过程。"插"就是将针从天部刺到人部、地部，或从人部刺到地部的向下刺入的过程。提插法就是提针与插针的联合应用，关于提插幅度的大小、频率的快慢和行针时间的长短等，应根据病人的体质、病情和腧穴的部位以及所要达到的治疗目的而具体确定（图 8-10）。

（2）捻转法：将针刺入一定深度后，用拇指与食、中指挟持针柄做一前一后旋转捻动的动作。捻转角度的大小、频率的快慢和时间的长短，应根据病人的体质、病情和腧穴的特点等确定（图 8-11）。

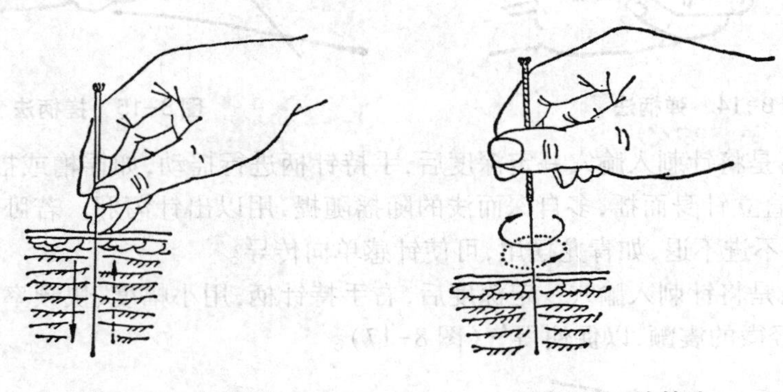

图 8-10　提插法　　　　**图 8-11　捻转法**

在临床实际中，以上两种基本手法，既可单独应用，也经常相互配合运用。

2. 辅助手法

（1）循法：针刺后如无针感，或得气不显著时，用手指沿针刺穴位所属经脉循行路线的上下左右轻轻地按揉或叩打的方法，称为循法（图 8-12）。此法可激发经气，促使针感传导或缓解滞针。

（2）刮柄法：是指针刺达到一定深度后，用指甲刮动针柄的方法。如以拇指抵住针尾，用食指或中指指甲从下向上刮动针柄，或以拇指、中指挟持针根部，食指由上向下地刮动针柄（图 8-13）。此法可激发经气，是一种催气、行气之法。

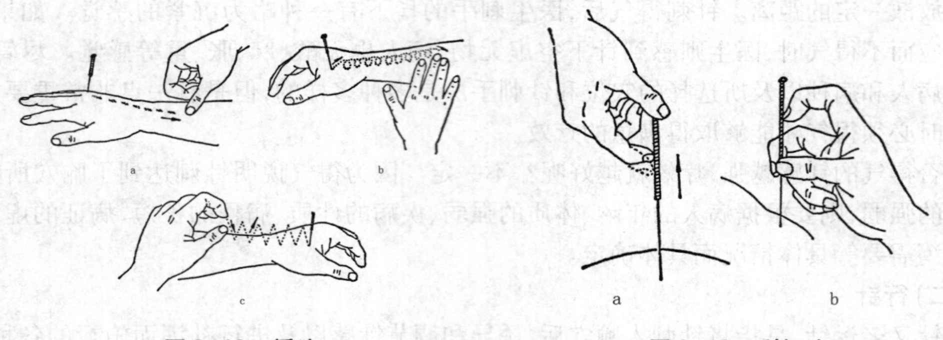

图 8-12　循法　　图 8-13　刮柄法

(3)弹柄法:是指将针刺入腧穴的一定深度后,用手指轻弹针柄,使针体微微振动的方法。操作时应注意用力不可过猛,弹的频率也不可过快,避免引起弯针(图 8-14)。此法亦有激发经气,催气速行的作用。

(4)搓柄法:将针刺达一定深度后,或向内或向外单向捻转的方法。此法类同于捻转法,但搓法向一个方向捻针,幅度略大,故皮下组织往往有轻度缠绕针身现象(图 8-15)。气至之前,此法可用于促其得气;气至之后,此法可增强得气感。

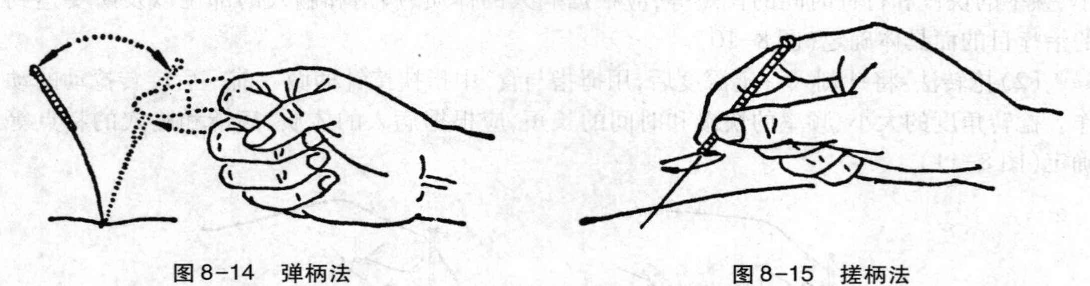

图 8-14　弹柄法　　图 8-15　搓柄法

(5)摇柄法:是将针刺入腧穴一定深度后,手持针柄进行摇动,如摇橹或摇辘轳之状(图 8-16)。此法若直立针身而摇,多自深而浅的随摇随提,用以出针泻邪。若卧针斜刺或平刺而摇,一左一右,不进不退,如青龙摆尾,可使针感单向传导。

(6)震颤法:是将针刺入腧穴一定深度后,右手持针柄,用小幅度、快频率的提插捻转动作,使针身产生轻微的震颤,以促使得气(图 8-17)。

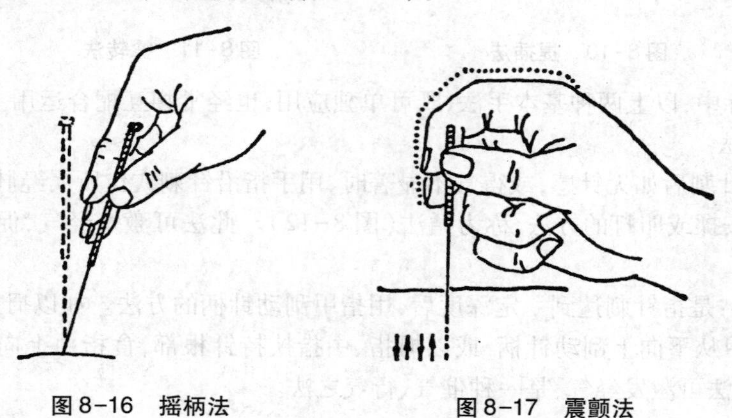

图 8-16　摇柄法　　图 8-17　震颤法

五、针刺补泻

针刺补泻根据《灵枢·经脉》“盛则泻之，虚则补之，热则疾之，寒则留之，陷下则灸之”这一针灸治病的基本理论原则而确立的两种不同的治疗方法。《灵枢·九针十二原》说：“虚实之要，九针最妙，补泻之时，以针为之。”《千金方》也说：“凡用针之法，以补泻为先。”可见补泻原则是针刺治疗的重要环节，是毫针刺法的核心内容。

在临床实际中究竟采用补法、泻法还是平补平泻之法，要在辨证立法的原则指导下，因具体情况而定。

（一）基本补泻手法

1. 捻转补泻　针刺得气后，捻转角度小，用力轻，频率慢，行针时间短者为补法；捻转角度大，用力重，频率快，行针时间长者为泻法。一般认为，用拇指和食指捻转时，补法须以拇指向前，食指向后，左转为主；泻法须以拇指向后，食指向前，右转为主。

2. 提插补泻　针刺得气后，先浅后深，重插轻提，提插幅度小，频率慢，行针时间短者为补法；先深后浅，轻插重提，提插幅度大，频率快，行针时间长者为泻法。

（二）其他补泻手法

1. 疾徐补泻　进针时徐徐刺入，少捻转，疾速出针者为补法；反之，进针时疾速刺入，多捻转，徐徐出针者为泻法。

2. 迎随补泻　进针时针尖随着经脉循行去的方向刺入为补法，针尖迎着经脉循行来的方向刺入为泻法。

3. 呼吸补泻　病人呼气时进针，吸气时出针为补；反之，吸气时进针，呼气时出针为泻。

4. 开阖补泻　出针后迅速揉按针孔为补法；出针时摇大针孔而不立即揉按为泻法。

5. 平补平泻　平即均的意思。对于虚实不太明显或虚实相兼的病证，得气后均匀地提插捻转，即为平补平泻法。

6. 烧山火　将针刺入腧穴应刺深度的上1/3（天部），得气后行捻转补法，再将针刺入中1/3（人部），得气后行捻转补法，然后再将针刺入下1/3（地部），得气后行捻转补法，再慢慢地将针提到上1/3，如此反复操作3次，即将针紧按至地部留针。在操作过程中，或配合呼吸补泻法中的补法，即为烧山火法，多用于治疗冷痹顽麻、虚寒性疾病等。

7. 透天凉　将针刺入腧穴应刺深度的下1/3（地部），得气后行捻转泻法，再将针紧提至中1/3（人部），得气后行捻转泻法，然后将针紧提至上1/3（天部），得气后行捻转泻法，将针缓慢地按至下1/3。如此反复操作3次，将针紧提至上1/3即可留针。在操作过程中，或配合呼吸补泻法中的泻法，即为透天凉法，多用于治疗热痹、急性痈肿等实热性疾病。

除以上补泻手法外，还有青龙摆尾、白虎摇头、苍龟探穴、赤风迎源等多种补泻手法。

（三）影响针刺补泻的因素

针刺补泻效果如何，主要取决于以下3个因素：

1. 病人的体质及其病理状态　病人的体质不同及其所处的不同的病理状态，针刺后可以产生不同的效果。如果机体呈现虚证时，针刺可以起到补虚的作用；如果处于邪盛而表现为实证情况时，针刺可能发挥泻实作用。也就是说，针刺具有双向的良性调节作用。

2. 腧穴特性　腧穴的功能不仅有它的普遍性，而且有些腧穴具有相对的特异性，有的腧穴适宜于补虚,而有些腧穴适宜于泻实。如足三里、关元等穴位具有强壮作用,多用于补虚;而少商、十宣等穴位具有泻邪作用,多用于泻实。

3. 针刺手法　针刺补泻手法,是进行补虚泻实治疗的主要手段。上述补泻手法是古今针灸医家在长期的医疗实践中总结出来的,要想取得满意的补泻效果,必须按照上述方法在临床实际中认真加以体会,才能掌握其真谛,以确保获得满意的临床疗效。

六、留针与出针

(一)留针

将毫针刺入腧穴后,留置于腧穴内一段时间,谓之留针。留针的目的是加强针刺的作用,并可在留针期间实施补泻手法。留针时间一般为15～30min。在临床实际中,留针与否以及留针时间的长短应根据具体情况而定。一些慢性疾病、疼痛性疾病留针时间可稍长些,而感冒、发热等留针时间可稍短些,针刺小儿一般不便留针。另外,在进行点刺放血手法时也无需留针。还有一些腧穴常用快速针刺法,亦不必留针。

(二)出针

出针法是指针刺完毕后,将针拔出的操作方法。出针时应先以左手拇指与食指或食指与中指持无菌棉球按压被刺腧穴周围的皮肤,右手持针轻微捻转退至皮下,然后迅速拔出,或将针轻捷地直接向外拔出。《针灸大成》说:“指拔者,凡持针欲出之时,待针下气缓,不沉紧,便觉轻滑,用指捻针,如拔虎尾之状也”,指出当针下轻松,没有沉紧感觉的时候才能拔针,这一点也值得参考,以免出现滞针等情况。出针的快慢,还应当结合病情和各种补泻手法的需要。若拔针后,针孔偶有出血,是由于刺破血管所致,可用消毒干棉球在针孔处轻轻按压片刻即可。出针之后,应核对针数,防止遗漏。

七、常见针刺意外情况的处理及预防

针刺治病一般比较安全,但如果针刺手法不适当,或对人体解剖部位缺乏全面的了解等,也可能会出现一些意外情况。应当绝对避免发生的意外有气胸、内脏损伤或内出血、断针等;另外,晕针、滞针、弯针以及皮下血肿等也应尽量避免发生。万一发生了意外情况,不要惊慌失措,要冷静、及时、果断地采取相应的补救措施。

(一)气胸

针刺胸、背部以及位于锁骨上窝的缺盆穴等,尽量要斜刺或平刺,如果必须直刺,一定不要刺入过深,同时在留针期间,应注意防止所遮盖的衣被将针体压向深部,以免引起气胸。对于有肺气肿病史的病人更应加以注意。

如果发生了气胸,轻者出现胸痛、胸闷、心慌、气短、呼吸不畅,严重的则有呼吸困难、心跳加快、发绀、汗出和血压下降等休克现象。病人患侧肋间隙变宽、胸部叩诊有过度反响、肺泡呼吸音减弱或者消失,甚则气管向健侧移位,如气串至皮下,可于患侧颈部和胸前出现握雪音。X线胸透检查可进一步确诊,并可发现漏气多少和肺组织受压的情况。

有的病例,针刺当时并无明显异常现象,隔几小时后,才逐渐出现胸痛、胸闷、呼吸困难等症状,对此应及时采取治疗措施。

如果出现气胸,应立即给病人吸氧,并与急救科室联系,及时采取相应的救治措施。

(二)内脏损伤或内出血

对于肝脾肿大及腹胀的病人,针刺腹部穴位时刺入不宜过深,同时不宜采用较大幅度的提插捻转手法,以免造成可能出现的肠穿孔或肝脾出血。对于尿潴留的病人,针刺下腹部穴位时,同样应当避免膀胱的损伤。

如果发生这些情况,病人会出现腹痛等急腹症的症状,应及时请外科医生进行会诊。

(三)神经损伤

针刺哑门、风府、风池以及华佗夹脊等腧穴时不宜深刺,同时不要强力提插捻转,以免伤及脑和脊髓。针刺神经干附近的腧穴如阳陵泉等也应避免强力刺激,以免引起周围神经损伤。如果针刺后,病人局部或神经通路的远端出现了持续性的疼痛、麻木、感觉异常或肌肉萎缩,则可能是周围神经受到了某种程度的损伤,这时应暂时停止再针刺该穴位,并及时采取理疗或适当的推拿手法进行治疗。

(四)断针

断针是指毫针的针体折断并留在病人体内。如果针刺前做好针具的检查并在针刺时加以应有的注意,断针是可以避免的。断针原因多由针具质量不佳;或针身、针根由于长期反复浸泡消毒发生了腐蚀损伤,针刺前疏于检查,同时针刺时将针身全部刺入皮肤,行针时强力提插、捻转,致肌肉强力收缩;或留针时病人体位改变;或遇弯针、滞针未及时正确处理,并强力抽拔;或外物碰压,均可出现断针。

为防止断针现象的发生,针刺时切勿将针身全部刺入皮肤,留针时嘱咐病人尽量不要进行体位变换。

如果断针后部分针体浮露于皮肤之外,嘱病人保持原有体位,以防残端向深层陷入,及时用镊子钳出。若折断针身残端与皮肤相平或稍低,可用左手拇、食两指在针旁按压皮肤,使残端露出皮肤之外,用右手持镊子将针拔出。若折断部分全部深入皮下,须在X线下定位,施行外科手术取出。

(五)晕针

晕针是在针刺过程中病人发生晕厥的现象。表现为突然头晕目眩、面色苍白、心慌气短、多汗、恶心欲吐、精神萎靡、血压下降、脉沉细等症状,严重者甚至会出现猝然昏倒、神志不清、二便失禁、唇甲青紫、四肢逆冷、脉细微欲绝等症。发生晕针的原因多为病人体质虚弱,并在针刺时精神过于紧张;或在疲劳、饥饿、大汗、大泻、大出血之后进行针刺治疗;或针刺时病人体位不当;或医生行针的手法过重等。

如果发生了晕针,应当立即停止针刺,迅速出针,让病人平卧,头部放低,松开衣带,注意保暖。轻者令其静卧,给予热茶、温开水或糖水饮之,一般片刻即可渐渐恢复。重者在进行上述处理后,可选取水沟、素髎、内关、合谷、太冲、涌泉、足三里等穴以指腹按揉或针刺,亦可灸百会、气海、关元等穴。若仍人事不省、呼吸细微、脉细弱者,可考虑配合其他治疗或采用急救措施。

为防止晕针的发生,对于初次接受针灸治疗和精神紧张者,先做好解释工作,以消除其疑虑;注意病人的体质,尽量采取卧位,并正确选择舒适、自然且能持久的体位;取穴宜适当,不宜过多,手法宜轻,切勿过重;对于饥饿,过度疲劳者,应待其进食、体力恢复后再进行针刺。医生在针刺治疗过程中,应密切观察病人的神态变化,询问其有无异常感觉。

（六）滞针

滞针是指在留针过程中医生感觉针下涩滞，捻转、提插以及出针均感困难的现象，这时如果勉强提插、捻转或出针，病人会感觉局部疼痛难忍。滞针的发生多由于病人精神紧张，当毫针刺入腧穴后，其局部肌肉强烈收缩；或行针手法不当，向单一方向捻针太多，以致肌肉纤维缠绕针体所致。如果留针时间过长，有时也可出现滞针。

为了避免滞针的发生，对于初诊和精神紧张病人，要做好解释工作，消除顾虑。进针时应避开肌腱，行针时手法宜轻巧，不可捻转角度过大，或单向捻转过多。若用搓法时，应注意与提插法配合，则可避免肌纤维缠绕针身而防止滞针的发生。

（七）弯针

弯针是指进针时或将针刺入腧穴后，针身在体内形成弯曲的现象。弯针的原因主要是医生进针手法不熟练，用力过猛过速；或针下碰到坚硬组织；或因病人体位不适，在留针时改变了体位；或因针柄受外力碰击；或因滞针处理不当。

出现弯针后，不得再行提插、捻转等手法。如果是轻度弯曲，可按一般拔针法，将针慢慢地退出；如果针身弯曲较大，应注意弯曲的方向，顺着弯曲方向将针退出；如果弯曲不止一处，须视针柄扭转倾斜的方向，逐渐分段退出，切勿急拔猛抽，以防断针；如果是病人体位改变所造成的弯针，则应嘱其恢复原来体位，使局部肌肉放松，再行退针。

为了防止弯针的发生，医生针刺手法要熟练，指力要轻巧，避免进针过猛。留针期间，病人不要随意更动体位。针刺部位和针柄应避免受外物碰压。

（八）血肿

血肿是指针刺部位出现的皮下出血而引起肿痛以及皮肤呈现青紫色的现象。导致血肿的原因多为针尖弯曲带钩，使皮肉受损或刺伤血管所致。

若微量的皮下出血而出现局部小块青紫时，一般不必处理，可自行消退。若局部肿胀疼痛较剧，青紫面积大而且影响到活动功能时，可先冷敷止血，再做热敷，以促使局部瘀血消散吸收。

为防止血肿的发生，针刺前应仔细检查针具，要熟悉人体解剖部位，避开血管针刺。针刺手法不宜过重，切忌强力提插捻转。出针时立即用消毒干棉球揉按、压迫针孔，尤其眼球周围等组织比较疏松，更应注意出针后充分按压针孔。

八、针刺的注意事项

1. 病人在过于饥饿、疲劳、精神过度紧张时，不宜立即进行针刺。对于身体瘦弱、气虚血亏的病人，针刺时手法不宜过强，并应尽量选用卧位。

2. 妇女怀孕 3 个月者，不宜针刺其小腹部的腧穴；怀孕 3 个月以上者，其腹部、腰骶部腧穴也不宜针刺。至于三阴交、合谷、昆仑、至阴等一些通经活血的腧穴，在怀孕期亦应禁刺。如妇女行经期，若非为了调经，亦不应针刺。

3. 小儿囟门未合时，头顶部的腧穴不宜针刺。

4. 常有自发性出血倾向或皮肤破损后出血不止者，不宜针刺。

5. 皮肤有感染、溃疡、瘢痕或肿瘤的部位，不宜针刺。

6. 针刺眼球周围和项部的风府、哑门等穴位以及脊椎部的腧穴，要注意掌握一定的角度，更不要大幅度提插、捻转，也不要长时间留针，以免损伤重要组织器官。

7. 针刺后至少 24h 内不得进行水疗或游泳，以防针刺部位感染。

第三节 腧穴各论

一、手太阴肺经腧穴

（一）主治病症

手太阴肺经共有 11 个腧穴（图 8-18），主要治疗咳嗽，气喘，少气不足以息，咳血，胸部胀满，咽喉肿痛，缺盆部和手臂内侧前缘痛，肩背部寒冷、疼痛等症。

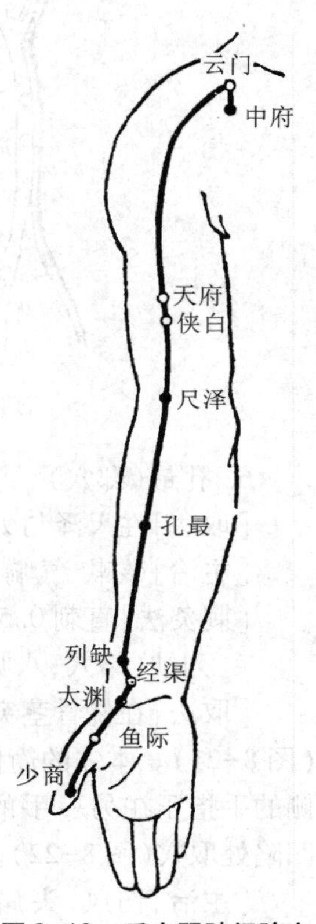

图 8-18 手太阴肺经腧穴

（二）腧穴歌诀

手太阴肺十一穴，中府云门天府诀，侠白之下是尺泽，孔最之下接列缺，更有经渠与太渊，鱼际少商入韭叶。

（三）腧穴

1. 中府（肺募穴）

[取法]在胸前壁的外上方，云门下 1 寸，平第一肋间隙，距前正中线 6 寸（图 8-19）。

[主治]咳嗽、气喘；胸中胀痛、胸痛、肩背痛。

[刺灸法]向外斜刺 0.5～0.8 寸，可灸。不可向内深刺，以免伤及肺脏。

2. 云门

[取法]胸前壁的外上方，肩胛骨喙突上方，锁骨下窝凹陷处，距前正中线 6 寸（图 8-19）。

[主治]咳嗽、气喘、胸痛、肩背痛、胸中烦热等。

[刺灸法]向外斜刺 0.5～0.8 寸，可灸。

3. 天府

[取法]在臂内侧面，肱二头肌桡侧缘，腋前纹头下 3 寸处（图 8-20）。

[主治]咳嗽、气喘、鼻衄、肩痛、上臂内侧疼痛。

[刺灸法]直刺 0.5～1 寸，可灸。

4. 侠白

[取法]在臂内侧面，肱二头肌桡侧缘，腋前纹头下 4 寸，或肘横纹上 5 寸处（图 8-20）。

[主治]咳嗽、气喘、干呕、烦满、上臂内侧疼痛。

[刺灸法]直刺 0.5～1 寸，可灸。

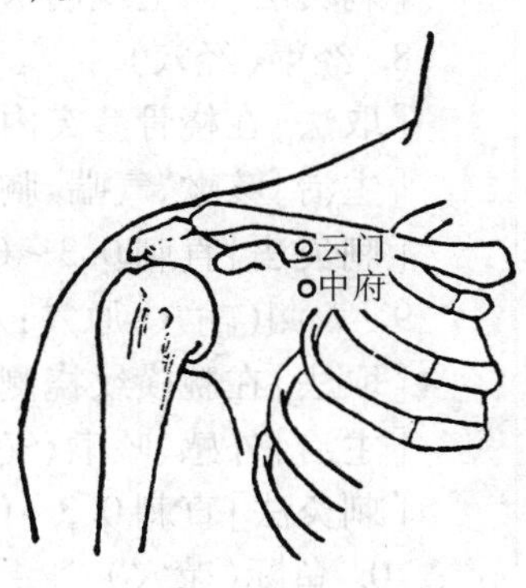

图 8-19

5. 尺泽（合穴）

[取法]在肘横纹中，肱二头肌腱桡侧凹陷处（图 8-21）。

[主治]咳嗽、气喘、咯血、潮热、咽喉肿痛、胸部胀满；腹痛

吐泻；小儿惊风；肘臂挛痛；乳痈。

[刺灸法]直刺0.8～1.2寸，或点刺出血。可灸。

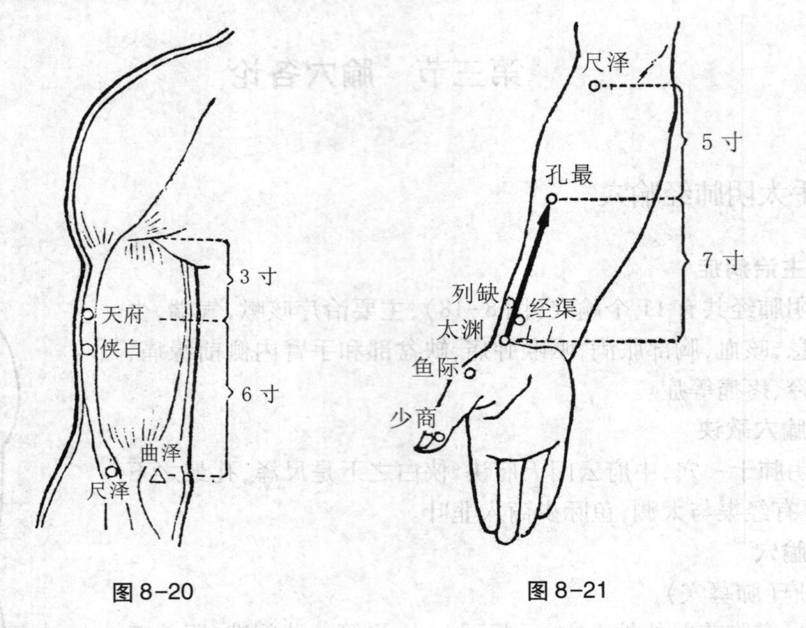

图8-20　　图8-21

6. 孔最(郄穴)

[取法]在尺泽与太渊的连线上，距太渊7寸，伸臂仰掌取穴(图8-21)。

[主治]咳嗽、气喘、咳血、鼻衄、咽喉肿痛、失音；肘臂挛痛；痔疮。

[刺灸法]直刺0.5～1.2寸，可灸。

7. 列缺(络穴；八脉交会穴，通于任脉)

[取法]在桡骨茎突上方，腕横纹上1.5寸，侧掌取穴(图8-21)。本穴的简便取穴方法是两手的虎口交叉，一侧的手指压在另一手的桡骨茎突上，在食指尖端到达的凹陷处取穴(图8-22)。

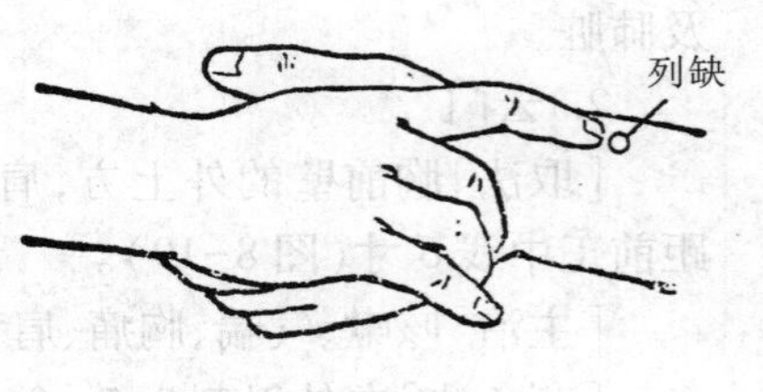

图8-22

[主治]伤风、头痛、咳嗽、气喘、咽痛、牙痛；口眼歪斜、半身不遂。

[刺灸法]向上或向下斜刺0.2～0.8寸，可灸。

8. 经渠(经穴)

[取法]在桡骨茎突内侧，腕横纹上1寸，于桡动脉桡侧的凹陷中取穴(图8-21)。

[主治]咳嗽、气喘、胸痛、咽痛；手腕痛。

[刺灸法]直刺0.3～0.5寸，禁灸。

9. 太渊(输穴；原穴；八会穴之脉会)

[取法]在腕横纹桡侧，当桡动脉桡侧的凹陷中取穴(图8-21)。

[主治]外感、咳嗽、气喘、胸痛、咽痛；腕臂痛。

[刺灸法]直刺0.3～0.5寸，可灸。

10. 鱼际(荥穴)

[取法]在第一掌骨中点，当赤白肉际处取穴(图8-21)。

[主治]咳嗽、哮喘、咳血;咽痛、失音、发热等。

[刺灸法]直刺0.5~1寸,可灸。

11. 少商(井穴)

[取法]在拇指末节桡侧,距指甲角0.1寸处取穴(图8-21)。

[主治]咳嗽、鼻衄、咽痛、失音、发热;昏迷、癫狂;指肿、麻木。

[刺灸法]直刺0.1寸,或向腕平刺0.2~0.3寸,或用三棱针点刺出血。可灸。

二、手阳明大肠经腧穴

(一)主治病症

手阳明大肠经共有20个腧穴(图8-23),主要治疗腹痛、肠鸣、泄泻、便秘、痢疾、咽喉肿痛、齿痛、鼻流清涕及鼻衄,以及经脉循行部位的疼痛、热肿、麻木、不遂等。

(二)腧穴歌诀

手阳明穴起商阳,二间三间合谷藏,阳溪偏历复温溜,下廉上廉三里长,曲池肘髎五里近,臂臑肩髃巨骨当,天鼎扶突禾髎接,鼻旁五分号迎香。

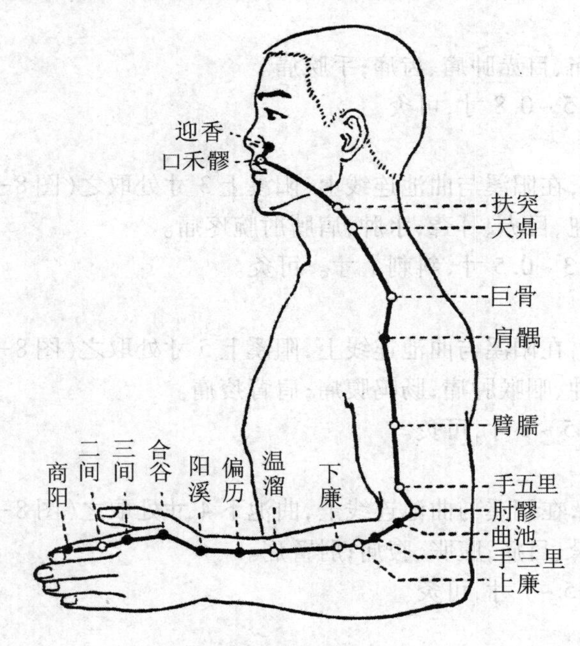

图8-23　手阳明大肠经腧穴

(三)腧穴

1. 商阳(井穴)

[取法]在食指桡侧指甲旁约0.1寸处取穴(图8-24)。

[主治]耳聋、咽痛、颌肿、下齿疼痛;热病、昏迷;手指麻木。

[刺灸法]浅刺0.1寸,或点刺出血。

2. 二间(荥穴)

[取法]微握拳,在第二掌指关节前缘桡侧的凹陷中,于赤白肉际处取之(图8-24)。

［主治］目痛、咽痛、鼻衄、齿痛；口眼歪斜；热病。

［刺灸法］直刺 0.2～0.4 寸，可灸。

3. 三间（输穴）

［取法］微握拳，在食指桡侧，第二掌指关节后缘，于第二掌骨小头上方取之（图 8-24）。

［主治］目痛、齿痛、咽痛、鼻衄；身热；手背肿痛。

［刺灸法］直刺 0.3～0.5 寸，可灸。

4. 合谷（原穴）

［取法］在第一、二掌骨之间，约第二掌骨桡侧中点处取之（图 8-24）。

［主治］头痛、目赤肿痛、咽喉疼痛、鼻衄、鼻渊、痄腮、耳聋、牙关紧闭；口眼歪斜、半身不遂；发热恶寒；经闭、滞产；腹痛、便秘；小儿惊风；上肢疼痛。

［刺灸法］直刺 0.5～1 寸，可灸。

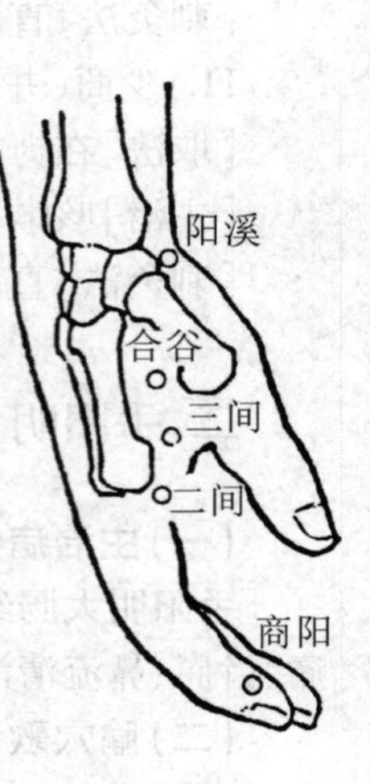

图 8-24

5. 阳溪（经穴）

［取法］在腕背横纹桡侧端，拇短伸肌腱和拇长伸肌腱之间的凹陷处取之（图 8-24）。

［主治］头痛、咽痛、目赤肿痛、齿痛；手腕痛。

［刺灸法］直刺 0.5～0.8 寸，可灸。

6. 偏历（络穴）

［取法］侧腕屈肘，在阳溪与曲池连线上，阳溪上 3 寸处取之（图 8-25）。

［主治］咽痛、鼻衄、目赤、耳聋；水肿；肩膊肘腕疼痛。

［刺灸法］直刺 0.3～0.5 寸，斜刺 1 寸。可灸。

7. 温溜（郄穴）

［取法］侧腕屈肘，在阳溪与曲池连线上，阳溪上 5 寸处取之（图 8-25）。

［主治］头痛、面肿、咽喉肿痛；肠鸣腹痛；肩背痠痛。

［刺灸法］直刺 0.5～1 寸，可灸。

8. 下廉

［取法］侧腕屈肘，在阳溪与曲池连线上，曲池下 4 寸处取之（图 8-25）。

［主治］头痛、眩晕、目痛；腹胀、腹痛；肘臂痛。

［刺灸法］直刺 0.5～1 寸，可灸。

9. 上廉

［取法］侧腕屈肘，在阳溪与曲池连线上，曲池下 3 寸处取之（图 8-25）。

［主治］腹痛、肠鸣、腹泻；手臂麻木、半身不遂。

［刺灸法］直刺 0.8～1 寸，可灸。

10. 手三里

［取法］侧腕屈肘，在阳溪与曲池连线上，曲池下 2 寸处取之（图 8-25）。

［主治］腹痛、吐泻；齿痛、颊肿；肩臂麻木、半身不遂。

［刺灸法］直刺 0.8～1.2 寸，可灸。

11. 曲池(合穴)

[取法]屈肘成直角,在肘横纹外端与肱骨外上髁连线中点取之(图8-26)。

[主治]热病、头痛、咽喉肿痛、齿痛、目赤肿痛;手臂肿痛、上肢不遂;月经不调;瘰疬、隐疹、丹毒;腹痛吐泻、痢疾;高血压;胸中烦闷、癫狂。

[刺灸法]直刺1~1.5寸,可灸。

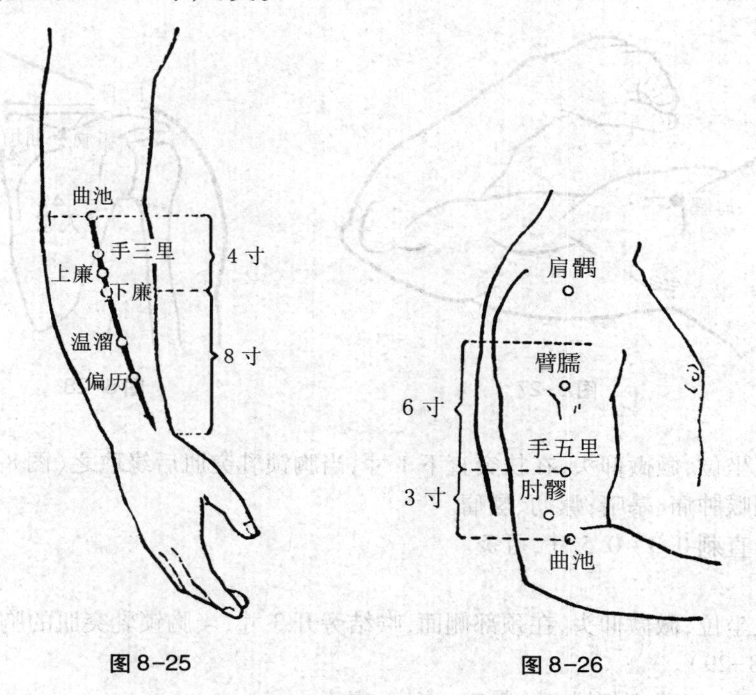

图8-25　　图8-26

12. 肘髎

[取法]屈肘成直角,在曲池外上方1寸,肱骨边缘处取之(图8-26)。

[主治]肘臂痠痛、拘挛麻木。

[刺灸法]直刺0.5~1寸,可灸。

13. 手五里

[取法]在曲池与肩髃连线上,曲池上3寸处取之(图8-26)。

[主治]肘臂挛急或疼痛;瘰疬。

[刺灸法]直刺0.5~1寸,可灸。

14. 臂臑

[取法]在曲池与肩髃连线上,曲池上7寸处取之。当垂臂屈肘时,该穴位于肱骨外侧三角肌下缘(图8-26)。

[主治]瘰疬;颈项拘急、肩臂疼痛;目疾。

[刺灸法]直刺或向上斜刺0.8~1.5寸,可灸。

15. 肩髃

[取法]在肩峰前下方,当肩峰与肱骨大结节之间取之。当上臂平举时,肩部出现两个凹陷,本穴位于前一个凹陷中(图8-27)。

[主治]肩臂疼痛、手臂挛急、半身不遂;风热隐疹。

[刺灸法]直刺或向下斜刺 0.8 ~1.5 寸,可灸。

16. 巨骨

[取法]在肩端上,当锁骨肩峰端与肩胛冈之间的凹陷处取之(图 8-28)。

[主治]肩部及手臂疼痛不遂;瘰疬、瘿瘤。

[刺灸法]直刺 0.4 ~0.6 寸,不可深刺,以免造成气胸。可灸。

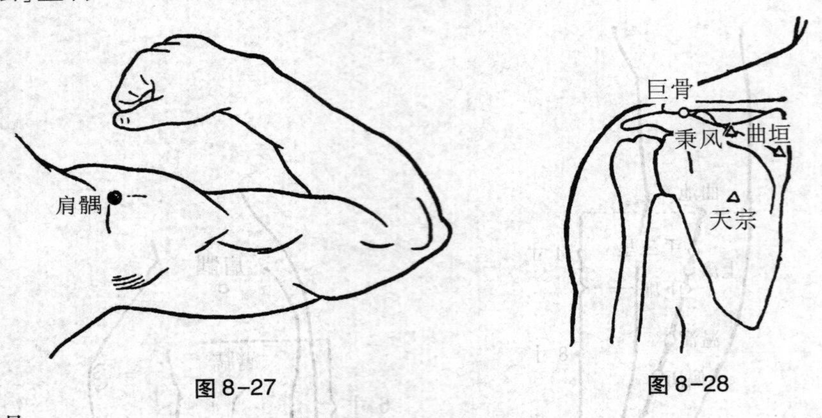

图 8-27　　图 8-28

17. 天鼎

[取法]正坐位,微微仰头,在扶突直下 1 寸,当胸锁乳突肌后缘取之(图 8-29)。

[主治]咽喉肿痛、暴喑;瘰疬、瘿瘤。

[刺灸法]直刺 0.3 ~0.5 寸,可灸。

18. 扶突

[取法]正坐位,微微仰头,在颈部侧面,喉结旁开 3 寸,当胸锁乳突肌的胸骨头与锁骨头之间取之(图 8-29)。

[主治]咳嗽、气喘;咽喉肿痛、暴喑;瘰疬、瘿瘤。

[刺灸法]直刺 0.5 ~0.8 寸,可灸。

19. 口禾髎

[取法]在上唇部,当鼻孔外缘直下,平水沟穴(图 8-30)。

[主治]鼻塞、鼻衄;口㖞、口噤。

[刺灸法]直刺 0.3 ~0.5 寸,禁灸。

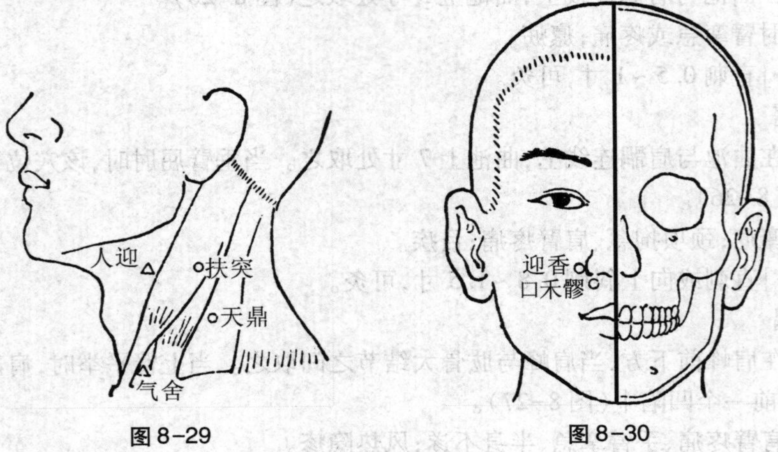

图 8-29　　图 8-30

20. 迎香

[取法]在鼻翼外缘中点旁开0.5寸处，当鼻唇沟中取之(图8-30)。

[主治]鼻塞、鼻衄、鼻渊、不闻香臭；口眼歪斜、面痒。

[刺灸法] 直刺或向上斜刺0.2~0.5寸，禁灸。

三、足阳明胃经腧穴

(一)主治病症

足阳明胃经共有45个腧穴(图8-31)，主要治疗肠鸣，腹胀，水肿，胃痛，呕吐，消谷善饥，口渴，鼻衄，咽喉肿痛，热病，发狂以及胸、膝部等本经循行部位的病症。

(二)腧穴歌诀

四十五穴足阳明，承泣四白巨髎经，地仓大迎颊车对，下关头维与人迎，水突气舍连缺盆，气户库房屋翳屯，膺窗乳中延乳根，不容承满及梁门，关门太乙滑肉门，天枢外陵大巨存，水道归来气冲穴，髀关伏兔走阴市，梁丘犊鼻足三里，上巨虚接条口位，下巨虚穴上丰隆，解溪冲阳陷谷中，更有内庭厉兑穴，大趾次趾之端终。

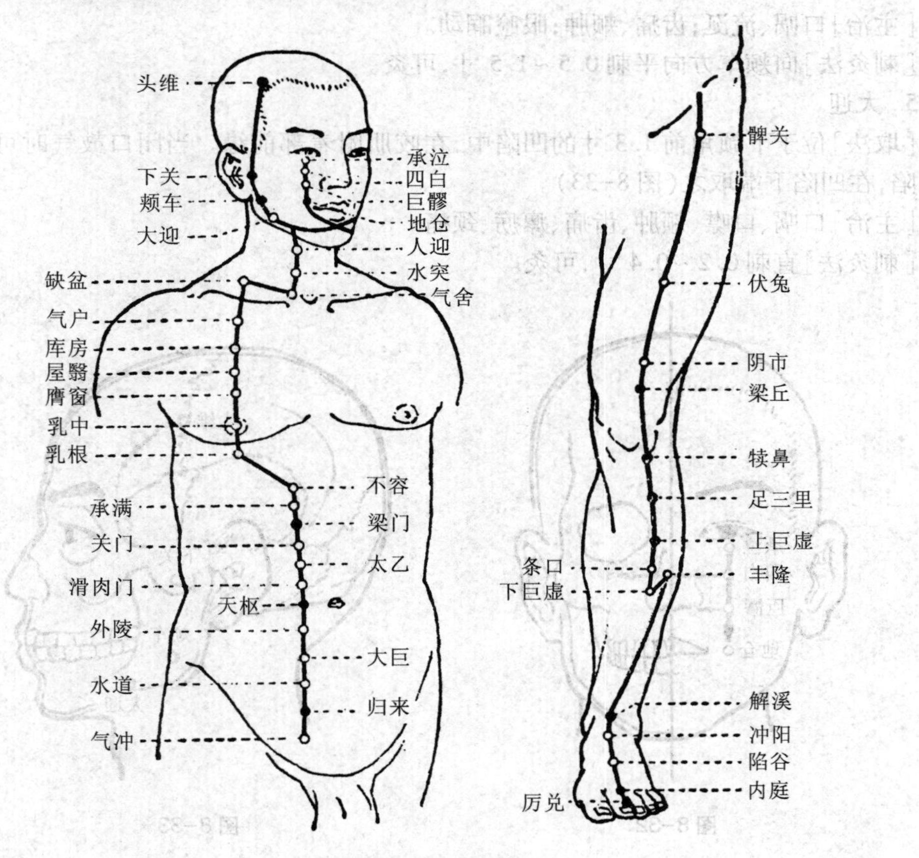

图8-31 足阳明胃经腧穴

(三)腧穴

1. 承泣

[取法]目正视,瞳孔直下0.7寸,在眼球与眶下缘之间取之(图8-32)。

[主治]眼睑瞤动、目赤肿痛、迎风流泪、夜盲、近视;口眼歪斜、面肌痉挛。

[刺灸法] 紧靠眶下缘缓慢直刺0.3~0.7寸,不宜提插,避免形成血肿。禁灸。

2. 四白

[取法]目正视,瞳孔直下1寸,当眶下孔凹陷处取之(图8-32)。

[主治]眼睑瞤动、目赤痛痒、目翳、近视;头面疼痛、口眼歪斜;头痛、眩晕。

[刺灸法]直刺0.2~0.4寸,不宜灸。

3. 巨髎

[取法]目正视,瞳孔直下,在与鼻翼下缘平齐处取之(图8-32)。

[主治]口㖞、鼻衄、齿痛、面痛、唇颊肿;眼睑瞤动。

[刺灸法]直刺0.3~0.6寸,可灸。

4. 地仓

[取法]在口角旁0.4寸,巨髎直下取之(图8-32)。

[主治]口㖞、流涎;齿痛、颊肿;眼睑瞤动。

[刺灸法]向颊车方向平刺0.5~1.5寸,可灸。

5. 大迎

[取法]位于下颌角前1.3寸的凹陷中,在咬肌附着部前缘。当闭口鼓气时可出现一沟形凹陷,在凹陷下端取之(图8-33)。

[主治]口㖞、口噤、颊肿、齿痛、瘰疬、颈痛。

[刺灸法]直刺0.2~0.4寸,可灸。

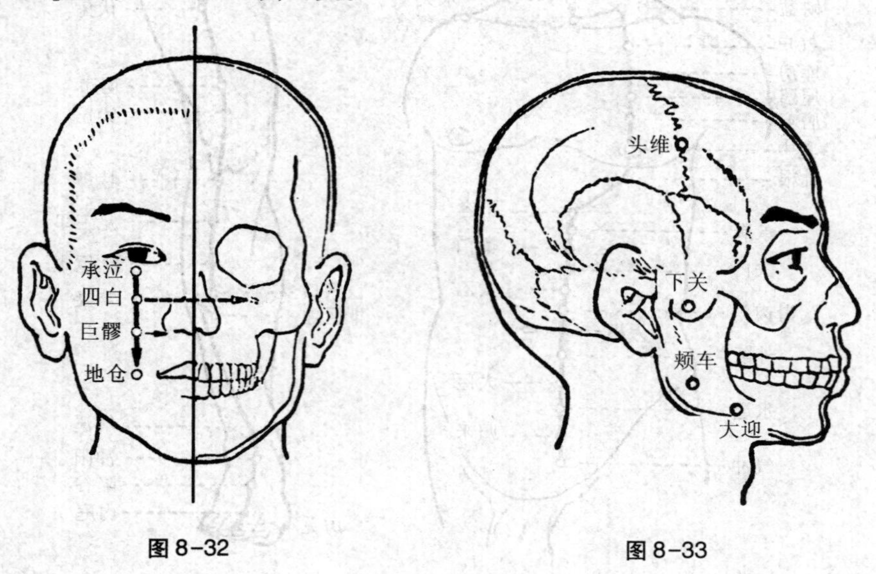

图8-32　　　　图8-33

6. 颊车

[取法]本穴位于下颌角前方一横指凹陷中,咬合时在咬肌隆起的最高点,张口时微微凹陷(图8-33)。

[主治]颊肿、齿痛;口㖞、牙关紧闭。

[刺灸法]直刺0.3~0.5寸,或向地仓斜刺1~1.5寸。可灸。

7. 下关

[取法]在颧弓下缘凹陷处,当下颌骨髁状突的前方,闭口取之(图8-33)。

[主治]耳聋、耳鸣、聤耳;齿痛、面痛、口眼歪斜。

[刺灸法]直刺0.5~1.2寸,可灸。

8. 头维

[取法]在鬓发前缘直入发际0.5寸,距神庭4.5寸处取之(图8-33)。

[主治]头痛、目眩;眼睑瞤动、迎风流泪、视物不明。

[刺灸法]向后平刺0.5~1寸,不可灸。

9. 人迎

[取法]平喉结,在胸锁乳突肌前缘,距喉结1.5寸处取之(图8-34)。

[主治]喘促、咽痛、头痛、高血压;瘰疬、瘿瘤、饮食难下。

[刺灸法]避开颈总动脉直刺0.2~0.4寸。禁灸。

10. 水突

[取法]在人迎与气舍间,胸锁乳突肌前缘取之(图8-34)。

[主治]咳逆喘促不得卧、咽喉肿痛;头痛、眩晕;呃逆;瘰疬、瘿瘤。

[刺灸法]直刺0.3~0.5寸,可灸。

11. 气舍

[取法]在锁骨内侧端之上缘,当胸锁乳突肌的胸骨头与锁骨头之间取之(图8-34)。

[主治]咽痛、咳嗽、喘促、呃逆;瘰疬、瘿瘤;颈项强痛。

[刺灸法]直刺0.3~0.5寸,可灸。

12. 缺盆

[取法]在乳中线直上,当锁骨上窝正中取之(图8-34)。

[主治]咳嗽、喘促、咽肿;缺盆中痛;瘰疬。

[刺灸法]直刺0.3~0.5寸,可灸。

13. 气户

[取法]在乳中线直上,当锁骨中点下缘,仰卧取之(图8-35)。

[主治]咳嗽、气喘、呃逆;胸胁满痛。

[刺灸法]沿肋间隙向外斜刺0.5~0.8寸,可灸。

14. 库房

[取法]在乳中线上第一肋间隙中,仰卧取之(图8-35)。

[主治]咳嗽、气逆、咳唾脓血;胸胁胀痛。

[刺灸法]沿肋间隙向外斜刺0.5~0.8寸,可灸。

15. 屋翳

[取法]在乳中线上第二肋间隙中,仰卧取之(图8-35)。

[主治]咳嗽、气喘、咳唾脓血;胸胁胀痛;乳痈。

[刺灸法]沿肋间隙向外斜刺0.5~0.8寸,可灸。

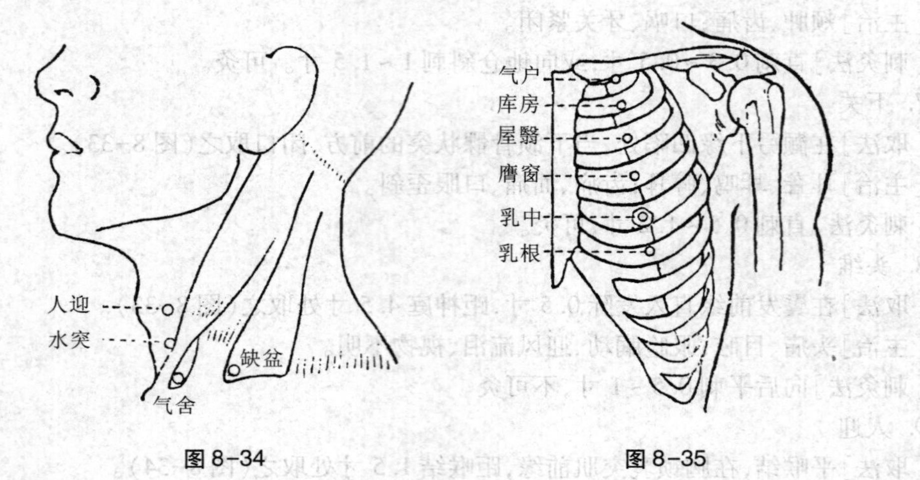

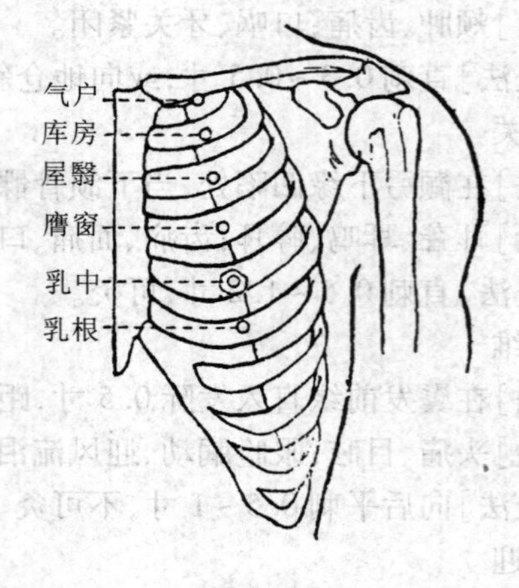

图 8-34　　图 8-35

16. 膺窗

[取法]在乳中线上第三肋间隙中,仰卧取之(图 8-35)。

[主治]咳嗽、气喘;胸胁胀痛;乳痈。

[刺灸法]沿肋间隙向外斜刺 0.5 ~0.8 寸,可灸。

17. 乳中

[取法]乳头中央(图 8-35)。

[刺灸法]不针不灸,只作腧穴定位标志。

18. 乳根

[取法]在乳头直下第五肋间隙中取之(图 8-35)。

[主治]咳嗽、哮喘、胸闷胸痛;乳痈、乳汁少;呃逆、噎嗝。

[刺灸法]沿肋间隙向外斜刺 0.5 ~0.8 寸,可灸。

19. 不容

[取法]仰卧位,在脐上 6 寸,前正中线旁开 2 寸处取之(图 8-36)。

[主治]呕吐、胃痛、腹胀;食欲不振。

[刺灸法]直刺 0.5 ~0.8 寸,可灸。

20. 承满

[取法]仰卧位,在脐上 5 寸,前正中线旁开 2 寸处取之(图 8-36)。

[主治]胃痛、吐血;食欲不振、腹胀。

[刺灸法]直刺 0.5 ~0.8 寸,可灸。

21. 梁门

[取法]仰卧位,在脐上 4 寸,前正中线旁开 2寸处取之(图 8-36)。

[主治]胃痛、呕吐;食欲不振、腹胀、泄泻。

[刺灸法]直刺 0.5 ~0.8 寸,可灸。

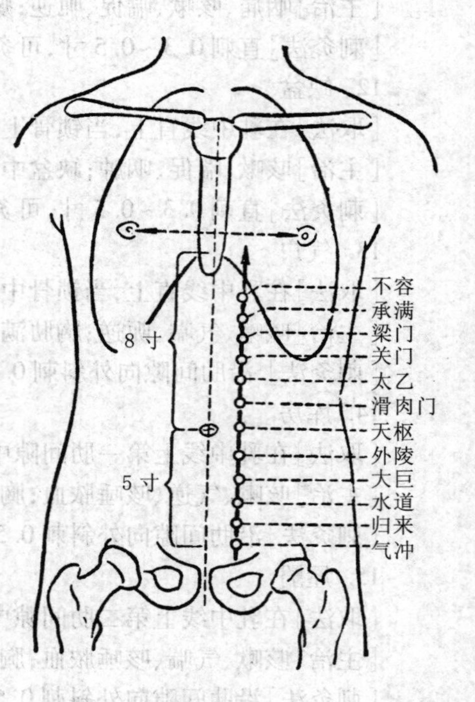

图 8-36

22. 关门

[取法]仰卧位,在脐上3寸,前正中线旁开2寸处取之(图8-36)。

[主治]腹胀、腹痛、肠鸣、泄泻;水肿。

[刺灸法]直刺0.5~0.8寸,可灸。

23. 太乙

[取法]仰卧位,在脐上2寸,前正中线旁开2寸处取之(图8-36)。

[主治]胃痛;心烦、癫狂。

[刺灸法]直刺0.5~0.8寸,可灸。

24. 滑肉门

[取法]仰卧位,在脐上1寸,前正中线旁开2寸处取之(图8-36)。

[主治]呕吐、胃痛;癫狂。

[刺灸法]直刺0.8~1.2寸,可灸。

25. 天枢

[取法]脐旁2寸取之(图8-36)。

[主治]腹胀肠鸣、绕脐痛、便秘、泄泻、痢疾;痛经、月经不调;癥瘕。

[刺灸法]直刺0.8~1.2寸,可灸。

26. 外陵

[取法]在脐下1寸,正中线旁开2寸处取之(图8-36)。

[主治]腹痛、疝气、痛经。

[刺灸法]直刺1~1.5寸,可灸。

27. 大巨

[取法]在脐下2寸,正中线旁开2寸处取之(图8-36)。

[主治]小腹胀满、小便不利、疝气、遗精、早泄等。

[刺灸法]直刺0.8~1.2寸,可灸。

28. 水道

[取法]在脐下3寸,正中线旁开2寸处取之(图8-36)。

[主治]小腹胀满、小便不利;疝气、痛经;遗精、早泄。

[刺灸法]直刺0.8~1.2寸,可灸。

29. 归来

[取法]在脐下4寸,正中线旁开2寸处取之(图8-36)。

[主治]少腹疼痛、疝气;月经不调、经闭、阴挺、白带。

[刺灸法]直刺0.8~1.2寸,可灸。

30. 气冲

[取法]在脐下5寸,正中线旁开2寸处取之(图8-36)。

[主治]腹痛;外阴肿痛、疝气、阳痿;月经不调、不孕、胎产诸疾。

[刺灸法]直刺0.8~1.2寸。

31. 髀关

[取法]仰卧,在髂前上棘与髌骨外缘的连线上,平臀横纹,与足太阳膀胱经的承扶相对应处取之(图8-37)。

［主治］髀骨痿痹、腰膝冷痛、拘急麻木。

［刺灸法］直刺0.8～1.2寸，可灸。

32. 伏兔

［取法］在髂前上棘与髌骨外缘的连线上，髌骨外上缘上6寸处取之（图8-37）。

［主治］腰胯疼痛、膝冷麻痹、脚气；疝气。

［刺灸法］直刺1～2寸，可灸。

33. 阴市

［取法］在髂前上棘与髌骨外缘的连线上，髌骨外上缘上3寸处取之（图8-37）。

［主治］腹胀、腹痛；腿膝痿痹、屈伸不利。

［刺灸法］直刺1～1.5寸，可灸。

34. 梁丘（郄穴）

［取法］在髂前上棘与髌骨外缘的连线上，髌骨外上缘上2寸处取之（图8-37）。

［主治］胃痛、乳痈；膝肿、下肢不遂。

［刺灸法］直刺1～1.5寸，可灸。

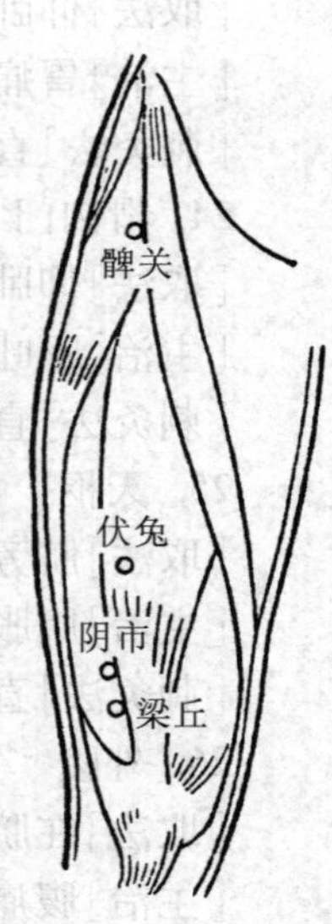

图8-37

35. 犊鼻

［取法］屈膝，在髌骨下方，髌韧带外侧凹陷处取之（图8-38）。

［主治］膝肿痛、关节屈伸不利、脚气。

［刺灸法］向后内斜刺0.8～1.5寸，可灸。

36. 足三里（合穴；胃下合穴）

［取法］在犊鼻下3寸，胫骨前嵴外一横指处取之（图8-38）。

［主治］胃痛、呕吐、噎嗝、腹胀、腹痛、肠鸣、消化不良、泄泻、便秘、痢疾、疳疾；乳痈；头晕、耳鸣、心悸、气短、咳嗽气喘；失眠、癫狂；下肢痿痹、胫膝疼痛；虚痨羸瘦；产妇血晕。

［刺灸法］ 直刺1～2寸，可灸。

37. 上巨虚（大肠下合穴）

［取法］在犊鼻下6寸，当足三里与下巨虚连线中点处取之（图8-38）。

［主治］肠鸣、腹痛、泄泻、便秘、肠痈；中风瘫痪、脚气。

［刺灸法］直刺1～1.5寸，可灸。

38. 条口

［取法］在犊鼻下8寸，当犊鼻与下巨虚连线上处取之（图8-38）。

［主治］小腿冷痛、麻痹、脘腹疼痛、跗肿、转筋、肩臂痛。

［刺灸法］直刺1～1.5寸，可灸。

39. 下巨虚（小肠下合穴）

［取法］在犊鼻下9寸，条口下约一横指，距胫骨前嵴约一横指，当犊鼻与解溪的连线上取之（图8-38）。

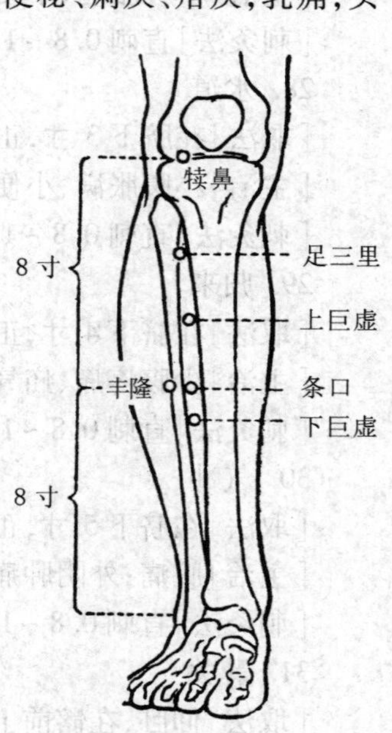

图8-38

[主治]小腹痛、腰脊痛引睾丸；下肢痿痹；乳痈；泄泻、大便脓血。

[刺灸法]直刺1～1.5寸，可灸。

40. 丰隆（络穴）

[取法]在条口外1寸，当犊鼻与外踝高点的连线中点处取之（图8-38）。

[主治]痰多、哮喘、咳嗽；头痛、头晕、癫狂痫症；下肢痿痹及肿痛。

[刺灸法]直刺1～1.5寸，可灸。

41. 解溪（经穴）

[取法]在足背与小腿交界的横纹中央，当两肌腱之间的凹陷处取之（图8-39）。

[主治]头痛、眩晕、癫狂；腹胀、便秘；下肢痿痹。

[刺灸法]直刺0.5～1寸，可灸。

42. 冲阳（原穴）

[取法]在足背部，陷谷上3寸，当足背动脉搏动处避开动脉取之（图8-39）。

[主治]胃痛、腹胀；口眼歪斜、面肿齿痛；足痿无力、足背红肿。

[刺灸法]避开动脉，直刺0.3～0.5寸，可灸。

43. 陷谷（输穴）

[取法]在第二、三跖趾关节后方，二、三跖骨结合部之前的凹陷处取之（图8-39）。

[主治]面目浮肿、目赤肿痛；足背肿痛、足痿无力。

[刺灸法]直刺0.3～0.5寸，可灸。

44. 内庭（荥穴）

[取法]在第二跖趾关节前方，当二、三趾缝间的纹头处取之（图8-39）。

[主治]齿痛、口眼歪斜、喉痹、鼻衄；热病；腹痛腹胀、泄泻、痢疾；足背肿痛。

[刺灸法]直刺0.3～0.5寸，可灸。

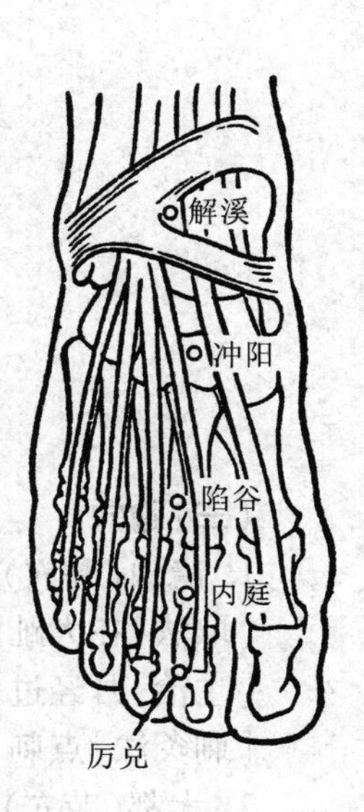

图8-39

45. 厉兑（井穴）

[取法]在第二趾外侧，距爪甲约0.1寸处取之（图8-39）。

[主治]口眼歪斜、面肿齿痛、鼻流浊涕、鼻衄；热病；癫狂；足背肿痛。

[刺灸法]向上斜刺0.2～0.3寸，可灸。

四、足太阴脾经腧穴

（一）主治病症

足太阴脾经共21个腧穴（图8-40），主要治疗胃脘痛、嗳气、呕逆、腹胀便溏、身重无力、舌根强痛以及各种脾胃病、妇科诸病、前阴病、下肢内侧肿胀、厥冷等症。

（二）腧穴歌诀

足太阴经脾中州，隐白在足大趾头，大都太白公孙盛，商丘三阴交可求，漏谷地机阴陵泉，血海箕门冲门开，府舍府结大横排，腹哀食窦天溪连，胸乡周荣大包尽，二十一穴脾经全。

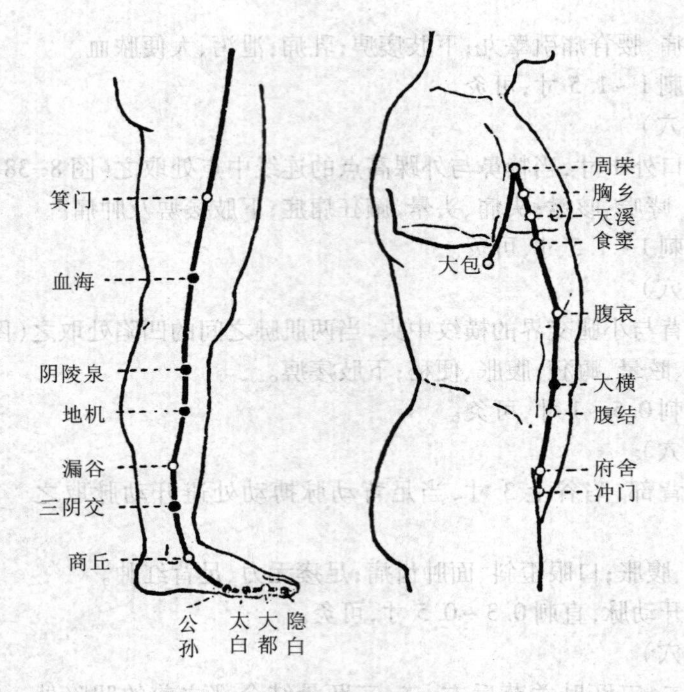

图 8-40 足太阴脾经腧穴

(三)腧穴

1. 隐白(井穴)

[取法]在大趾内侧,距爪甲约 0.1 寸处取之(图 8-41)。

[主治]月经过多、尿血、便血;腹胀;多梦、癫狂、晕厥。

[刺灸法]点刺 0.1 寸,或用三棱针点刺出血。可灸。

2. 大都(荥穴)

[取法]在大趾内侧,第一跖趾关节下方,当赤白肉际处取之(图 8-41)。

[主治]腹胀、胃痛、呕逆、饮食不化、泄泻、便秘;热病无汗。

[刺灸法]直刺 0.3 ~0.5 寸,可灸。

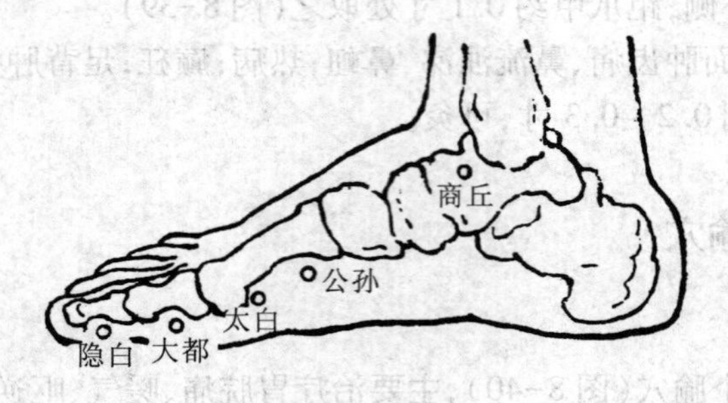

图 8-41

3. 太白(输穴;原穴)

[取法]在第一跖趾关节后缘,当赤白肉际处取之(图 8-41)。

[主治]腹胀、胃痛、腹痛、呕逆、饮食不化、肠鸣泄泻、便秘、饥不欲食;肢体沉重、关节疼痛以及痿证。

［刺灸法］直刺0.8～1寸,可灸。

4. 公孙(络穴;八脉交会穴,通于冲脉)

［取法］在第一趾骨基底前缘,当赤白肉际处取之(图8-41)。

［主治］胃痛、腹痛、呕吐、饮食不化、肠鸣腹胀、痢疾、泄泻;心痛、胸闷。

［刺灸法］直刺0.5～1寸,可灸。

5. 商丘(经穴)

［取法］在内踝前下方凹陷处,当舟骨结节与内踝高点连线中点取之(图8-41)。

［主治］肠鸣腹胀、便秘、泄泻;舌本强痛;小儿惊痫、徐动;痔疾;足踝肿痛。

［刺灸法］直刺0.5～0.8寸,可灸。

6. 三阴交(肝脾肾三经交会穴)

［取法］在内踝高点上3寸,当胫骨后缘取之(图8-42)。

［主治］脾胃虚弱、肠鸣腹胀、飧泄、消化不良;月经不调、崩漏、赤白带下、阴挺、经闭、癥瘕、难产、产后血晕、恶露不尽、梦交、遗精、阳痿、疝气、睾丸缩腹、茎中痛;水肿、小便不利、遗尿;足痿痹痛、脚气;失眠、高血压、神经性皮炎;湿疹、荨麻疹。

［刺灸法］直刺1～1.5寸,可灸。

7. 漏谷

［取法］在内踝高点上6寸,当胫骨后缘,三阴交与阴陵泉的连线上取之(图8-42)。

［主治］腹胀肠鸣、小便不利;遗精;下肢痿痹等。

［刺灸法］直刺1～1.5寸,可灸。

8. 地机(郄穴)

［取法］在阴陵泉下3寸,当三阴交与阴陵泉的连线上取之(图8-42)。

［主治］腹痛、泄泻;水肿、小便不利;月经不调、痛经、遗精;腰痛、下肢痿痹。

［刺灸法］直刺1～1.5寸,可灸。

9. 阴陵泉(合穴)

［取法］在胫骨内侧髁下缘凹陷处取之(图8-42)。

［主治］腹胀、泄泻;水肿、小便不利、黄疸;尿失禁、茎中痛、遗精、妇人阴痛、带下;膝痛。

［刺灸法］直刺1～2寸,可灸。

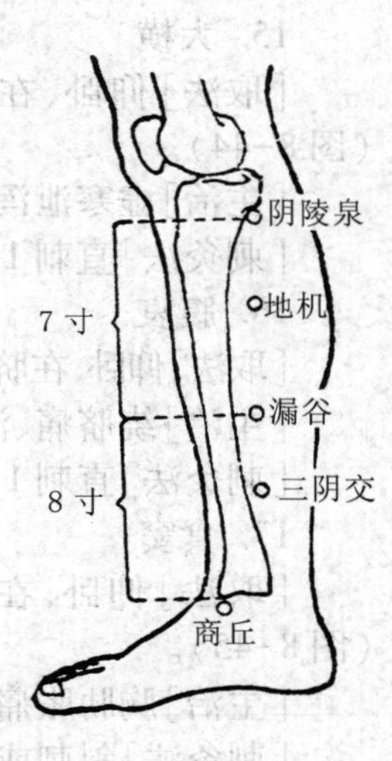

图8-42

10. 血海

［取法］屈膝,在髌骨内侧上缘上2寸,当股四头肌内侧头隆起处取之(图8-43)。

［主治］月经不调、痛经、经闭、崩漏;皮肤湿疹、隐疹、瘙痒、丹毒;股内侧痛。

［刺灸法］直刺1～1.2寸,可灸。

11. 箕门

［取法］在血海上6寸,当缝匠肌内侧取之(图8-43)。

［主治］遗尿、五淋、小便不利;腹股沟肿痛。

［刺灸法］直刺0.5～1寸。禁灸,针刺时避开动脉。

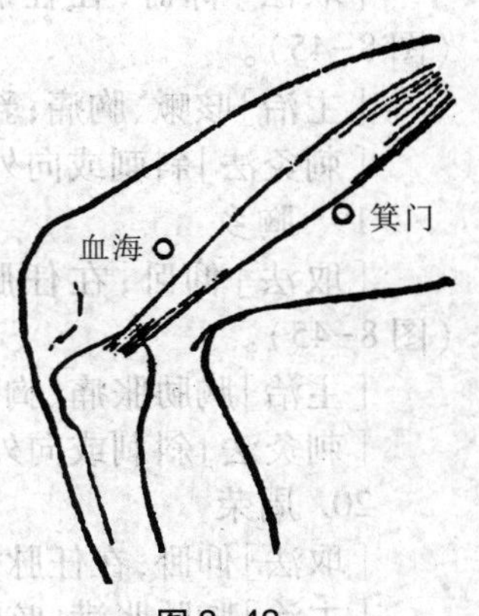

图8-43

12. 冲门

[取法]仰卧,平耻骨联合上缘中点旁开3.5寸处,约当腹股沟外端上缘,股动脉外侧取之(图8-44)。

[主治]腹痛、疝气;小便不利;崩漏、带下。

[刺灸法]直刺0.5~1寸,可灸。

13. 府舍

[取法]仰卧,在冲门上0.7寸,任脉旁开4寸处取之(图8-44)。

[主治]腹痛、疝气、积聚;吐泻。

[刺灸法]直刺0.8~1.2寸,可灸。

14. 腹结

[取法]仰卧,在府舍上3寸,距任脉4寸,当府舍与大横的连线上取之(图8-44)。

[主治]绕脐腹痛、便秘、泄泻;疝气。

[刺灸法]直刺1~1.5寸,可灸。

15. 大横

[取法]仰卧,在神阙(任脉穴)旁开4寸处取之(图8-44)。

[主治]虚寒泄泻、腹痛、便秘。

[刺灸法]直刺1~1.5寸,可灸。

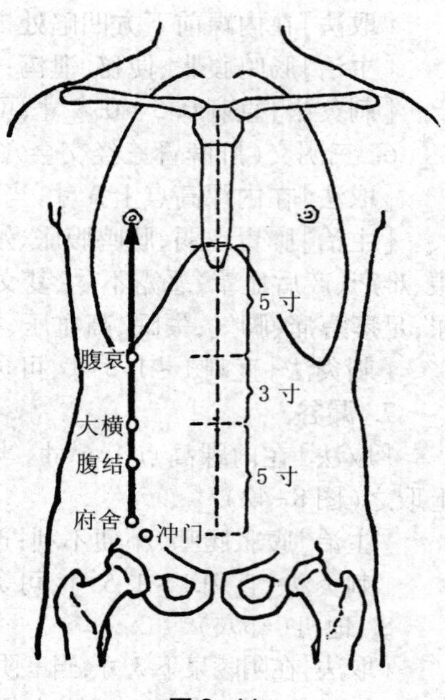

图8-44

16. 腹哀

[取法]仰卧,在脐上3寸,旁开4寸处取之(图8-44)。

[主治]绕脐痛、消化不良、便秘、泄泻。

[刺灸法]直刺1~1.5寸,可灸。

17. 食窦

[取法]仰卧,在任脉旁开6寸,当第五肋间隙处取之(图8-45)。

[主治]胸胁胀痛;腹胀肠鸣、食入即吐、嗳气;水肿。

[刺灸法]斜刺或向外平刺0.5~0.9寸,可灸。

18. 天溪

[取法]仰卧,在任脉旁开6寸,当第四肋间隙处取之(图8-45)。

[主治]咳嗽、胸痛;乳痛、乳汁少。

[刺灸法]斜刺或向外平刺0.5~0.8寸,可灸。

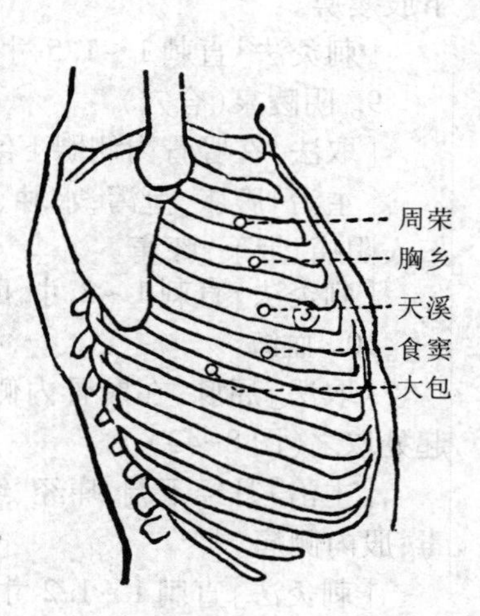

图8-45

19. 胸乡

[取法]仰卧,在任脉旁开6寸,当第三肋间隙处取之(图8-45)。

[主治]胸胁胀痛、胸引背痛不得卧。

[刺灸法]斜刺或向外平刺0.5~0.8寸,可灸。

20. 周荣

[取法]仰卧,在任脉旁开6寸,当第二肋间隙处取之(图8-45)。

[主治]胸胁胀满、咳嗽、气喘;胁肋痛;食不下。

[刺灸法]平刺或斜刺0.5～0.8寸,可灸。

21. 大包

[取法]侧卧举臂,在腋下6寸,当第六肋间腋中线上取之(图8-45)。

[主治]胸胁痛、气喘;全身疼痛、四肢无力。

[刺灸法]斜刺或向后平刺0.5～0.8寸,可灸。

五、手少阴心经腧穴

(一)主治病症

手少阴心经共有9个腧穴(图8-46),主要可以治疗心痛、咽干、口渴、目黄、胁痛、手心发热、上臂内侧疼痛等病症。

(二)腧穴歌诀

九穴心经手少阴,极泉青灵少海深,灵道通里阴郄遂,神门少府少冲寻。

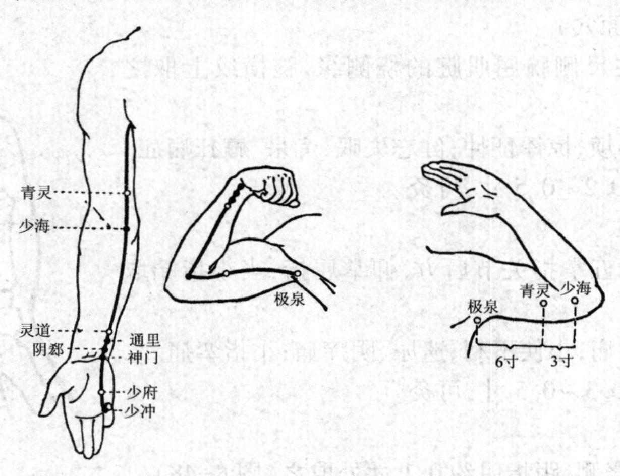

图8-46　手少阴心经腧穴

(三)腧穴

1. 极泉

[取法]上臂外展,在腋窝正中,当腋动脉跳动处取之(图8-46)。

[主治]心痛、心悸;胸闷气短、胁肋疼痛;瘰疬;肩臂疼痛。

[刺灸法]避开腋动脉,直刺或斜刺0.5～1寸,不灸。

2. 青灵

[取法]举臂,在少海与极泉的连线上,少海上3寸,当肱二头肌尺侧缘取之(图8-46)。

[主治]头痛、胁痛、肩臂痛;视物不清。

[刺灸法]直刺0.5～1寸,可灸。

3. 少海(合穴)

[取法]屈肘,在肘横纹尺侧纹头凹陷处取之(图8-47)。

[主治]心痛;瘰疬;肘臂挛痛麻木、腋胁痛。

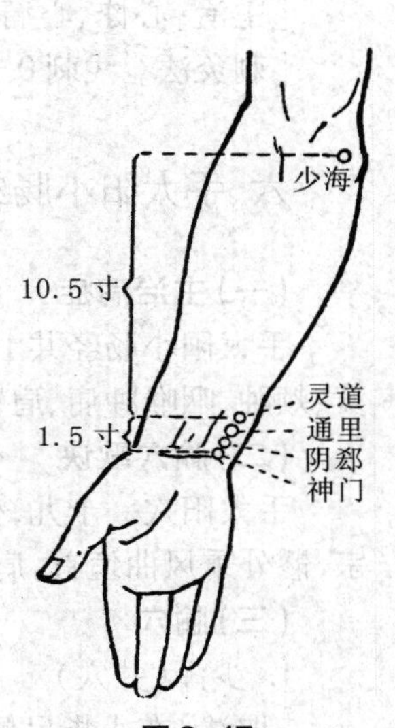

图8-47

[刺灸法]直刺0.5~1寸。可灸。

4. 灵道(经穴)

[取法]仰掌,在尺侧腕屈肌腱的桡侧缘,腕横纹上1.5寸处取之(图8-47)。

[主治]心悸怔忡、心痛;暴喑;腕臂挛痛、手指麻木。

[刺灸法] 直刺0.2~0.5寸,可灸。

5. 通里(络穴)

[取法]仰掌,在尺侧腕屈肌腱的桡侧缘,腕横纹上1寸处取之(图8-47)。

[主治]暴喑、舌强不语;心悸怔忡、悲恐畏人;月经过多、崩漏;肩臑肘臂内侧后缘疼痛。

[刺灸法]直刺0.2~0.5寸,可灸。

6. 阴郄(郄穴)

[取法]仰掌,在尺侧腕屈肌腱的桡侧缘,腕横纹上0.5寸处取之(图8-47)。

[主治]心痛、心悸;暴喑;吐血、衄血;骨蒸盗汗。

[刺灸法]直刺0.2~0.5寸,可灸。

7. 神门(输穴;原穴)

[取法]仰掌,在尺侧腕屈肌腱的桡侧缘,腕横纹上取之(图8-47)。

[主治]心痛、心烦、惊悸怔忡;健忘失眠、痴呆、癫狂痫症。

[刺灸法]直刺0.2~0.5寸,可灸。

8. 少府(荥穴)

[取法]在第四、五掌指关节后方,仰掌屈指,当小指端取之(图8-48)。

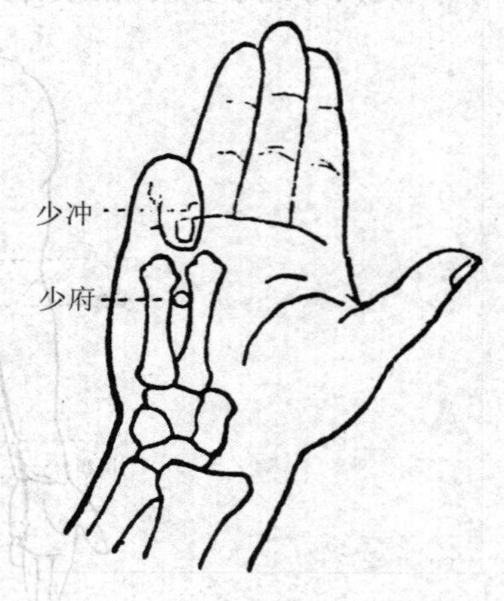

图8-48

[主治]心悸、胸痛;小便不利、遗尿、阴痒痛;小指挛痛。

[刺灸法]直刺0.3~0.5寸,可灸。

9. 少冲(井穴)

[取法]在小指桡侧,距指甲约0.1寸处取之(图8-48)。

[主治]心悸、心痛、胸胁痛;癫狂、热病、昏迷。

[刺灸法] 浅刺0.1寸,或点刺出血。可灸。

六、手太阳小肠经腧穴

(一)主治病症

手太阳小肠经共19个腧穴(图8-49),主要可治疗少腹痛、腰脊牵引睾丸痛、耳聋、目黄、颊肿、咽喉肿痛、肩臂外侧后缘疼痛等。

(二)腧穴歌诀

手太阳穴一十九,少泽前谷后溪走,腕骨阳谷养老绳,支正小海外辅肘,肩贞臑俞接天宗,髎外秉风曲垣首,肩外俞连肩中俞,天窗乃与天容偶,锐骨之上是颧髎,听宫耳前珠上走。

(三)腧穴

1. 少泽(井穴)

[取法]在小指尺侧,距指甲约0.1寸处取之(图8-50)。

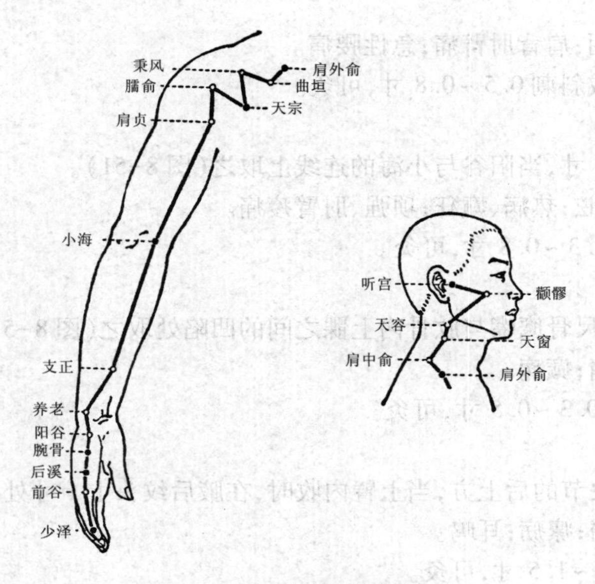

图 8-49 手太阳小肠经腧穴

[主治]头痛、目翳、咽喉肿痛、耳聋、耳鸣;乳痛、乳汁少;昏迷、热病等。

[刺灸法]斜刺 0.1 寸,或点刺出血,可灸。

2. 前谷(荥穴)

[取法]微握拳,在第五掌指关节前尺侧,当掌指关节前的横纹头赤白肉际取之(图 8-50)。

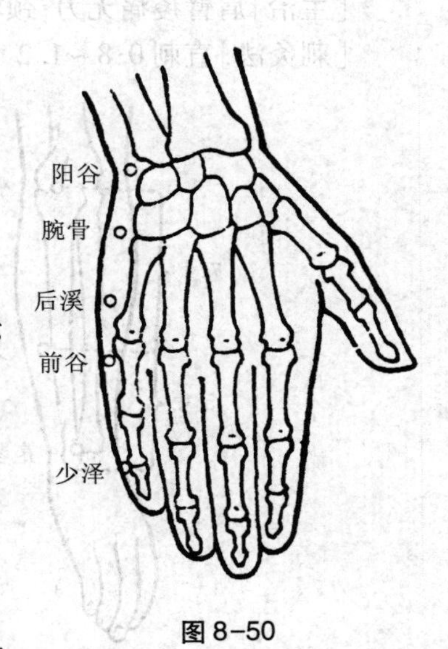

图 8-50

[主治]头痛、目痛、咽喉肿痛、耳鸣;热病;乳汁少。

[刺灸法]直刺 0.2 ~0.3 寸,可灸。

3. 后溪(输穴;八脉交会穴,通于督脉)

[取法]握拳,在第五掌指关节后尺侧,当横纹头赤白肉际取之(图 8-50)。

[主治]头项强痛、腰背痛;目赤、耳聋、咽喉肿痛;癫狂痫;盗汗、疟疾;手指及肘臂挛痛。

[刺灸法]直刺 0.5 ~1 寸,可灸。

4. 腕骨(原穴)

[取法]在腕前方,三角骨前缘,当赤白肉际取之(图 8-50)。

[主治]头痛、项强、目翳、耳鸣、颈项肿痛;热病、疟疾;消渴、黄疸;指挛腕痛。

[刺灸法]直刺 0.3 ~0.5 寸,可灸。

5. 阳谷(经穴)

[取法]在腕背侧横纹尺侧端,当尺骨茎突前凹陷中取之(图 8-50)。

[主治]头痛、目眩、耳聋、耳鸣;热病、癫狂;腕痛。

[刺灸法]直刺或斜刺 0.5 ~0.8 寸,可灸。

6. 养老(郄穴)

[取法]屈肘,掌心向胸,在尺骨茎突高点处,当尺骨茎突桡侧的骨缝中取之(图 8-51)。

［主治］视物不明；肩背肘臂痛；急性腰痛。

［刺灸法］直刺或斜刺 0.5～0.8 寸，可灸。

7. 支正（络穴）

［取法］在腕上 5 寸，当阳谷与小海的连线上取之（图 8-51）。

［主治］头痛、目眩；热病、癫狂；项强、肘臂痠痛。

［刺灸法］直刺 0.3～0.8 寸，可灸。

8. 小海（合穴）

［取法］屈肘，在尺骨鹰嘴与肱骨内上髁之间的凹陷处取之（图 8-51）。

［主治］肘臂疼痛；癫痫。

［刺灸法］直刺 0.3～0.5 寸，可灸。

9. 肩贞

［取法］位于肩关节的后上方，当上臂内收时，在腋后纹头上 1 寸处取之（图 8-52）。

［主治］肩臂疼痛；瘰疬；耳鸣。

［刺灸法］直刺 1～1.5 寸，可灸。

10. 臑俞

［取法］正坐，上臂内收，在肩贞直上，肩胛冈下缘处取之（图 8-52）。

［主治］肩臂痠痛无力；颈项瘰疬。

［刺灸法］直刺 0.8～1.2 寸，可灸。

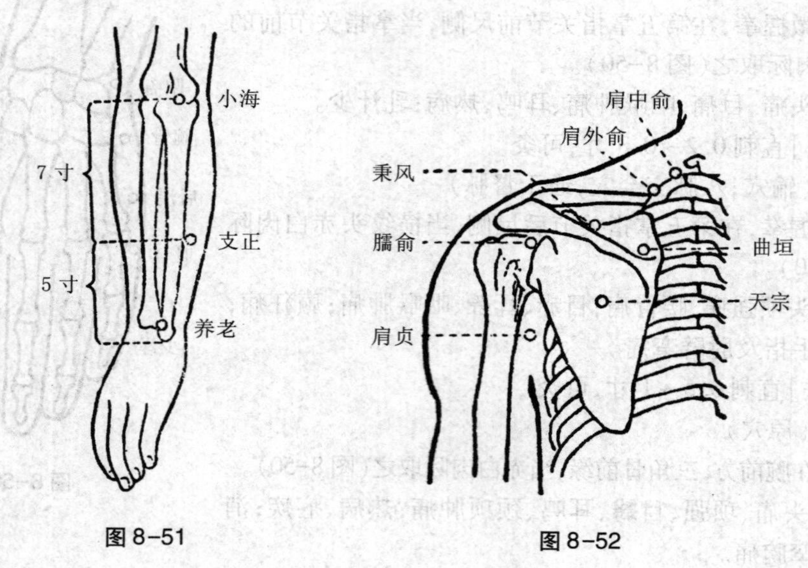

图 8-51　　图 8-52

11. 天宗

［取法］在肩胛骨的冈下窝中央处取之（图 8-52）。

［主治］肩胛疼痛；气喘；乳痈等。

［刺灸法］直刺或斜刺 0.5～1 寸，可灸。

12. 秉风

［取法］在肩胛骨的冈上窝中，当天宗直上处取之（图 8-52）。

［主治］肩胛疼痛、上肢痠痛。

[刺灸法]直刺0.5～1寸,可灸。

13. 曲垣

[取法]在肩胛骨冈上窝的内侧端,约当臑俞与第二胸椎棘突连线中点处取之(图8-52)。

[主治]肩胛拘挛疼痛。

[刺灸法]直刺0.3～0.5寸,可灸。

14. 肩外俞

[取法]在第一胸椎棘突旁开3寸处取之(图8-52)。

[主治]肩背疼痛、颈项强急。

[刺灸法]斜刺0.5～0.8寸,可灸。

15. 肩中俞

[取法]在第七颈椎棘突旁开2寸处取之(图8-52)。

[主治]咳嗽、气喘;视物不清;肩背疼痛。

[刺灸法]斜刺0.5～0.8寸,可灸。

16. 天窗

[取法]在喉结旁开3.5寸,在胸锁乳突肌后缘取之(图8-53)。

[主治]耳聋、耳鸣;暴喑、咽痛;颈项强痛。

[刺灸法]直刺0.3～0.5寸,可灸。

17. 天容

[取法]在下颌角后,胸锁乳突肌前缘取之(图8-53)。

[主治]耳聋、耳鸣;咽喉肿痛;颈项肿痛。

[刺灸法]直刺0.5～1寸,可灸。

18. 颧髎

[取法]在目外眦直下,当颧骨下缘凹陷处取之(图8-54)。

[主治]口眼歪斜、眼睑瞤动、齿痛;颈项肿痛。

[刺灸法]直刺0.3～0.5寸,或斜刺0.5～1寸。可灸。

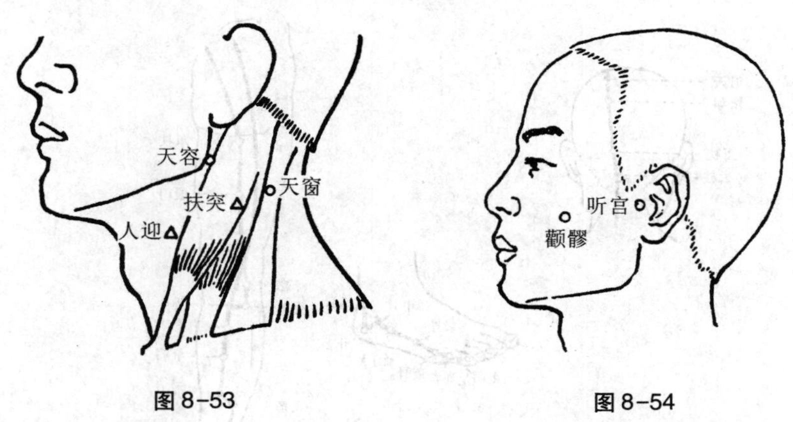

图8-53　　图8-54

19. 听宫

[取法]在耳屏前,下颌骨髁状突后缘,当张口时的凹陷处取之(图8-54)。

[主治]耳聋、耳鸣、聤耳、齿痛;癫狂痫症。

［刺灸法］张口，直刺 1～1.5 寸。可灸。

七、足太阳膀胱经腧穴

（一）主治病症

足太阳膀胱经共 67 个腧穴（图 8-55），主要可以治疗小便不通，遗尿，癫狂，疟疾，目痛，迎风流泪，鼻塞多涕，鼻衄，头痛以及项、背、腰、臀、下肢后侧等部位的疼痛。

（二）腧穴歌诀

足太阳穴六十七，睛明目内赤肉藏，攒竹眉冲与曲差，五处寸半上承光，通天络却玉枕昂，天柱后际大筋旁，大杼挟脊第一行，直下风门肺俞长，又厥阴俞与心俞，督俞膈俞俱一行，肝胆脾胃接三焦，肾俞气海大肠乡，关元小肠到膀胱，中膂白环仔细量，上髎次髎中复下，一空二空腰髁当，会阳阴尾骨外取，附分挟脊第二行，魄户膏肓神堂走，谚譆膈关魂门当，阳纲意舍仍胃仓，肓门志室续胞肓，二十一椎秩边扬，承扶臀横纹中央，殷门浮郄委阳到，委中合阳承筋乡，承山飞扬踝跗阳，昆仑仆参申脉忙，金门京骨束骨接，通谷至阴小趾旁。

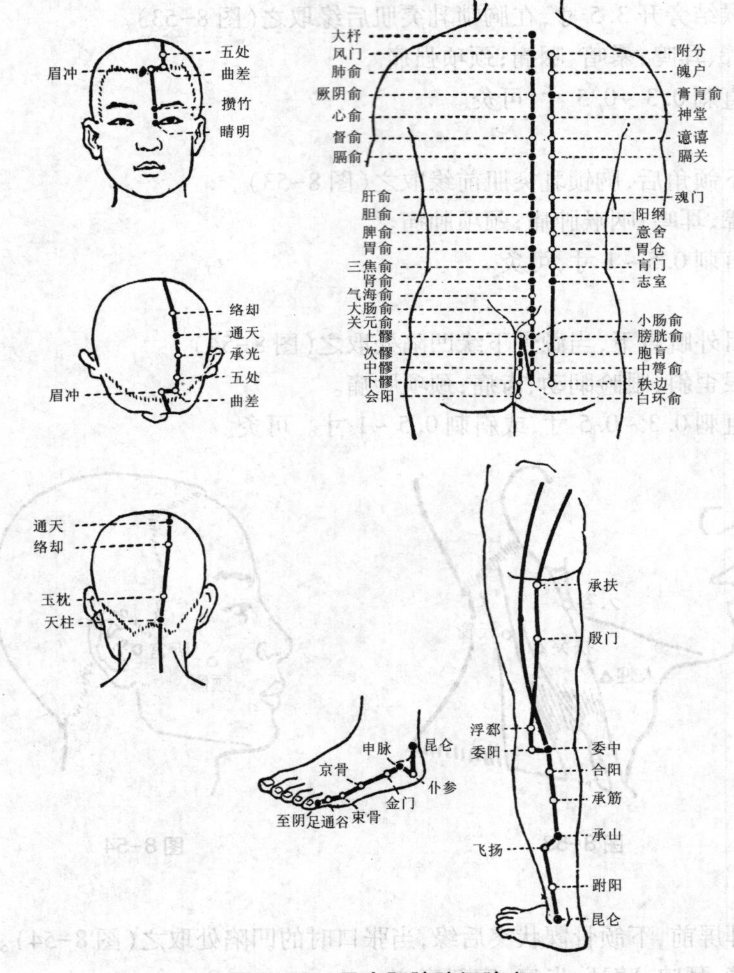

图 8-55　足太阳膀胱经腧穴

（三）腧穴

1. 睛明

［取法］在目内眦外上方的凹陷中取之（图 8-56）。

［主治］目赤肿痛、迎风流泪、视物不明、目眩、近视、目翳、夜盲、色盲；急性腰痛。

［刺灸法］嘱病人闭目，左手将眼球推向外侧固定，针沿眼眶边缘缓缓刺入 0.3～0.5 寸，不宜大幅度提插、捻转。禁灸。

2. 攒竹

［取法］在眉毛的内侧端，当眶上切迹处取之（图 8-56）。

［主治］头痛、眉棱骨痛；口眼㖞斜；视物不明、目赤肿痛、迎风流泪；眼睑瞤动、眼睑下垂；腰痛。

［刺灸法］平刺 0.5～0.8 寸；治疗头痛和面瘫，可平刺透鱼腰。禁灸。

3. 眉冲

［取法］从眉头直上，入发际 0.5 寸，当神庭与曲差之间取之（图 8-57）。

［主治］头痛、眩晕、鼻塞；癫痫。

［刺灸法］平刺 0.3～0.5 寸，禁灸。

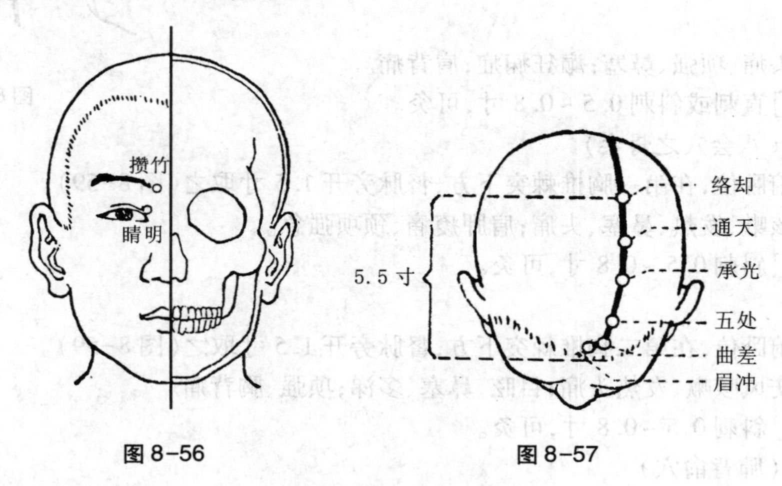

图 8-56　　图 8-57

4. 曲差

［取法］在神庭旁 1.5 寸，入发际 0.5 寸，当神庭与头维连线的中 1/3 与内 1/3 的连接点取之（图 8-57）。

［主治］头痛、眩晕；目痛、视物不明、鼻塞、鼻衄。

［刺灸法］平刺 0.5～0.8 寸，可灸。

5. 五处

［取法］从曲差直上，当入发际 1 寸处取之（图 8-57）。

［主治］头痛、目眩、视物不明；癫痫、小儿惊风。

［刺灸法］平刺 0.5～0.8 寸，可灸。

6. 承光

［取法］在五处后 1.5 寸，当五处与通天之间取之（图 8-57）。

［主治］头痛、目眩、癫痫；视物不明、鼻塞。

[刺灸法]平刺 0.5～0.8 寸,可灸。

7. 通天

[取法]在承光后 1.5 寸,当承光与络却之间取之(图 8-57)。

[主治]头痛、目眩;鼻塞、鼻衄、鼻渊;颈项转侧难。

[刺灸法]平刺 0.3～0.5 寸,可灸。

8. 络却

[取法]在通天后 1.5 寸,距督脉 1.5 寸处取之(图 8-57)。

[主治]目眩、癫狂痫症;耳鸣、口㖞、鼻塞;项肿。

[刺灸法]平刺 0.3～0.5 寸,可灸。

9. 玉枕

[取法]督脉旁开 1.3 寸,当枕外粗隆上缘外侧取之(图 8-58)。

[主治]头项痛;目痛、视物不明、鼻塞。

[刺灸法]平刺 0.3～0.5 寸,可灸。

10. 天柱

[取法]在哑门旁开 1.3 寸,当项后发际内斜方肌的外缘取之(图 8-58)。

[主治]头痛、项强、鼻塞;癫狂痫症;肩背痛。

[刺灸法]直刺或斜刺 0.5～0.8 寸,可灸。

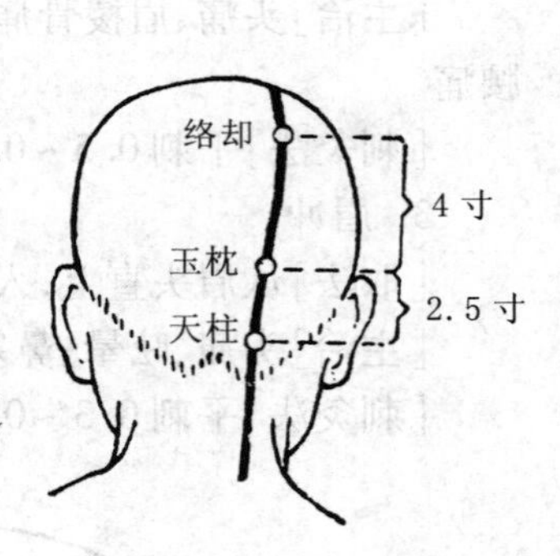

图 8-58

11. 大杼(八会穴之骨会)

[取法]俯卧位,在第一胸椎棘突下方,督脉旁开 1.5 寸取之(图 8-59)。

[主治]咳嗽、发热、鼻塞、头痛;肩胛疫痛、颈项强急。

[刺灸法]斜刺 0.5～0.8 寸,可灸。

12. 风门

[取法]俯卧位,在第二胸椎棘突下方,督脉旁开 1.5 寸取之(图 8-59)。

[主治]伤风咳嗽、发热头痛;目眩、鼻塞、多涕;项强、胸背痛。

[刺灸法]斜刺 0.5～0.8 寸,可灸。

13. 肺俞(肺背俞穴)

[取法]俯卧位,在第三胸椎棘突下方,督脉旁开 1.5 寸取之(图 8-59)。

[主治]咳嗽、气喘、胸满、吐血、骨蒸、潮热、盗汗;皮肤瘙痒、隐疹。

[刺灸法]斜刺 0.5～0.8 寸,可灸。

14. 厥阴俞(心包背俞穴)

[取法]俯卧位,在第四胸椎棘突下方,督脉旁开 1.5 寸取之(图 8-59)。

[主治]心痛、心悸;胸闷、咳嗽;呕吐。

[刺灸法]斜刺 0.5～0.8 寸,可灸。

15. 心俞(心背俞穴)

[取法]俯卧位,在第五胸椎棘突下方,督脉旁开 1.5 寸取之(图 8-59)。

[主治]癫狂痫症、惊悸、失眠、健忘、心烦;心痛、心悸;咳嗽、吐血、胸引背痛;梦遗。

[刺灸法]斜刺 0.5～0.8 寸,可灸。

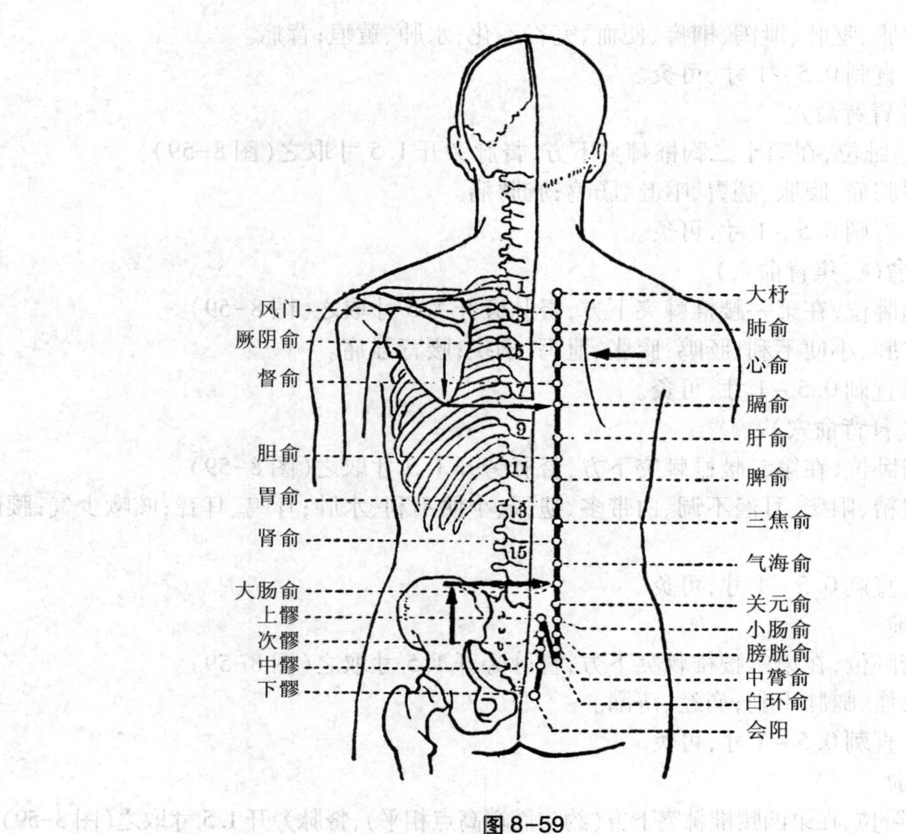

图 8-59

16. 督俞

[取法]俯卧位,在第六胸椎棘突下方,督脉旁开 1.5 寸取之(图 8-59)。

[主治]心痛、胸痛、气喘;腹痛、腹胀、呃逆。

[刺灸法]斜刺 0.5 ~0.8 寸,可灸。

17. 膈俞

[取法]俯卧位,在第七胸椎棘突下方,督脉旁开 1.5 寸取之(图 8-59)。

[主治]胃脘痛、呕吐、呃逆;气喘、咳嗽、吐血、潮热、盗汗;隐疹。

[刺灸法]斜刺 0.5 ~0.8 寸,可灸。

18. 肝俞(肝背俞穴)

[取法]俯卧位,在第九胸椎棘突下方,督脉旁开 1.5 寸取之(图 8-59)。

[主治]黄疸、胁痛;吐血、衄血;目赤、近物不清、眩晕、夜盲;癫狂痫症;脊背痛。

[刺灸法]斜刺 0.5 ~0.8 寸,可灸。

19. 胆俞(胆背俞穴)

[取法]俯卧位,在第十胸椎棘突下方,督脉旁开 1.5 寸取之(图 8-59)。

[主治]黄疸、口苦、舌干、呕吐、胁痛、饮食不下;肺痨、潮热;腋下肿。

[刺灸法]斜刺 0.5 ~0.8 寸,可灸。

20. 脾俞(脾背俞穴)

[取法]俯卧位,在第十一胸椎棘突下方,督脉旁开 1.5 寸取之(图 8-59)。

[主治]腹胀、呕吐、泄泻、痢疾、便血、完谷不化;水肿、黄疸;背痛。

[刺灸法]直刺 0.5 ~1 寸,可灸。

21. 胃俞(胃背俞穴)

[取法] 俯卧位,在第十二胸椎棘突下方,督脉旁开 1.5 寸取之(图 8-59)。

[主治]胃脘痛、腹胀、翻胃、呕吐、肠鸣;胸胁痛。

[刺灸法]直刺 0.5 ~1 寸,可灸。

22. 三焦俞(三焦背俞穴)

[取法]俯卧位,在第一腰椎棘突下方,督脉旁开 1.5 寸取之(图 8-59)。

[主治]水肿、小便不利;肠鸣、腹胀、泄泻、痢疾;腰背强痛。

[刺灸法]直刺 0.5 ~1 寸,可灸。

23. 肾俞(肾背俞穴)

[取法]俯卧位,在第二腰椎棘突下方,督脉旁开 1.5 寸取之(图 8-59)。

[主治]遗精、阳痿、月经不调、白带多、遗尿、小便不利、水肿;耳鸣、耳聋;咳嗽少气;腰膝痠痛。

[刺灸法]直刺 0.5 ~1 寸,可灸。

24. 气海俞

[取法]俯卧位,在第三腰椎棘突下方,督脉旁开 1.5 寸取之(图 8-59)。

[主治]腰痛、腿膝不利;痛经、痔漏。

[刺灸法]直刺 0.5 ~1 寸,可灸。

25. 大肠俞

[取法]俯卧位,在第四腰椎棘突下方(约与髂嵴高点相平),督脉旁开 1.5 寸取之(图 8-59)。

[主治]腹胀、肠鸣、泄泻、便秘、痢疾;痔疾;腰脊疼痛。

[刺灸法]直刺 0.5 ~1.2 寸,可灸。

26. 关元俞

[取法]俯卧位,在第五腰椎棘突下方,督脉旁开 1.5 寸取之(图 8-59)。

[主治]腹胀、泄泻、小便不利或频数、遗尿;腰痛。

[刺灸法]直刺 0.5 ~1.2 寸,可灸。

27. 小肠俞(小肠背俞穴)

[取法]俯卧位,在平第一骶后孔,督脉旁开 1.5 寸,当髂后上棘内缘与骶骨间的凹陷处取之(图 8-59)。

[主治]遗精、遗尿、尿血、白带多、疝气;小腹胀痛、泄泻、痢疾;腰痛。

[刺灸法]直刺 0.8 ~1.2 寸,可灸。

28. 膀胱俞(膀胱背俞穴)

[取法]俯卧位,在平第二骶后孔,督脉旁开 1.5 寸,当髂后上棘内缘与骶骨间的凹陷处取之(图 8-59)。

[主治]小便赤涩、淋浊、遗精、遗尿;腹痛泄泻、便秘;女子瘕聚、阴部肿痛;腰脊强痛、足膝寒冷无力。

[刺灸法]直刺 0.8 ~1.2 寸,可灸。

29. 中膂俞

[取法]俯卧位,在平第三骶后孔,当督脉旁开 1.5 寸处取之(图 8-59)。

[主治]痢疾、疝气、消渴;腰脊强痛。
[刺灸法]直刺0.8~1.2寸,可灸。
30. 白环俞
[取法]俯卧位,在平第四骶后孔,当督脉旁开1.5寸处取之(图8-59)。
[主治]白带、疝气、遗精、月经不调;腰骶疼痛。
[刺灸法]直刺0.8~1.2寸,可灸。
31. 上髎
[取法]俯卧位,在第一骶后孔中取之(图8-59)。
[主治]腰痛;月经不调、带下、阴挺、遗精、阳痿、大小便不利。
[刺灸法]直刺1~1.5寸,可灸。
32. 次髎
[取法]俯卧位,在第二骶后孔中取之(图8-59)。
[主治]月经不调、赤白带下、痛经、疝气、小便赤淋;腰痛、腰以下不仁。
[刺灸法]直刺1~1.5寸,可灸。
33. 中髎
[取法]俯卧位,在第三骶后孔中取之(图8-59)。
[主治]月经不调、赤白带下、小便不利;泄泻、便秘;腰痛。
[刺灸法]直刺1~1.5寸,可灸。
34. 下髎
[取法]俯卧位,在第四骶后孔中取之(图8-59)。
[主治]小腹痛、肠鸣、泄泻、小便不利、便秘;腰痛。
[刺灸法]直刺1~1.5寸,可灸。
35. 会阳
[取法]在尾骨下端两旁,当督脉旁开0.5寸处取之(图8-59)。
[主治]带下、阳痿;痢疾、泄泻、便血、痔疾。
[刺灸法]直刺0.8~1.2寸,可灸。
36. 承扶
[取法]俯卧位,在臀横纹中央取之(图8-60)。
[主治]痔疾;腰、骶、臀、股部疼痛。
[刺灸法]直刺1~2.5寸,可灸。
37. 殷门
[取法]俯卧,在承扶与委中连线中点上,当承扶下6寸取之(图8-60)。
[主治]腰脊强痛、大腿疼痛、下肢痿痹。
[刺灸法]直刺1~2寸,可灸。
38. 浮郄
[取法]微屈膝,在腘窝上方,当肱二头肌腱内侧,委阳上1寸处取之(图8-60)。
[主治]臀股麻木、腘筋挛急;便秘。
[刺灸法]直刺1~1.5寸,可灸。

39. 委阳(三焦下合穴)

[取法]微屈膝,在腘横纹外侧缘,当肱二头肌腱内侧取之(图8-60)。

[主治]小腹胀满、小便不利;腰脊强痛、腿足拘挛疼痛或痿厥不仁。

[刺灸法]直刺0.5~1寸,可灸。

40. 委中(合穴;膀胱下合穴)

[取法]微屈膝,在腘窝横纹当中,当肱二头肌腱与半腱肌腱的中间取之(图8-60)。

[主治]腰痛、髋关节屈伸不利、腘筋挛急、下肢痿痹;中风昏迷、半身不遂;腹痛、吐泻;遗尿、小便难;自汗、盗汗;丹毒、疔疮、发背。

[刺灸法]直刺1~1.5寸,或三棱针点刺腘静脉出血。可灸。

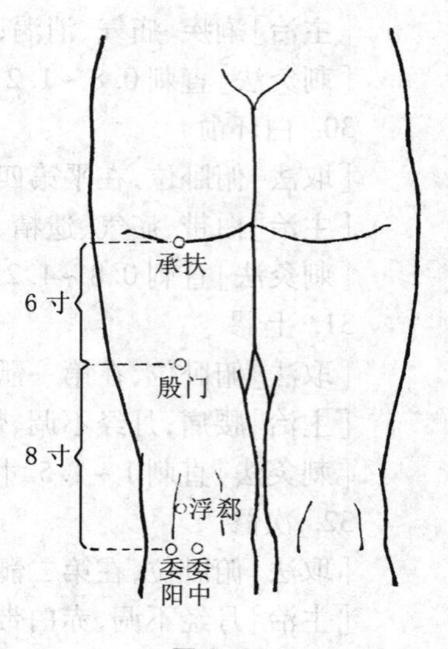

图8-60

41. 附分

[取法]俯卧,在平第二胸椎棘突下,督脉旁开3寸,约当肩胛骨的脊柱缘处取之(图8-61)。

[主治]肩背拘急、颈项强痛、肘臂麻木不仁。

[刺灸法]斜刺0.5~0.8寸,可灸。

42. 魄户

[取法]俯卧,在平第三胸椎棘突下,督脉旁开3寸,约当肩胛骨的脊柱缘处取之(图8-61)。

[主治]肺痨、咳嗽、气喘;项强、肩背痛。

[刺灸法]斜刺0.5~0.8寸,可灸。

43. 膏肓

[取法]俯卧,两手抱肘,在平第四胸椎棘突下,督脉旁开3寸,约当肩胛骨的脊柱缘处取之(图8-61)。

[主治]肺痨、咳嗽、气喘、吐血、盗汗;健忘、遗精;虚痨羸瘦;肩胛背痛。

[刺灸法]斜刺0.5~0.8寸,可灸。

44. 神堂

[取法]俯卧,在平第五胸椎棘突下,督脉旁开3寸,约当肩胛骨的脊柱缘处取之(图8-61)。

[主治]心痛、心悸;咳嗽、气喘、胸满;脊背强痛。

[刺灸法]斜刺0.5~0.8寸,可灸。

45. 谚譆

[取法]俯卧,在平第六胸椎棘突下,督脉旁开3寸,约当肩胛骨的脊柱缘处取之(图8-61)。

[主治]咳嗽、气喘、鼻衄;疟疾、热病无汗;肩背痛、季胁引少腹痛。

[刺灸法]斜刺0.5~0.8寸,可灸。

46. 膈关

[取法]俯卧,在平第七胸椎棘突下,督脉旁开3寸,约当肩胛骨的脊柱缘处取之(图8-61)。

[主治]饮食不下、呕吐、嗳气、胸中噎闷;脊背强痛。

[刺灸法]斜刺0.5~0.8寸,可灸。

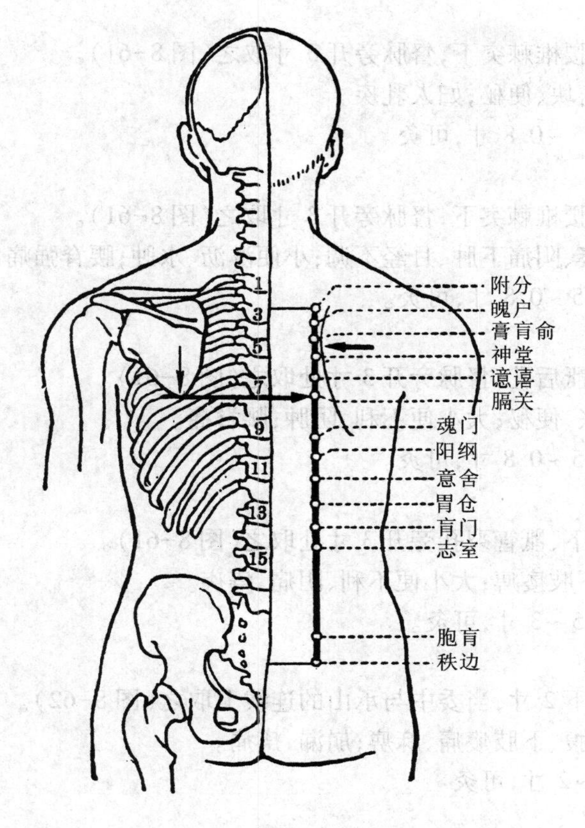

图 8-61

47. 魂门

[取法]在平第九胸椎棘突下,督脉旁开 3 寸取之(图 8-61)。

[主治]胸胁胀痛、背痛;饮食不下、呕吐、肠鸣泄泻。

[刺灸法]斜刺 0.5 ~0.8 寸,可灸。

48. 阳纲

[取法]在平第十胸椎棘突下,督脉旁开 3 寸取之(图 8-61)。

[主治]肠鸣、腹痛、泄泻;黄疸、消渴。

[刺灸法]斜刺 0.5 ~0.8 寸,可灸。

49. 意舍

[取法]在平第十一胸椎棘突下,督脉旁开 3 寸取之(图 8-61)。

[主治]腹胀、肠鸣、泄泻、呕吐、饮食不下。

[刺灸法] 斜刺 0.5 ~0.8 寸,可灸。

50. 胃仓

[取法]在平第十二胸椎棘突下,督脉旁开 3 寸取之(图 8-61)。

[主治]腹胀、胃脘痛、小儿食积;水肿;脊背痛。

[刺灸法]斜刺 0.5 ~0.8 寸,可灸。

51. 肓门

[取法]在平第一腰椎棘突下,督脉旁开3寸取之(图8-61)。

[主治]上腹痛、痞块、便秘;妇人乳疾。

[刺灸法]斜刺0.5~0.8寸,可灸。

52. 志室

[取法]在平第二腰椎棘突下,督脉旁开3寸取之(图8-61)。

[主治]遗精、阳痿、阴痛下肿、月经不调;小便淋沥、水肿;腰脊强痛。

[刺灸法]斜刺0.5~0.8寸,可灸。

53. 胞肓

[取法]在平第二骶后孔,督脉旁开3寸处取之(图8-61)。

[主治]肠鸣、腹胀、便秘;大小便不利、阴肿;腰脊痛。

[刺灸法]斜刺0.5~0.8寸,可灸。

54. 秩边

[取法]在胞肓直下,骶管裂孔旁开3寸处取之(图8-61)。

[主治]腰骶痛、下肢痿痹;大小便不利、阴痛、痔疾。

[刺灸法]直刺1.5~3寸,可灸。

55. 合阳

[取法]在委中直下2寸,当委中与承山的连线上取之(图8-62)。

[主治]腰脊痛引腹、下肢痠痛、麻痹;崩漏、痔痛。

[刺灸法]直刺1~2寸,可灸。

56. 承筋

[取法]在合阳与承山之间,当腓肠肌肌腹中央取之(图8-62)。

[主治]小腿痛、膝痠重、腰背拘急;痔疾。

[刺灸法]直刺1~2寸,可灸。

57. 承山

[取法]在当腓肠肌肌腹下,伸小腿时,当肌腹下出现的交角处取之(图8-62)。

[主治]腰背病、腿痛转筋、脚气;痔疾、便秘。

[刺灸法]直刺1~2寸,可灸。

58. 飞扬(络穴)

[取法]在承山外下方,当昆仑上7寸处取之(图8-62)。

[主治]头痛、目眩、鼻塞、鼻衄;痔疾;腰腿疼痛。

[刺灸法]直刺1~2寸,可灸。

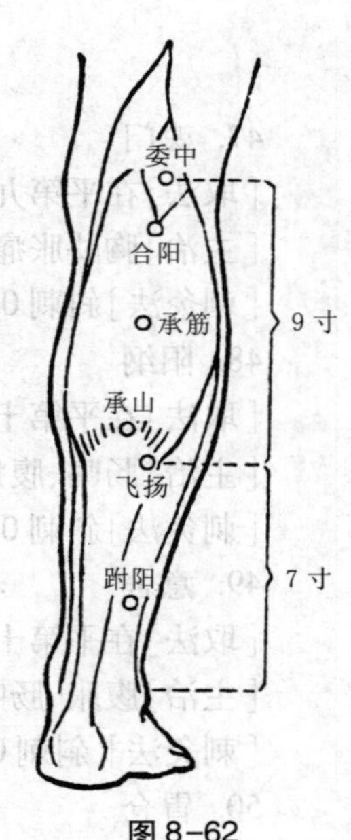

图8-62

59. 跗阳(阳跷郄穴)

[取法]在足外踝后上方,当昆仑上3寸处取之(图8-63)。

[主治]头痛、头重;腰骶疼痛、下肢痿痹、外踝肿痛。

[刺灸法]直刺0.8~1.2寸,可灸。

60. 昆仑(经穴)

[取法]在跟腱与外踝之间的凹陷处取之(图8-63)。

[主治]头痛、项强、目眩、鼻衄;癫痫;难产;腰骶疼痛、足跟肿痛。

[刺灸法]直刺 0.5 ~0.8 寸,可灸。

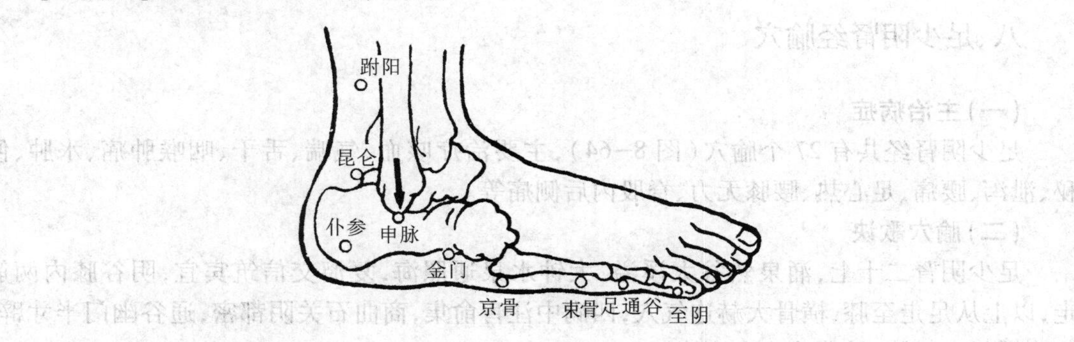

图 8-63

61. 仆参

[取法]在外踝后下方,昆仑直下,当跟骨凹陷处赤白肉际取之(图 8-63)。

[主治]下肢痿弱、足跟痛;癫痫。

[刺灸法]直刺 0.3 ~0.5 寸,可灸。

62. 申脉(八脉交会穴,通阳跷脉)

[取法]在外踝正下方凹陷处取之(图 8-63)。

[主治]头痛、眩晕、失眠;目赤痛、眼睑下垂;癫狂痫症;腰腿痠痛。

[刺灸法]直刺 0.3 ~0.5 寸,可灸。

63. 金门(郄穴)

[取法]在申脉前下方,当骰骨外侧凹陷中取之(图 8-63)。

[主治]头痛、癫痫、小儿惊风;腰痛、下肢痿痹、外踝痛。

[刺灸法]直刺 0.3 ~0.5 寸,可灸。

64. 京骨(原穴)

[取法]在足跗外侧,第五跖骨粗隆下,当赤白肉际取之(图 8-63)。

[主治]头痛、项强、目翳、癫痫;腰痛。

[刺灸法]直刺 0.3 ~0.5 寸,可灸。

65. 束骨(输穴)

[取法]在足跗外侧,第五跖骨小头后下方,当赤白肉际取之(图 8-63)。

[主治]头痛、项强、目眩、癫痫;腰腿痛。

[刺灸法]直刺 0.2 ~0.5 寸,可灸。

66. 足通谷(荥穴)

[取法]在第五跖趾关节前下方的凹陷处,当赤白肉际取之(图 8-63)。

[主治]头痛、项强;目眩、鼻衄;癫狂。

[刺灸法]直刺 0.2 ~0.3 寸,可灸。

67. 至阴(井穴)

[取法]在小趾外侧,距趾甲约 0.1 寸处取之(图 8-63)。

[主治]头痛、目痛、鼻塞、鼻衄;胎位不正、难产。

[刺灸法]直刺 0.2 ~0.3 寸;胎位不正者,可灸。

八、足少阴肾经腧穴

(一)主治病症

足少阴肾经共有 27 个腧穴(图 8-64),主要治疗咳血、气喘、舌干、咽喉肿痛、水肿、便秘、泄泻、腰痛、足心热、腰膝无力、脊股内后侧痛等。

(二)腧穴歌诀

足少阴肾二十七,涌泉然谷太溪溢,大钟水泉通照海,复溜交信筑宾宜,阴谷膝内两筋走,以上从足走至膝,横骨大赫连气穴,四满中注肓俞集,商曲石关阴都密,通谷幽门半寸辟,步廊神封又灵墟,神藏彧中俞府毕。

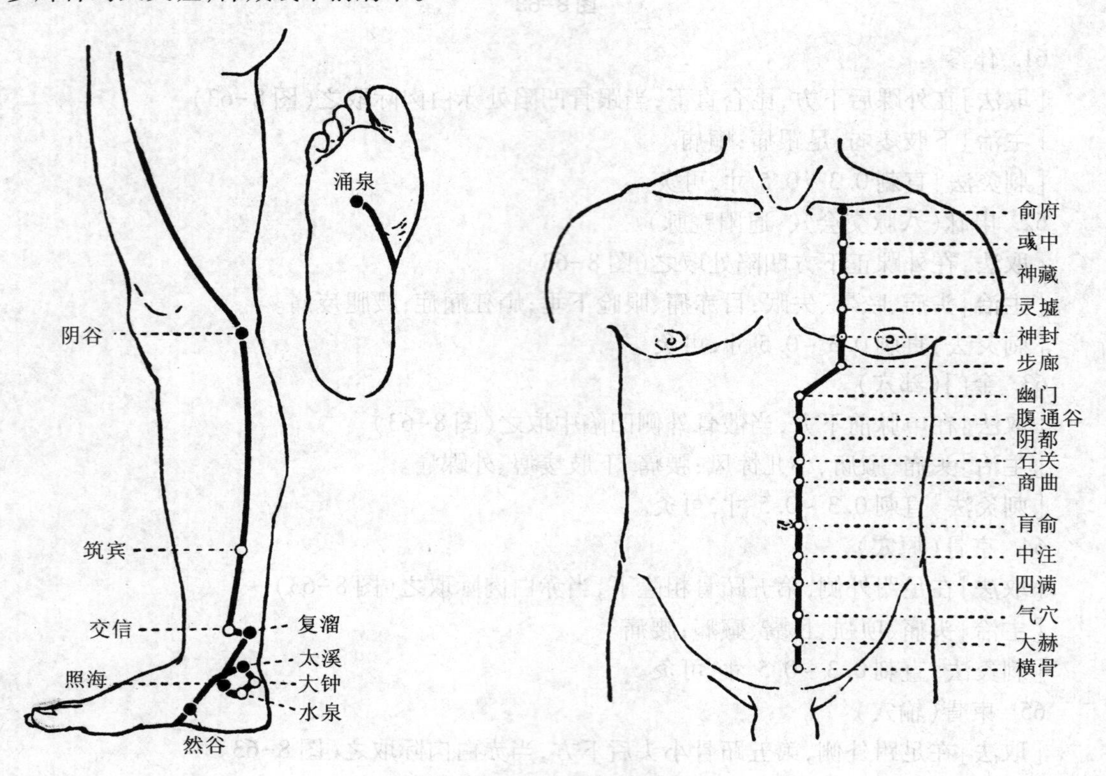

图 8-64　足少阴肾经腧穴

(三)腧穴

1. 涌泉(井穴)

[取法]踡足时,在足心前 1/3 的凹陷处取之(图 8-65)。

[主治]头痛、眩晕、眼花、小儿惊风、癫疾、昏厥;咽喉痛、舌干、失音;小便不利、大便难;足心热。

[刺灸法]直刺 0.5 ~1 寸,可灸。

2. 然谷(荥穴)

[取法]在舟骨粗隆下缘的凹陷中取之(图 8-66)。

［主治］月经不调、带下、遗精、小便不利；消渴、泄泻、小儿脐风；咳血、咽喉肿痛。

［刺灸法］直刺0.5～0.8寸，可灸。

3. 太溪（输穴；原穴）

［取法］在足内踝与跟腱之间的凹陷处取之（图8-66）。

［主治］月经不调、遗精、阳痿、小便频数、消渴；头痛、目眩、耳鸣、耳聋；咽喉肿痛、齿痛、咳嗽、咳血；失眠；腰痛。

［刺灸法］直刺0.5～1寸，可灸。

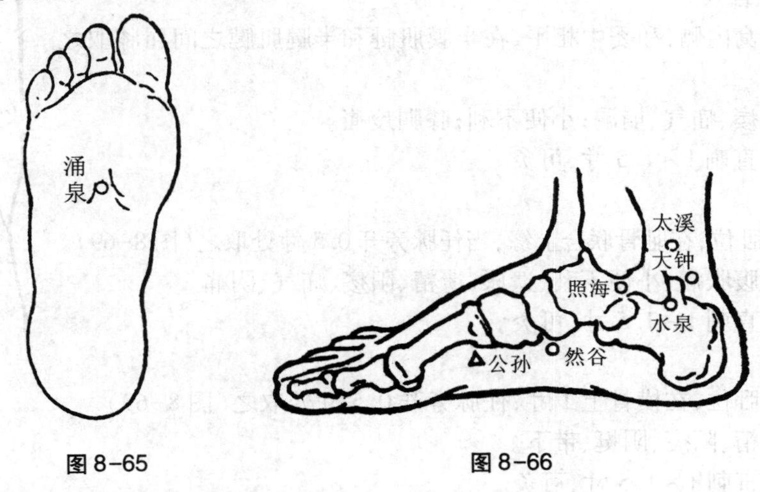

图8-65　　图8-66

4. 大钟（络穴）

［取法］在太溪下0.5寸，当跟腱附着部内侧的凹陷处取之（图8-66）。

［主治］癃闭、遗尿、便秘；气喘、咳血；痴呆嗜卧；足跟痛。

［刺灸法］直刺0.3～0.5寸，可灸。

5. 水泉（郄穴）

［取法］在太溪下1寸，当跟骨结节内侧前上部的凹陷处取之（图8-66）。

［主治］月经不调、痛经、经闭、阴挺；小便不利。

［刺灸法］直刺0.3～0.5寸，可灸。

6. 照海（八脉交会穴，通阴跷脉）

［取法］在内踝正下缘的凹陷中取之（图8-66）。

［主治］月经不调、带下、阴挺、阴痒、小便频数、癃闭；咽喉干痛、目赤肿痛；癫痫；失眠。

［刺灸法］直刺0.5～1寸，可灸。

7. 复溜（经穴）

［取法］在太溪上2寸，当跟腱前缘取之（图8-67）。

［主治］泄泻、肠鸣、水肿、腹胀；盗汗或热病无汗；腰脊强痛、下肢痿痹。

［刺灸法］直刺0.5～1寸，可灸。

8. 交信（阴跷脉郄穴）

［取法］在太溪上2寸，当复溜与胫骨内侧面后缘之间取之（图8-67）。

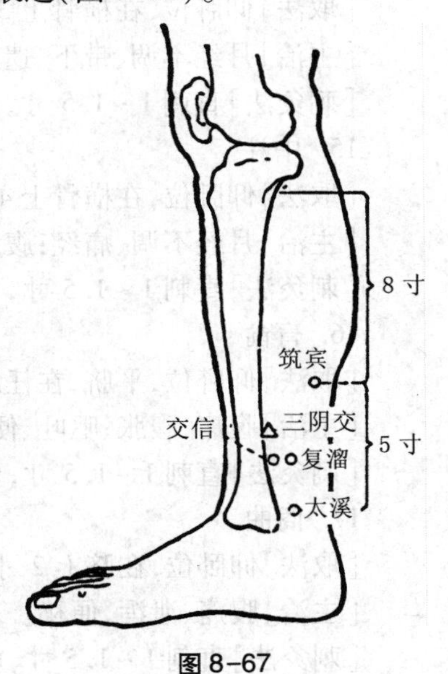

图8-67

[主治]月经不调、崩漏、阴挺、疝气;泄泻、便秘。

[刺灸法]直刺1~1.5寸,可灸。

9. 筑宾(阴维脉郄穴)

[取法]在太溪上5寸,太溪与阴谷的连线上,约当腓肠肌内侧肌腹下端取之(图8-67)。

[主治]癫狂、呕吐;疝气;小腿疼痛。

[刺灸法]直刺1~1.5寸,可灸。

10. 阴谷(合穴)

[取法]腘窝内侧,和委中相平,在半膜肌腱和半腱肌腱之间屈膝取之(图8-68)。

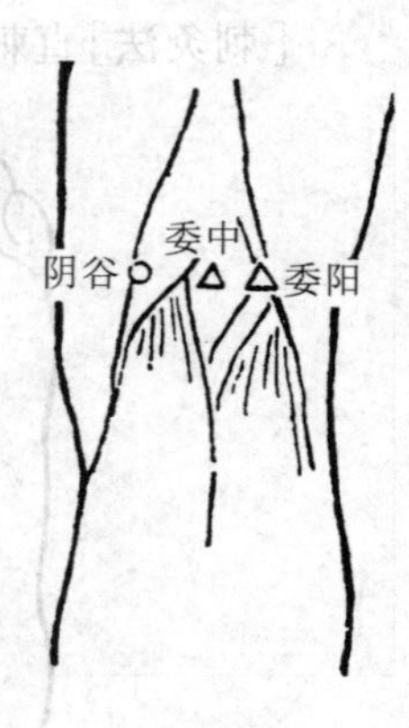

图8-68

[主治]阳痿、疝气、崩漏;小便不利;膝腘疫痛。

[刺灸法]直刺1~1.5寸,可灸。

11. 横骨

[取法]仰卧位,在耻骨联合上缘,当任脉旁开0.5寸处取之(图8-69)。

[主治]少腹胀痛、小便不利、遗尿;遗精、阳痿、疝气、阴痛。

[刺灸法]直刺1~1.5寸,可灸。

12. 大赫

[取法]仰卧位,在横骨上1寸,任脉旁开0.5寸处取之(图8-69)。

[主治]遗精、阳痿、阴挺、带下。

[刺灸法]直刺1~1.5寸,可灸。

13. 气穴

[取法]仰卧位,在横骨上2寸,任脉旁开0.5寸处取之(图8-69)。

[主治]月经不调、带下、经闭、崩漏;小便不利、泄泻。

[刺灸法]直刺1~1.5寸,可灸。

14. 四满

[取法]仰卧位,在横骨上3寸,任脉旁开0.5寸处取之(图8-69)。

[主治]月经不调、带下、遗尿、遗精、疝气;便秘、腹痛、水肿。

[刺灸法]直刺1~1.5寸,可灸。

15. 中注

[取法]仰卧位,在横骨上4寸,任脉旁开0.5寸处取之(图8-69)。

[主治]月经不调、痛经;腹痛、便秘、泄泻。

[刺灸法]直刺1~1.5寸,可灸。

16. 肓俞

[取法]仰卧位,平脐,在任脉旁开0.5寸处取之(图8-69)。

[主治]腹痛、腹胀、呕吐、便秘、泄泻;月经不调、疝气。

[刺灸法]直刺1~1.5寸,可灸。

17. 商曲

[取法]仰卧位,在脐上2寸,任脉旁开0.5寸处取之(图8-69)。

[主治]腹痛、泄泻、便秘。

[刺灸法]直刺1~1.5寸,可灸。

18. 石关

[取法]仰卧位，在脐上3寸，任脉旁开0.5寸处取之(图8-69)。

[主治]呕吐、腹痛、便秘；不孕。

[刺灸法]直刺1～1.5寸，可灸。

19. 阴都

[取法]仰卧位，在脐上4寸，任脉旁开0.5寸处取之(图8-69)。

[主治]腹胀、腹痛、便秘；不孕。

[刺灸法]直刺1～1.5寸，可灸。

20. 腹通谷

[取法]仰卧位，在脐上5寸，任脉旁开0.5寸处取之(图8-69)。

[主治]腹胀、腹痛、呕吐；心痛、心悸。

[刺灸法]直刺0.5～1寸，可灸。

21. 幽门

[取法]仰卧位，在脐上6寸，任脉旁开0.5寸处取之(图8-69)。

[主治]腹胀、腹痛、呕吐、泄泻。

[刺灸法]直刺0.5～1寸，不可深刺，以免伤及内脏。可灸。

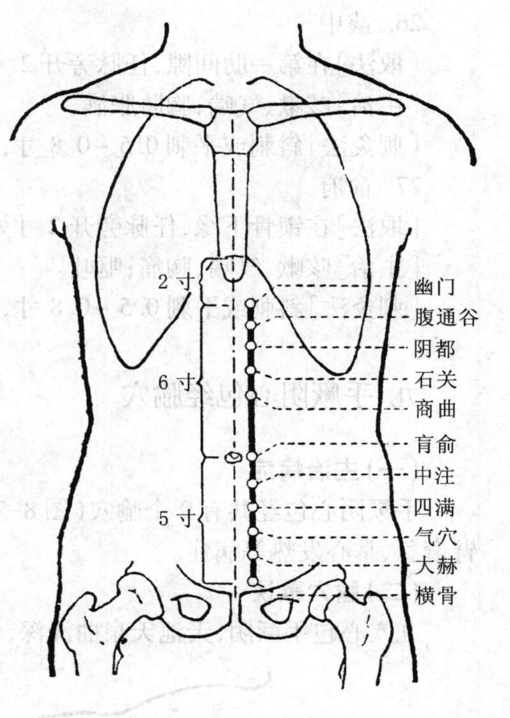

图8-69

22. 步廊

[取法]在第五肋间隙，任脉旁开2寸处取之(图8-70)。

[主治]咳嗽、气喘、胸胁胀满；呕吐。

[刺灸法]斜刺或平刺0.5～0.8寸，不可深刺，以免伤及内脏。可灸。

23. 神封

[取法]在第四肋间隙，任脉旁开2寸处取之(图8-70)。

[主治]咳嗽、气喘；胸胁胀满、乳痈；呕吐。

[刺灸法]斜刺或平刺0.5～0.8寸，可灸。

24. 灵墟

[取法]在第三肋间隙，任脉旁开2寸处取之(图8-70)。

[主治]咳嗽、气喘；胸胁胀满、乳痈；呕吐。

[刺灸法]斜刺或平刺0.5～0.8寸，可灸。

25. 神藏

[取法]在第二肋间隙，任脉旁开2寸处取之(图8-70)。

[主治]咳嗽、气喘、胸痛；呕吐。

[刺灸法]斜刺或平刺0.5～0.8寸，可灸。

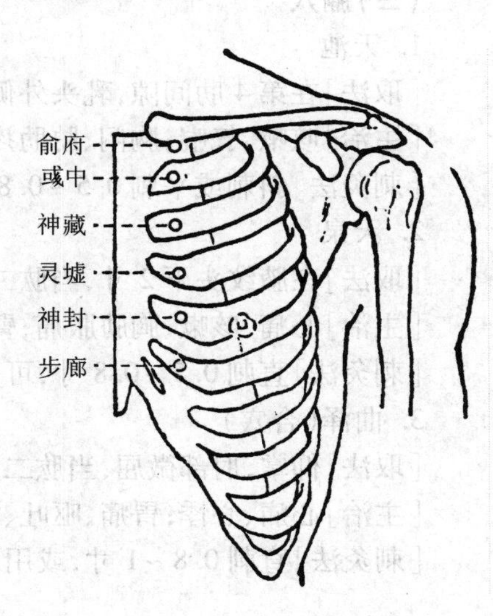

图8-70

26. 彧中

[取法]在第一肋间隙,任脉旁开2寸处取之(图8-70)。

[主治]咳嗽、气喘;胸胁胀满。

[刺灸法]斜刺或平刺0.5~0.8寸,可灸。

27. 俞府

[取法]在锁骨下缘,任脉旁开2寸处取之(图8-70)。

[主治]咳嗽、气喘、胸痛;呕吐。

[刺灸法]斜刺或平刺0.5~0.8寸,可灸。

九、手厥阴心包经腧穴

(一)主治病症

手厥阴心包经共有9个腧穴(图8-71),主要治疗心痛、胸闷、心悸、心烦、癫狂、腋肿、肘臂挛急、掌心发热等病症。

(二)腧穴歌诀

九穴心包手厥阴,天池天泉曲泽深,郄门间使内关对,大陵劳宫中冲寻。

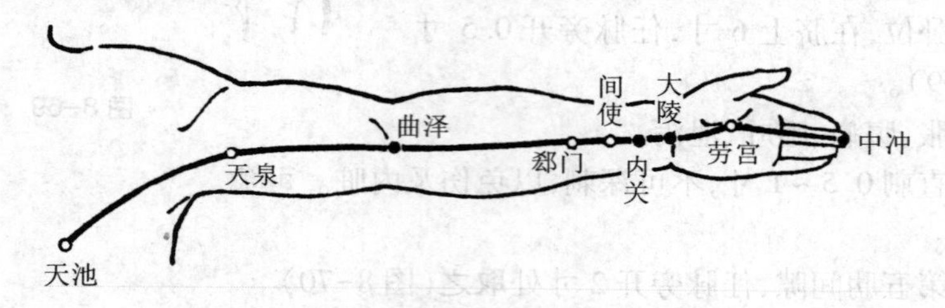

图8-71　手厥阴心包经腧穴

(三)腧穴

1. 天池

[取法]在第4肋间隙,乳头外侧1寸取之(图8-72)。

[主治]咳嗽、气喘;胸闷、胁肋疼痛;瘰疬;乳痈、乳汁少。

[刺灸法]斜刺或平刺0.5~0.8寸,可灸。

2. 天泉

[取法]在腋纹头下2寸,当肱二头肌的长短头之间,伸臂仰掌取之(图8-73)。

[主治]心痛、咳嗽、胸胁胀痛;臂痛。

[刺灸法]直刺0.5~0.8寸,可灸。

3. 曲泽(合穴)

[取法]仰掌,肘部微屈,当肱二头肌腱的尺侧缘取之(图8-73)。

[主治]心痛、心悸;胃痛、呕吐、泄泻;热病;肘臂挛痛。

[刺灸法]直刺0.8~1寸,或用三棱针放血。可灸。

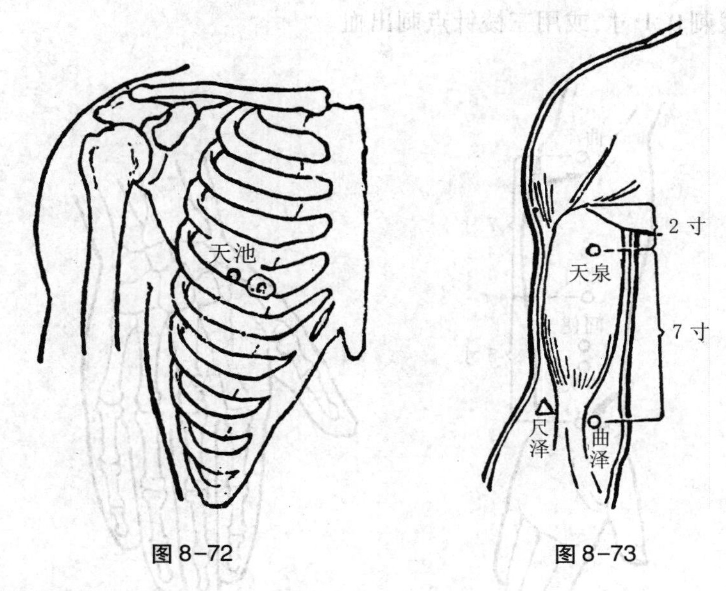

图 8-72　　图 8-73

4. 郄门(郄穴)

[取法]仰掌,在腕横纹上 5 寸,于曲泽与大陵的连线上,当掌长肌腱与桡侧腕屈肌腱之间取之(图 8-74)。

[主治]心痛、心悸;癫痫;呕血、咳血;疔疮。

[刺灸法]直刺 0.5～1 寸,可灸。

5. 间使(经穴)

[取法]仰掌,在腕横纹上 3 寸,当掌长肌腱与桡侧腕屈肌腱之间取之(图 8-74)。

[主治]心痛、心悸;癫狂痫;胃痛、呕吐;热病、疟疾;肘臂痛。

[刺灸法]直刺 0.5～1 寸,可灸。

6. 内关(络穴;八脉交会穴,通阴维脉)

[取法]仰掌,在腕横纹上 2 寸,当掌长肌腱与桡侧腕屈肌腱之间取之(图 8-74)。

[主治]心痛、心悸、胸闷;失眠、眩晕、偏头痛;癫痫;呕吐、呃逆;上肢痹痛、偏瘫。

[刺灸法]直刺 0.5～1 寸,可灸。

7. 大陵(输穴;原穴)

[取法]仰掌,在腕横纹正中,当掌长肌腱与桡侧腕屈肌腱之间取之(图 8-74)。

[主治]心痛、心悸、癫狂;胃痛、呕吐;疮疡;胸胁痛、手腕麻痛。

[刺灸法]直刺 0.3～0.5 寸,可灸。

8. 劳宫(荥穴)

[取法]在掌心横纹中,位于第三掌骨的桡侧,屈指握拳时,当中指指尖所点处取之(图 8-75)。

[主治]心痛、呕吐;癫狂痫症、中风昏迷;呕吐、口疮、口臭。

[刺灸法]直刺 0.3～0.5 寸,可灸。

9. 中冲(井穴)

[取法]在手中指末节尖端中央(图 8-75)。

[主治]心痛;昏迷、中暑、昏厥;舌强肿痛;小儿夜啼。

[刺灸法]浅刺 0.1 寸,或用三棱针点刺出血。

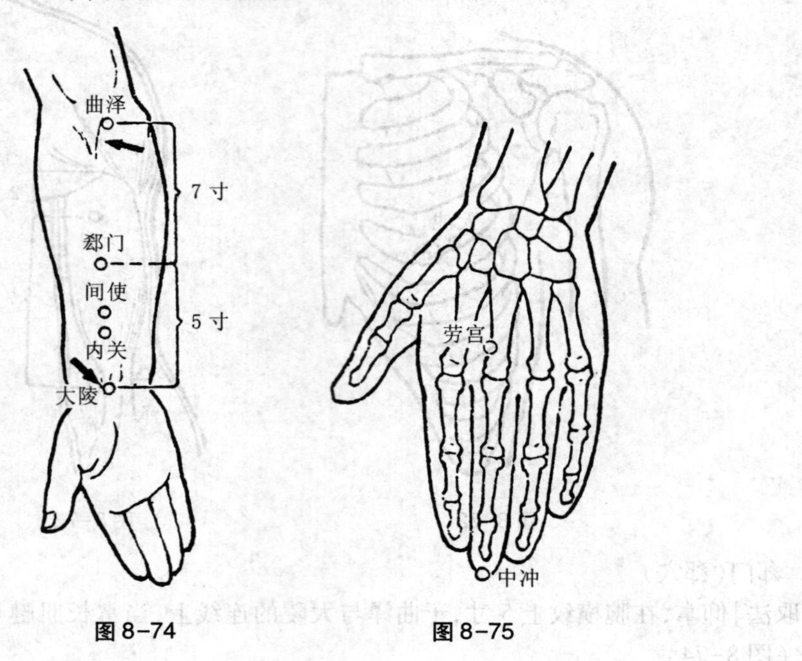

图 8-74　　图 8-75

十、手少阳三焦经腧穴

(一)主治病症

手少阳三焦经共有 23 个腧穴(图 8-76),主要治疗腹胀、水肿、遗尿、小便不利、耳聋、耳鸣、咽喉肿痛、目赤肿痛、颊肿、耳后及肩臂肘部外侧疼痛等。

(二)腧穴歌诀

二十三穴手少阳,关冲液门中渚旁,阳池外关支沟正,会宗三阳四渎长,天井清冷渊消泺,臑会肩髎天髎堂,天牖翳风瘈脉青,颅息角孙耳门乡,和髎前接丝竹空,三焦经穴此推详。

(三)腧穴

1. 关冲(井穴)

[取法]在无名指尺侧,约距指甲 0.1 寸处取之(图 8-76)。

[主治]头痛、目赤、耳聋、咽喉肿痛;热病、昏厥。

[刺灸法]浅刺 0.1 寸,或用三棱针点刺出血,可灸。

2. 液门(荥穴)

[取法]在手背侧,第四、五手指指缝间,当掌指关节前的凹陷中取之(图 8-76)。

[主治]头痛、目赤、耳聋、咽喉肿痛;疟疾。

[刺灸法]直刺 0.3 ~0.5 寸,可灸。

3. 中渚(输穴)

[取法]在手背侧第四掌指关节的掌骨间,当液门后 1 寸,握拳取之(图 8-76)。

[主治]头痛、目赤、耳鸣、耳聋、咽喉肿痛;热病;手指不能屈伸。

[刺灸法]直刺 0.3 ~0.5 寸,可灸。

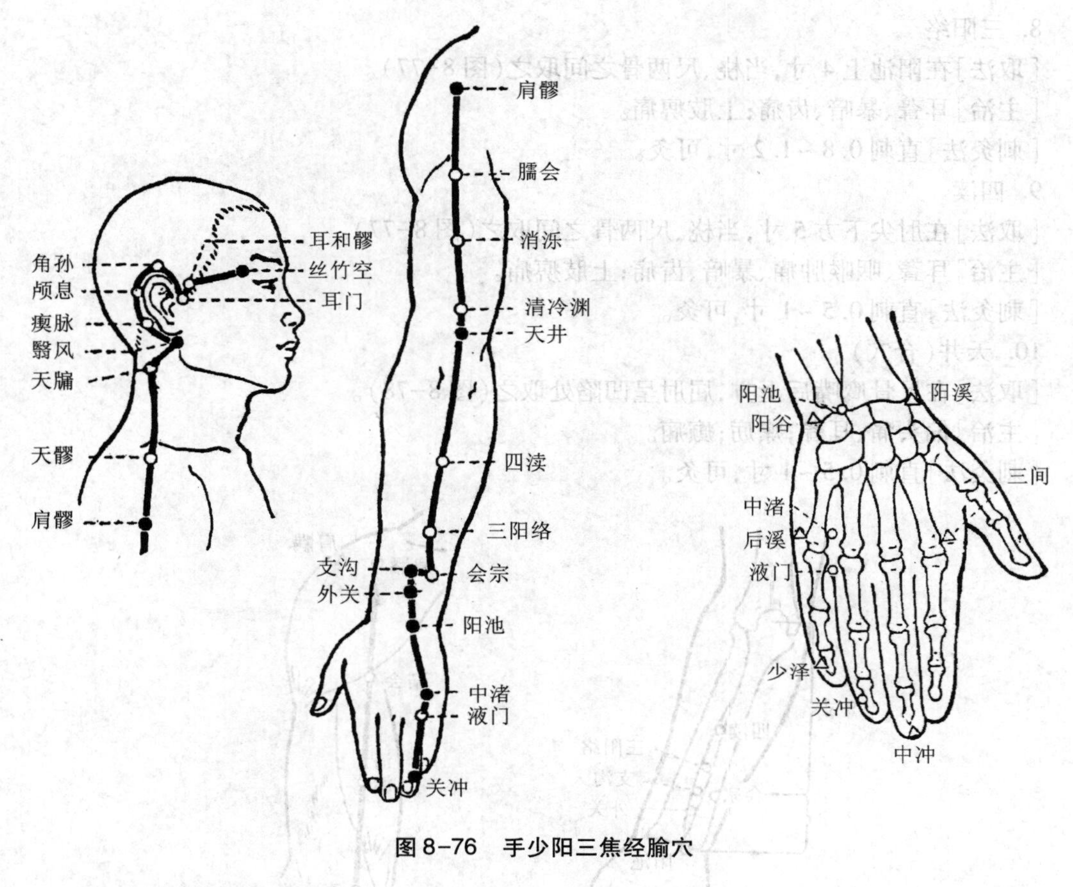

图 8-76　手少阳三焦经腧穴

4. 阳池(原穴)

[取法]在手背横纹上,当指总伸肌腱尺侧凹陷中取之(图 8-76)。

[主治]目赤肿痛、耳聋、咽喉肿痛;消渴、疟疾;腕痛。

[刺灸法]直刺 0.3 ~0.5 寸,可灸。

5. 外关(络穴;八脉交会穴,通阳维脉)

[取法]在阳池上 2 寸,当桡、尺两骨之间取之(图 8-77)。

[主治]热病;头痛、目赤肿痛、耳鸣、耳聋;胁肋痛;上肢痹痛。

[刺灸法]直刺 0.5 ~1 寸,可灸。

6. 支沟(经穴)

[取法]在阳池上 3 寸,当桡、尺两骨之间取之(图 8-77)。

[主治]耳鸣、耳聋;便秘;落枕、胁肋痛;热病。

[刺灸法]直刺 0.5 ~1 寸,可灸。

7. 会宗(郄穴)

[取法]在阳池上 3 寸,支沟穴的尺侧,当尺骨桡侧缘取之(图 8-77)。

[主治]耳鸣、耳聋;癫痫;上肢痹痛。

[刺灸法]直刺 0.5 ~1 寸,可灸。

8. 三阳络

[取法]在阳池上4寸,当桡、尺两骨之间取之(图8-77)。

[主治]耳聋、暴喑、齿痛;上肢痹痛。

[刺灸法]直刺0.8~1.2寸,可灸。

9. 四渎

[取法]在肘尖下方5寸,当桡、尺两骨之间取之(图8-77)。

[主治]耳聋、咽喉肿痛、暴喑、齿痛;上肢痹痛。

[刺灸法]直刺0.5~1寸,可灸。

10. 天井(合穴)

[取法]在尺骨鹰嘴后上方,屈肘呈凹陷处取之(图8-78)。

[主治]偏头痛、耳聋;瘰疬;癫痫。

[刺灸法]直刺0.5~1寸,可灸。

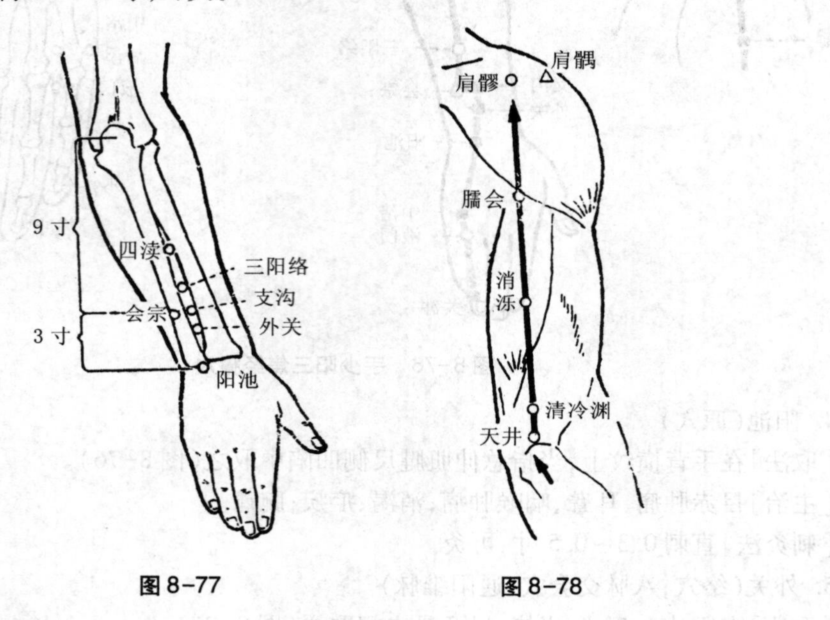

图8-77　　图8-78

11. 清冷渊

[取法]在肘上1寸,伸肘举臂取之(图8-78)。

[主治]头痛、目痛;上肢痹痛。

[刺灸法]直刺0.5~1寸,可灸。

12. 消泺

[取法]在尺骨鹰嘴与肩髎穴的连线上,当臑会与清冷渊连线中点取之(图8-78)。

[主治]头痛、齿痛;项强、肩背痛。

[刺灸法]直刺1~1.5寸,可灸。

13. 臑会

[取法]在尺骨鹰嘴与肩髎穴的连线上,肩髎穴下3寸,当三角肌后缘取之(图8-78)。

[主治]瘿气、瘰疬;上肢痹痿。

[刺灸法]直刺1~1.5寸,可灸。

14. 肩髎

[取法]在肩峰后下际，上臂外展平举时，与肩髃后约 1 寸的凹陷处取之(图 8-78)。

[主治]肩臂挛痛不遂。

[刺灸法]向肩关节直刺 1～1.5 寸，可灸。

15. 天髎

[取法]在肩井与曲垣连线的中点，当肩胛骨上角处取之(图 8-79)。

[主治]肩臂痛、颈项强急。

[刺灸法]直刺 0.5～0.8 寸，可灸。

16. 天牖

[取法]在乳突后下部，胸锁乳突肌后缘，当天容穴与天柱穴的连线上取之(图 8-80)。

[主治]头痛、目痛、耳鸣；瘰疬、项强。

[刺灸法]直刺 0.5～1 寸，可灸。

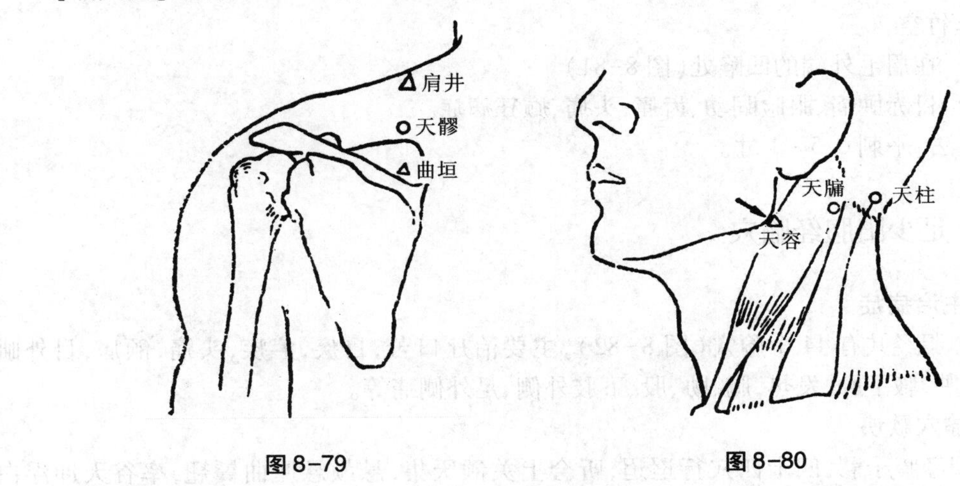

图 8-79　　图 8-80

17. 翳风

[取法]在耳垂后方，下颌角与乳突之间的凹陷中取之(图 8-81)。

[主治]耳鸣、耳聋；口眼㖞斜、牙关紧闭、齿痛；颊肿、瘰疬。

[刺灸法]直刺 0.8～1.2 寸，可灸。

18. 瘈脉

[取法]在乳突中央，当翳风穴与角孙穴沿耳翼连线的下 1/3 折点处取之(图 8-81)。

[主治]头痛；耳聋、耳鸣；小儿惊风。

[刺灸法]平刺 0.3～0.5 寸，或点刺出血，可灸。

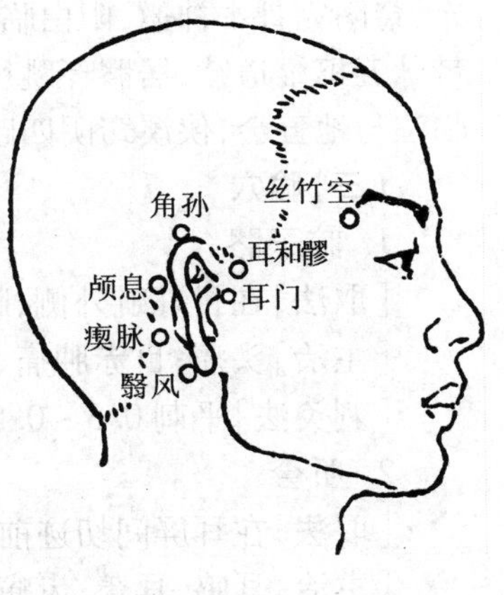

图 8-81

19. 颅息

[取法]在耳后，当翳风穴与角孙穴沿耳翼连线的上 1/3 折点处取之(图 8-81)。

[主治]头痛；耳聋、耳鸣；小儿惊风。

[刺灸法]平刺 0.3～0.5 寸，可灸。

20. 角孙

[取法]折耳,在耳尖尽端所指处,颞部入发际处取之(图 8-81)。

[主治]颊肿、目翳、齿痛;偏头痛、项强。

[刺灸法]平刺 0.3 ~0.5 寸,可灸。

21. 耳门

[取法]在耳屏上切迹前方,当下颌骨髁状突后缘凹陷处,张口取之(图 8-81)。

[主治]耳鸣、耳聋、聤耳;齿痛。

[刺灸法]张口,直刺 0.5 ~1 寸,可灸。

22. 耳和髎

[取法]在耳门前上方,平耳廓根前,鬓发后缘,当颞浅动脉后缘取之(图 8-81)。

[主治]头痛、耳鸣;牙关紧闭、口喎。

[刺灸法]避开动脉,斜刺或平刺 0.3 ~0.5 寸。可灸。

23. 丝竹空

[取法]在眉毛外端的凹陷处(图 8-81)。

[主治]目赤肿痛、眼睑瞤动、齿痛;头痛、癫狂痫症。

[刺灸法]平刺 0.5 ~1 寸。

十一、足少阳胆经腧穴

(一)主治病症

足少阳胆经共有 44 个腧穴(图 8-82),主要治疗口苦,目疾,疟疾,头痛,颔痛,目外眦痛,缺盆部肿,腋下肿,发热,胸、胁、股、下肢外侧、足外侧痛等。

(二)腧穴歌诀

足少阳经瞳子髎,四十四穴行迢迢,听会上关颔厌集,悬颅悬厘曲鬓翘,率谷天冲浮白穴,窍阴完骨本神邀,阳白临泣目窗辟,正营承灵脑空摇,风池肩井渊腋部,辄筋日月京门标,带脉五枢维道续,居髎环跳风市招,中渎阳关阳陵穴,阳交外丘光明宵,阳辅悬钟丘墟外,足临泣与地五会,侠溪窍阴四趾端。

(三)腧穴

1. 瞳子髎

[取法]在目外眦外侧,眶骨外侧缘凹陷中取之(图 8-83)。

[主治]头痛;目赤肿痛、目翳、青盲、口喎。

[刺灸法]平刺 0.3 ~0.5 寸,或用三棱针点刺出血。

2. 听会

[取法]在耳屏间切迹前,当听宫直下,下颌骨髁状突后缘,张口有空处取之(图 8-83)。

[主治]耳鸣、耳聋;齿痛、口喎。

[刺灸法]张口,直刺 0.5 ~1 寸,可灸。

3. 上关

[取法]在耳前,颧弓上缘,当下关直上方取之(图 8-83)。

[主治]耳鸣、耳聋;偏头痛、口眼喎斜、齿痛、口噤。

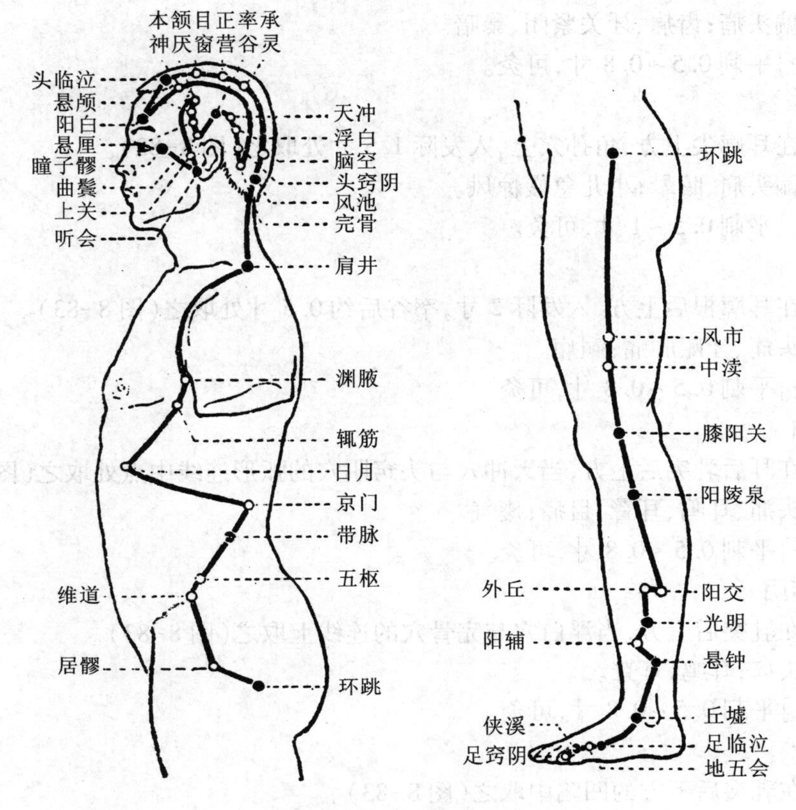

图 8-82 足少阳胆经腧穴

[刺灸法] 直刺 0.5 ~1 寸,可灸。

4. 颔厌

[取法]在鬓发中,当头维与曲鬓穴连线的上 1/4 与下 3/4 的交点处取之(图 8-83)。

[主治]偏头痛、目眩、癫痫;耳鸣、齿痛、口㖞。

[刺灸法]平刺 0.3 ~0.5 寸,可灸。

5. 悬颅

[取法]在头维穴与曲鬓穴之间,沿鬓发弧形连线中点取之(图 8-83)。

[主治]偏头痛;目赤肿痛、齿痛。

[刺灸法]平刺 0.5 ~0.8 寸,可灸。

6. 悬厘

[取法]在鬓角上际,当悬颅穴与曲鬓沿鬓发弧形连线中点取之(图 8-83)。

[主治]偏头痛;目赤肿痛、耳鸣。

[刺灸法]平刺 0.5 ~0.8 寸,可灸。

7. 曲鬓

[取法]在耳前上方入鬓发内,约当角孙穴前 1 横指处取之(图 8-83)。

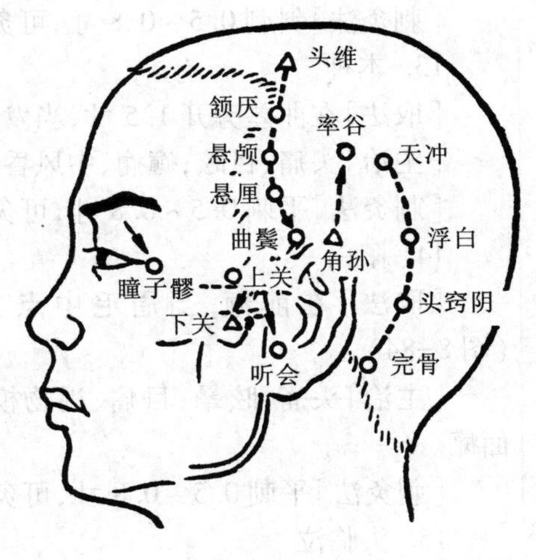

图 8-83

[主治]偏头痛;齿痛、牙关紧闭、暴喑。

[刺灸法]平刺0.5~0.8寸,可灸。

8. 率谷

[取法]在耳廓尖上方,角孙穴上,入发际1.5寸处取之(图8-83)。

[主治]偏头痛、眩晕;小儿急慢惊风。

[刺灸法]平刺0.5~1寸,可灸。

9. 天冲

[取法]在耳廓根后上方,入发际2寸,率谷后约0.5寸处取之(图8-83)。

[主治]头痛、牙龈肿痛;癫痫。

[刺灸法]平刺0.5~0.8寸,可灸。

10. 浮白

[取法]在耳后乳突后上方,当天冲穴与头窍阴穴的弧形连线中点处取之(图8-83)。

[主治]头痛、耳鸣、耳聋、目痛;瘿气。

[刺灸法]平刺0.5~0.8寸,可灸。

11. 头窍阴

[取法]在乳突后上方,当浮白穴与完骨穴的连线上取之(图8-83)。

[主治]头痛;耳鸣、耳聋。

[刺灸法]平刺0.5~0.8寸,可灸。

12. 完骨

[取法]在乳突后下方的凹陷中取之(图8-83)。

[主治]头痛、齿痛;疟疾、癫痫;口㖞、颈项强痛。

[刺灸法]斜刺0.5~0.8寸,可灸。

13. 本神

[取法]在曲差旁开1.5寸,当发际上取之(图8-84)。

[主治]头痛、目眩;癫痫、中风昏迷、小儿惊风。

[刺灸法]平刺0.5~0.8寸,可灸。

14. 阳白

[取法]在前额,当眉毛中点上1寸处取之(图8-84)。

[主治]头痛、眩晕;目痛、视物模糊、眼睑瞤动、面瘫。

[刺灸法]平刺0.5~0.8寸,可灸。

15. 头临泣

[取法]在阳白穴直上,入发际0.5寸,于头维穴与神庭穴之间取之(图8-84)。

[主治]头痛、目眩、流泪、鼻塞;癫痫、小儿惊痫。

[刺灸法]平刺0.5~0.8寸,可灸。

16. 目窗

[取法]在头临泣后1寸,当头临泣穴与风池穴

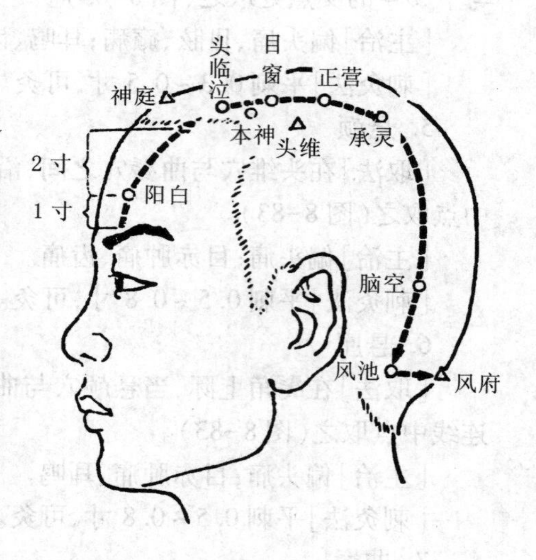

图8-84

的连线上取之(图 8-84)。

[主治]头痛、目赤肿痛、青盲、鼻塞;头痛、癫痫、小儿惊风。

[刺灸法]平刺 0.5 ~0.8 寸,可灸。

17. 正营

[取法]在目窗后 1 寸,当头临泣穴与风池穴的连线上取之(图 8-84)。

[主治]头痛、目眩;唇吻急强、齿痛。

[刺灸法]平刺 0.5 ~0.8 寸,可灸。

18. 承灵

[取法]在正营后 1.5 寸,当头临泣穴与风池穴的连线上取之(图 8-84)。

[主治]头痛、眩晕;目痛、鼻塞、衄血。

[刺灸法]平刺 0.5 ~0.8 寸,可灸。

19. 脑空

[取法]当枕外隆凸的上缘外侧,头正中线旁开 2.25 寸,平脑户穴(图 8-84)。

[主治]头痛、目眩;癫狂痫;颈项强痛。

[刺灸法]平刺 0.5 ~0.8 寸,可灸。

20. 风池

[取法]在项后,与风府穴相平,当胸锁乳突肌与斜方肌上端之间的凹陷处取之(图 8-84)。

[主治]头痛、目眩、目赤痛、迎风流泪、鼻渊、鼻衄、耳聋;气闭、中风、口眼歪斜;疟疾、热病、感冒;颈项强痛。

[刺灸法]针尖微下,向鼻尖斜刺 0.8 ~1.2 寸,或平刺透风府穴,深部为延髓,必须严格掌握针刺角度与深度。可灸。

21. 肩井

[取法]在肩上,当大椎穴与肩峰连线的中点处取之(图 8-85)。

[主治]头项强痛、瘰疬;肩背疼痛、上肢不遂;难产、乳痈、乳汁不下。

[刺灸法]直刺 0.5 ~0.8 寸,不可深刺,以防发生气胸;孕妇禁针。可灸。

22. 渊腋

[取法]侧卧,当腋中线上,在第四肋间隙,举臂取之(图 8-86)。

[主治]胸满、胁痛;上肢痹痛。

[刺灸法]斜刺或平刺 0.5 ~0.8 寸。

23. 辄筋

[取法]在渊腋前 1 寸,当第四肋间隙,举臂取之(图 8-86)。

[主治]胸满、胁痛、气喘;呕吐、吞酸。

[刺灸法]斜刺或平刺 0.5 ~0.8 寸,可灸。

24. 日月(胆募穴)

[取法]在乳头下方,当第七肋间隙取之(图 8-87)。

[主治]呕吐、吞酸、呃逆、黄疸;胁肋疼痛。

[刺灸法]斜刺或平刺 0.5 ~0.8 寸,可灸。

25. 京门(肾募穴)

[取法]侧卧,于侧腹部,当十二肋骨游离端的下际取之(图 8-86)。

[主治]小便不利、水肿；腹胀、泄泻；胁痛、腰痛。

[刺灸法]直刺 0.3～0.5 寸，可灸。

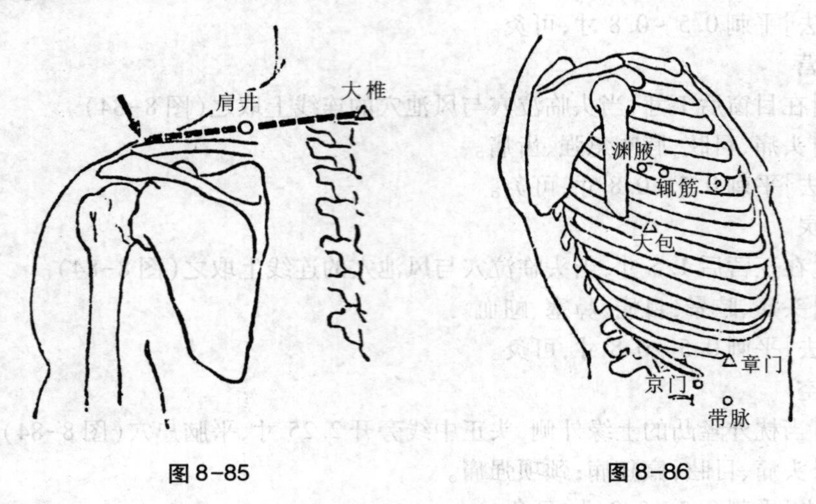

图 8-85　　图 8-86

26. 带脉

[取法]侧卧，在十一肋骨游离端直下，与脐相平处取之(图 8-86)。

[主治]腹痛、经闭、月经不调、带下、疝气；腰胁痛。

[刺灸法]直刺 1～1.5 寸，可灸。

27. 五枢

[取法]仰卧，在髂前上棘前 0.5 寸，约平脐下 3 寸处取之(图 8-88)。

[主治]腹痛、便秘；疝气、带下、阴挺。

[刺灸法]直刺 1～1.5 寸，可灸。

28. 维道

[取法]在五枢前 0.5 寸处取之(图 8-88)。

[主治]腹痛、便秘；疝气、带下、阴挺、月经不调。

[刺灸法]直刺或向前下方斜刺 1～1.5 寸，可灸。

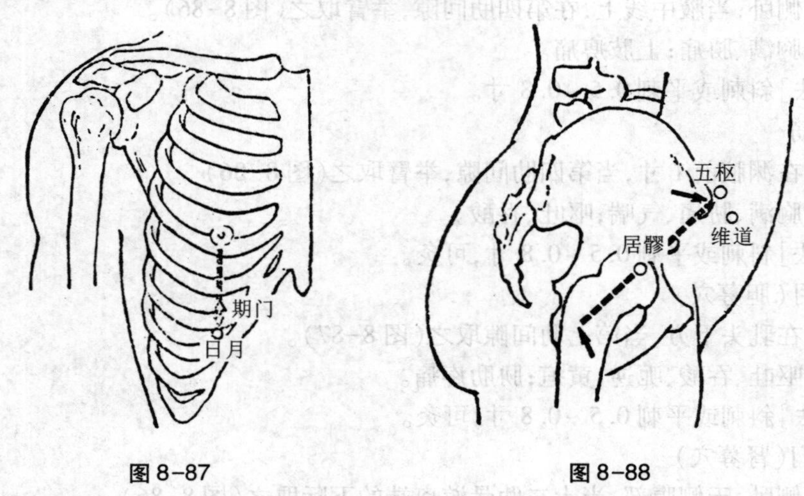

图 8-87　　图 8-88

29. 居髎

[取法]在髂前上棘与股骨大转子最高点连线中点，侧卧取之(图 8-88)。

[主治]疝气；腰痛、下肢痿痹。

[刺灸法]直刺 1～1.5 寸，可灸。

30. 环跳

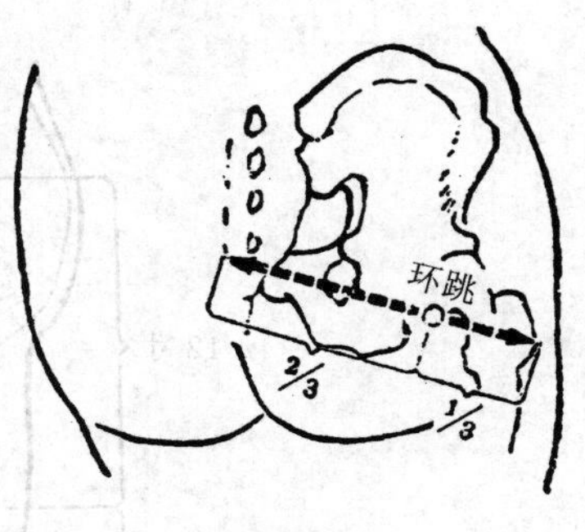

图 8-89

[取法]侧卧屈股，在股骨大转子与骶骨裂孔连线的外 1/3 与中 1/3 交界处取之(图 8-89)。

[主治]腰胯疼痛、半身不遂、下肢痿痹、挫闪腰痛、膝踝肿痛不能转侧。

[刺灸法]直刺 2～3 寸，可灸。

31. 风市

[取法]在大腿外侧，腘横纹上 7 寸，当股外侧肌与股二头肌之间取之。直立垂手时，中指尖正对此穴(图 8-90)。

[主治]中风半身不遂、下肢痿痹麻木；遍身瘙痒、脚气。

[刺灸法]直刺 1～2 寸，可灸。

32. 中渎

[取法]在大腿外侧，腘横纹上 5 寸，当股外侧肌与股二头肌之间取之(图 8-90)。

[主治]下肢痿痹麻木、半身不遂。

[刺灸法]直刺 1～1.5 寸，可灸。

33. 膝阳关

[取法]在阳陵泉直上，当股骨外上髁上方的凹陷中取之(图 8-90)。

[主治]膝膑肿痛、腘筋挛急、小腿麻木。

[刺灸法]直刺 0.8～1 寸，可灸。

34. 阳陵泉(合穴；胆下合穴；八会穴之筋会)

[取法]在腓骨小头前下方的凹陷中取之(图 8-91)。

[主治]半身不遂、下肢痿痹麻木、膝肿痛、脚气；胁肋痛、口苦、呕吐、黄疸；小儿惊风。

[刺灸法]直刺 1～1.5 寸，可灸。

35. 阳交(阳维脉郄穴)

[取法]在外踝尖上 7 寸，腓骨后缘取之(图 8-91)。

[主治]胸胁胀满；下肢痿痹；癫狂。

[刺灸法]直刺 1～1.5 寸，可灸。

36. 外丘(郄穴)

[取法]在外踝尖上 7 寸，与阳交平齐，当腓骨前缘取之(图 8-91)。

[主治]胸胁胀满；下肢痿痹；癫狂。

[刺灸法]直刺 1～1.5 寸，可灸。

37. 光明(络穴)

[取法]在外踝尖上 5 寸，当腓骨前缘，趾长肌腱和腓骨短肌腱之间取之(图 8-91)。

[主治]目痛、夜盲；乳房胀痛；下肢痿痹。

[刺灸法]直刺 1～1.5 寸，可灸。

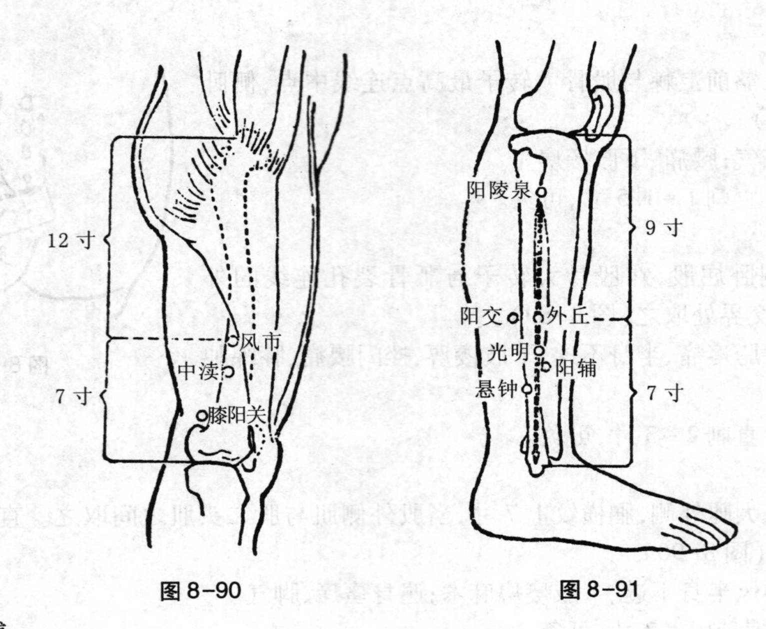

图 8-90　　图 8-91

38. 阳辅

[取法]在外踝尖上 4 寸,当腓骨前缘取之(图 8-91)。

[主治]偏头痛、目外眦痛、咽喉肿痛;瘰疬、胸胁胀痛、腋下肿痛;下肢痿痹。

[刺灸法]直刺 0.8 ~1 寸,可灸。

39. 悬钟(八会穴之髓会)

[取法]在外踝尖上 3 寸,当腓骨后缘与腓骨长、短肌腱之间取之(图 8-91)。

[主治]项强、胸胁胀痛、咽喉肿痛;便秘、痔疾;下肢痿痹、脚气。

[刺灸法]直刺 0.8 ~1 寸,可灸。

40. 丘墟(原穴)

[取法]在外踝前下缘,当趾长伸肌腱外侧的凹陷中取之(图 8-92)。

[主治]胸胁胀痛;下肢痿痹;疟疾。

[刺灸法]直刺 0.5 ~0.8 寸,可灸。

41. 足临泣(输穴;八脉交会穴,通于带脉)

[取法]在第四、五跖骨结合部前方的凹陷中,当小趾伸肌腱的外侧取之(图 8-92)。

[主治]偏头痛、目赤肿痛;瘰疬;乳痈、月经不调、遗尿;疟疾;胁肋胀痛、足跗疼痛。

[刺灸法]直刺 0.3 ~0.5 寸,可灸。

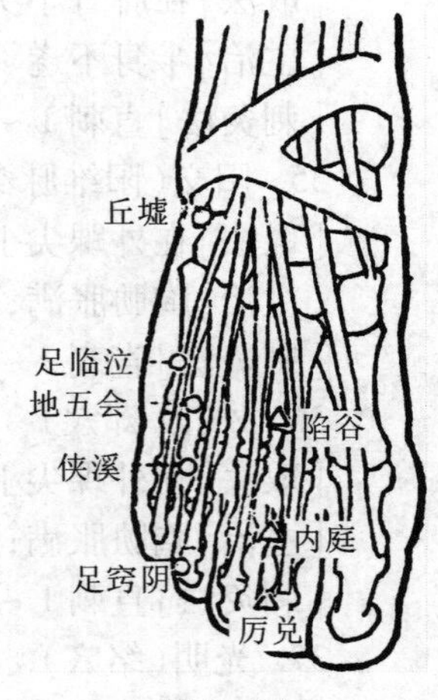

图 8-92

42. 地五会

[取法]在第四、五跖骨间,当小趾伸肌腱的内侧缘取之(图 8-92)。

[主治]头痛、目赤、耳鸣;胁痛、乳痈;足背肿痛。

[刺灸法]直刺 0.3 ~0.5 寸,可灸。

43. 侠溪(荥穴)

[取法]在第四、五趾缝间,当趾蹼缘上方纹头处取之(图 8-92)。

[主治]头痛、目眩、耳鸣、耳聋、目赤肿痛；胁肋胀痛；热病；乳痈。

[刺灸法]直刺 0.3 ~0.5 寸，可灸。

44. 足窍阴（井穴）

[取法]在第四趾外侧，距趾甲角约 0.1 寸处取之（图 8-92）。

[主治]目赤肿痛、耳聋、咽喉肿痛；头痛、失眠；咳逆、胁痛；月经不调；热病。

[刺灸法]浅刺 0.1 寸，或点刺出血，可灸。

十二、足厥阴肝经腧穴

（一）主治病症

足厥阴肝经共有 14 个腧穴（图 8-93），主要治疗腰痛、胸满、呃逆、遗尿、小便不利、疝气、肝病、妇科病、少腹前阴以及经脉所过部位诸症。

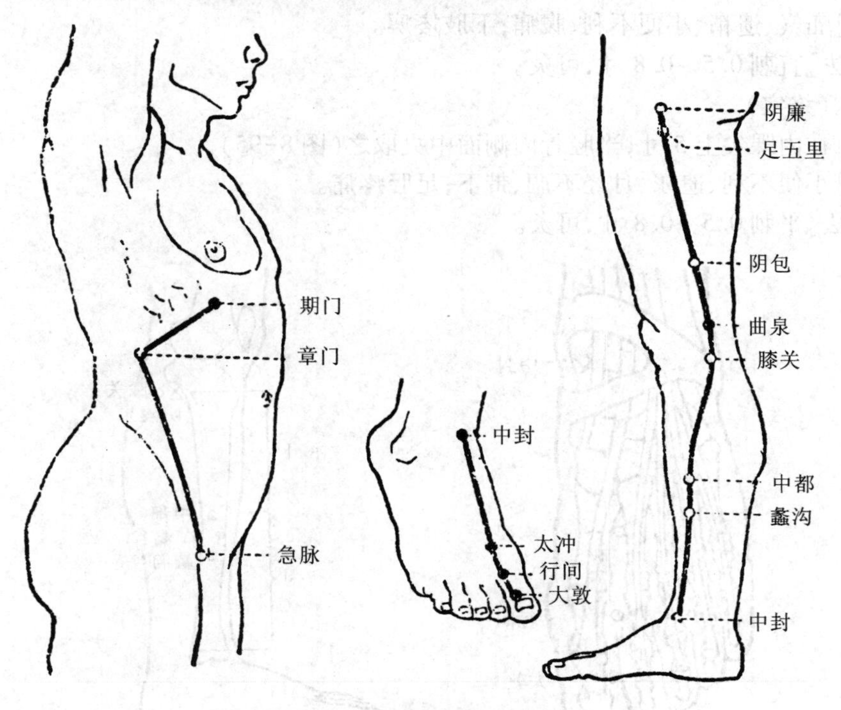

图 8-93　足厥阴肝经腧穴

（二）腧穴歌诀

一十四穴足厥阴，大敦行间太冲侵，中封蠡沟中都近，膝关曲泉阴包临，五里阴廉急脉穴，章门常对期门深。

（三）腧穴

1. 大敦（井穴）

[取法]在足大趾外侧，距趾甲角约 0.1 寸处取之（图 8-94）。

[主治]疝气、遗尿、经闭、崩漏、阴挺；癫痫。

[刺灸法]斜刺 0.1 ~0.2 寸，或点刺出血。可灸。

2. 行间(荥穴)

[取法]在第一、二趾缝间,当趾蹼缘上方纹头处取之(图 8-94)。

[主治]头痛、目眩、目赤肿痛、青盲;中风、口喎、癫痫;小便不利、疝气、月经不调、崩漏、痛经、带下;胁痛、黄疸;癫痫。

[刺灸法]直刺 0.5~0.8 寸,可灸。

3. 太冲(输穴;原穴)

[取法]在第一、二趾骨结合部之前的凹陷中取之(图 8-94)。

[主治]头痛、目眩、目赤肿痛、口喎;胁痛、郁闷;疝气、遗尿、月经不调;癫痫、小儿惊风;下肢痿痹。

[刺灸法]直刺 0.5~0.8 寸,可灸。

4. 中封(经穴)

[取法]在内踝前方,当商丘穴与解溪穴之间,靠胫骨前肌腱内侧的凹陷中取之(图 8-94)。

[主治]疝气、遗精、小便不利、腹痛;下肢痿痹。

[刺灸法]直刺 0.5~0.8 寸,可灸。

5. 蠡沟(络穴)

[取法]在内踝尖上 5 寸,当胫骨内侧面中央取之(图 8-95)。

[主治]小便不利、遗尿、月经不调、带下;足胫疼痛。

[刺灸法]平刺 0.5~0.8 寸,可灸。

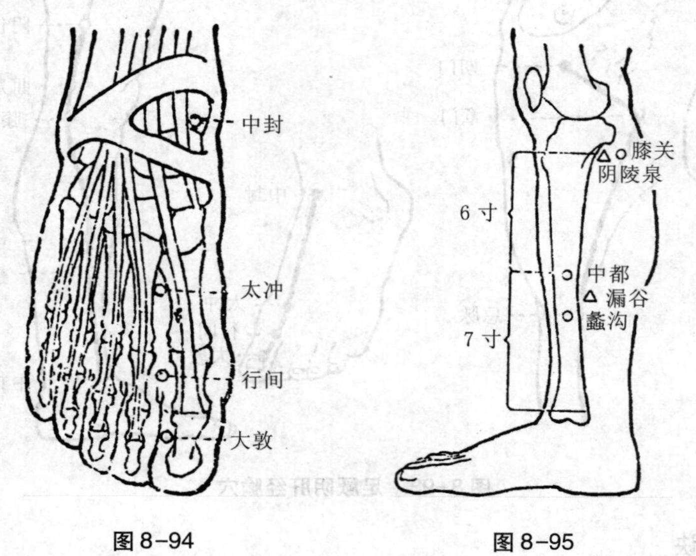

图 8-94　　图 8-95

6. 中都(郄穴)

[取法]在内踝尖上 7 寸,当胫骨内侧面中央取之(图 8-95)。

[主治]疝气、崩漏、恶露不尽;腹痛、泄泻;下肢痿痹。

[刺灸法]平刺 0.5~0.8 寸,可灸。

7. 膝关

[取法]屈膝,在胫骨内侧髁后下方,当阴陵泉穴后 1 寸处取之(图 8-96)。

[主治]膝部肿痛、下肢痿痹。

［刺灸法］直刺1～1.5寸，可灸。

8. 曲泉（合穴）

［取法］屈膝，在膝关节内侧横纹头上方，当胫骨内侧髁之后，半膜肌、半腱肌止端前上方取之（图8－96）。

［主治］腹痛、小便不利；遗精、阳痿；阴痒、月经不调、痛经、带下、阴挺；膝膑肿痛、下肢痿痹。

［刺灸法］直刺1～1.5寸，可灸。

9. 阴包

［取法］在股骨内上髁上4寸，当股内肌与缝匠肌之间取之（图8－96）。

［主治］遗尿、小便不利、月经不调；腹痛。

［刺灸法］直刺1～1.5寸，可灸。

10. 足五里

［取法］在气冲穴下3寸，当内收长肌的内侧缘取之（图8－97）。

［主治］小腹痛、小便不利、遗尿、带下、阴挺、睾丸肿痛。

［刺灸法］直刺1～1.5寸，可灸。

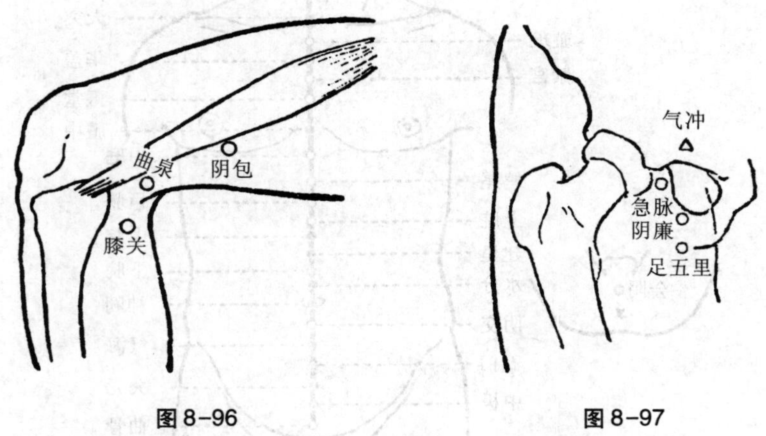

图8－96　　图8－97

11. 阴廉

［取法］在气冲穴直下2寸，当内收长肌的外侧缘取之（图8－97）。

［主治］月经不调、带下、小腹痛。

［刺灸法］直刺1～1.5寸，可灸。

12. 急脉

［取法］在气冲穴的外下方腹股沟处，当耻骨联合下缘中点旁开2.5寸，仰卧伸足取之（图8－97）。

［主治］小腹痛、疝气、阴挺。

［刺灸法］避开动脉，直刺0.5～0.8寸，可灸。

13. 章门（脾募穴；八会穴之脏会）

［取法］在第十一浮肋游离端之下取之（图8－98）。

［主治］腹胀、泄泻；胁痛、痞块。

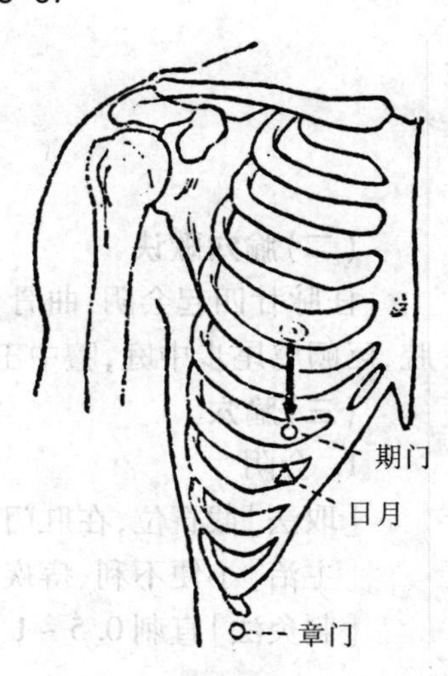

图8－98

[刺灸法]斜刺 0.5 ~0.8 寸,可灸。

14. 期门(肝募穴)

[取法]仰卧,在锁骨中线上,当第六肋间隙取之(图 8-98)。

[主治]胸胁胀痛、郁闷;乳痈;腹胀、呃逆、呕吐。

[刺灸法]斜刺或平刺 0.5 ~0.8 寸,可灸。

十三、任脉经腧穴

(一)主治病症

任脉经共有 24 个腧穴(图 8-99),主要治疗疝气、带下、腹中痞块等病症。

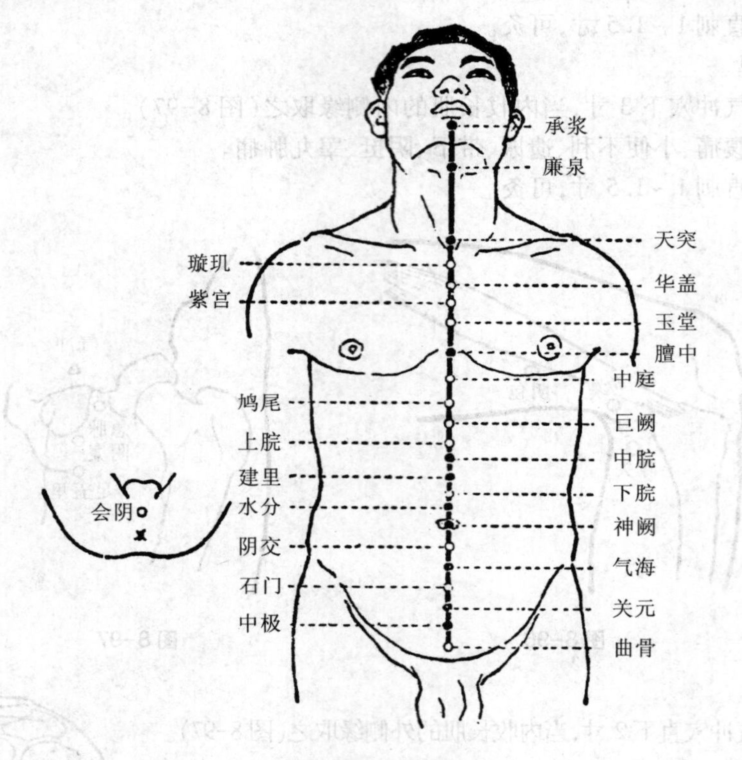

图 8-99 任脉腧穴

(二)腧穴歌诀

任脉廿四起会阴,曲骨中极关元针,石门气海阴交穴,神阙一寸上水分,下脘建里中上脘,巨阙鸠尾步中庭,膻中玉堂连紫宫,华盖璇玑天突逢,廉泉承浆任脉终。

(三)腧穴

1. 会阴

[取法]截石位,在肛门与阴囊根部(女性为大阴唇后联合)连线中点(图 8-99)。

[主治]小便不利、痔疾、遗精、月经不调;癫狂、昏迷。

[刺灸法]直刺 0.5 ~1 寸,孕妇慎用。可灸。

2. 曲骨

[取法]仰卧,在腹部正中线,耻骨联合上缘的凹陷处取之(图 8-100)。

[主治]小便不利、遗尿、遗精、阳痿、月经不调、带下、阴囊湿疹。

[刺灸法]直刺 0.5 ~1 寸,应在排尿后针刺,以免损伤膀胱;孕妇慎用。可灸。

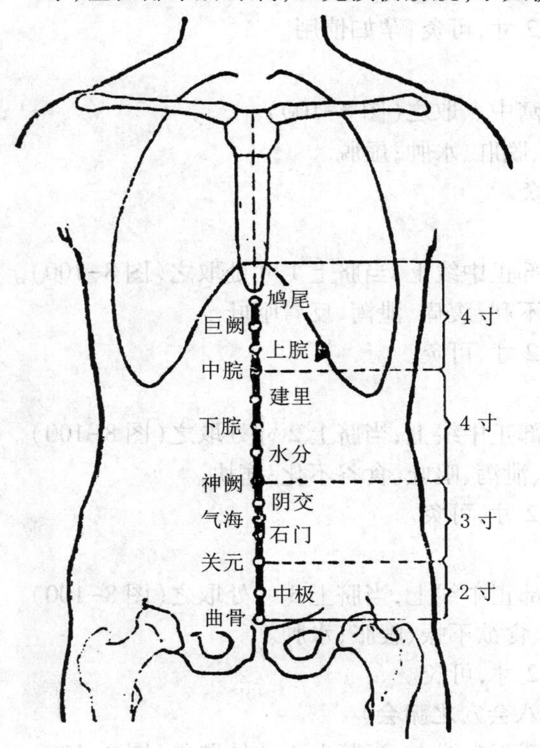

图 8-100

3. 中极(膀胱募穴)

[取法]仰卧,在腹部正中线上,当脐下 4 寸处取之(图 8-100)。

[主治]遗尿、小便不利、疝气、遗精、阳痿、月经不调、崩漏带下、阴挺、不孕。

[刺灸法]直刺 0.5 ~1 寸,可灸。

4. 关元(小肠募穴)

[取法]仰卧,在腹部正中线上,当脐下 3 寸处取之(图 8-100)。

[主治]遗尿、小便频数、尿闭、泄泻、腹痛;疝气、阳痿、月经不调、带下、不孕;虚痨羸瘦。

[刺灸法]直刺 1 ~2 寸,孕妇慎用,可灸。

5. 石门(三焦募穴)

[取法]仰卧,在腹部正中线上,当脐下 2 寸处取之(图 8-100)。

[主治]腹痛、腹胀、泄泻、水肿、小便不利;疝气、遗精、阳痿、经闭、带下、崩漏。

[刺灸法]直刺 1 ~2 寸,可灸;孕妇慎用。

6. 气海(肓之原穴)

[取法]仰卧,在腹部正中线上,当脐下 1.5 寸处取之(图 8-100)。

[主治]腹痛、泄泻、便秘;遗尿、疝气、遗精、月经不调、经闭;中风脱证、虚痨羸瘦。

[刺灸法]直刺1～2寸,可灸;孕妇慎用。

7. 阴交

[取法]仰卧,在腹部正中线上,当脐下1寸处取之(图8-100)。

[主治]腹痛、水肿、泄泻;疝气、月经不调、带下。

[刺灸法]直刺1～2寸,可灸;孕妇慎用。

8. 神阙

[取法]仰卧,于脐窝中点取之(图8-100)。

[主治]腹痛、泄泻、脱肛、水肿;虚脱。

[刺灸法]禁刺,可灸。

9. 水分

[取法]仰卧,在腹部正中线上,当脐上1寸处取之(图8-100)。

[主治]水肿、小便不利;腹痛、泄泻、反胃呕吐。

[刺灸法]直刺1～2寸,可灸。

10. 下脘

[取法]仰卧,在腹部正中线上,当脐上2寸处取之(图8-100)。

[主治]腹痛、腹胀、泄泻、呕吐、食谷不化;痞块。

[刺灸法]直刺1～2寸,可灸。

11. 建里

[取法]仰卧,在腹部正中线上,当脐上3寸处取之(图8-100)。

[主治]胃痛、呕吐、食欲不振、腹胀;水肿。

[刺灸法]直刺1～2寸,可灸。

12. 中脘(胃募穴;八会穴之腑会)

[取法]仰卧,在腹部正中线上,当脐上4寸处取之(图8-100)。

[主治]胃痛、呕吐、吞酸、腹胀、泄泻;黄疸;咳喘多痰;癫痫。

[刺灸法]直刺1～1.5寸,可灸。

13. 上脘

[取法]仰卧,在腹部正中线上,当脐上5寸处取之(图8-100)。

[主治]胃痛、呕吐、腹胀;癫痫。

[刺灸法]直刺1～1.5寸,可灸。

14. 巨阙(心募穴)

[取法]仰卧,在腹部正中线上,当脐上6寸处取之(图8-100)。

[主治]胸痛、心悸;呕吐、吞酸;癫狂痫症。

[刺灸法]向上斜刺0.5～1寸,可灸。

15. 鸠尾(络穴;膏之原穴)

[取法]仰卧,在腹部正中线上,当脐上7寸,剑突下处取之(图8-100)。

[主治]胸痛、腹胀;癫狂痫症。

[刺灸法]向上斜刺0.5～1寸,可灸。

16. 中庭

[取法]仰卧,在胸骨正中线上,当膻中穴下1.6寸,胸骨体下缘处取之(图8-101)。

［主治］胸胁胀满、心痛；呕吐、小儿吐乳。

［刺灸法］平刺 0.3～0.5 寸，可灸。

17. 膻中（心包募穴；八会穴之气会）

［取法］仰卧，在胸骨正中线上，平第四肋间隙，即在两乳头连线中点的凹陷处取之（图 8-101）。

［主治］咳嗽、气喘；胸痛、心悸；乳少；呕吐、噎嗝。

［刺灸法］平刺 0.3～0.5 寸，可灸。

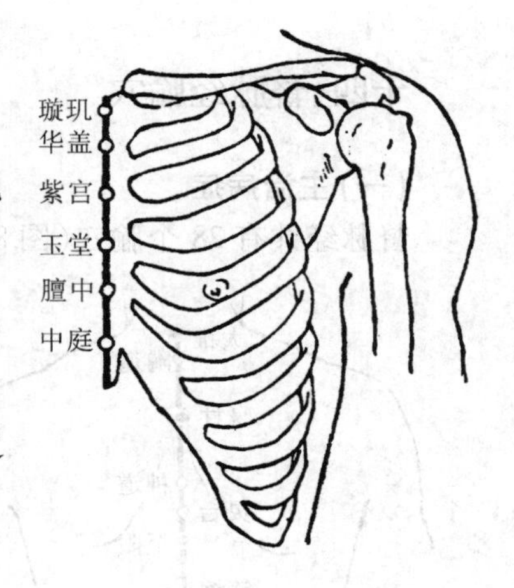

图 8-101

18. 玉堂

［取法］仰卧，在胸骨正中线上，平第三肋间隙处取之（图 8-101）。

［主治］咳嗽、气喘、胸痛；呕吐。

［刺灸法］平刺 0.3～0.5 寸，可灸。

19. 紫宫

［取法］仰卧，在胸骨正中线上，平第二肋间隙处取之（图 8-101）。

［主治］咳嗽、气喘、胸痛。

［刺灸法］平刺 0.3～0.5 寸，可灸。

20. 华盖

［取法］仰卧，在胸骨正中线上，平第一肋间隙处取之（图 8-101）。

［主治］咳嗽、气喘、胸胁胀痛；咽喉肿痛。

［刺灸法］平刺 0.3～0.5 寸，可灸。

21. 璇玑

［取法］仰卧，在胸骨正中线上，当胸骨柄中点处取之（图 8-101）。

［主治］咳嗽、气喘、胸痛；咽喉肿痛。

［刺灸法］平刺 0.3～0.5 寸，可灸。

22. 天突

［取法］在胸骨上窝正中，当璇玑上 1 寸，正坐仰头取之（图 8-102）。

［主治］咳嗽、气喘、胸痛；咽喉肿痛、暴喑；瘿气、梅核气、噎嗝。

［刺灸法］先直刺 0.2 寸，然后将针尖转向下方，紧靠胸骨后方刺入 1～1.5 寸；可灸。

23. 廉泉

［取法］正坐微仰头，在喉结上方，当舌骨下缘的凹陷处取之（图 8-102）。

［主治］舌下肿痛、舌缓流涎、舌强不语、暴喑、吞咽困难。

［刺灸法］向舌根斜刺 0.5～0.8 寸，不留针；可灸。

24. 承浆

［取法］正坐仰靠，于颏唇沟正中的凹陷处取之（图 8-102）。

［主治］口㖞、齿龈肿痛、流涎、暴喑、癫狂。

［刺灸法］斜刺 0.3～0.5 寸，可灸。

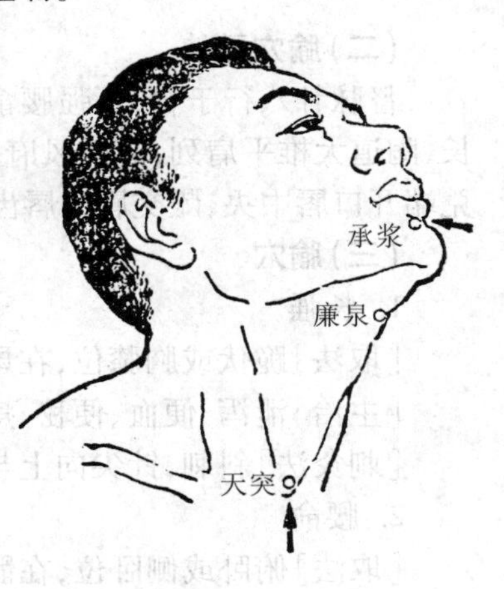

图 8-102

十四、督脉经腧穴

(一)主治病症

督脉经共有 28 个腧穴(图 8-103),主要治疗神志病、热病和头项腰背部诸病症。

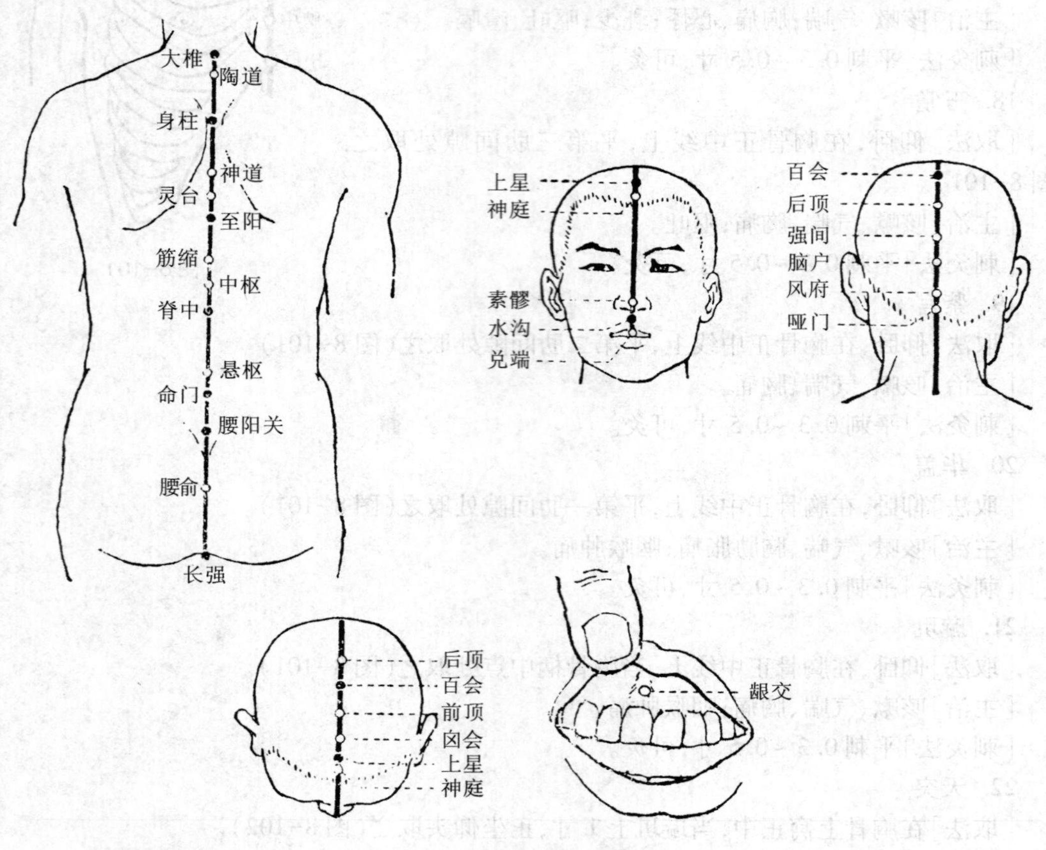

图 8-103　督脉腧穴

(二)腧穴歌诀

督脉廿八行于脊,长强腰俞阳关密,命门悬枢接脊中,中枢筋缩至阳逸,灵台神道身柱长,陶道大椎平肩列,哑门风府上脑户,强间后顶百会率,前顶囟会下上星,神庭素髎水沟系,兑端开口唇中央,龈交唇内唇齿隙。

(三)腧穴

1. 长强

[取法]跪伏或胸膝位,在尾骨尖与肛门连线中点取之(图 8-104)。

[主治]泄泻、便血、便秘、痔疾、脱肛;癫狂痫症;腰痛、骶尾骨痛。

[刺灸法]斜刺,针尖向上与骶骨平行刺入 0.5 ~1 寸,不得穿入直肠,以免感染。可灸。

2. 腰俞

[取法]俯卧或侧卧位,在骶管裂孔中取之(图 8-104)。

[主治]月经不调、痔疾;腰脊强痛、下肢痿痹;癫痫。

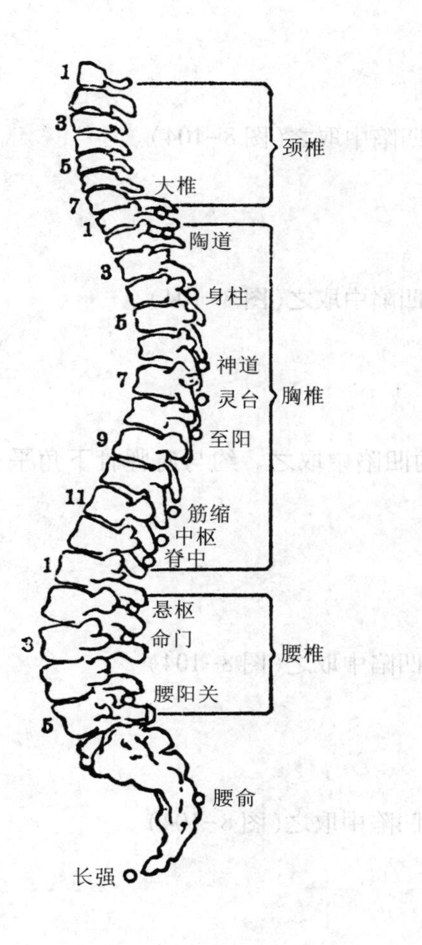

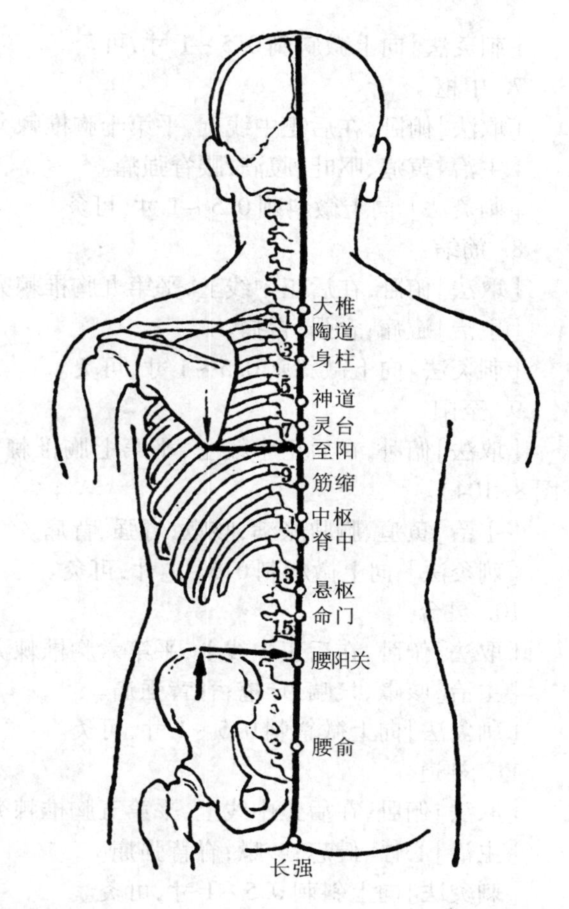

图 8-104

[刺灸法]向上斜刺 0.5～1 寸,可灸。

3. 腰阳关

[取法]俯卧,在后正中线上,平第四腰椎棘突下的凹陷中取之。约与髂嵴相平(图 8-104)。

[主治]月经不调、遗精、阳痿;腰骶痛、下肢痿痹。

[刺灸法]向上微斜刺 0.6～1 寸,可灸。

4. 命门

[取法]俯卧,在后正中线上,平第二腰椎棘突下的凹陷中取之(图 8-104)。

[主治]阳痿、遗精、带下、月经不调、泄泻;腰脊强痛。

[刺灸法]向上斜刺 0.5～1 寸,可灸。

5. 悬枢

[取法] 俯卧,在后正中线上,平第一腰椎棘突下的凹陷中取之(图 8-104)。

[主治] 泄泻、腹痛;腰脊强痛。

[刺灸法] 向上微斜刺 0.5～1 寸,可灸。

6. 脊中

[取法]俯卧,在后正中线上,平第十一胸椎棘突下的凹陷中取之(图 8-104)。

[主治] 泄泻、脱肛、痔疾;黄疸;癫痫;小儿疳积。

[刺灸法]向上微斜刺0.5～1寸,可灸。

7. 中枢

[取法]俯卧,在后正中线上,平第十胸椎棘突下的凹陷中取之(图8-104)。

[主治]黄疸、呕吐、腹满;腰脊强痛。

[刺灸法] 向上微斜刺0.5～1寸,可灸。

8. 筋缩

[取法]俯卧,在后正中线上,平第九胸椎棘突下的凹陷中取之(图8-104)。

[主治]癫痫;脊强;胃痛。

[刺灸法]向上微斜刺0.5～1寸,可灸。

9. 至阳

[取法]俯卧,在后正中线上,平第七胸椎棘突下的凹陷中取之。约与肩胛骨下角平齐(图8-104)。

[主治]黄疸、胸胁胀满;咳嗽;脊强、背痛。

[刺灸法] 向上微斜刺0.5～1寸,可灸。

10. 灵台

[取法]俯卧,在后正中线上,平第六胸椎棘突下的凹陷中取之(图8-104)。

[主治]咳嗽、气喘;疔疮;脊背强痛。

[刺灸法]向上微斜刺0.5～1寸,可灸。

11. 神道

[取法]俯卧,在后正中线上,平第五胸椎棘突下的凹陷中取之(图8-104)。

[主治]心悸、健忘;咳嗽;脊背强痛。

[刺灸法]向上斜刺0.5～1寸,可灸。

12. 身柱

[取法] 俯卧,在后正中线上,平第三胸椎棘突下的凹陷中取之(图8-104)。

[主治]咳嗽、气喘;癫痫;脊背强痛。

[刺灸法]向上微斜刺0.5～1寸,可灸。

13. 陶道

[取法]俯伏或俯卧,在后正中线上,平第一胸椎棘突下的凹陷中取之(图8-104)。

[主治]头痛、脊强;疟疾、热病;癫狂痫症。

[刺灸法]向上微斜刺0.5～1寸,可灸。

14. 大椎

[取法]俯伏或俯卧,在后正中线上,平第七颈椎棘突下的凹陷中取之(图8-104)。

[主治]热病、疟疾;咳嗽、气喘;骨蒸盗汗;癫痫;头痛项强;风疹。

[刺灸法]直刺0.5～1寸,可灸。

15. 哑门

[取法]正坐,头稍前倾,在后正中线上,入发际0.5寸的凹陷处取之(图8-105)。

[主治]暴喑、舌强不语;癫狂痫症;头项强痛。

[刺灸法]直刺或向下斜刺0.5～1寸,不可向上斜刺或深刺。

16. 风府

[取法] 正坐,头稍前倾,在项后正中,入发际直上1寸处取之(图8-105)。

[主治]头痛、项强、眩晕;咽喉肿痛、失音;癫狂;中风。

[刺灸法]直刺或向下斜刺0.5~1寸。针尖不可向上,以免刺入枕骨大孔伤及延髓。不灸。

17. 脑户

[取法] 正坐或俯伏,在头部正中线上,当枕骨粗隆上缘的凹陷处取之(图8-105)。

[主治]头晕;项强;失音;癫痫。

[刺灸法]平刺0.5~0.8寸,可灸。

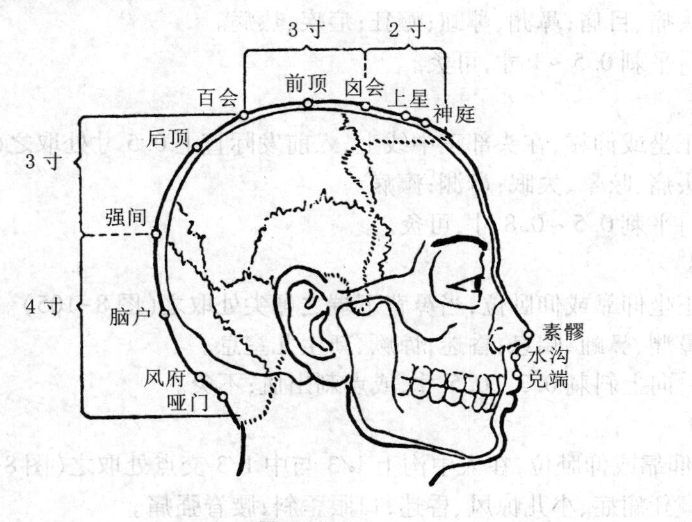

图8-105

18. 强间

[取法]正坐或俯伏,在头部正中线上,入后发际直上4寸处取之;或当风府与百会连线中点取之(图8-105)。

[主治]头痛、目眩;项强;癫狂。

[刺灸法]平刺0.5~0.8寸,可灸。

19. 后顶

[取法] 正坐或俯伏,在头部正中线上,入后发际直上5.5寸处取之;或当前后发际连线中点向后0.5寸处取之(图8-105)。

[主治]头痛、目眩;癫狂痫症。

[刺灸法]平刺0.5~0.8寸,可灸。

20. 百会

[取法] 正坐,在头部正中线上,入后发际直上7寸处取之;或于头部前后正中线与两耳尖连线交点处取之(图8-105)。

[主治]头痛、目眩、失眠;脱肛、阴挺;中风不语;癫狂。

[刺灸法]平刺0.5~0.8寸,可灸。

21. 前顶

[取法]正坐或仰靠,在头部正中线上,入前发际直上3.5寸处取之(图8-105)。

[主治]头痛、目眩;鼻渊;癫痫。

[刺灸法]平刺 0.5~0.8 寸,可灸。

22. 囟会

[取法] 正坐或仰靠,在头部正中线上,入前发际直上 2 寸处取之(图 8-105)。

[主治]头痛、眩晕;鼻渊;癫痫。

[刺灸法]平刺 0.5~0.8 寸,小儿前囟未闭者禁刺;可灸。

23. 上星

[取法]正坐或仰靠,在头部正中线上,入前发际直上 1 寸处取之(图 8-105)。

[主治]头痛、目痛;鼻渊、鼻衄;癫狂;疟疾、热病。

[刺灸法]平刺 0.5~1 寸,可灸。

24. 神庭

[取法]正坐或仰靠,在头部正中线上,入前发际直上 0.5 寸处取之(图 8-105)。

[主治]头痛、眩晕、失眠;鼻渊;癫痫。

[刺灸法]平刺 0.5~0.8 寸,可灸。

25. 素髎

[取法]正坐仰靠或仰卧位,当鼻背下端之鼻尖处取之(图 8-105)。

[主治]鼻渊、鼻衄、喘息;昏迷;惊厥、新生儿窒息。

[刺灸法]向上斜刺 0.3~0.5 寸,或点刺出血;不灸。

26. 水沟

[取法] 仰靠或仰卧位,在人中沟上 1/3 与中 1/3 交点处取之(图 8-105)。

[主治]癫狂痫症、小儿惊风、昏迷;口眼歪斜;腰脊强痛。

[刺灸法]向上斜刺 0.3~0.5 寸,或用指甲按掐;不灸。

27. 兑端

[取法] 正坐仰靠,在人中沟下端的红唇与皮肤的移行处取之(图 8-105)。

[主治]癫狂;齿龈肿痛、口㖞、鼻衄。

[刺灸法]向上斜刺 0.2~0.3 寸,不灸。

28. 龈交

[取法] 正坐仰靠,提起上唇,在上唇系带与齿龈的移行处取之(图 8-106)。

[主治]癫狂、齿龈肿痛、鼻渊。

[刺灸法] 向上斜刺 0.2~0.3 寸,或点刺出血,不灸。

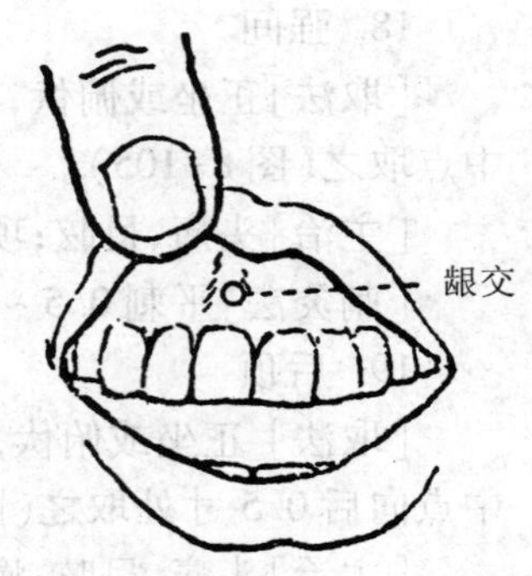

图 8-106

十五、经外奇穴

1. 神聪

[取法]在百会穴前后左右各开 1 寸处取之(图 8-107)。

[主治]头痛、眩晕、失眠、健忘、癫狂痫症;偏瘫;脑积水、大脑发育不全。

[刺灸法]平刺 0.5~0.8 寸,可灸。

2. 印堂

[取法]正坐仰靠或仰卧位,当两眉头连线中点取之(图 8-108)。

[主治]头痛、眩晕、失眠;鼻渊、鼻衄;目赤肿痛、重舌;呕吐;产妇血晕、子痫;急慢惊风;颜面疔疮;三叉神经痛。

[刺灸法]提捏局部皮肤,平刺 0.3 ~ 0.5 寸,或用三棱针点刺出血,可灸。

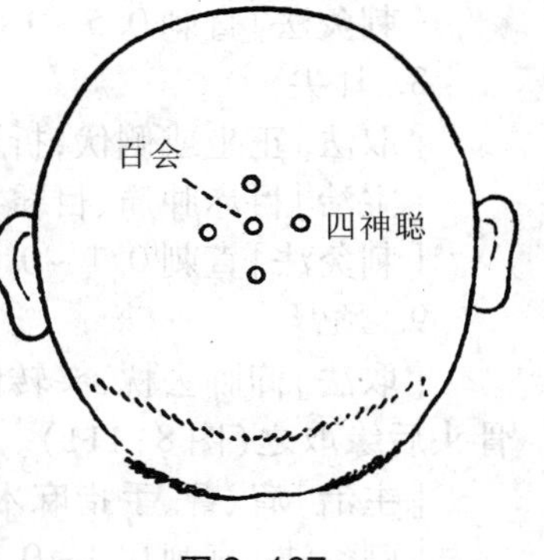

图 8-107

3. 太阳

[取法]正坐或侧伏,当眉梢与目外眦连线中点外开 1 寸的凹陷中取之(图 8-109)。

[主治]偏正头痛、目赤肿痛、目眩、目涩、口眼歪斜、牙痛、三叉神经痛。

[刺灸法]直刺或斜刺 0.3 ~ 0.5 寸,或点刺出血,禁灸。

4. 鱼腰

[取法]正坐或仰卧位,两目平视,当眉毛中间与瞳孔直对处取之(图 8-108)。

[主治]目赤肿痛、目翳、眼睑瞤动、眼睑下垂、口眼歪斜、眶上神经痛。

[刺灸法]平刺 0.3 ~ 0.5 寸,禁灸。

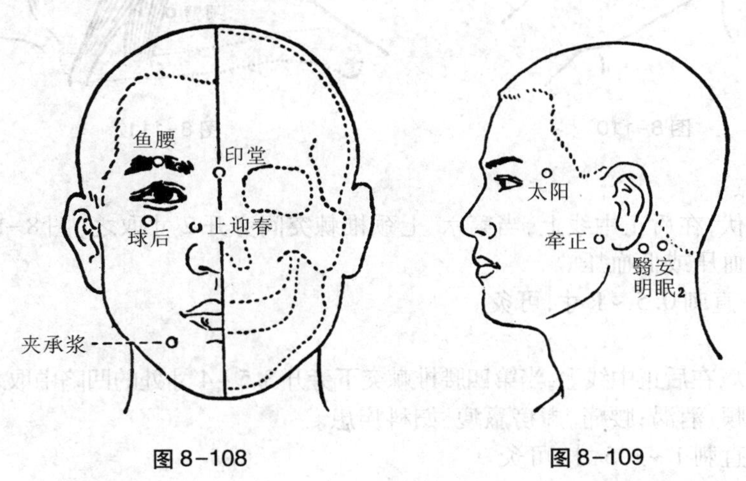

图 8-108　图 8-109

5. 球后

[取法]嘱病人正坐仰靠,轻轻闭目,目平视,于眶下缘外 1/4 折点处取之(图 8-108)。

[主治]目疾,如视神经炎、视网膜色素变性、青光眼、近视、早期白内障。

[刺灸法]轻压眼球向上,向眶缘缓慢直刺 0.5 ~ 1.5 寸,不灸。

6. 牵正

[取法]正坐或侧伏,在耳垂前方 0.5 ~ 1 寸,与耳垂中点相平处取之(图 8-109)。

[主治]口眼歪斜、口疮、口臭、下牙痛。

[刺灸法]向前斜刺 0.5 ~ 0.8 寸,可灸。

7. 翳明

[取法]正坐,头略前倾,在风池与翳风连线中点取之(图 8-109)。

[主治]目疾,如近视、远视、雀目、青盲、早期白内障;以及头痛、眩晕、耳鸣、失眠、精神病。

[刺灸法]直刺 0.5 ~1 寸,可灸。

8. 耳尖

[取法]正坐或侧伏,折耳向前,在耳廓上端所指处取之(图 8-110)。

[主治]目赤肿痛、目翳;偏正头痛;喉痹;麦粒肿。

[刺灸法]直刺 0.1 ~0.2 寸,或用三棱针点刺出血,可灸。

9. 颈臂

[取法]仰卧去枕,头转向对侧,在锁骨内 1/3 与外 2/3 交点处直上 1 寸,胸锁乳突肌锁骨头后缘取之(图 8-111)。

[主治]肩、臂、手指麻木或疼痛以及上肢痿痹。

[刺灸法]直刺 0.3 ~0.5 寸,不可深刺,免伤肺尖。

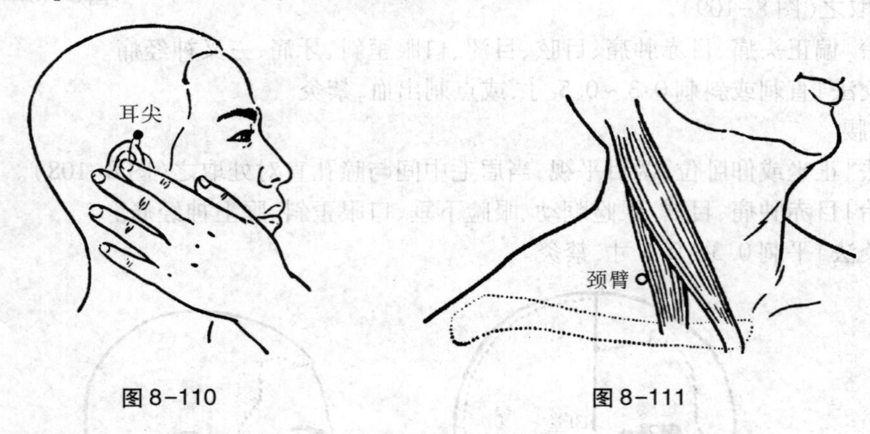

图 8-110　　图 8-111

10. 血压点

[取法]俯伏,在后正中线上,当第六、七颈椎棘突间旁开 2 寸取之(图 8-112)。

[主治]高血压或低血压。

[刺灸法] 直刺 0.5 ~1 寸,可灸。

11. 腰眼

[取法]俯伏,在后正中线上,当第四腰椎棘突下旁开 3.5 ~4 寸处的凹陷中取之(图 8-112)。

[主治]尿频、消渴;腰痛、虚痨羸瘦、妇科疾患。

[刺灸法]直刺 1 ~1.5 寸,可灸。

12. 脐中四边

[取法]仰卧,与神阙穴上下左右各开 1 寸处取之(图 8-113)。

[主治]胃脘疼痛、腹中雷鸣、泄泻、消化不良;小儿惊痫;疝痛;水肿。

[刺灸法]直刺 0.5 ~1 寸,可灸。

13. 利尿穴

[取法]仰卧,在前正中线上,于神阙与尺骨联合上缘连线中点取之(图 8-113)。

[主治]癃闭、淋沥、血尿;腹痛、泄泻、痢疾;子宫脱垂、胃下垂。

[刺灸法]直刺 0.5 ~1 寸,或用手指按压,可灸。

14. 十宣

[取法]仰掌,十指微屈,于十指尖端距指甲游离缘 0.1 寸处取之(图 8-114)。

[主治]昏迷、晕厥、中暑、热病;小儿惊厥;咽喉肿痛;指端麻木。

[刺灸法]浅刺 0.1 ~0.2 寸,或点刺出血。

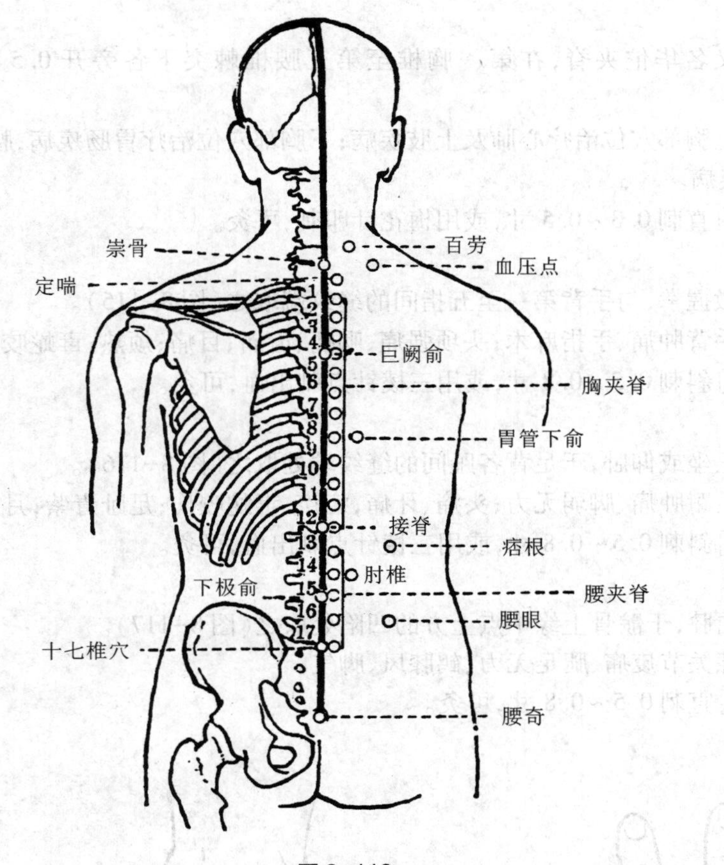

图 8-112

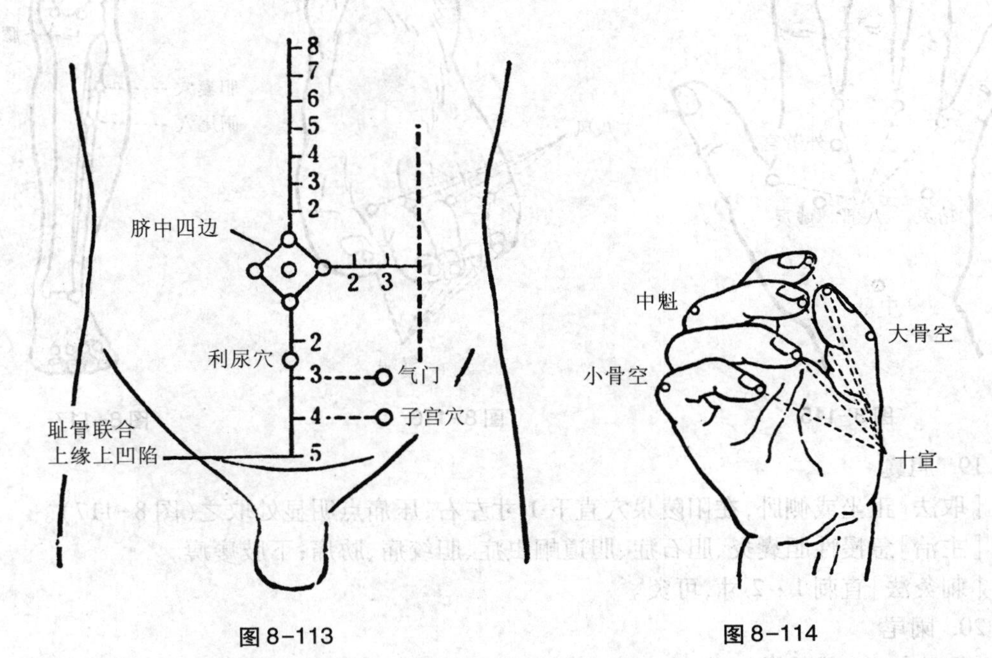

图 8-113　　图 8-114

15. 夹脊

[取法]又名华佗夹脊，在第一胸椎至第五腰椎棘突下各旁开0.5寸，共34个腧穴(图8-112)。

[主治]上胸部穴位治疗心肺及上肢疾病；下胸部穴位治疗胃肠疾病；腰部穴位治疗腰腹部以及下肢疾病。

[刺灸法]直刺0.3～0.5寸，或用梅花针叩刺，可灸。

16. 八邪

[取法]微握拳，与手背第一至五指间的缝纹端取之(图8-115)。

[主治]手背肿痛、手指麻木；头项强痛、咽痛、齿痛、目痛；烦热；毒蛇咬伤。

[刺灸法]斜刺0.5～0.8寸，或用三棱针点刺出血，可灸。

17. 八风

[取法]正坐或仰卧，于足背各趾间的缝纹端处取之(图8-116)。

[主治]足跗肿痛、脚弱无力；头痛、牙痛；疟疾；毒蛇咬伤；足趾青紫；月经不调。

[刺灸法]斜刺0.5～0.8寸，或用三棱针点刺出血，可灸。

18. 鹤顶

[取法]屈膝，于髌骨上缘中点上方的凹陷处取之(图8-117)。

[主治]膝关节痠痛、腿足无力、鹤膝风、脚气。

[刺灸法]直刺0.5～0.8寸，可灸。

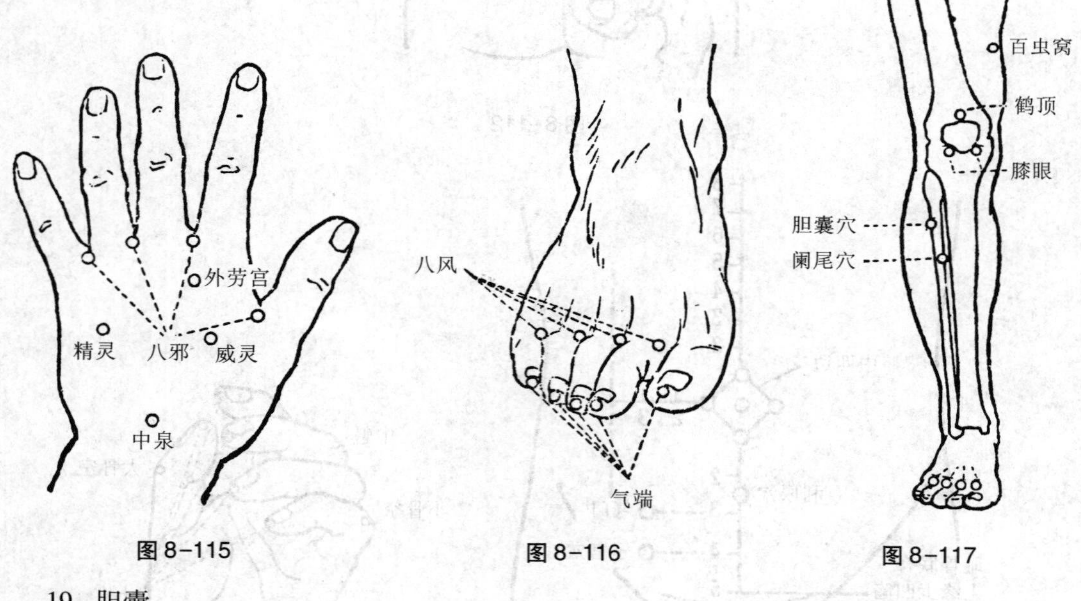

图8-115　图8-116　图8-117

19. 胆囊

[取法]正坐或侧卧，在阳陵泉穴直下1寸左右，压痛点明显处取之(图8-117)。

[主治]急慢性胆囊炎、胆石症、胆道蛔虫症、胆绞痛、胁痛；下肢痿痹。

[刺灸法]直刺1～2寸，可灸。

20. 阑尾

[取法]正坐或仰卧屈膝，在足三里与上巨虚之间的压痛点明显处取之(图8-117)。

［主治］急慢性阑尾炎、胃脘疼痛、消化不良；下肢痿痹。

［刺灸法］直刺1～2寸，可灸。

第四节 头针疗法

头针，又称头皮针，是在头部特定的穴线进行针刺以防治疾病的一种方法。头针理论依据主要有二：一是根据传统的脏腑经络理论，二是根据大脑皮质的功能定位在头皮的投影，选取相应的头穴线。目前头针广泛应用于临床。1984年在日本召开的世界卫生组织西太区会议上正式通过了中国针灸学会《头皮针穴名标准化国际方案》。

一、标准头穴线的定位和主治

（一）额区

1. 额中线　在额部正中发际内，自发际上0.5寸，即神庭穴向下针1寸（图8-118）。主治神志病，头、鼻、舌、咽喉病，如神昏、失眠、头痛、鼻塞、目赤、咽痛等。属督脉经。

2. 额旁1线　在额部额中线外侧，直对目内眦角，自发际上0.5寸，即眉冲穴沿经向下针1寸（图8-118）。主治肺、支气管、心脏等上焦病证，如咳嗽、胸痛、感冒、气喘、失眠、眩晕、心悸怔忡、胸痹心痛等。属足太阳膀胱经。

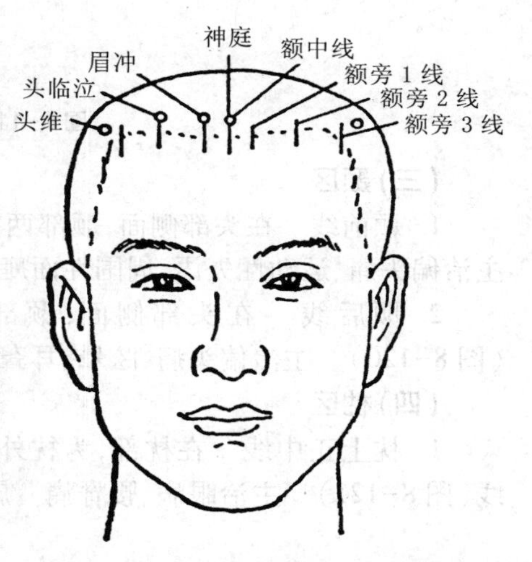

图8-118　头皮针标准化方案额区

3. 额旁2线　在额部额旁1线的外侧，直对瞳孔，自发际上0.5寸，即头临泣穴沿经向下针1寸（图8-118）。主治脾、胃、肝、胆、胰等中焦病证，如胃痛、脘痞、泄泻、腹胀、胁痛等。属足少阳胆经。

4. 额旁3线　在额部额旁2线的外侧，直对目外眦角，自头维穴内侧0.75寸处，即本神穴与头维穴之间发际上0.5寸，向下针1寸（图8-118）。主治肾、膀胱、生殖系统等下焦病证，如遗精、阳痿、癃闭、尿频、遗尿等。属足少阳胆经和足阳明胃经。

（二）顶区

1. 顶中线　在头顶部正中线，自百会穴向前至前顶穴（图8-119）。主治腰腿足病症，如瘫痪、麻木、疼痛、脱肛、阴挺、尿频、眩晕、头痛等。属督脉。

2. 顶颞前斜线　在头部侧面，即自前顶穴起，止于悬厘穴的连线（图8-119）。将全线分五等份，上1/5治疗对侧下肢瘫痪，中2/5治疗对侧上肢瘫痪，下2/5治疗对侧中枢性面瘫、运动性失语、脑动脉硬化。该线贯穿督脉、足太阳膀胱经和足少阳胆经。

3. 顶颞后斜线　在头部侧面，位于顶颞前斜线之后，与之相距1.5寸，在百会穴与曲鬓穴的连线上（图8-119）。将全线分五等份，上1/5治疗对侧下肢感觉异常，中2/5治疗对侧上肢感觉异常，下2/5治疗对侧头面部感觉异常。贯穿督脉、足太阳膀胱经和足少阳胆经。

4. 顶旁1线　在头顶部，位于顶中线外侧，距顶中线1.5寸，即自承光穴起沿经往后针1.5寸（图8-120）。主治腰腿足病症，如下肢瘫痪、麻木、疼痛等。属足太阳膀胱经。

5. 顶旁2线　在头顶部，顶旁1线外侧，距顶中线2.25寸处，即自正营穴起沿经往后针1.5寸（图8-120）。主治肩、臂、手的病症，如上肢瘫痪、麻木、疼痛等。属足少阳胆经。

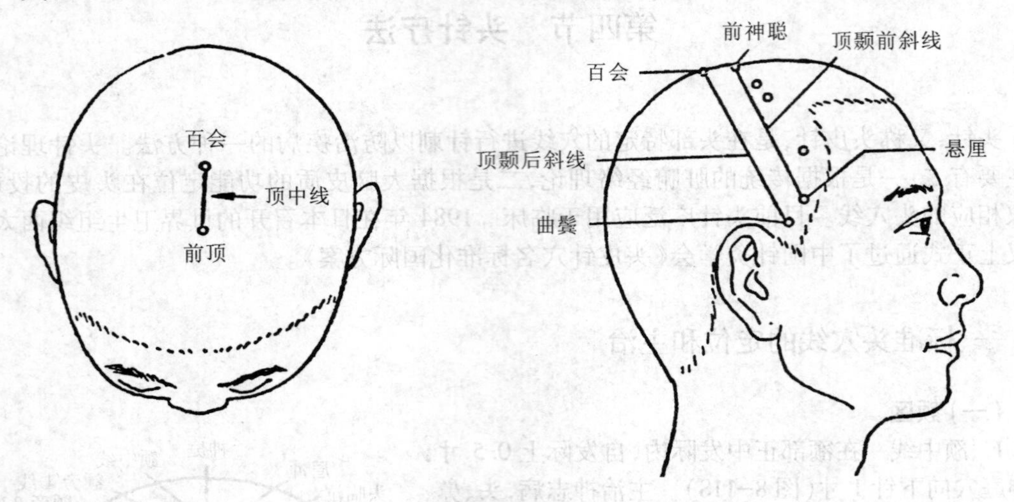

图8-119　头皮针标准化方案顶区

（三）颞区

1. 颞前线　在头部侧面，颞部两鬓内，即自颔厌位起，止于悬厘穴的连线（图8-120）。主治偏头痛、运动性失语、周围性面瘫及口腔疾病等。属足少阳胆经。

2. 颞后线　在头部侧面，颞部耳尖直上方，即自率谷穴起，止于曲鬓穴的连线（图8-120）。主治偏头痛、眩晕、耳聋、耳鸣等。属足少阳胆经。

（四）枕区

1. 枕上正中线　在枕部，为枕外粗隆上方正中的垂直线，即自强间穴起至脑户穴的连线（图8-121）。主治眼病、腰脊痛。属督脉。

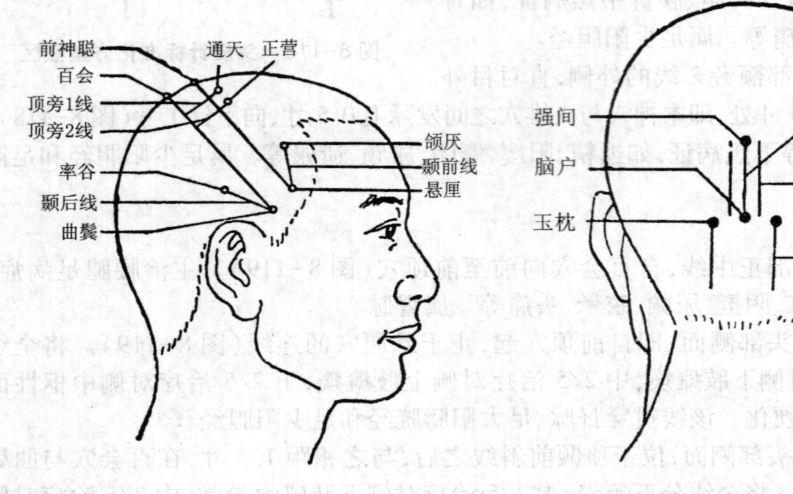

图8-120　头皮针标准化方案颞区　　图8-121　头皮针标准化方案枕区

2. 枕上旁线　在枕部,与枕上正中线平行,距枕上正中线 0.5 寸(图 8-121)。主治皮质性视力障碍、白内障、近视等。属足太阳膀胱经。

3. 枕下旁线　在枕部,为枕外粗隆两侧向下的 2 寸长的垂直线,即自玉枕穴起止于天柱穴的连线(图 8-121)。主治小脑疾病引起的平衡障碍、后头痛等。属足太阳膀胱经。

二、焦氏头针刺激区和主治

为了准确地掌握刺激区的定位,首先要确定两条标志线。前后正中线:从两眉之间至枕外粗隆下缘的头部正中线。眉枕线:从眉上缘中点至枕外粗隆尖端的头侧面连线(图 8-122)。

(一)运动区

部位:上点:在前后正中线中点向后移 0.5cm 处;下点:在眉枕线和鬓角发际前缘相交处(图 8-123)。上下两点连线即为运动区。运动区上 1/5 是下肢、躯干运动区;中间 2/5 是上肢运动区;下 2/5 是头面运动区,也称语言一区。

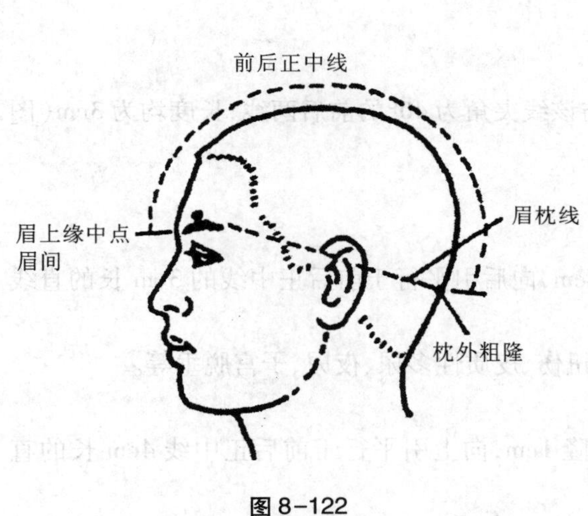

图 8-122

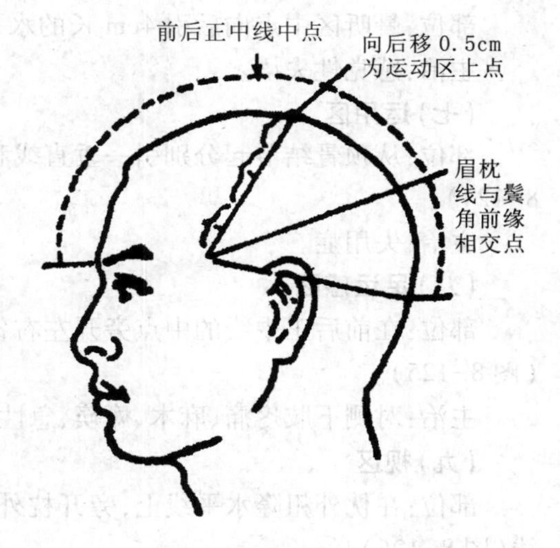

图 8-123

主治:运动区上 1/5,治疗对侧下肢及躯干部瘫痪;运动区中 2/5,治疗对侧上肢瘫痪;运动区下 2/5,治疗对侧中枢性面神经瘫痪、运动性失语、流涎、发音障碍等。

(二)感觉区

部位:在运动区向后移 1.5cm 的平行线上,上 1/5 是下肢、头、躯干感觉区;中 2/5 是上肢感觉区;下 2/5 是面部感觉区(图 8-124)。

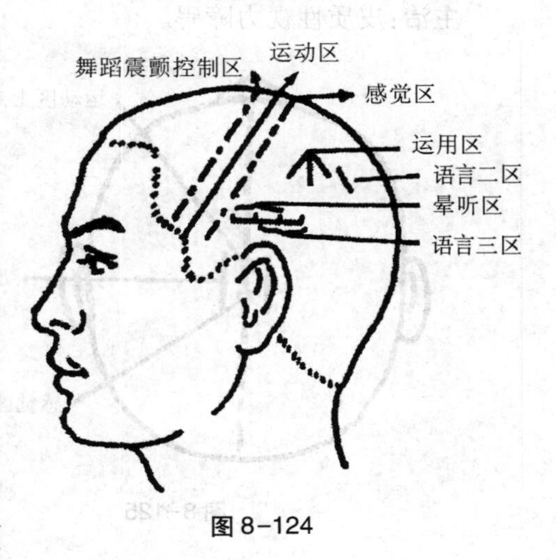

图 8-124

主治:感觉区上 1/5,治疗对侧腰腿痛、麻木、感觉异常,后头部、颈项部疼痛和耳鸣;感觉区中 2/5,治疗对侧上肢疼痛、麻木、感觉异常;感觉区下 2/5,治疗对侧面部麻木、偏头痛、三叉神经痛、牙痛、颞颌关节炎等。

感觉区配合内脏区（胸区、胃区、生殖区）可以用于有关部位外科手术的头针麻醉。

（三）舞蹈震颤控制区

部位：在运动区向前移 1.5cm 的平行线（图 8–124）。

主治：舞蹈病、震颤麻痹综合征（一侧的病变针对侧，两侧都有病变针双侧）。

（四）晕听区

部位：从耳尖直上 1.5cm 处，向前及向后各引 2cm 的水平线（图 8–124）。

主治：耳鸣、听力减退、头晕、耳源性眩晕等。

（五）语言二区

部位：从顶骨结节向后下方 2cm 引一平行于前后正中线的直线，向下取 3cm 长直线（图 8–124）。

主治：命名性失语。

（六）语言三区

部位：晕听区中点向后引 4cm 长的水平线（图 8–124）。

主治：感觉性失语。

（七）运用区

部位：从顶骨结节起分别引一垂直线和与该线夹角为 40°的前后两线，长度均为 3cm（图 8–124）。

主治：失用症。

（八）足运感区

部位：在前后正中线的中点旁开左右各 1cm，向后引平行于前后正中线的 3cm 长的直线（图 8–125）。

主治：对侧下肢疼痛、麻木、瘫痪、急性腰扭伤、皮质性多尿、夜尿、子宫脱垂等。

（九）视区

部位：在枕外粗隆水平线上，旁开枕外粗隆 1cm，向上引平行于前后正中线 4cm 长的直线（图 8–126）。

主治：皮质性视力障碍。

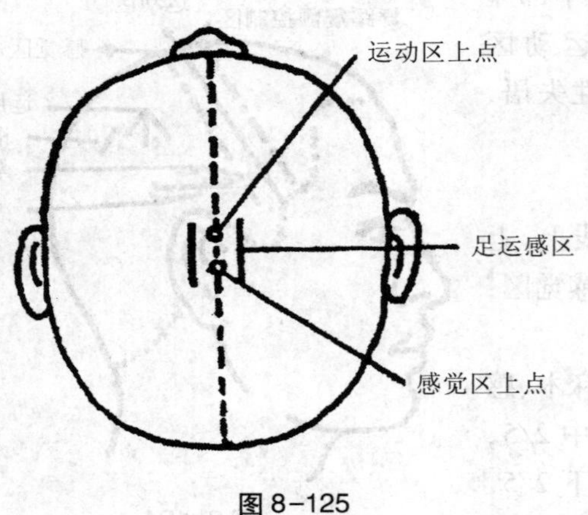

图 8–125

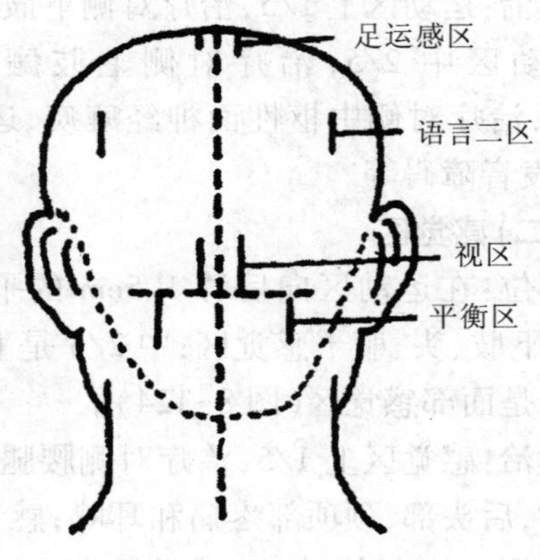

图 8–126

（十）平衡区

部位：在枕外粗隆水平线上，旁开枕外粗隆 3.5cm，向下引平行于前后正中线 4cm 长直线（图 8-126）。

主治：小脑疾患引起的平衡障碍。

（十一）胃区

部位：从瞳孔直上的发际处为起点，向上取平行于前后正中线 2cm 长直线（图 8-127）。

主治：胃痛及上腹部不适等。

（十二）胸腔区

部位：在胃区与前后正中线之间，发际上下各引 2cm 长直线（图 8-127）。

主治：支气管哮喘、胸部不适等症。

（十三）生殖区

部位：从额角处向上引平行于前后正中线的 2cm 长直线（图 8-127）。

主治：功能性子宫出血。配足运感区治疗子宫脱垂等。

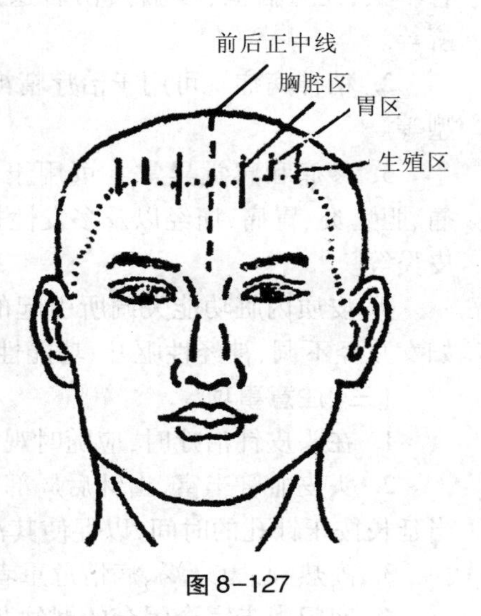

图 8-127

（十四）血管舒缩区

部位：在舞蹈震颤控制区向前移 1.5cm 的平行线。

主治：皮质性水肿、高血压。

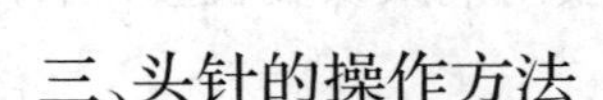

三、头针的操作方法

（一）进针法

1. 进针　病人可取坐位或卧位，针刺部位常规消毒。一般选用粗细 28～30 号以及长 1.5～3 寸的毫针，儿童可选用 0.5 寸毫针，针体与头皮呈 30°夹角将针迅速刺入皮下。当针尖达到帽状腱膜时，指下感到阻力减小，然后改变针刺方向，使针体与头皮平行捻转进针，根据不同刺激区进针深度可达 0.5～2 寸。

2. 捻转　一般以拇指的掌面和食指的侧面挟持针柄，以食指的掌指关节快速屈伸，使针体左右旋转，捻转速度要求每分钟 200 次左右。进针后持续捻转 2～3min，留针 20～30min，留针期间反复捻转 2～3 次即可出针。根据病情需要可适当延长留针时间。针刺偏瘫病人时，留针期间可让病人运动瘫痪的肢体，这样有助于其运动功能的改善。一般捻转 2～3min 后，部分病人病变部位可出现热、麻、胀、抽动感等，但这种针感与疗效并不成正比。也就是说，没有这种感觉并不一定疗效不佳；即使有这种感觉，疗效也未必就一定好。

进针后，也可以用电针代替手法捻转，电针的频率可选用 100～150Hz，强度以病人能耐受为度，通电时间可持续留针的全过程。

3. 出针　刺手挟持针柄轻轻捻转以松动针身，如果针下无紧涩感，则以押手持无菌干棉球压迫固定针身周围的头皮，迅速或缓慢拔出针身。出针后，要注意继续按压针刺部位 2～3min，以防出针后局部出血。

(二)头皮针的适应范围

通过临床实践证明,头皮针可用于治疗以下疾病:

1. 中枢神经系统疾患　包括脑血管疾病所引起的偏瘫、失语、假性球麻痹、小儿神经发育不全、儿童脑瘫、颅脑损伤后遗症、脑炎后遗症。此外,还可用于癫痫、舞蹈病、震颤麻痹等。

2. 精神病症　可用于治疗精神分裂症、癔病、抑郁症,也可用于老年痴呆和小儿先天愚型等。

3. 疼痛和感觉异常　可用于治疗头痛、三叉神经痛、颈项痛、肩痛、腰背痛、坐骨神经痛、胆囊炎、胃痛、痛经以及多发性神经炎所引起的远端肢体麻木、皮肤瘙痒、荨麻疹、湿疹、皮炎等。

4. 皮质内脏功能失调所引起的疾患　包括高血压、冠心病、溃疡病、男性性功能障碍、妇女月经不调、神经性呕吐、功能性腹泻等。

(三)注意事项

1. 在头皮针治疗时,应随时观察病人的表情、面色,及时询问其感觉,以防晕针。

2. 头皮血管丰富,出针后局部容易出血。对出血较多形成皮下血肿者,可轻轻揉按,适当延长按压针孔的时间,以促使其消散。

3. 高热、心力衰竭、病情危重者,不宜采用头皮针治疗。

4. 囟门尚未完全闭合的婴幼儿以及孕妇不宜施行头皮针治疗。

5. 头颅手术部位以及头皮局部感染、溃疡处不宜进行头皮针治疗,必要时可选用对侧相应的部位进行针刺。

6. 脑出血病人的急性期,用头皮针治疗应当谨慎。治疗前要对病人认真检查,治疗时要避免过强的手法刺激,要尽量少留针或不留针。

第五节　灸法

灸,灼烧的意思。灸法是利用某些燃烧材料,熏灼或温熨体表一定部位,通过调整经络脏腑功能,达到防治疾病的一种方法。《医学入门》说:"凡病药之不及,针之不到,必须灸之。"

施灸的原料很多,但以艾叶为主,其气味芳香,辛温味苦,容易燃烧,火力温和。《名医别录》说:"艾味苦,微温,无毒,主灸百病"。用作灸料的艾绒是用干燥的艾叶除去杂质捣碎成细软的艾绒,贮藏备用。

一、灸法的作用

(一)温经散寒

《素问·异法方宜论》说:"北方者,天地所闭藏之域也,其地高陵居,风寒冰冽,……脏寒生满病,其治宜灸若焫"。可见灸法具有温经散寒的功能。临床上可以治疗寒湿痹痛和寒邪为患之胃脘痛、腹痛、泄泻、痢疾等。

（二）扶阳固脱

《素问·生气通天论》："阳气者，若天与日，失其所则折寿而不彰。"《扁鹊心书》说："真气虚则人病，真气脱则人死，保命之法，灼艾第一"。《伤寒论》也说："下利，手足逆冷，无脉者，灸之"。可见阳气下陷或欲脱之危证，皆可用灸法。临床多用于脱证和中气不足、阳气下陷而引起的遗尿、脱肛、阴挺、崩漏、带下、痰饮等。

（三）消瘀散结

《灵枢·刺节真邪》说："脉中之血，凝而留止，弗之火调，弗能取之"。灸能使气机通调，营卫和畅，瘀结自散，临床常用于气血凝滞导致的乳痈初起、瘰疬、瘿瘤等。

（四）防病保健

《千金要方》说："凡入吴蜀地游宦，体上常须三两处灸之，勿令疮暂瘥则瘴疠瘟疟毒气不能着人也"。《扁鹊心书》也说："人于无病时，常灸关元、气海、命门、中脘，虽未得长生，亦可保百余年寿矣"。无病施灸，可以激发人体的正气，增强抗病的能力，使人精力充沛，长寿不衰。

二、灸法的种类

（一）艾炷灸

将纯净的艾绒放在平板之上，用拇、食、中三指边捏边旋转，把艾绒捏紧成规格大小不同的圆锥形艾炷（图8-128）。治疗时，每燃烧一个艾炷，称为一壮。艾炷灸可分为直接灸和间接灸。

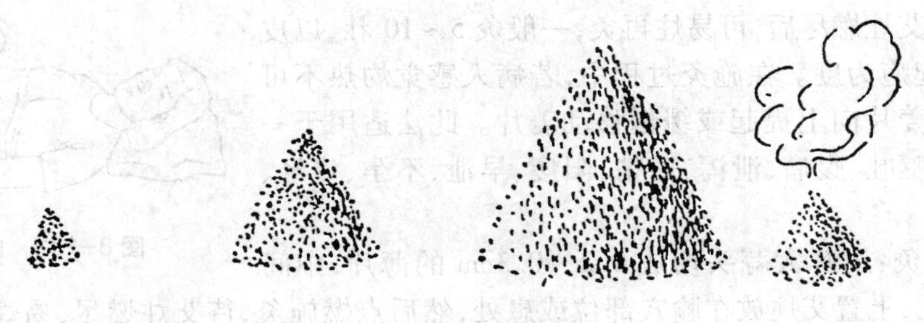

图8-128　艾炷

1. 直接灸　又称明灸、着肤灸，即将艾炷直接置放在皮肤上施灸的一种方法（图8-129）。根据灸后对皮肤刺激的程度不同，又分为无瘢痕灸和瘢痕灸两种。

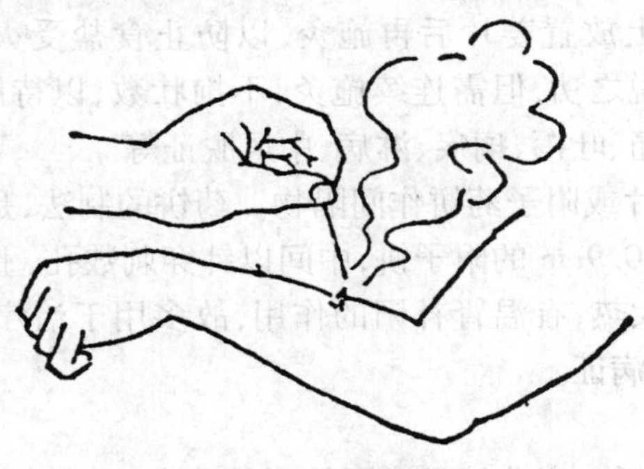

图8-129　直接灸

(1)无瘢痕灸:又称非化脓灸,临床上多用中、小艾炷。即将艾炷放置于皮肤上,之后从上端点燃,当燃剩2/5左右,病人感到发烫时,用镊子将艾炷挟去,换炷再灸,一般灸3～7壮,以局部皮肤充血、红晕为度。施灸后皮肤不致起疱,或起疱后亦不致形成灸疮。

(2)瘢痕灸:又称化脓灸,临床上多用小艾炷,亦有用中艾炷者。灸前先在施灸部位上涂以少量凡士林或大蒜液,以增加黏附性和刺激作用,然后放置艾炷,从上端点燃,烧近皮肤时病人有灼痛感,可用手在穴位四周拍打以减轻疼痛(图8-130)。应用此法时,一般每壮艾炷须燃尽后,除去灰烬,方可换炷,每换1壮,即涂凡士林或大蒜液1次,每次可灸7～9壮。灸毕,在施灸穴位上贴敷淡水膏,大约1周可化脓,化脓时每天换膏药1次,灸疮45d左右愈合,留有瘢痕。在化脓期间,局部需注意清洁,避免感染。对身体过于虚弱,或有糖尿病、皮肤病的病人不宜使用此法。瘢痕灸常用于治疗哮喘、慢性胃肠病、瘰疬等。由于这种方法灸后遗有瘢痕,故灸前必须征求病人的同意及合作。

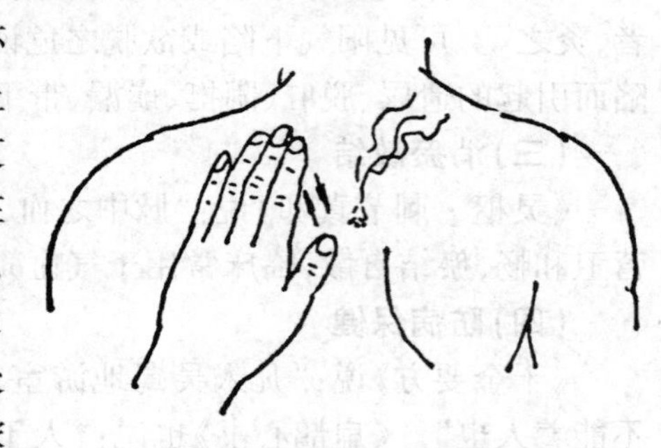

图8-130　瘢痕灸缓痛拍打法

2. 间接灸　又称隔物灸、间隔灸,即在艾炷与皮肤之间隔垫上某种物品而施灸的方法(图8-131)。

隔物灸法种类很多,现将临床常用的几种方法介绍如下:

(1)隔姜灸:用鲜生姜切成直径2～3cm、厚0.2～0.3cm的薄片,中间以针穿刺数孔,上置艾炷放在应灸的部位,然后点燃施灸,当艾炷燃尽后,可易炷再灸,一般灸5～10壮,以皮肤红晕而不起疱为度。在施灸过程中,若病人感觉灼热不可忍受时,可将姜片向上提起或缓慢移动姜片。此法适用于一切虚寒病证,呕吐、腹痛、泄泻、遗精、阳痿、早泄、不孕、痛经、风寒湿痹等。

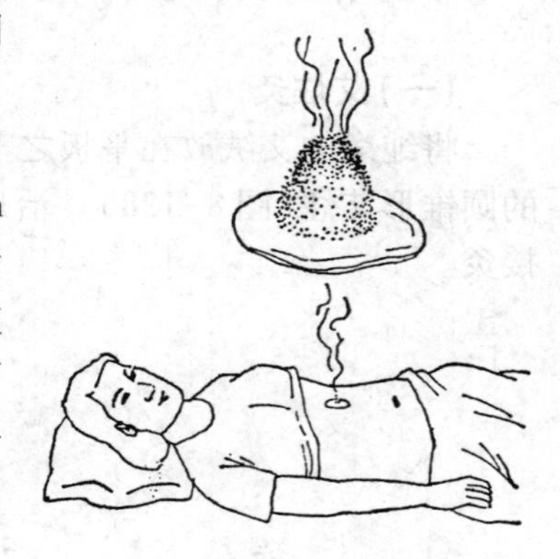

图8-131　间接灸

(2)隔蒜灸:用鲜大蒜头切成0.2～0.3cm的薄片,中间以针穿刺数孔,上置艾炷放在腧穴部位或患处,然后点燃施灸,待艾炷燃尽,易炷再灸,一般灸5～7壮。因大蒜有刺激性,灸后容易起疱,若不使起疱,可将蒜片向上提起,或缓慢移动蒜片。此法可用于治疗肺结核、腹中积块及未溃疮疡等。

(3)隔盐灸:用纯净干燥的食盐填敷于脐部,使其与脐平,上置艾炷施灸,如病人稍感不适即更换艾炷。也可于盐上放置姜片后再施灸,以防止食盐受火爆起而伤。一般灸5～9壮。本法有回阳、救逆、固脱之功,但需连续施灸,不拘壮数,以待脉起、肢温、证候改善。临床常用于治疗急性寒性腹痛、吐泻、痢疾、淋病、中风脱证等。

(4)隔附子灸:以附子片或附子药饼作间隔物。药饼的制法,是将附子研成细末,以黄酒调和制成直径约3cm、厚约0.9cm的附子饼,中间以针穿刺数孔,上置艾炷,放在应灸腧穴上点燃施灸。由于附子大辛大热,有温肾补阳的作用,故多用于治疗命门火衰而致的阳痿、早泄、遗精和疮疡久溃不敛的病证。

(二)艾卷灸

又称艾条灸,即用桑皮纸包裹艾绒卷成圆筒形的艾卷,也称艾条,将其一端点燃,对准腧穴或患处施灸的方法。

根据操作方法的不同,艾卷灸可分为悬灸、实按灸。

1. 悬灸　悬灸又可分为温和灸、雀啄灸、回旋灸。

(1)温和灸:即将艾卷的一端点燃,对准应灸的腧穴或患处,距离皮肤 2 ~ 3cm 处进行熏烤,一般每穴灸 10 ~ 15min,至皮肤红晕为度(图 8-132)。

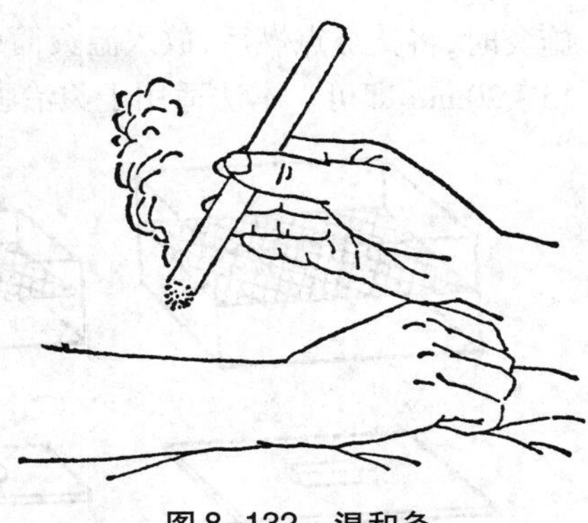

图 8-132　温和灸

(2)雀啄灸:施灸时,艾卷点燃的一端与施灸部位的皮肤并不固定在一定的距离,而是像鸟雀啄食一样,一上一下施灸(图 8-133)。

(3)回旋灸:施灸时,艾卷点燃的一端与施灸部位的皮肤虽保持一定的距离,但不固定,而是向左右方向移动或反复旋转地施灸(图 8-134)。

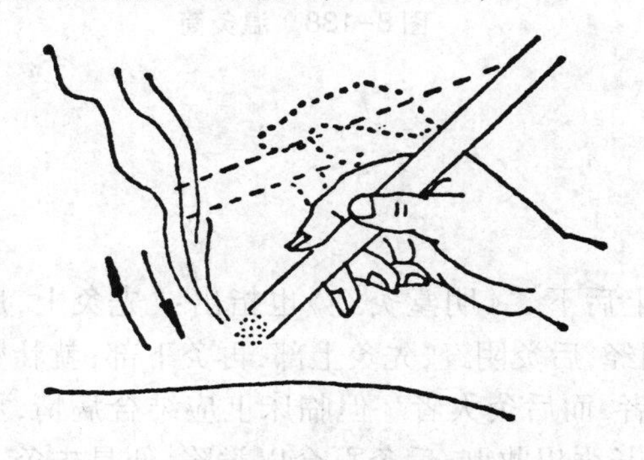

图 8-133　雀啄灸

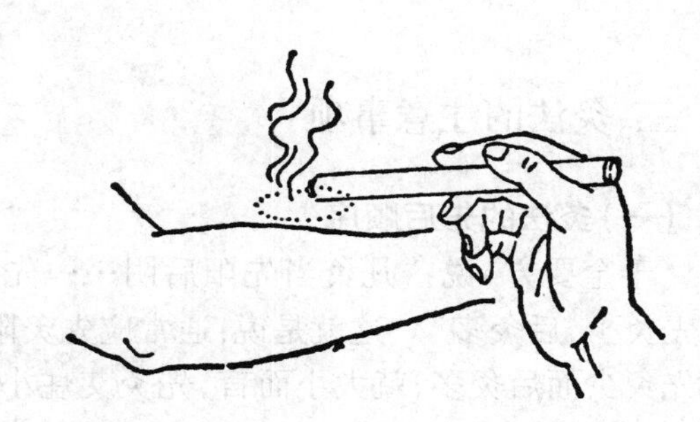

图 8-134　回旋灸

2. 实按灸　施灸时,先在施灸腧穴或患处垫上布或纸数层,然后将带有药物的艾卷一端点燃,乘热按到施术部位上,使热力透达深部。若艾火熄灭,再点再按(图 8-135)。

(三)温针灸

温针灸是针刺与艾灸相结合的一种方法,即在针刺得气后,将针留在适当的深度,在针柄上穿置一段长约 2cm 的艾卷施灸,或在针尾上搓捏少许艾绒点燃施灸,直待燃尽,除去灰烬,再将针取出(图 8-136)。

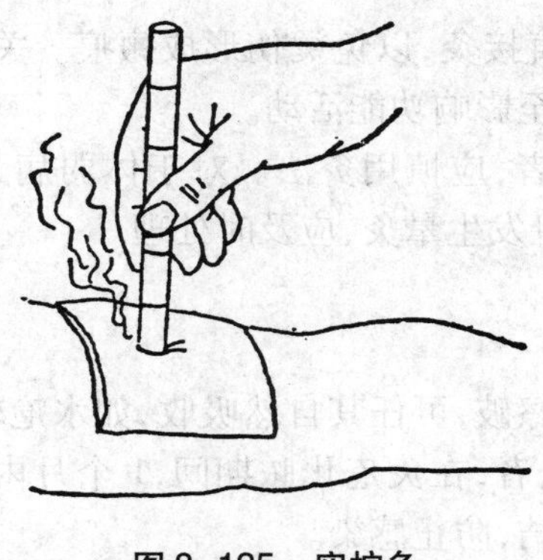

图 8-135　实按灸

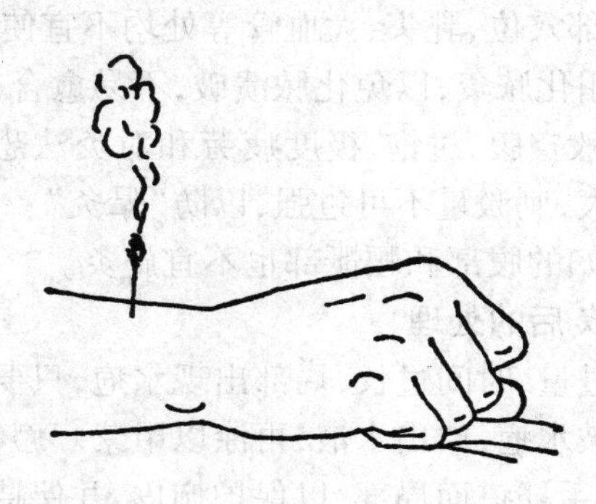

图 8-136　温针灸

（四）温灸器灸

温灸器是一种专门用于施灸的器具，临床常用的有温灸盒和温灸筒（图 8-137、图 8-138）。施灸时，将艾绒点燃后，放入温灸筒或温灸盒的铁网上，然后将温灸筒或温灸盒放在施灸部位 15 ~ 20min 即可。本法适用于灸治腹部、腰部的一般常见病。

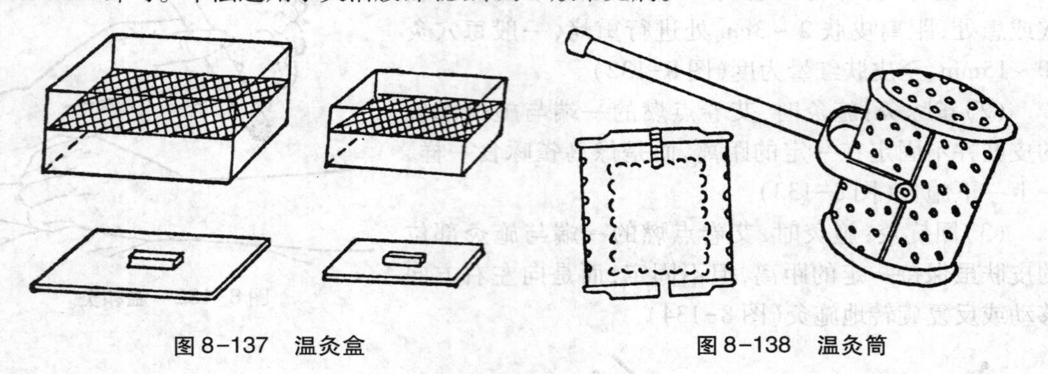

图 8-137 温灸盒　　图 8-138 温灸筒

三、灸法的注意事项

（一）灸法的先后顺序

《千金要方》说："凡灸当先阳后阴……先上后下。"《明堂灸经》也指出："先灸上，后灸下，先灸少，后灸多"。这就是说，通常应先灸阳经，后灸阴经，先灸上部，再灸下部；就壮数而言，先灸少而后灸多；就大小而言，先灸艾炷小者，而后灸大者。但临床上应结合病情，灵活应用，不能拘执不变。如脱肛的灸治，则应先灸长强以收肛，后灸百会以举陷，便是先灸下而后灸上，表明上述施灸的顺序是指一般的规律。此外，施灸应注意在通风环境中进行。

（二）灸疗的补泻方法

《灵枢 · 背俞》说："气盛则泻之，虚则补之。以火补者，毋吹其火，须自灭也。以火泻者，疾吹其火，传其艾，须其火灭也"。《针灸大成》说："以火补者，毋吹其火，须待自灭，即按其穴。以火泻者，速吹其火，开其穴也"。也就是说，灸法的补泻也要根据辨证施治的原则，虚证用补法，实证则用泻法。

（三）灸法的禁忌

1. 面部穴位、乳头、大血管等处均不宜使用直接灸，以免烫伤形成瘢痕。关节活动部位亦不适宜用化脓灸，以免化脓溃破，不易愈合，甚至影响功能活动。

2. 一般空腹、过饱、极度疲劳和对灸法恐惧者，应慎用灸法。对于体弱病人，灸疗时艾炷不宜过大，刺激量不可过强，以防"晕灸"。一旦发生晕灸，应及时处理。

3. 孕妇的腹部和腰骶部也不宜施灸。

（四）灸后的处理

施灸过量，时间过长，局部出现水疱，只要不擦破，可任其自然吸收，如水疱较大，可用消毒毫针刺破水疱，放出水液，再涂以甲紫。瘢痕灸者，在灸疮化脓期间，1 个月内慎做重体力劳动，勿用手搔疮面局部，以保护痂皮，并保持清洁，防止感染。

第六节　其他腧穴疗法简介

一、三棱针法

三棱针古称“锋针”,是一种常用的放血工具,是用来刺破人体的一定部位,放出少量血液,达到治疗疾病的目的,古人称之为“刺血络”,今有人称之为“放血疗法”。

三棱针点刺放血疗法具有通经活络、开窍泻热、消肿止痛的作用,适用于各种实证、热证、瘀血、疼痛等。对体弱、贫血、低血压、孕妇、产后等情况要慎重使用。

二、皮肤针法

皮肤针,又称“梅花针”,是由多支不锈钢短针集成一束,用来叩刺人体表面的一定部位或腧穴的一种针具(图8-139)。皮肤针法是从古代“浮刺”、“扬刺”、“毛刺”等刺法发展而来。《灵枢·官针》说:“毛刺者,刺浮痹皮肤也。”皮肤针疗法具有疏通经络、调节脏腑的作用,可用于治疗头痛、胁痛、腰背痛、皮肤麻木、斑秃、顽癣、失眠、痛经、遗尿、阳痿、遗精、胃肠病等。

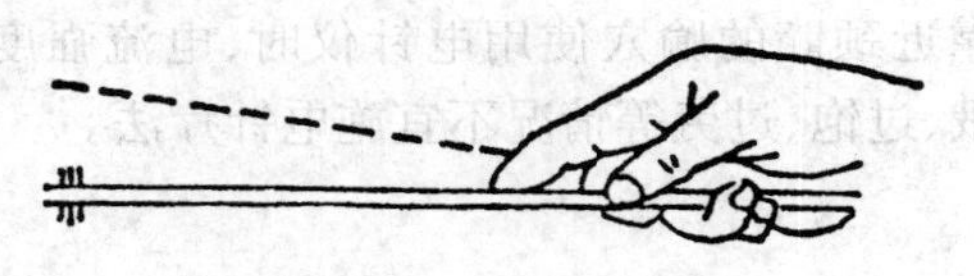

图8-139　皮肤针

叩刺前针具及皮肤必须严格消毒,治疗结束后要用无菌干棉球把叩刺部位擦拭干净。局部皮肤如果有创伤、溃疡、瘢痕,则不宜用本法。

三、皮内针法

皮内针法又称“埋针法”,是把特制的小型针具刺入并固定于腧穴部位的皮内或皮下较长时间的治疗方法。

皮内针可以分为两种:一种为颗粒式,一种为揿钉式(图8-140)。临床上较多用于耳针疗法,主要用于需要长时间留针的慢性病证,如神经性头痛、三叉神经痛、胆绞痛、腰痛、痹证、神经衰弱、高血压、哮喘、痛经等。

在使用颗粒式皮内针治疗时,用镊子挟住针,对准腧穴沿皮横向刺入;而揿钉式皮内针则要直刺揿入,之后均须用胶布固定,一般可留针3~5d,最长可达一周。炎热多汗条件下,不宜留针时间过长,以防感染。在留针期间每隔3~4h可用手按压皮内针1~2min。

关节附近不宜埋入皮内针,以免运动时引起疼痛;胸腹部也不宜埋入皮内针;留针期间局部避免着水,以防感染。

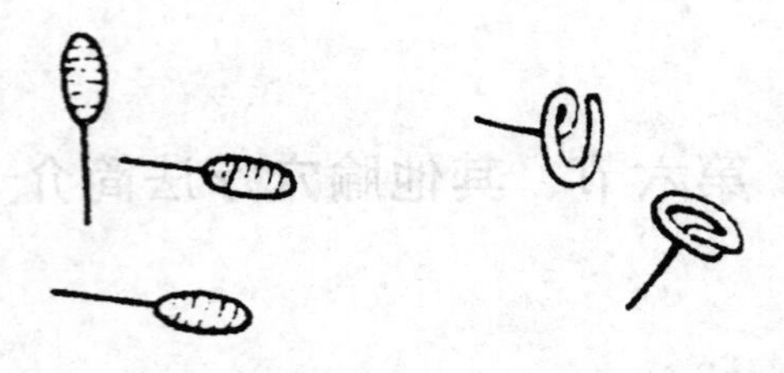

图8-140 皮内针

四、电针疗法

电针疗法是在毫针刺法的基础上,将能够输出脉冲电流的电针仪的两极分别连接两根毫针的针柄以便进行电刺激的治疗方法。

电针疗法的适应范围大致同毫针刺法,但对于各种疼痛、痹证、肢体瘫痪、肌肉萎缩等情况,比较适合于并用电针疗法。

目前国内常用的电针仪的频率多为0~100Hz,波形多为尖波、方波或正弦波。临床实际中,具体适用哪种波形和频率要酌情而定。至于刺激强度,使用前一定要把强度调节旋钮放到“0”位,连接好电极后,逐渐加大刺激量,根据病人的耐受程度确定刺激强度。一般要施补法,刺激量可适当小些;若施泻法,刺激量可稍大些。

有心脏病者,尤其是带有心脏起搏器者,要避免电流回路通过心脏;在风池、风府等靠近延髓的腧穴以及大椎等靠近颈髓的腧穴使用电针仪时,电流强度一定要小些;孕妇慎用电针;年老、体弱、醉酒、饥饿、过饱、过劳等情况不宜施电针疗法。

五、水针疗法

水针疗法又称“穴位注射疗法”,是毫针刺法和药物治疗相结合的一种治疗方法。本法可根据具体疾病,按照腧穴的治疗作用和药物的药理作用来确定所需的腧穴和相应的药物。

腧穴的选择大体同毫针刺法,临床常用的穴位注射药物有当归、红花、板蓝根、灯盏花、柴胡、鱼腥草、川芎、复方丹参等注射液以及维生素 B_1、维生素 B_{12}、0.25%~2%的普鲁卡因、阿托品、利舍平、卡巴克洛(安络血)、麻黄素注射液等。

穴位注射的药物可按肌内或皮下注射的要求用生理盐水或5%~10%葡萄糖液稀释,所用药物的剂量一般为原药物所规定剂量的1/5~1/2。通常腧穴使用牙科5号针头或7号针头,深部腧穴可选用9号长针头。针刺得气后缓缓注入药物。一般头面部腧穴,每穴可注射0.3~0.5ml;耳穴每穴可注射0.1ml;四肢部腧穴每穴可注射1~2ml;胸背部腧穴每穴可注射0.5~1ml;腰臀部腧穴每穴可注射2~5ml。注射药物后,用无菌干棉球压迫注射部位片刻,防止出血。

水针疗法可每日或隔日一次,左右腧穴可交替使用。一般10次为一疗程,中间休息5~7d可再进行下一疗程。

穴位注射后局部可能有酸胀感,4~8h局部可能有轻度不适,但这种感觉最多不超过一天,治疗前应向病人说明,以消除不必要的疑虑;所选择的腧穴以及针具要严格消毒,最好每穴一个针头；进针后可稍提插，但不要捻转；药物不应注入关节腔、椎管和血管内；所选腧穴以及注射药物时应避开神经干；孕妇腰骶部腧穴不宜进行穴位注射，以免导致流产；如果使用普鲁卡因等需要常规做过敏试验的药物，一定事先进行过敏试验，结果阴性者方可使用。

（陈之罡）

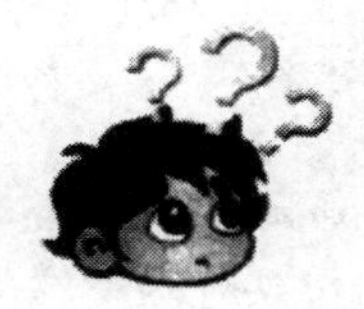

思考题

1. 腧穴的分类有哪些？
2. 腧穴的定位方法有哪些？
3. 什么是得气？
4. 针刺治疗有哪些手法？
5. 如何处理及预防常见针刺意外？
6. 针刺治疗有哪些注意事项？
7. 了解常用腧穴。
8. 焦氏头皮针中运动和感觉区如何定位？

第九章 推拿康复疗法

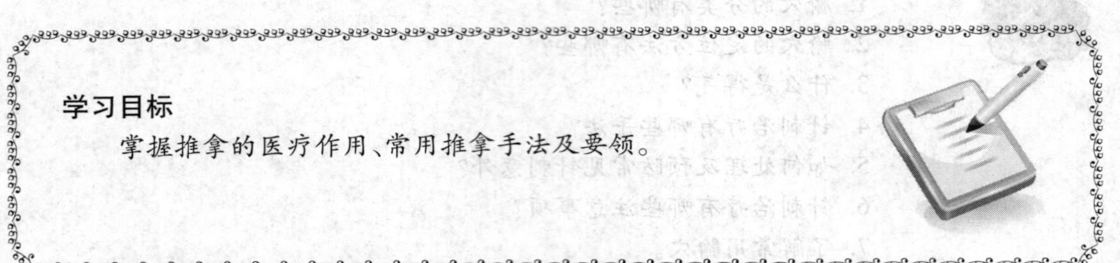

学习目标
掌握推拿的医疗作用、常用推拿手法及要领。

推拿,又称按摩,是我国的一种传统医疗方法,属于中医外治法,是人类最早的防治伤病的方法之一。目前已逐步成为一门有实用医疗价值的独立学科。推拿应用已有数千年历史,有指压、点穴、手法治疗等门派,但实际上按、摩、推、拿、点、压都是应用手法进行疗伤治病,故其含义是一致的。

推拿治疗有两个特点:一是依据传统医学中的经络学说,循经脉取穴进行推拿;二是在推拿治疗的同时,常结合导引术,以及以后衍化发展的五禽戏、太极拳等,是一种自我锻炼方法,以被动活动的推拿与病人主动锻炼相结合,可以提高和巩固疗效。

第一节 推拿的医疗作用

推拿的医疗作用,根据传统医学中提出的作用和意义,结合现代医学的一些研究,将主要方面概述如下:

一、对神经系统的作用

通过推拿的手法刺激,作用于人体某些部位或经络穴位上,可调节神经系统功能。如用强烈而快速的推拿手法,可使神经兴奋加强,而轻柔缓和的推拿手法,可使神经抑制过程加强。推拿能反射性地引起神经调节,使人体保持内外平衡,或通过神经体液调节,改变机体效应器的功能,使身体各部位的功能趋于健康平衡状态。推拿手法还能够调节人体内啡肽、5-羟色胺、乙酰胆碱、儿茶酚胺等神经递质水平,从而起到防治疾病的作用。

二、对循环系统的作用

通过推拿手法刺激局部和身体背部经络穴位，有改善和调节血液循环系统的功能。推拿手法刺激不仅能使局部毛细血管扩张、开放、血流加速，皮肤温度升高，而且，对远端部位也有一定影响，更重要的是，可以反射性地引起全身的血液循环变化，促进心脑血管、微血管和淋巴的循环，从而达到活血化瘀、散结止痛的作用。推拿手法还具有增强心肌收缩力、心肌功能的作用。推拿手法刺激对人体血压水平具有良性的双向调节作用。

三、增加免疫功能作用

推拿有强身健体的作用。推拿手法刺激后，有反射性地引起身体某些特异性免疫功能，出现一时性的升高作用。推拿疗法对于一些免疫功能低下的病人有一定的康复治疗和保健作用。

四、整复和松解作用

推拿对纠正解剖位置异常，如关节错位、肌腱滑脱所造成的急性损伤有显著作用。古代对肢体骨折的整复都由推拿整骨医师应用手法治疗。近代仍有推拿医师对小骨折和其他一些小关节紊乱的病人应用整复手法治疗。推拿还有松解组织粘连和缓解挛缩的作用。

五、有利于创伤组织的修复

软组织损伤后，瘢痕组织增生，互相粘连，对神经血管产生卡压，造成疼痛与功能障碍，推拿可直接或间接地分离粘连，解除疼痛。推拿可以消除衰老的上皮细胞，改善皮肤呼吸，利于汗腺和皮脂腺分泌，增加皮肤弹性，增加组织吸氧量，促进皮下脂肪的消耗和肌肉运动，从而改善皮肤组织的新陈代谢，达到润泽皮肤的作用。推拿有促进创伤组织修复、瘢痕软化的作用。

六、止痛作用

推拿有一定的缓解疼痛的作用。

此外，推拿还有促进机体新陈代谢，防止肌肉萎缩和骨质疏松等作用。在推拿临床工作中，可以见到推拿疗法的确有良好的疗效。推拿作用的机理仍需要进一步研究，以更好地指导推拿临床实践。

第二节 推拿手法和要领

根据中医学文献记载及近代推拿疗法的应用和发展，推拿手法有数百种。常用的一些手法和练习要领简要介绍于下：

一、按法

按法是用力向下按压的一种方法。可用指、手掌、肘、足跟在病人身体某个部位或穴位上下按压。可由轻而重，可一按一松，也可按紧一处约一分钟，然后突然放松。需重按时可用双手重叠按压。按的用力度可浅达皮肤、皮下组织，重达肌肉，深按可达关节、骨骼、内脏。按法的练习较易，但需要稳、准、有耐力。此法根据不同部位，可选用指按、掌按、肘按、足跟按，分述如下：

1. 指按　指按一般都用在穴位上，可一手按，也可双手相对按，按在穴位上，使有酸胀反应为合适。背部穴位用掌按，头上太阳穴常用双手按（图9-1）。也有用拇指按住大血管，如股动脉，按紧一会儿，然后放松，反复数次。

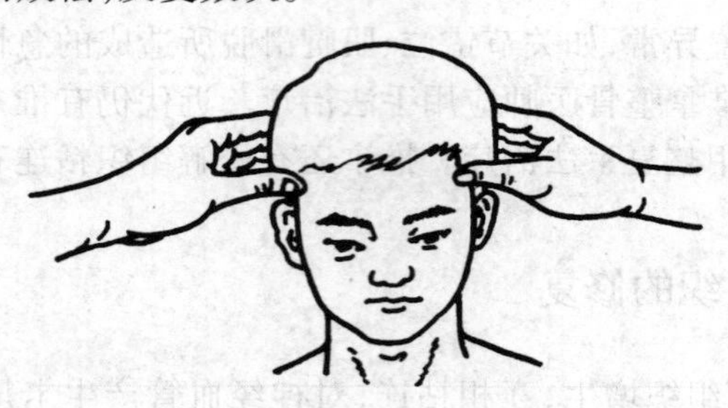

图9-1　双手拇指对按太阳穴

2. 掌按　掌按用于面积较大的部位。如掌按腹部用单手操作，按时要随呼吸起伏。掌按背部用双手重叠按，按脊柱两侧肌肉，自上而下逐渐移动，反复数遍（图9-2）。又可用双手掌按头部（图9-3），两掌心相对用力，由轻渐重，由重渐轻至结束。

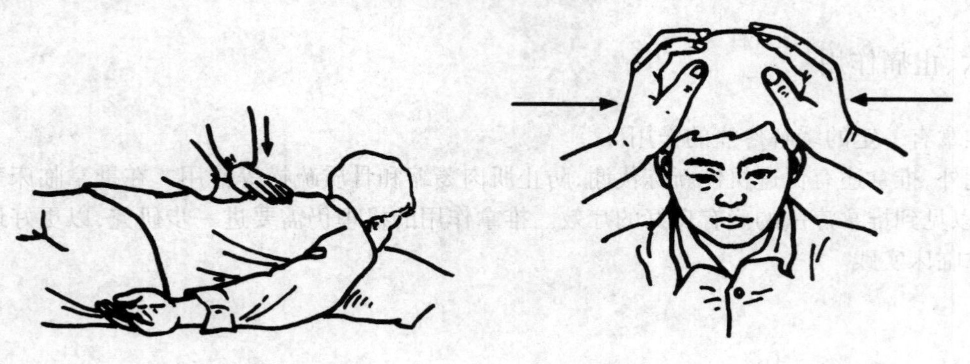

图9-2　掌按法　　图9-3　双手对按法

3. 肘按　肘按用于软组织较丰满或较深的部位或穴位上，用肘关节屈曲时鹰嘴尖端按压，如按环跳穴（图 9-4）。按压力度也以有酸胀反应为度。

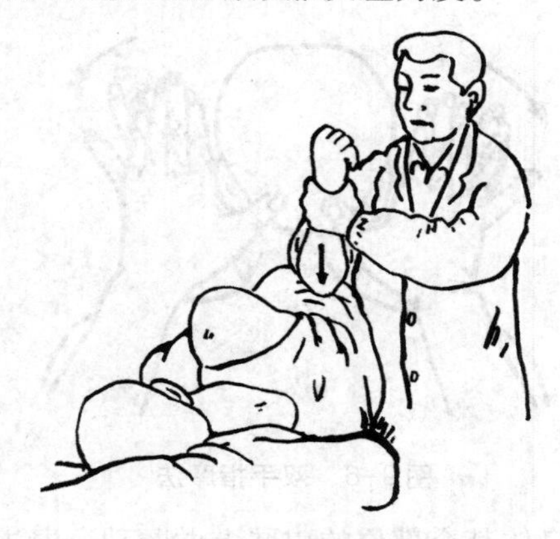

图 9-4　肘按环跳穴

4. 跟按　跟按常用于腰、臀、大腿等部位。用足跟按紧，并向深部摆动。跟按力量较重，强壮体魄者才可采用。

二、摩法

摩法是用手指或手掌在身体某个部位上，以腕部连同前臂做回旋性摩动的一种手法。施用时以指或掌在皮肤表面做回旋性摩动，作用力温和而浅，仅达到皮肤下。摩法的频率根据病情需要而定，一般慢则 30～60 次/分，快则 100～200 次/分。可用单手，也可用双手操作。常用于推拿治疗的开始，或疼痛剧烈的部位，或强烈手法以后。根据治疗部位不同，分指摩、掌摩、掌根摩三种。

1. 指摩　用拇指的指腹平伏在身体某部位或穴位上做回旋摩动，单手或双手均可。双手摩时，二指的动作要协调，着力要一致。在背部操作时，拇指平伏接触皮肤，其余四指放松，拇指灵活而协调地回摩，自中心向四周慢慢扩展，周而复始，频率可在 60～100 次/分（图 9-5）。穴位双指摩时，拇指平伏紧触穴位，其余四指不接触皮肤，自然展开微屈，用腕力带动拇指做回旋摩动，频率在 100～200 次/分，但移动幅度极小（图 9-6）。

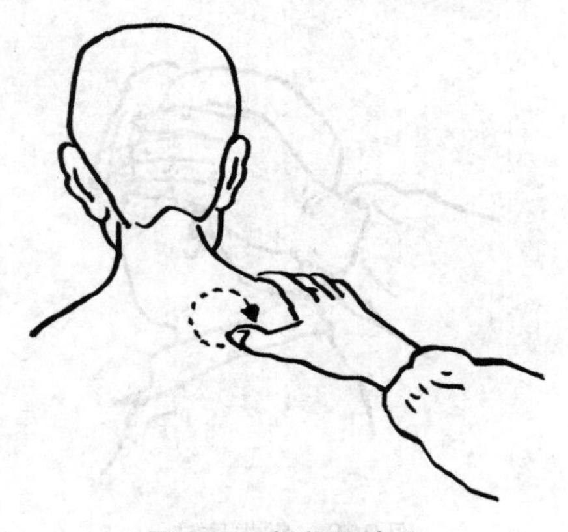

图 9-5　拇指回摩法

另有四指摩膻中穴，拇指自然屈曲，其余四指并拢，指腹着力于膻中穴上，做回旋摩动，频率在 120 次/分左右。

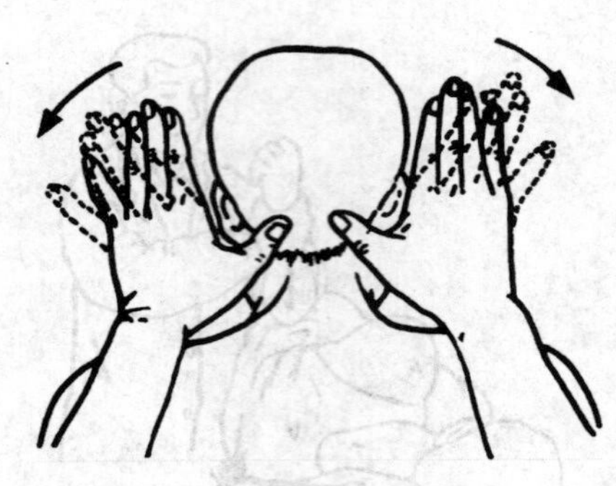

图 9-6 双手指摩法

2. 掌摩 用全掌平伏在身体某个部位的皮肤上做摩动。着力要均匀，一般用单手操作，频率为 30～60 次/分。常用于面积较大的部位，如腹、背、腰、臀部。如腹部掌摩，要沿顺时针方向摩动，并自中心逐渐向四周扩展，周而复始（图 9-7）。

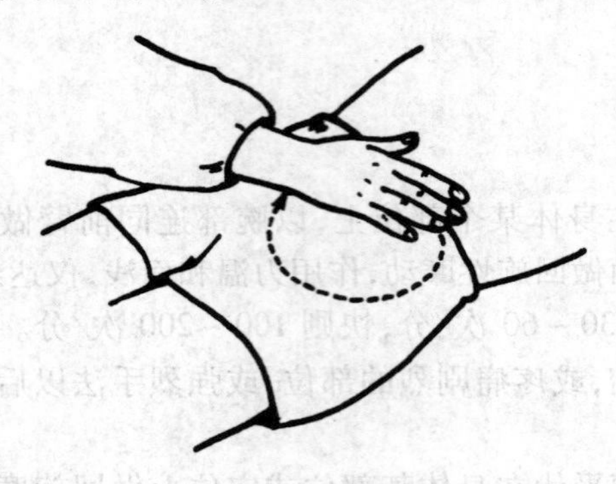

图 9-7 掌摩法

3. 掌根摩 用掌根的大小鱼际处用力，在身体某一部位摩动，单手或双手交替操作，操作时掌根触及皮肤，各指微屈翘起，用腕力使掌根摆动，边摩边进（图 9-8）。由于此法用力稍大，且频率较快，达 100～200 次/分，故皮肤产热感较明显，病人会有舒适轻松之感。此法常用于头、背、腰、臀部。

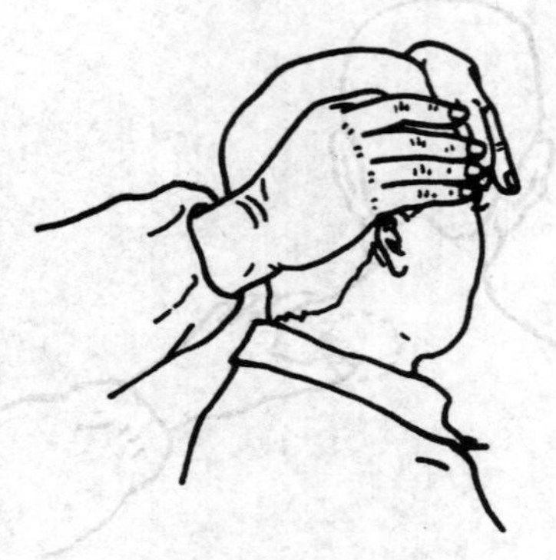

图 9-8 掌根摩法

三、推法

推法是用指或掌在身体某部或经络上做前后、上下、左右推动的手法，也可用指在穴位或某一固定点吸定而推。推的深度随用力大小而异，既可浮于皮，又可深及筋骨、脏腑。推法用力须由轻而重，依病人而定。推法的频率一般在 50～150 次/分，由慢而快。操作时根据不同部位可用拇指平推、拇指尖推、拇指侧推、四指推、掌推五种方式。

1. 拇指平推　用拇指指腹接触皮肤，做定向推动，向前向下时拇指着力，回收时拇指指间关节微屈、指背接触皮肤而带回。其他各指不用力，只帮助固定方向（图 9-9）。频率为 60～120 次/分，由慢而快。拇指平推适用范围广泛，头、背、四肢皆可应用，一般多用于头、背、肩部。用双手拇指同时在穴位上向左右推开的称分推法，如分推印堂穴、大椎穴。分推着力深达筋骨，称分筋法，多用于腰背肌肉部位，分筋方向与肌肉走向垂直。

2. 拇指指尖推　用拇指指尖在穴位上或在某一固定点上推动。推时指尖移动范围极小，如吸附在固定点上，腕部屈曲下垂，拇指的指间关节灵活屈曲摆动，运用腕力和指力，使推力渐渐深入。推的强度一般较大，有酸、胀、微痛的感觉，称“得气”感。频率为 100～150 次/分，由慢而快，频率快时指尖稍带旋转。可单手或双手操作（图 9-10）。此法多施用于穴位和疼痛点。

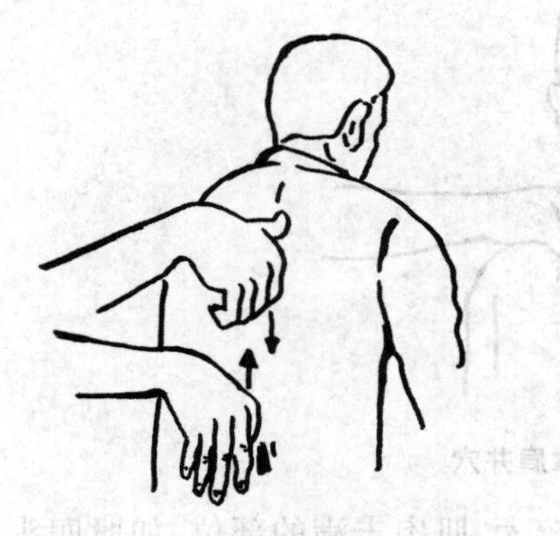

图 9-9　拇指平推背部

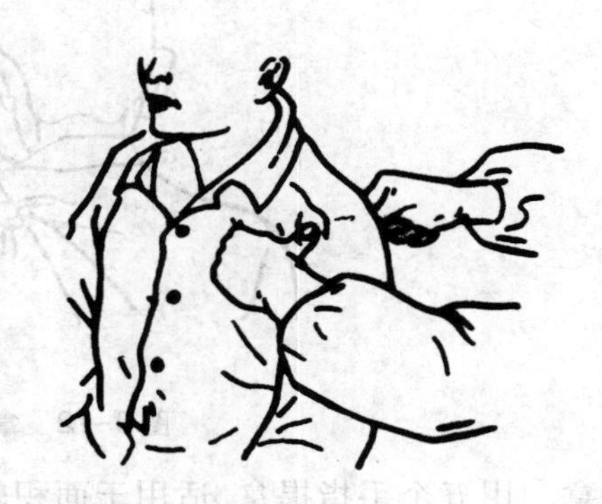

图 9-10　两手指尖推肩部

3. 拇指侧推　用拇指外侧的部位接触皮肤做长推或点推，操作要领可参照拇指平推法和拇指指尖推法。

4. 四指推法　此法用单手操作。用拇指以外的其余四指的指腹接触皮肤，掌指、指间关节伸开并微屈，腕部伸屈，灵活摆动，运用腕力和指力。拇指起固定方向的作用，主要运用于颈、肩、头、四肢等部位。

5. 掌推　用手掌在身体上推动，将手掌平伏在皮肤上推动。多用于胸腹部，在腹部推时需随呼吸起伏，当病人呼气开始，即向上推动，吸气时放松，反复进行。另有用掌根部大小鱼际紧贴肢体，着力推动，从肢体远端向近端，然后收回原处，反复推动（图 9-11）。掌推常用于肢体肿胀，可促进血液、淋巴回流。

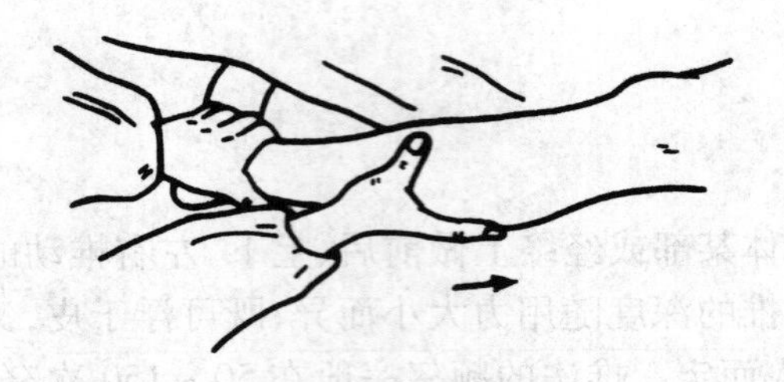

图9-11　掌推下肢

四、拿法

拿法是用手指提拿肌肉的一种手法，可结合穴位提拿，亦可提拿某一肌腹。一般拿方向与肌腹垂直。方法是拿起组织后，持续片刻再松手复原。此法强度较大，一般以提拿时感觉酸胀、微痛、放松后感觉舒展为度。如提拿后疼痛感不消，则说明用力过大。一个部位一般拿1～3次即可。根据不同的部位可用三指拿、抖动拿、弹筋等几种操作方法。

1. 三指拿　用拇指和食、中指提拿，适用于较小的部位，如拿肩井（图9-12），拿委中、颈项等。

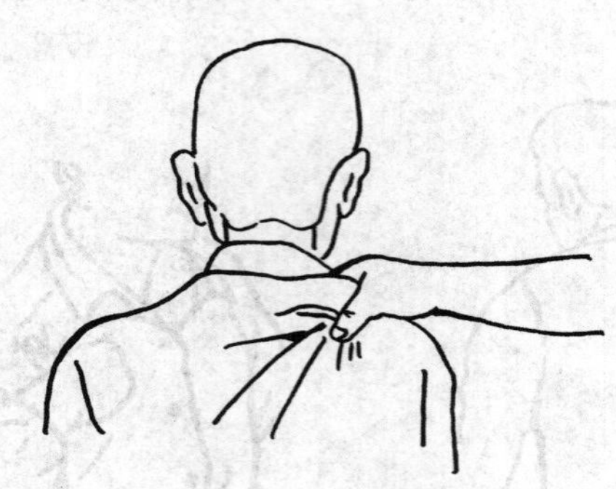

图9-12　拿肩井穴

2. 五指拿　用五个手指提拿，适用于面积较大、肌肉丰满的部位，如股四头肌、腓肠肌等。单双手均可，或双手一松一拿交替进行。

3. 抖动拿　用双手五指提拿，多用于腹部或肌腹较松弛的部位。用手指拿起肌腹后，做前后抖动3～5次或8～9次后松开（图9-13）。

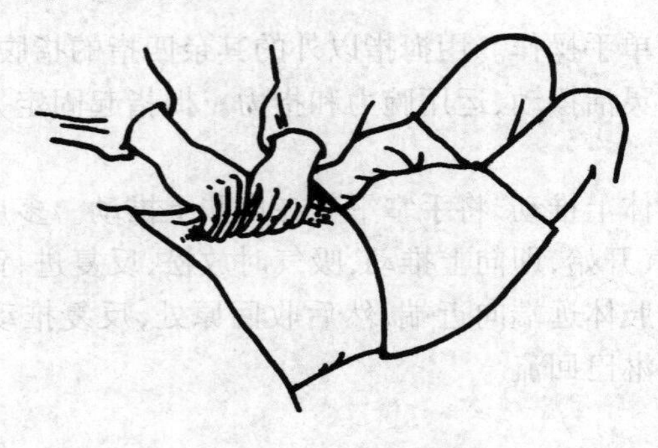

图9-13　抖动拿腹部

4. 弹筋　用拇、食两指或拇、食、中三指，沿肌肉垂直方向提拿起肌腹或肌腹与肌腱交接处，并向外尽量牵开后，再让肌腱在指间滑脱归位（如拉弓射箭一样）。在肌腹滑脱过程中，可发出“咔嗒”声响。此种手法较重，刺激强度很大，病人会有重度酸胀感，但弹后感觉松快。弹后也可用柔和手法，帮助缓解酸胀反应。每次进行1～2次即可。此法多用于慢性病痛的肌肉部位，如股内收肌、股二头肌、股三头肌、背阔肌、斜方肌、菱形肌、胸锁乳突肌等部位。

五、捺法

捺法是用拇指指面捺紧一处，重重下压，然后用腕部左右摆动，使指劲逐渐深入。这种手法动作不需快，频率为100次/分左右，但必须深透而有实力，使捺到深部组织，以有酸胀感觉为度。捺法较难，必须刻苦锻炼，使动在腕，劲在指，紧捺不放松，同时又能随心移动。在捺时还要体察病变的重点部位，找到要害反复捺。经过锻炼，使有耐力，才能达到治疗要求。捺法常用于软组织深部的损伤和慢性炎症的治疗。例如肌肉筋膜炎等，用捺法治疗就有较好疗效。

六、缠法

缠法是用拇指尖在穴位上做螺旋性动作，如旋螺丝钉一样，越旋越深，使穴位上有较强的酸张反应为度。缠法必须由轻而重，逐渐深入，而且根据病人的体质和各个穴位的敏感程度而定。一个穴位上缠约一分钟。然后由重而轻，由深而浅。缠法的动力在腕，锻炼时使腕做旋转样活动，要熟练而有耐力。此法主要用于穴位推拿，例如胃肠功能紊乱的疾患，可在背部两侧的穴位上做缠法推拿。

七、滚法

滚法是用手背在身体上滚动，手呈半握拳状，四指略微伸开，先以手的小指掌指关节处贴紧患处，然后用力下压并向前滚到手背，使手背用力于推拿处，如此一滚一回，反复滚动。滚法频率在100次/分左右。滚法要做到用力均匀，滚动的手吸附推拿部位，不能有跳动或擦动，以免造成病人有不舒服感觉，或损伤术者的手背皮肤，但滚动时又必须能随心上下左右移动，使滚动到较宽广的部位。所以滚法需先在砂袋上练习，练到非常成熟，并有腕劲和耐力方可用于治疗。滚法可单手操作，也可左右手交替进行，也可用双手同时滚动（图9-14）。此法适用于面积较大，肌肉较丰厚的部位，如背、腰、臀、腿等处。现时，也有使用木制的滚轴的，或用电动的滚动推拿床或推拿椅做推拿，可以代替人工推拿，虽然可节省术者体力，但疗效远不如手法滚动得好。

八、捏法

捏法是用手指挤捏软组织，用拇指和其他各指相对捏住肌肉或肌腱，上下各指相互转动，边捏边向前推进（图9-15）。

操作时要用柔劲,使感到温柔舒适为好,不宜捏得疼痛难忍。捏法的频率可慢可快,60～150次/分。捏时也要腕部转动助劲。该法可用拇、食二指相对捏,适用于两骨之间较窄的部位;又可用拇、食和其他各指相对捏,适用于肌肉丰厚、面积较大的部位,如肩部和大小腿。

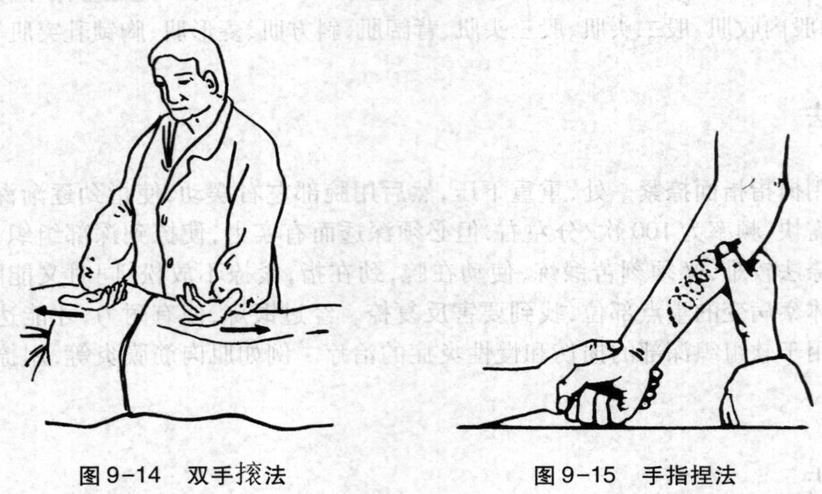

图9-14　双手㨰法　　　图9-15　手指捏法

九、揉法

揉法是用手指的指面或掌面揉动的方法。揉法不同于摩法,揉时手与皮肤之间不移动,手贴紧皮肤,把皮下和更深的组织旋转揉动,所以,揉法可深达皮下组织和肌肉。此法比较温和而有揉劲,动作频率较缓慢,50～60次/分。一般单手操作,必要时可两手重叠加大压力揉动,根据不同部位选用指揉或掌揉。指揉一般用拇指指面,适用在较小的部位或穴位上,常在强刺激手法后用揉法缓解酸胀等反应。部位较大处也可用食、中指或食、中、无名指一起揉动。掌揉是用整个掌或掌的根部或大鱼际进行揉动,一般用在面积较大的部位,如肩、背、腰、臀等处,揉力要由小到大,越揉范围越大,用力越深(图9-16)。

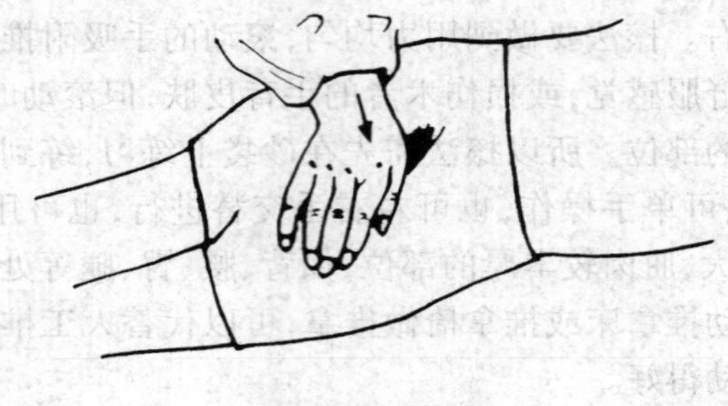

图9-16　揉法

十、搓法

搓法是用双手搓动肢体的一种手法。一般用两手的手掌相对用力搓动,强度由小到大,速度由慢到快,结束时再由快转慢,其力度可达肌肉、骨骼。用力小时可觉肌肉松展,用力大时,可产生明显的酸胀反应。根据病情需要选择用力大小。行搓法时运用手掌和臂力,左右二手将患处挟住,边搓边上下来回移动(图9-17)。也可搓下肢,需病人仰卧抬起患肢后搓动。搓法一般用手掌,如需要较强力度时,可用手掌的尺侧相对用力搓动,可有明显的酸胀感觉。用搓法使肌肉松软后就可结束。

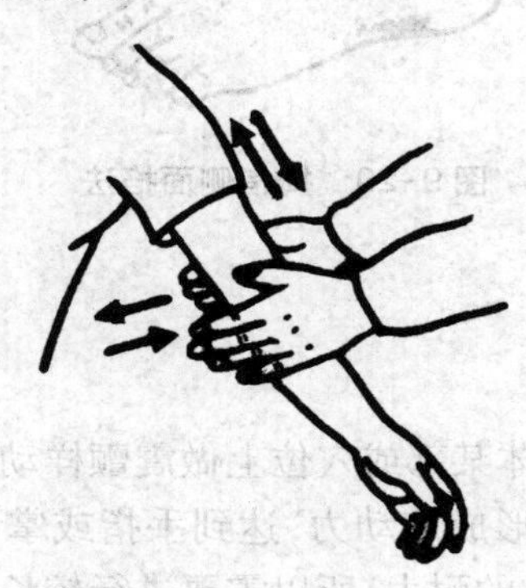

图9-17 双手搓法

十一、掐法

掐法是用手指尖或指的侧面,在身体某一部位或穴位上进行深在、持续的掐压的手法,又称指针法,就是以指代针,所以常用在穴位上。如用拇指尖掐压合谷穴。也可用中指伸直,拇食指挟持中指,使中指保持正直,可强有力地掐压穴位(图9-18)。也可用中指屈曲,以中指的指间关节处掐压穴位(图9-19)。掐压穴位力度宜大,使穴位上有强烈的酸胀反应为好。掐法刺激较强,所以掐时要渐渐施劲,指力慢慢掐入,切不可突然用力,而且要根据不同的对象,用力因人而异。每个穴位掐到有酸胀反应后,再持续施劲约30s,随后用摩、揉等手法使局部酸胀反应缓解。

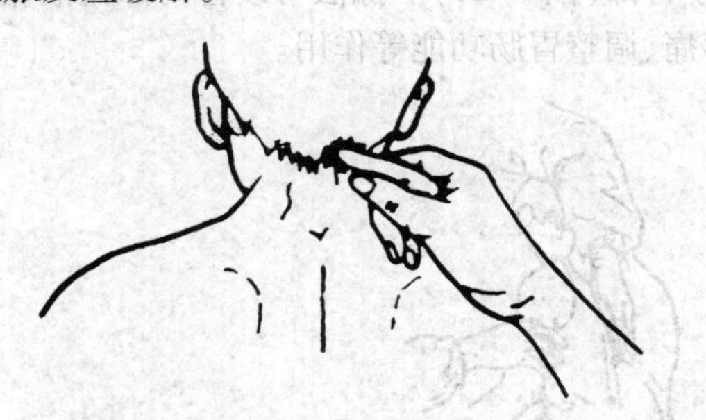

图9-18 中指掐风池穴

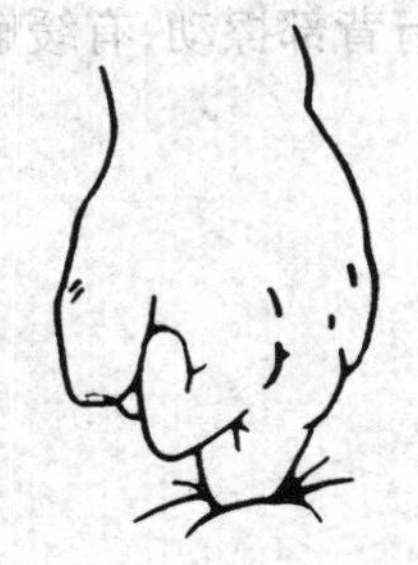

图9-19 屈指掐法

另有一种掐法,用一手或两手拇指的侧面,对肿胀的软组织掐压,边掐边向前推进(图9-20)。

此法用力要巧,但又要深在。操作时可见肿胀局部受指端掐压、推挤而下陷。如此重复进行,使肿胀部位掐成一道密集的指切压痕而使肿胀消散。

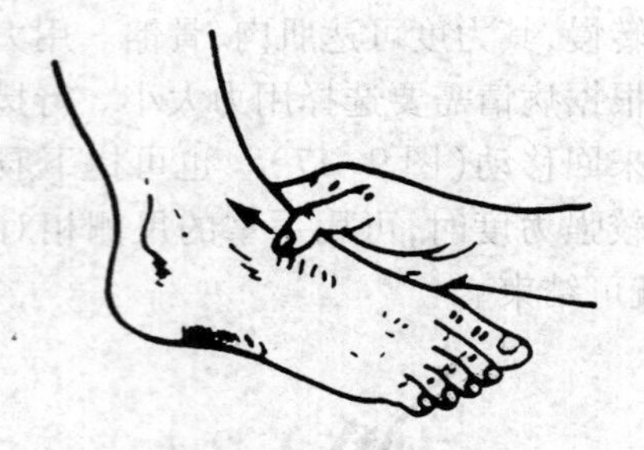

图 9-20 拇指侧面掐法

十二、振法

振法是用指端或手掌紧压身体某部或穴位上做震颤样动作。操作时主要是利用手和前臂的肌肉收缩,并持续用劲发力,形成震动力,达到手指或掌而作用于推拿部位。术者要施以频率很快的震动,又要有较长久的耐力,所以需要进行较长时间的锻炼才能成熟。振法如用拇指或中指作用于穴位上,可增强或维持穴位的刺激。也可用手掌作用于腰背、大腿等处,可缓解肌肉胃肠痉挛,但振时手掌必须随呼吸起伏。做振法,术者很费力,现在可用电振器代替人工发力。电振器一般配有各式不同的触头,适合不同的推拿部位。电振与人工振的作用近似,可选用。

十三、擦法

擦法是用指或掌在皮肤上来回快速擦动的手法。其用力表浅,只作用于皮肤和皮下组织。频率较快,150~200 次/分;皮肤有较大反应,一般擦到皮肤发红为度。行擦法时,不能用力过猛,防止擦伤皮肤,可用指擦,即食、中、无名三指擦动,适用于手足等较小的部位;也可用掌擦,即用掌的尺侧擦动,适用于背部(图 9-21)。擦法可改善局部血液循环,增强皮肤新陈代谢。进行背部擦动,有缓解疼痛、调整胃肠功能等作用。

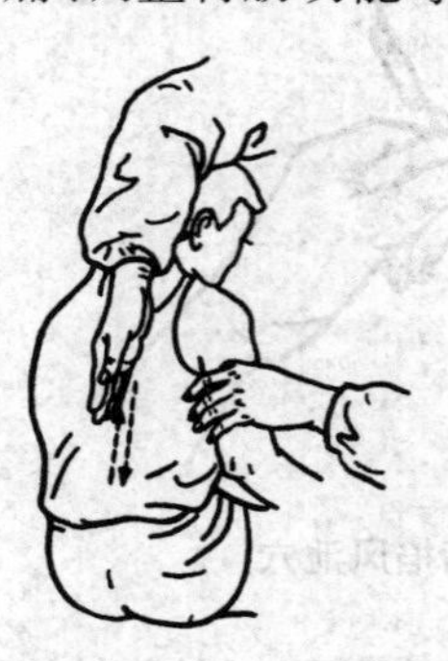

图 9-21 掌侧擦背部

十四、弹点法

弹点法是用手指做急速的弹点动作。弹时用拇指或中指扣住食指，然后食指发力在拇、中指处滑落，使食指指背着力弹击患处。点时用中指指尖，拇指支持中指做点叩动作。弹的强度由轻而重，适用于关节周围表浅的部位（图 9－22）。点的强度较重，适用于穴位上（图 9－23）。如需着力较重时，可用五指点叩（图 9－24）。

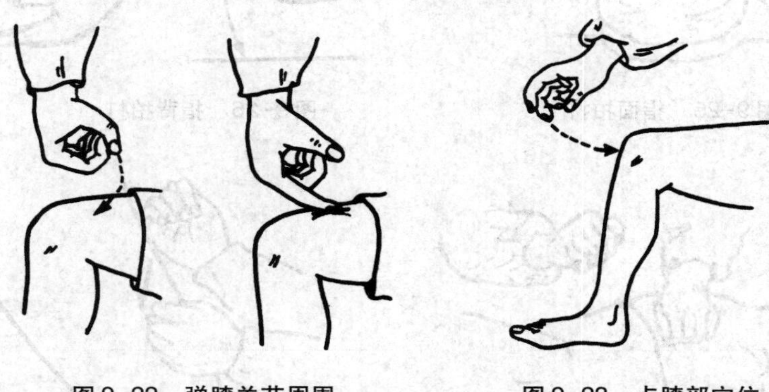

图 9－22　弹膝关节周围　　　图 9－23　点膝部穴位

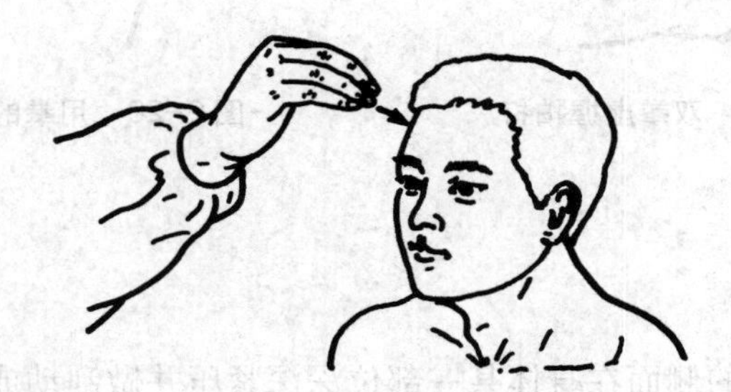

图 9－24　点叩太阳穴

十五、拍打法

拍打法是用指或掌拍打身体的一种手法。作用轻时，用指面、指背或空心掌拍打；如需作用强时，可用拳或掌侧捶击。拍打主要动在腕，使腕轻巧而有弹性，并有腕劲。可单手操作，也可双手交替拍打。拍打适用于胸、背、腰、大小腿和关节处。用指面拍打，操作时各指张开，指关节略微屈曲，用指面拍打患处（图 9－25）。又可用手指拍打，操作时各指略微分开并微屈，用食、中、无名、小拇指背着力拍打（图 9－26）。又可用空心掌拍打，操作时各指并拢，拇指伸直，掌心形成空凹，拍打患处。又可用拳拍打，操作时双手虚握拳，使食、中、无名、小指的第二节的背面排齐，用此部位着力捶击患处（图 9－27）。此法需用巧劲，捶时要有弹力，可快一阵慢一阵，上下移动捶击。又可用拳侧拍打，操作时双手虚握拳，各手指间略微分开，用小指侧捶击（图 9－28）。又可各指伸直时，用小指侧捶拍。现在有用各种拍击器拍打的方法，拍击器有用海绵做的，也有木制的，等等。专业用的拍打器是用布制成圆柱筒状，中充以棉花或中草药,用此推送拍打。以上各种拍法均有一定疗效,可根据病情选用。

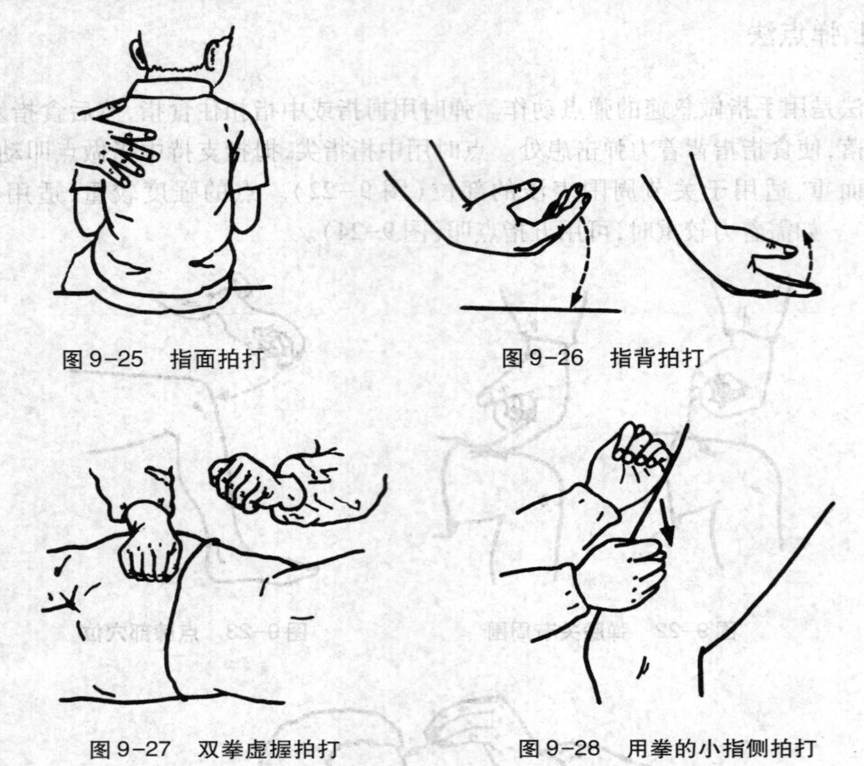

图 9-25 指面拍打

图 9-26 指背拍打

图 9-27 双拳虚握拍打

图 9-28 用拳的小指侧拍打

十六、刮拨法

刮拨法是用拇指端的侧面在身体某一部位深深紧压并做刮动或拨动的手法。刮动时指力要透过皮肤而深达组织有粘连部位或慢性疼痛点,进行刮拨。刮拨的方向需随情况而定。此法强度较大,病人有明显酸胀反应,要注意嘱其忍耐一点,与术者配合。用力强度还需适可而止,并注意勿损伤皮肤(图 9-29)。拨动时用力较轻,一般拇指深掐于肌肉或肌腱的缝隙中进行拨动。一个部位拨 5～10 次即可(图 9-30)。刮拨法多用在关节周围、背部筋膜、韧带或肌肉、肌腱等组织,有松解粘连,促进慢性炎症吸收,缓解疼痛等作用。

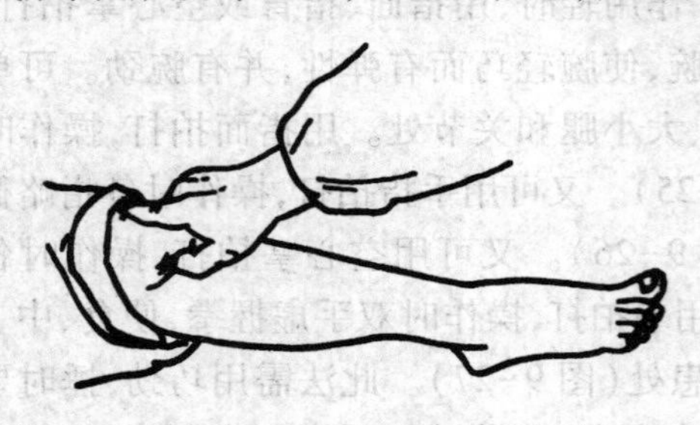

图 9-29 刮拨膝下粘连处

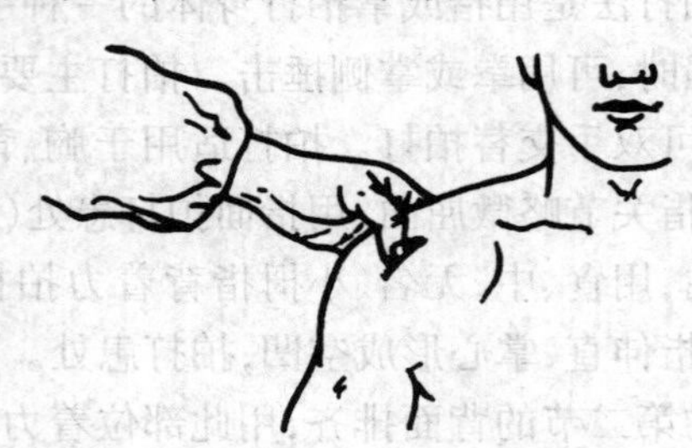

图 9-30 拨肱二头肌长头处

十七、抖动法

抖动法是把肢体抖动起来的手法，属被动性运动手法。操作时术者握住患肢末端，像抖绳子一样抖动病人肢体。抖时要注意该部肢体可动的角度和范围，用柔劲抖动，使被抖动的肢体像波浪起伏。可上下抖动，也可横向抖动。如抖手指：术者握住手指指端，轮流抖动每个手指，每指抖 3～5 次。又如抖手腕：术者一手紧握其前臂远端，另手捏住食、中、无名指，相对方向拉紧，然后做抖动，约抖 10 次（图 9-31）。又如抖上肢：术者一手握住肩部，另手握紧腕部，双手反方向拉紧后做抖动（图 9-32）。用同样方法可抖动下肢或抖动腰部。抖法主要有牵松肌肉挛缩，活动关节等作用。

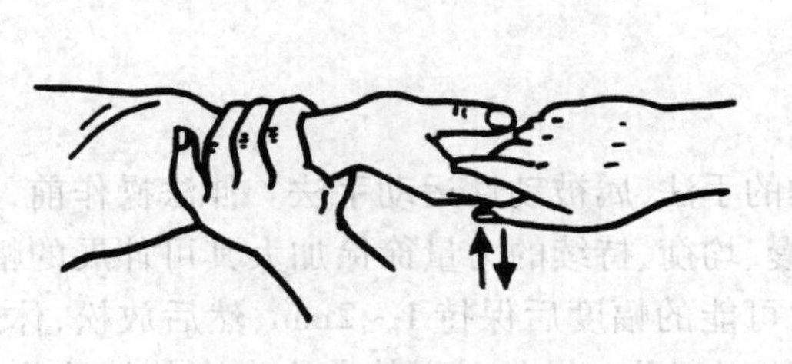
图 9-31　抖手腕

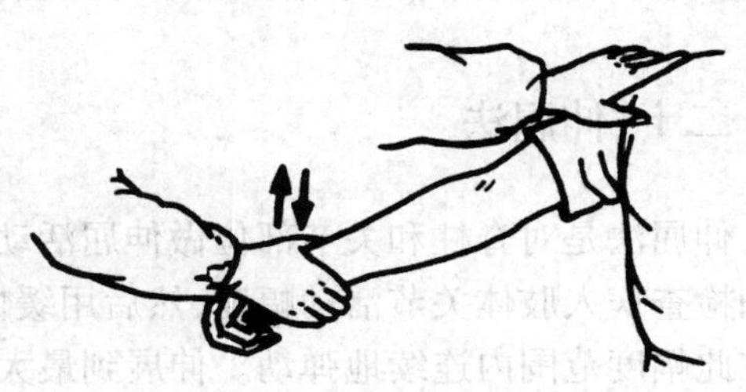
图 9-32　抖上肢

十八、摇动法

摇动法是摇动关节的一种手法，属被动性运动手法。做此手法必须熟悉各种关节的可动范围。凡双轴或三轴活动的关节都可做摇动手法。操作时把病人体位安置恰当，并尽量使其躯体肌肉放松。摇动动作要缓慢而稳妥，幅度由小到大，直至达到最大可能的幅度。摇动次数需随病情而定。摇动方向可按顺时针方向，也可按逆时针方向。摇法主要使僵硬或强直的关节逐渐松解，逐渐恢复正常的活动功能，所以操作时，术者须检查关节活动的可能性，测量关节活动度，经多次治疗逐渐增加摇动的范围，不可急于求成，以病人感到轻微酸痛为好。摇法有摇指、摇肘、摇肩、摇踝、摇髋、摇腰等（图 9-33、图 9-34）。

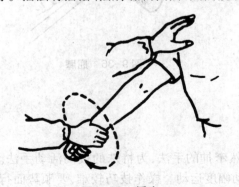
图 9-33　摇肩

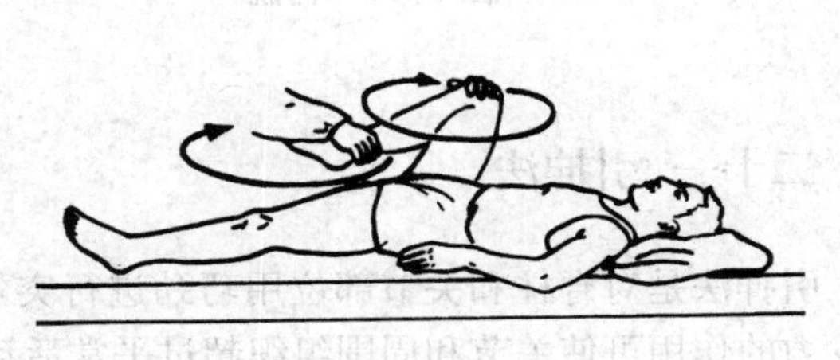
图 9-34　摇髋

十九、松动法

松动法是松动关节和软组织的手法，属被动性运动手法。术者必须熟悉全身关节和关节周围的肌腱、韧带等组织的解剖及其活动关系。可对颈、腰、手、肩等各部位做松动法。如松颈时，病人取坐位，肌肉放松后，将其头向一侧转动一点，并向一侧侧屈，然后轻轻一扳，有颈部松动一下的感觉即可。同样可做另一侧的松动。松颈也可仰卧位下进行。又如松腰时令病人取坐位，向前弯腰，并转向一侧，然后轻轻一扳，有腰部松一下的感觉即可。手指松动方法较易，把需要松动的手指先牵拉一下，然后将其屈曲，有"咔嗒"一声的松动感觉即可。其他关节部位的松动方法相似，可参考上法。松动法适用于关节强硬的病症和椎间盘病变。

二十、伸屈法

伸屈法是对脊柱和关节部位做伸屈活动的手法，属被动性运动手法。伸法操作前，必须仔细检查病人肢体关节活动幅度，然后用缓慢、均衡、持续的力量徐徐加大其可伸展的幅度，并在此幅度范围内连续地弹动。伸展到最大可能的幅度后保持1～2min，然后放松，休息片刻再重复一次。做伸法切忌突然发力，也不能用蛮劲。操作时需使着力点有效地达到受限关节。此法常用在肩、肘、髋等关节（图9-35）。屈法的操作要领同伸法一样，常用在髋、膝、踝等部位（图9-36）。

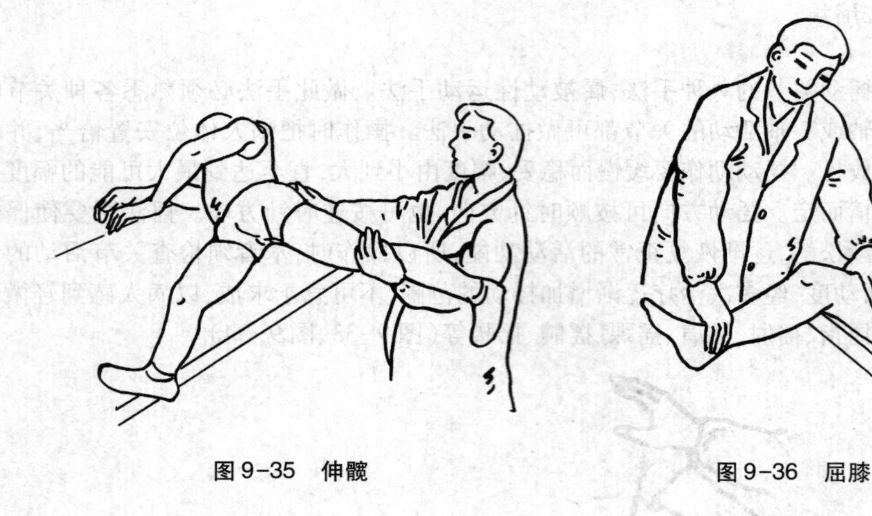

图9-35　伸髋　　　　图9-36　屈膝

二十一、引抻法

引抻法是对脊柱和关节部位用巧劲进行突然牵抻的手法，为特殊的被动活动手法。此法发力的作用可使关节和周围组织超过平常活动幅度运动。操作技巧较难，要顺势而行，轻巧发力，不可用蛮劲，幅度要大而恰如其分。此法只有在临床实践中才能悟得其巧。

1. 引抻上肢　病人坐位，术者靠患侧相对而立。术者双手捏住患侧的五指，掌心对病人的脸。提起患肢，做旋转上肢的活动，转数遍后，当患肢肌肉已经很放松时，将患肢由下而上突然用力提抻一下，可重复操作2～3次（图9-37）。

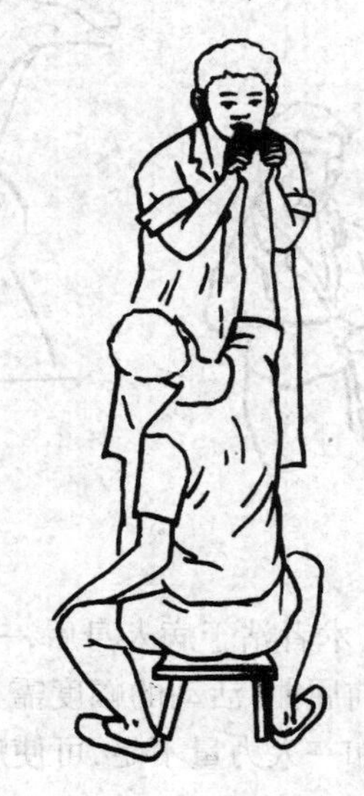

图9-37　引抻上肢

2. 引抻下肢　病人仰卧，术者弓步立于患侧，前臂托住患侧小腿，另手扶膝部，先将患肢屈曲，使大腿尽量贴近腹部。然后发力，用巧劲将患肢向外上方牵拉（图9-38）。可重复数次，每次牵拉，可逐渐增加患肢离床面的高度。

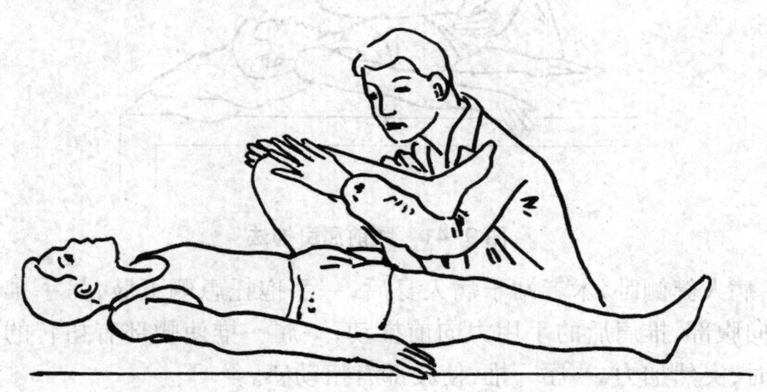

图9-38　引抻下肢

3. 引抻腰　引抻腰的方法要根据病情而定，主要是使腰向后引抻，也可根据病情需要，使腰向前屈曲引抻。

（1）腰向后引抻：有数种方法。如扳腰法，病人健侧卧，术者一手抵住病人腰部，另手握住患肢踝部，将患肢后抻牵拉，双手协调地一牵一抵，当感觉病人腰部肌肉放松时，双手突然用较大力牵抵一下，使病人腰部有过伸的动作（图9-39）。此法只需做一次。又如压腰法，病人俯卧，术者一侧前臂紧按腰部，另侧前臂抬托病人双大腿膝部，一臂向下压时，另臂用力向上抬，如此双手协调地一压一抬，使腰部弹动性地活动数次，待觉病人腰部肌肉放松时，突然增大发力强度，使腰向后引抻一下，腰部应有较大的过伸动作（图9-40）。此法需要术者有较大的力量才能成功，如术者力量不足，可二人协同操作。

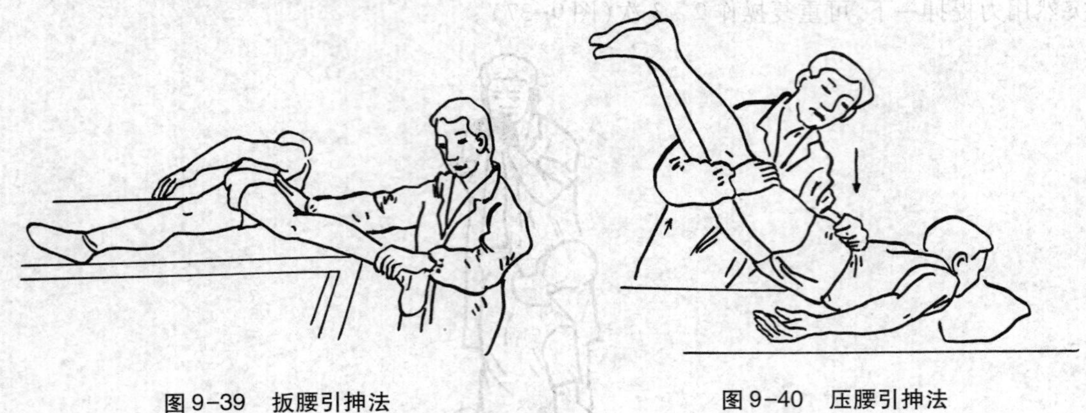

图9-39　扳腰引抻法　　　　图9-40　压腰引抻法

（2）腰向前屈引抻：病人健侧卧，术者站于病人身后，一手抱托患肢，使屈髋屈膝，并使大腿尽量贴近腹部，用力推送，使脊柱向前屈曲，活动的幅度需一次比一次大，待觉其腰部肌肉放松时，突然发力，向前推送一次。此法如一人力量不足，可使病人仰卧，二人协同操作（图9-41）。

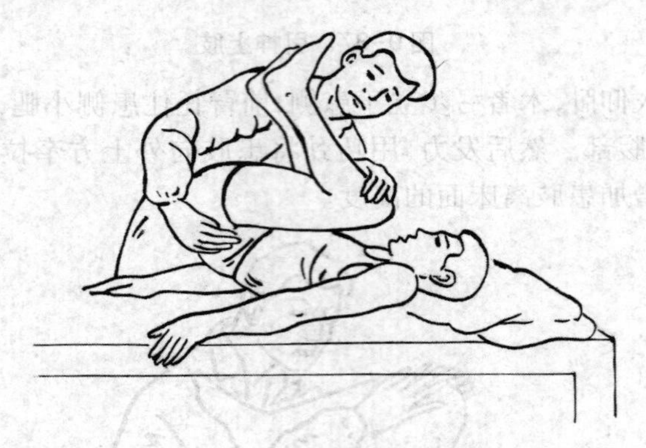

图9-41　腰前屈引抻法

另有一法，病人健侧卧，术者站于病人身后，一手抱托患侧下肢，另手推住患侧肩后，抱托的手使患肢向腹部，推肩后的手用力向前推动，一屈一推使腰部有扭转的动作，待觉病人腰部肌肉放松时，突然加力，一屈一推，使腰部有扭动感。

引伸法主要对脊柱的椎间盘组织病变或关节位置不正有较好的作用。如针对合适的病情，施用得法，可有明显疗效。

二十二、踩踏法

踩踏法是一种古法，用脚在身体某部或穴位上推拿的方法。操作时用全足、足弓、足跟三处，有踩踏、踩搓、踩研三种。病人一般取俯卧或卧仰位，术者手攀屋顶上面的横杠，然后单脚或双脚踩在病人身上的经穴进行治疗。

1．踩踏　病人俯卧，在胸和大腿处垫枕，使其腰部凌空，术者单脚踩于病人骶部，踩踏时弹动性地一起一伏，使腰部像挑扁担样弹动起伏，如此踩10～50次，力量须由轻而重。此法对某些腰部病变和椎间盘病变有疗效。

2. 踩搓 病人俯卧，术者一手攀住上面横杠，一脚踩于病人背、腰、大小腿处，用足弓着力做横向搓动，每处可搓数十次。此法对肌肉、筋膜的病变有效。

3. 踩研 病人仰卧，术者手攀横杠，用一脚的足跟踩于下腹或穴位上，做旋转研磨样动作。踩研的力量由浅入深。此法可治腹部的某些慢性病。

二十三、其他推拿手法

其他推拿手法尚有很多，如捻法、扯法、抹法等。捻法是用拇、食二指相对捏住皮肤捻动，用于小儿背部和腹部皮肤，可治疗小儿消化不良症；扯法是用拇、食二指拿住皮肤，向一侧拉开，然后突然放脱，可有“嗒嗒”声，一处可扯十余次，扯到皮肤发红为度，可治疗中暑、消化不良等症；抹法是用拇指的指面按住一处皮肤或穴位上，按紧后向两侧分开，反复数次，常用在抹前额，治头痛、视力疲劳等症。

第三节 流派手法的选用

推拿手法除前述各种方法外，还有我国各地方应用的流派手法。所谓流派是指手法有一定的特殊性，并针对某些疾病有较好的疗效。列举几种特色流派手法如下：

一、一指禅

一指禅是用大拇指进行推拿的方法。操作时大拇指对准治疗部位，贴着吸定穴位，不滑脱、不跳跃地推动，但又必须根据需要能随心移动。来回数遍，使经络上有温热感，穴位上有酸胀反应为度。一指禅治疗病种较广，如胃肠病、瘫痪病、头颈肩腰腿痛等症，都有较好疗效。此法强度不大，比较缓和，有舒适感，病人很易接受，是目前应用较多的一种流派。

二、拍击法

拍击法是用手或用器械进行拍击的方法。一般用手握成空心掌在背部两侧拍击，拍击时有“砰砰”声。一次治疗，上下来回拍击数十次，拍得皮肤发红为度。拍击法也有用特殊的拍击器，如用钢丝弯成球拍状，中间以棉花添塞，用布条缠扎成拍，轻轻有节律的拍击。拍击头顶百会穴可治疗失眠，拍击头后部和两侧颈肩部可治头痛头昏，拍击手心和背部两侧可治消化不良等。再有用布做成直径约 4cm、长约 40cm 的圆柱状布袋，布袋中充填棉花和中草药粉末，填结实，使成棍棒状，作为拍击器。术者手握该拍击器，在病人背部两侧拍击。操作时术者将拍击器匀力拍击背部，使拍击器的整个平面都接触拍击治疗部位，可有“嗒嗒”之声；声音虽大，但所拍击面也大，故着力并不大。如此在背部两侧上下左右来回拍击数十次，使皮肤发红为度。拍击结束，还需用祛风活血的中草药煎剂，以毛巾浸药汁，绞干后在拍击处做湿热敷。此法对腰背部筋膜炎等腰背病有很好疗效。

三、伤科推拿

这是对损伤病人的一种特殊治疗手法，是传统医学伤科的重要治疗手段，如用摸、接、端、提、折顶等手法，整复骨折和脱臼，然后用活血消肿中草药外敷，夹板包扎固定。又如对肌肉、肌腱损伤，用顺筋、理筋等手法，疏理损伤局部，使其消肿止痛。又如对筋膜、韧带损伤，术者都需用手醮活血止痛的中草药酒或药粉在损伤局部按摩，手法不宜重，以不痛为度。每日一次，每次约10min。如果损伤后局部出现瘀斑，可用拇指指甲在瘀斑处掐压，掐成一条条指甲痕，用力要轻而缓慢，力度以病人耐痛为好。如此掐压后，翌日可见瘀斑明显消退并消肿。如能结合中草药内服、外敷，疗效更佳。

四、点穴法

指专在穴位上推拿的方法，用中指和拇指侧面点按穴位，点准后渐渐深入，并一点一松，在一个穴位上反复数十次。点穴法是以穴位治疗为主，所以根据病情选择适当的穴位非常重要，而且要选主穴和配穴，一手点主穴，另一手点配穴。例如，胃肠道疾病，选背上的俞穴为主穴，下肢足三里穴为配穴，上下呼应点按，使病人有明显酸胀反应后止。然后再选一对主穴和配穴如上操作。一次治疗可选 2 ~ 3 对穴位，需 20 ~ 30min。点穴推拿主要依据经络学说理论，调整脏腑功能，治疗疾病。点穴需手指有较大的功力，术者必须练习到一定的程度，才能收到较好的疗效。现在有木制点穴器代替手指点穴，也可有一定作用。

五、按压推拿

指用拇指或用手掌在身体某部用力向下按压的方法。按压推拿前，先要在腹腰背部或胸背部用拇指按压，探测有否敏感区域，然后在敏感区用力按压。每个敏感区按压一分钟左右，放松，再重复按压一次。同时，也可选择穴位上按压。一般胃肠道疾患，可在腹腰背部按压。呼吸道疾病可在胸背部按压，可治咳嗽、慢性支气管炎、哮喘等疾患。按压法又用在按压大血管处，如按压腹主动脉搏动处，按得很深，按住约一分钟，然后突然放松，病人似觉有一股热流到达下肢。也可按压股动脉处，方法同前。此种按压法可治某些血管性病变。

流派手法很多，都有一定特色，仅介绍以上五种，供临床推拿治疗时选用。

（赵翱　王征美）

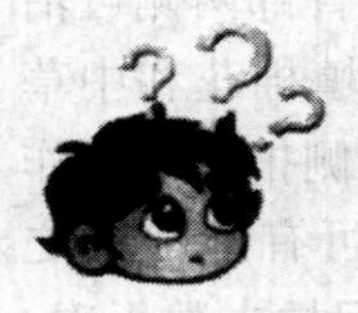

思考题

1. 推拿有哪些医疗作用？
2. 常用推拿手法及要领有哪些？

下　篇

康复临床篇

第十章　神经系统疾病的中医康复治疗

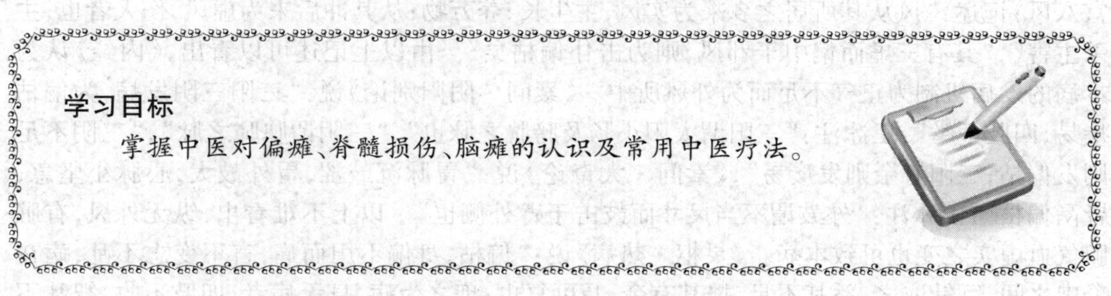

学习目标
掌握中医对偏瘫、脊髓损伤、脑瘫的认识及常用中医疗法。

第一节　脑血管病后偏瘫的中医康复治疗

各种缺血性和出血性脑血管病,以及颅脑外伤、肿瘤等多种疾病都可以导致偏瘫。本节主要介绍脑血管病后偏瘫的中医疗法,并简要介绍偏瘫病人常见伴随症状如失语症、肩-手综合征、假性球麻痹和继发性癫痫的中医疗法。其他疾病导致的上述问题,其中医康复疗法可参照本节。

《国际功能、残疾和健康分类》将个体健康状况(障碍或疾病)的评估分为身体结构和功能、个体水平和社会水平三个层次。对于偏瘫病人,中医学范畴的各种疗法主要作用在第一个层次,也具备自身独特的理论体系和行之有效的治疗方法,所以,本章着重介绍这方面的内容。在个体水平和社会水平层次,目前在中医学领域内还缺乏系统的论述,本章未予涉及。

目前公认,中枢神经系统的可塑性在偏瘫恢复过程中发挥着重要作用。可塑性是指神经系统在结构或功能上发生动态变化,以适应不断改变的内外环境的特性。研究提示,针灸、中药和推拿等中医疗法能够影响神经系统的可塑性进程,从而改善偏瘫病人的功能。随着国内康复医学的逐步发展和影响力的提高,中医疗法借鉴康复医学的观念,并与规范、合理的康复疗法结合,已经逐步为临床所接受。综合采用中西医疗法,有望提高康复效果。

国际上现有多种公认的偏瘫运动功能评价方法。曾有中医学者尝试将中医舌诊、脉诊等内容量化,但尚不成熟。在近期,评价中医疗法的效果,仍以采用康复医学中广泛应用的方法为宜。

一、病因病机

首先介绍中国古典医籍中对脑血管病所致偏瘫认识的源流。《黄帝内经》中论述的“偏枯”、“偏风”、“风痱”，其表现与脑血管病导致的偏瘫一致。关于病因，《素问·风论》记述：“风中五脏六腑之俞，亦为脏腑之风，各入其户，所中则为偏风”；《灵枢·刺节真邪》记述：“虚邪偏客于身半，其入深，内居营卫，营卫稍衰则真气去，邪气独留，发为偏枯”；《灵枢·九宫八风》记述：“风从其所居之乡来为实风，主生长，养万物；从其冲后来为虚风，伤人者也，主杀主害”，“其有三虚而偏中于邪风，则为击仆偏枯矣”。由以上记述可以看出，《内经》认为本病的发病机制为正气不足而为外风所中。《素问·阴阳别论》说：“三阳三阴发病，为偏枯痿易，四肢不举”，王冰注：“三阳谓太阳小肠及膀胱之脉也”，“三阴谓脾肺之脉”，“三阴不足则发偏枯；三阳有余则发痿易”，《素问·大奇论》说：“胃脉沉鼓涩，胃外鼓大，心脉小坚急，皆鬲偏枯”，王冰注：“外鼓谓不当尺寸而鼓击于臂外侧也”。以上不难看出，纵无外风，有脏腑气血虚实之变也可致本病。《灵枢·热病》说：“偏枯，身偏不用而痛，言不变志不乱，病在分肉之间，巨针取之，益其不足，损其有余，乃可复也；痱之为病，身无病者，四肢不收，智乱不甚，其言微知可治，甚则不能言，不可治也”，对本病的针刺治疗原则及预后都进行了较为具体的论述。概括起来，《内经》时期对偏瘫发病机制的认识可分为二：一为正气不足，为外邪所中，即“正虚邪中”说；一为虽无外邪侵袭，但由种种原因而致气血不足，筋脉失养或经脉壅滞而致，即“本气自病”说。

汉代《金匮要略》对本病症状及某些症状的发生机制做出了细致的描述：“夫风之为病，当半身不遂，或但臂不遂”，“贼邪不泻，或左或右，邪气反缓，正气即急，正气引邪，㖞僻不遂”，并把本病按轻重程度分为四型：“邪在于络，肌肤不仁；邪在于经，即重不胜；邪入于腑，即不识人；邪入于脏，舌即难言，口吐涎”，对后世医家产生了深远影响。但《金匮要略》只着重强调了《内经》的“正虚邪中”说，而对“本气自病”说未予阐发。在治疗学上，该篇治瘫方中有侯氏黑风散、续命汤及三黄汤，也基本是以“正虚邪中”说为理论依据所制。

隋代巢元方所著《诸病源候论》把偏瘫列入“风病诸候”，认为其病因是“风气中于人也”，对中风病候的描绘颇为详尽，其中与偏瘫有关者包括“风痱候”、“风猥退候”、“风偏枯候”、“风半身不遂候”、“风口㖞候”等。

唐代孙思邈的《备急千金要方》及王焘的《外台秘要方》记载了几十首治疗偏瘫的方剂，丰富了中医偏瘫治疗学的内容。其中许多方剂的组成药物较多，这些药物大体可分为四组：发表祛风药、补益气血药、温热药、苦寒药。如《千金》大续命散，发表祛风者有麻黄、防风；补益气血者有人参、当归、川芎、茯苓、甘草；温热药有乌头、桂心、蜀椒、干姜；苦寒药有石膏、黄芩。其祛风及补虚药并用，显然是接受了病因学上的“正虚邪中”说。除大续命散外，《千金要方》的八风散、大八风汤、鲁王酒、独活煮散及《外台》的续命汤、八风续命汤、西州续命汤、八风九州汤、麻子汤等都具有以上特点。此外，《千金》肾沥汤虽然也记述“肾虚为厉风所中”，但方中除防风外，还包括羊肾、黄芪、人参、茯苓、当归、白芍、元参、甘草、五味子等补益药，并包含肉桂，而无石膏等苦寒药，为一首大补之方，可谓开创了补虚治疗偏瘫之先河。两部著作中方剂的又一特点，是瘫证与痹证往往同治，如《千金》记述八风散“治八风十二痹、猥退、半身不遂、历节疼痛”，《外台》记述“八风九州汤”疗“半身不遂、手足苦冷或不随，或俛俯屈伸难、周身淫淫痹、四肢不收”。虽然异病同治也符合中医治疗原则，但没有严格区分瘫证与痹证，不能不说是唐代医家的不足之处。

宋代的《三因极一病证方论》和《圣济总录》等也沿袭了偏瘫的“正虚邪中”说。《三因方》认为，邪风“如其经络空虚而中伤者，为半身不遂”，《圣济总录》说：“若脾胃虚弱水谷不化，筋脉无所禀养，复遇风邪外搏，肤腠流传，筋脉纵缓则肢体摇曳”，与此同时，《圣济总录》还强调了偏瘫也有不因于外风者，“皆由气血内耗，肝肾经虚，阴阳偏废而得之；或有始因他病，服吐下之药过度，亦使真气内动，荣卫失守，一身无所禀养而致然也”。在治疗学上，《三因方》较有代表性，其小黄芪酒、排风汤等的药物组成特点类似于《千金》大续命散，而铁弹丸及舒筋保安丸等所用药物则不同于《千金》和《外台》，使用了祛风湿类的威灵仙、木瓜、松节、白花蛇、乌梢蛇及平肝熄风类的天麻、白僵蚕和活血化瘀的乳香、没药、五灵脂、自然铜等药物。此外，治疗“风气不顺，手脚偏枯”，“腿膝挛痹，筋骨疼痛”的乌药顺气散，使用了乌药、枳壳、橘皮等理气药。继《千金》肾沥汤之后，《三因方》的仁寿丸可称为大补肝肾治疗偏瘫之良方。

金元医家在偏瘫发病机制的认识上有所突破。刘完素说：“中风有瘫痪者，非谓肝木之风实甚而卒中之也，亦非外来风邪，良由将息失宜而心火暴甚，肾水衰不能制之，则阴虚阳实而热气怫郁”，“热气大盛郁滞不通”，“偏枯由经络一侧得通，否者痹而瘫痪也”；李东垣认为：“中风者，非外来风邪，乃本气自病也。凡年逾四旬气衰之际，或忧喜忿怒伤其气者，多有此疾，壮岁之时无有也。若肥壮者间而有之，亦是形盛气衰而如此耳”；《丹溪心法》则认为：“半身不遂，大率多痰，在左属死血、瘀血，在右属痰，有热并气虚”。虽然以左右辨瘀血的认识过于刻板，但明确提出痰积、瘀血致瘫的病机，则是阐前人之未发。在治疗学上，刘完素主张用川芎石膏汤“清神利头、宣通气血”；朱丹溪则主张“左以四物汤加桃仁、红花、竹沥、姜汁，右以二陈汤、四君子汤加竹沥、姜汁”。此外，刘完素、李东垣、朱丹溪及金元时期的其他医家张元素、罗天益等都主张“外有六经证则从小续命汤加减”，“内有便溺之阻格，宜养血通气，大秦艽汤、羌活愈风汤主之”。实际上，在强调“非外来风邪”的同时，在偏瘫的病因方面也接受了“正虚邪中”说，即承认有因外风而致偏瘫者。

明代的《景岳全书》强调：“偏枯拘急痿弱之类本由阴虚”，“然气血本不相离，故阴中有气，阴中亦有血”，“血非气不行，气非血不化。凡血中无气则病为缓纵废弛；气中无血则病抽掣拘挛”。“筋缓者当责其无气，筋急者当责其无血。无血者宜三阴煎，或大营煎、小营煎之类主之；无气者宜五福饮、四君子汤、十全大补汤之类主之”。此可谓集温补派治疗偏瘫的理法方药之大成。在强调因虚致偏瘫的同时，景岳还在总结前人经验的基础上提出治疗偏瘫应辨证论治，照顾兼证：“通经佐使之法不可废”，“凡风闭者宜散而通之，如麻黄、桂枝、柴胡、羌活、细辛、白芷之属是也；寒凝者宜热而通之，如葱、椒、桂、附、干姜之属是也；热燥者宜凉而通之，如芩、连、栀、柏、石膏、知母之属是也；湿滞者宜温利而通之，如苍术、厚朴、茵陈、萆薢、五苓之属是也；血滞者宜活血而通之，如芎、归、牛膝、红花、桃仁、大黄、芒硝之属是也；气滞者宜行而通之，如木香、香附、乌、沉、枳、藿之属是也；痰滞者宜开而通之，如南星、半夏、牛黄、天竺黄、朱砂、海石、玄明粉之属是也；气血虚弱者宜温补而通之，如参、芪、归、术、熟地、枸杞、杜仲、牛膝之属是也”。至此，偏瘫的治法日臻完善。

明清时期的其他医家对中风偏瘫病因病机的认识及治法处方，大体没有超出上述范畴。

综合古代医家所论，尽管多种原因可致偏瘫，但其最终发病机制可以总结为两个方面：

一是筋失所养，一为经络阻滞，此二者为导致偏瘫的直接因素。

二、辨证用药

偏瘫的辨证分型及治法处方大致如下：

(一)风中经络

[辨证要点]半身不遂或但臂不遂，或口眼歪斜，肌肤不仁，有发热恶寒，舌质淡红，舌苔薄白，脉弦细。

[治法]祛风通络。

[方药]小续命汤：肉桂6g，麻黄5g，防风10g，防己12g，人参10g，黄芩10g，甘草10g，当归12g，川芎10g，杏仁10g，炮附子10g，生姜5片。

方中麻黄、防风、防己、杏仁、生姜等祛风通络以开其表。因"邪之所凑，其气必虚"，故以人参、炮附子、肉桂以助阳气。川芎、当归用以调气血，使正气复而邪气去。外邪不解则里气不和，每易郁而生热，取黄芩之苦寒以祛标之热，作为反佐。

(二)腑气不通

[辨证要点]半身不遂或但臂不遂，或口眼歪斜，有脘腹满闷，大便秘结，小便黄赤，或见头晕烦躁，舌红苔黄或腻，脉弦或滑。

[治法]泻下通腑。

[方药]三化汤：大黄5～10g，枳实10～15g，厚朴10g，羌活10～15g。

方中大黄苦寒泄热，荡涤胃腑；枳实、厚朴苦温，行气除满。三药合用共奏泻下通腑之效。羌活为祛六经未尽之邪而设，已无发热恶寒等表证可去之。此方为攻逐有形之邪而设，若药后微泻则停服，以免过下伤正。

(三)气虚痰阻

[辨证要点]半身不遂或但臂不遂，口眼歪斜，痰多，面色萎黄，四肢倦怠，或见头眩，舌质淡有齿痕，舌苔白滑或白腻，脉滑或弦而无力。

[治法]益气豁痰通络。

[方药]二陈汤加减：竹沥、胆南星、半夏各5g，陈皮15g，茯苓10～15g，炙甘草5～10g。

方中半夏辛温性燥，可燥湿化痰，和中止呕，消痞散结。气机不畅则痰凝，痰凝则气机更为之阻，用陈皮理气，气顺则痰降。痰由湿生，湿去则痰消，故以茯苓健脾利湿。甘草和中健脾，助茯苓化湿消痰。胆南星燥湿化痰，竹沥清热消痰。诸药合用，可健脾化痰，祛湿通络。

(四)气虚血瘀

[辨证要点]肢体缓纵无力或见疼痛，舌质暗有瘀斑，或舌有齿痕，舌苔薄白，脉沉细或虚涩。

[治法]益气活血通络。

[方药]补阳还五汤：赤芍10g，当归15g，川芎10g，桃仁10g，红花10g，生黄芪30～60g，地龙6g。

方中黄芪益气，当归、赤芍、川芎、桃仁、红花活血，地龙通络。合而使之，使气得复而帅血以行，脉络通而偏瘫愈。

（五）气滞经络

［辨证要点］半身不遂或口眼歪斜，胁肋胀痛，善太息，脘腹满闷，得矢气稍快，舌质淡红，舌苔薄白，脉弦而有力。

［治法］行气活络。

［方药］八味顺气散：人参10g，白术10g，茯苓10～15g，甘草10g，白芷10g，乌药10g，青皮10g，陈皮10～15g。

方中参苓术草为四君子汤，是补气名方，可用于气滞并有气虚症状者，并可防止行气药用久而耗气；乌药、青皮、陈皮行气而通络；白芷有散风除湿通窍之效，可加强理气药之功能。

（六）热邪壅盛

［辨证要点］半身不遂，或但臂蹉不遂，或口眼歪斜，颜面潮红，口渴喜冷饮，或见发热，小便黄赤，舌红苔黄，脉数有力。

［治法］泄热通络。

［方药］凉膈散：生大黄5g，芒硝5g，甘草10g，栀子10g，薄荷10g，黄芩10g，连翘15g，竹叶10g。

方中大黄、芒硝有清下燥热之功，无便秘者可去之。栀子、黄芩清热泄火；重用连翘清热解毒；薄荷、竹叶清疏肺胃心胸之热。诸药合用，可清无形之热邪而使经络畅通。

（七）气血两虚

［辨证要点］肢体缓纵无力或苍白肿胀，面色淡白无华，少气懒言，声低气怯，爪甲枯脆不华，舌质淡有齿痕，脉细弱。

［治法］补益气血。

［方药］八珍汤：党参10～15g，白术10g，茯苓10～15g，甘草5～10g，熟地15g，川芎5～10g，当归10～15g，白芍10g。

方中四君子汤补气，四物汤补血，合而用之使气血两补，筋有所养而治偏瘫。

（八）肾阴虚

［辨证要点］肢体缓纵无力或见挛卷，潮热盗汗，手足心热，头晕耳鸣，腰膝酸痛，咽干口燥，舌红少苔，脉细数。

［治法］滋补肾阴。

［方药］六味地黄丸：熟地15g，山萸肉10g，山药6～10g，泽泻10g，茯苓10g，丹皮6～10g。

《医方论》说：此方“有熟地之腻补肾水，即有泽泻之宣泄肾浊以济之；有山萸之温涩肝经，即有丹皮之清泄肝火以佐之；有山药之收摄脾经，即有茯苓之淡渗脾湿以和之。药止六味，而有开有合，三阴并治，洵补方之正鹄也”。诸药合用使肾阴充而筋有所养。

（九）肾阳虚

［辨证要点］肢体缓纵不收或见苍白肿胀，面色白，形寒畏冷，手足不温，或二便失禁或癃闭，舌质淡，有齿痕，舌苔薄白或白滑，脉沉迟无力，两尺弱。

［治法］温补肾阳。

［方药］八味地黄丸：六味地黄丸加肉桂6g、炮附子5～10g。

方中肉桂、炮附子为温补肾阳之主药，六味地黄丸为佐辅之药。诸药合用以取“善补阳者，必于阴中求阳”之义，使肾阳充而筋有所养。

(十)肝风挟痰

[辨证要点]半身不遂或但臂不遂,或口眼歪斜,头晕或头痛,或舌强言蹇,或急躁易怒,或见多痰,或肢体麻木,舌苔白腻,脉滑或弦。

[治法]熄风祛痰通络。

[方药]镇肝熄风汤加味:怀牛膝20~30g,生赭石20~30g,生龙骨15g,生牡蛎15g,生龟板10g,白芍10g,玄参15g,天冬15g,生甘草5~10g,川楝子5~10g,生麦芽5~10g,青蒿6g,竹沥10g,胆南星10g。

方中重用牛膝引血下行以折亢盛之肝阳;龙骨、牡蛎、龟板、白芍潜阳镇逆,柔肝熄风;肝阳上亢则腑气可能随之而上逆,用赭石以降逆平冲;玄参、天冬可壮水滋肝阴以制肝阳;青蒿、川楝子泻肝之有余;青蒿配麦芽疏畅肝气;胆南星、竹沥清热涤痰;甘草调和诸药。

(十一)肝肾亏虚

[辨证要点]肢体缓纵无力,甚则肌肉萎缩,头晕目眩,失眠健忘,耳鸣耳聋,两目昏花,爪甲枯脆,毛发易脱无华,舌红少苔,脉细数。

[治法]滋补肝肾。

[方药]地黄饮子加味:生地15g,巴戟天10g,山萸肉10g,石斛12g,五味子10g,肉桂5g,茯苓10~15g,麦冬12g,石菖蒲15g,远志12g,生姜5片,大枣5枚,薄荷10g,加女贞子12g、枸杞子12g。

方中生地、山萸肉滋补肝肾;茯苓、石菖蒲、远志交通心肾,宣窍化痰;少用薄荷利咽膈;佐以姜枣调营卫;女贞子、枸杞子补肝肾;巴戟天、肉桂温肾阳;石斛、麦冬、五味子滋阴生津。诸药合用,肝肾并补而使筋有所养而偏瘫渐愈。

以上所述的中风后偏瘫辨证分型及治法用方,是以中国古典医籍为依据,并结合临床实践,归纳而成的大致规范,临床实际情况则更为复杂。或可两证并见,或所见症状也可能会超出以上范畴。如气虚血瘀者可以挟痰,或兼见阴虚症状。除上述证候外,偏瘫还可见痰火阻络者。

总之,对病人需要个体化分析,“有是证则用是药”。另外,同为气滞经络型偏瘫,古人也有用逍遥散治愈者;同是气虚痰阻型偏瘫,古人也有用补中益气汤治愈者;此外,同一偏瘫病人,在疾病发展的不同阶段,其所见证候也可以不同,因此,应当始终把握辨证施治的原则。

三、针刺治疗

针刺治疗偏瘫的作用不仅在国内医学界得到了承认,国际期刊也有报道,显示针刺结合康复训练对急性期及亚急性期脑卒中病人的运动功能和日常生活活动能力的改善,均有促进作用。

偏瘫的针刺疗法可以概括为头针和体针。

(一)偏瘫的头针疗法

头针疗法包括焦氏头针法、国际标准化头针分区法、头部穴位透刺法和头部围针法等。这里简要介绍焦氏头针法在偏瘫治疗中的应用。

针对患侧肢体的运动功能障碍,选用对侧的运动区;若有感觉障碍则选用对侧的感觉区;有运动性失语,选用病灶侧运动区的下2/5;有感觉性失语,选用病灶侧的语言二区;有失用症,则选病灶侧的运用区;有平衡功能障碍,可选用病灶侧或双侧的平衡区;伴有高血压可选用单侧或双侧的血管舒缩区;如果下肢麻木、疼痛或运动功能障碍可选用对侧的足运感区。

由于大脑皮质各功能区之间存在复杂的纤维投射联系,因此对于偏瘫,除焦氏运动区之外,可以选用其他一些穴区,如感觉区,也可能对运动区皮质产生影响,以加强针刺效果。由于焦氏头针的核心观点是刺激头皮穴区能够直接兴奋穴区之下的脑皮质,所以部分学者认为,刺激脑内病灶在头皮上的投影区,其效果可能更为理想。此外,头针治疗时采用透刺法可以加大刺激区域,加强刺激强度,从而提高疗效。

(二)偏瘫的体针疗法

1. 偏瘫患肢的局部取穴　原则上在偏瘫肢体取穴,通过针刺以改善其运动、感觉等功能障碍。

上肢,取肩髃、臂臑、曲池、手三里、外关、内关、阳池、中渚、合谷、后溪等;下肢取环跳、风市、髀关、伏兔、血海、梁丘、足三里、阳陵泉、阴陵泉、丰隆、绝骨、三阴交、解溪、太冲等;中枢性面瘫,取患侧地仓、颊车、下关、四白、阳白、迎香、人迎等。另外,对一些其他并发症,如抬肩困难,取极泉、肩贞;头痛、眩晕,加风池、太冲;语言蹇涩,加廉泉、哑门、金津、玉液;饮水呛咳,加风池、完骨、翳风、天容、廉泉。

一般说来,新病、实证用泻法;久病、虚证用补法;虚实错杂或虚实不明显,用平补平泻法。每日针一次,得气留针30min。一般30次为一疗程,中间休息7~10d。

2. 偏瘫的辨证施针　辨证施治体现了中医学重视个体化的特点。在偏瘫的针刺治疗过程中,也应当实施辨证论治的原则。下面列出一些证候应选用的穴位,以供临床参考。

风中经络:治以祛风通络,可用风门、列缺、大椎、风池等。

腑气不通:治以泻下通腑,可用合谷、大肠俞、天枢、内庭、下巨虚等。

气虚痰阻:治以益气豁痰。益气用气海、膻中、脾俞、肺俞、章门、公孙、中脘、足三里;祛痰用丰隆、太渊、脾俞、肺俞等。

气虚血瘀:治以益气活血。益气用气海、膻中等同上;活血用血海、膈俞等。

气滞经络:治以行气活络,用膻中、期门、太冲、阳陵泉、中脘、足三里等。

邪热壅盛:治以泄热通络,用风池、合谷、曲池、大椎等。

气血两虚:治以补益气血。补气用气海等同上;补血用中脘、脾俞、膈俞、血海。

肾阴虚:治以滋补肾阴,用太溪、三阴交、复溜、照海、阴郄等。

肾阳虚:治以温补肾阳,用肾俞、命门、气海、关元、三焦俞等。

肝风挟痰:治以化痰熄风。熄肝风用太冲、行间、照海、阳陵泉;化痰用丰隆、肺俞、太渊等。

肝肾阴亏:治以滋补肝肾,用曲泉、肾俞、肝俞、命门、复溜等。

以上诸穴,均按“实则泻之”,“虚则补之”的原则实施补泻手法。

3. 偏瘫的分期巨刺　长期以来,采用体针治疗偏瘫多选择患侧穴位。近年,非偏瘫侧肢体的穴位也开始被逐步应用到针灸治疗之中。针刺非偏瘫侧肢体穴位,符合《灵枢·官针》所说:“巨刺者,左取右,右取左”的巨刺方法。国内已经有多篇文献报道,对于偏瘫病人,巨刺的疗效优于针刺瘫痪侧穴位。

《金匮要略》记述:“邪在于络,肌肤不仁;邪在于经,即重不胜;邪入于腑,即不识人;邪入于脏,舌即难言,口吐涎”,明确指出肢体瘫痪是“邪在于经”所致,即病邪入经,导致经脉不通，而造成肢体运动功能障碍。针刺治疗的目的就在于疏通其经脉。一侧肢体瘫痪的原因，是本侧经脉发生阻滞。《金匮要略》在论述面瘫病机时的论述是"贼邪不泄，或左或右，邪气反缓，正气即急，正气引邪，㖞僻不遂"，也就是说，发生经脉阻滞的一侧肌力下降，非瘫痪侧的肌张力相对增高，牵拉患侧而造成面瘫。因此，对偏瘫侧肢体采用体针疗法，能够发挥调节经络，改善肢体功能的作用。

《灵枢·刺节真邪》说："虚邪偏客于身半，其入深，内居营卫，营卫稍衰则真气去，邪气独留，发为偏枯"。《灵枢·九针十二原》说："针各有所宜，各不同形，各任其所为，刺之要，气至而有效"。所谓气至，即以针刺"通其经脉，调其血气，营其逆顺出入之会"，即针刺调动经脉之气以驱邪。如果"真气去，邪气独留"，则针刺无从调动经络之气，难以达到"气至而有效"的目的。由于经络的气血阴阳彼此贯通，采用巨刺法，针刺非偏瘫侧，能够调动偏瘫侧同名经络的气血，较容易实现"气至而有效"。

临床工作中，可以参照 Brunnstrom 分级，判定何种情况属于"真气去，邪气独留"，而宜采用巨刺法。一般说来，偏瘫的恢复分为以下几个阶段：①弛缓性瘫痪，腱反射减低或消失；②腱反射出现或增强，肌张力增高；③出现联合反应；④出现自主运动，但其运动模式为协同运动；⑤出现选择性运动；⑥动作进一步协调和精细。根据临床经验，出现联合反应之前，属于"真气去，邪气独留"的阶段，应采用巨刺法；出现联合反应，但尚无自主运动时，可以认为患侧肢体的经络之气还比较微弱，针刺尚不足以调动它达到祛邪的目的，可以采用针刺双侧肢体穴位的方法；当患肢出现自主运动之后，一般宜针刺患侧。

巨刺法可以促进联合反应和自主运动的出现，从而加速偏瘫病人运动功能恢复的进程。然而，对于脑内病灶范围较大，甚至广泛波及额叶、颞叶及顶叶的病人，即使可以采用巨刺疗法诱发联合反应，促使偏瘫侧肢体出现自主运动仍然比较困难。

4. 拮抗肌取穴针刺以治疗偏瘫的患肢痉挛　在偏瘫恢复过程中，相当数量的病人会出现患肢痉挛，对于肢体运动功能的康复是常见的障碍。

针刺可能对局部肌肉产生易化作用，因此，治疗时应当针对病人的具体情况，个体化选用针刺穴位。多项临床观察显示，在痉挛肌群的拮抗肌处取穴进行针刺治疗，可以缓解偏瘫患肢痉挛。

如果上肢屈肌痉挛，则取患肢的天井、清冷渊、消泺、臑会、中渎、三阳络、外关、支沟，腕、指屈曲则取阳池、中渚。每次选2～3穴，交替使用。

如果下肢伸肌痉挛，则取患肢的殷门、委中、委阳、合阳、承山、承筋。每次取2～3穴。

足下垂，则取解溪、冲阳、陷谷、丘墟，每次选1～2穴。

足内翻，则取光明、悬钟、丘墟、昆仑，每次取1～2穴。

下肢屈肌痉挛，则取伏兔、阴市、梁丘、丰隆、上巨虚等。

上肢伸肌痉挛，则取曲泽、郄门、间使、内关等。

病人肢体肌张力受多种因素影响，针刺治疗时应注意全面考虑。例如，针刺治疗时也应注意采用合理体位。

四、推拿治疗

推拿疗法可以通过力学作用对治疗部位如肌肉、肌腱等产生直接的治疗效果，也可以经过感觉输入,通过神经系统发挥对机体的调节效应。按照中医学认识,推拿疗法能够疏通经络、促进气血运行、调整脏腑功能,从而促进病人恢复。

病人可于卧位或坐位接受推拿疗法。可首先进行头颈部推拿,沿经络走行方向施加手法,往复数次,并逐步增加刺激强度,以病人自觉有酸胀痛感为度。

上肢推拿多从肢体近端开始,可对瘫痪侧肩部进行按、揉、拿、㨰法等操作,然后沿上臂向下至肘部,按揉曲池、尺泽、手三里等穴,力度可逐渐加大(但如出现肢体痉挛,则应减小刺激力度),继而推拿前臂肌肉及各个手指。推拿可以配合病人肢体的主动运动。

推拿下肢多按照腰部—下肢近端—足部的顺序进行,可首先点按肾俞穴、环跳穴,再采用㨰法推拿大腿、小腿数遍,然后点按委中、承山、足三里、阳陵泉等穴位,逐渐加大力度(但如刺激穴位引起痉挛,则应适当减少力度),最后推拿太溪、昆仑、涌泉等足部穴位。

五、并发症的中医康复治疗

(一)失语

现代医学认为,失语是由于脑损害引起的语言能力受损或丧失,病人在无意识障碍情况下,对交流符号的运用和认识发生障碍,即对语言的表达和理解能力受损或丧失。大体可分为 Broca 失语、Wernicke 失语、传导性失语、经皮质运动性失语、经皮质感觉性失语、命名性失语、完全性失语等类型。在中医学中,失语属于"音痱"、"哑风"、"风懿"、"舌强不语"、"语涩"的范畴,病机较为复杂,基本可归纳为风、火、痰等病邪伤及心、肝、脾、肾四经。心主神明,心气通于舌,故损伤心脉会出现舌强,语言蹇涩不利。脑为元神之府,气血不通,髓海空虚,火邪痰瘀乘之,流窜经络,闭阻清窍而致失语。

1. 病因病机

(1)正气不足:年老体弱,或久病气血亏损,元气耗伤,髓海失养。气虚则血运无力,血流不畅,而致脑脉瘀滞不通;阴血亏虚则阴不制阳,内风痰浊、瘀血上扰清窍,突发本病。

(2)劳倦内伤:《内经》"阳气者,烦劳则张"。烦劳过度,易使阳气升张,引动风阳,内风旋动,则气火俱浮,或兼挟痰浊、瘀血上壅清窍脉络。因肝阳暴张,血气上涌,骤然而中风者,病情多重。

(3)脾失健运,痰浊内生:过食肥甘醇酒,致使脾胃受伤,脾失运化,痰浊内生,郁久化热,痰热互结,壅滞经脉,上蒙清窍,或素体肝旺,气机郁结,克伐脾土,痰浊内生;或肝郁化火,烁津成痰,痰郁互结,携风阳之邪,窜扰经脉,发为本病。此即《丹溪心法·中风》所谓"湿土生痰,痰生热,热生风也"。

(4)五志所伤,情志过极:七情失调,肝失条达,气机郁滞,血行不畅,瘀结脑脉,暴怒伤肝,则肝阳暴张,或心火暴盛,风火相煽,血随气逆,上冲犯脑。凡此种种,均易引起气血逆乱,上扰脑窍而发病。尤以暴怒引发本病者最为多见。

除上述原因外,风邪乘虚入中经络,气血痹阻筋脉失于濡养;或外因引动痰湿,痹阻经络,也可成为语言不利的病理基础。

总之,本病多因劳倦内伤、气血素虚,加以忧思恼怒、饮酒饱食,以致脏腑功能失调,出现气虚血瘀、肝肾阴虚,或痰热腑实、痰浊阻络等病机而成。

2. 辨证用药

(1)风痰瘀血

[辨证要点]半身不遂,口舌歪斜,舌强言蹇或不语,偏身麻木,头晕目眩,舌质暗淡,舌苔薄白。

[治法]活血化瘀,化痰通络。

[方药]化痰通络汤:半夏6g,茯苓10g,白术6g,胆南星6g,天竺黄6g,天麻9g,香附10g,丹参15g,大黄5g。

方中半夏、茯苓、白术健脾化湿;胆南星、天竺黄清化痰热;天麻平肝熄风;香附疏肝理气,调畅气机,助脾运以化湿;又配以丹参活血化瘀;大黄通腑泻热凉血,以防腑实,此大黄用量宜轻。瘀血重,舌质紫暗或有瘀斑,加桃仁、红花、赤芍以活血化瘀;舌苔黄腻,烦躁不安等有热象者,加黄芩、山栀以清热泻火;头晕,头痛加菊花、夏枯草以平肝熄风。风痰互结,瘀血阻滞,日久易从阳化热,故临证用药不宜过于温燥,以免助热生火。

(2)肝阳暴亢,风火上扰

[辨证要点]半身不遂,偏身麻木,舌强言蹇或不语,或口舌歪斜,眩晕头痛,面红目赤,口苦咽干,心烦易怒,尿赤便干,舌质红或红绛,舌苔薄黄,脉弦有力。

[治法]平肝泻火通络。

[方药]天麻钩藤饮:天麻10g,钩藤15g,山栀10g,生石决明15g,牛膝10g,黄芩6g,夏枯草12g。

方中天麻、钩藤平肝熄风,生石决明镇肝潜阳泄火,牛膝引血下行,黄芩、山栀、夏枯草清肝。伴头晕头痛加菊花、桑叶;心烦易怒加丹皮、白芍;便干便秘加生大黄。若症见神识恍惚迷蒙者,为风火上扰清窍,由中经络向中脏腑转化,可配合灌服牛黄清心丸或安宫牛黄丸以开窍醒神。若风火之邪挟血上逆,可加用凉血降逆之品以引血下行。

(3)痰热腑实,风痰上扰

[辨证要点]半身不遂,口舌歪斜,言语蹇涩或不语,偏身麻木,腹胀便干,便秘,或痰多,舌质暗红或暗淡,苔黄或黄腻,脉弦滑或偏瘫侧脉弦滑而大。

[治法]化痰通腑。

[方药]星蒌承气汤:生大黄5g,芒硝5g,瓜蒌10g,胆南星6g。

方中生大黄、芒硝荡涤肠胃,通腑泄热;瓜蒌、胆南星清热化痰,可加丹参活血通络。

舌苔黄腻、脉弦滑、便秘是本证的三大特征。热象明显者,加山栀、黄芩;年老体弱津亏者,加生地、麦冬、玄参。若大便多日未解,痰热积滞较甚而出现躁扰不宁,时清时寐,谵妄者,此为浊气不降,携气血上逆,犯于脑窍而为中腑证。正确掌握和运用通下法是治疗本证的关键。针对本证腑气不通,采用化痰通腑法,一可通畅腑气,祛瘀达络,敷布气血,使半身不遂等症进一步好转;二可清除阻滞于胃肠的痰热积滞,使浊邪不得上扰神明,气血逆乱得以纠正,达到防闭防脱之目的;三可急下存阴,以防阴劫于内,阳脱于外。

(4)气虚血瘀

[辨证要点]半身不遂,口舌歪斜,口角流涎,言语蹇涩或不语,偏身麻木,面色㿠白,气短乏力,自汗出,心悸便溏,手足肿胀,舌质暗淡,舌苔薄白或白腻,脉沉细、细缓或细弦。

[治法]益气活血,扶正祛邪。

[方药]补阳还五汤:黄芪30g,当归10g,赤芍10g,川芎10g,桃仁6g,红花6g,地龙10g。

本方重用黄芪补气，配当归养血，合赤芍、川芎、桃仁、红花、地龙以活血化瘀通络。此方亦适用于恢复期和后遗症期的治疗。气虚明显者，加党参、太子参以益气通络；言语不利，加远志、石菖蒲、郁金以祛痰利窍；心悸，喘息，加桂枝、炙甘草以温经通阳；肢体麻木加木瓜、伸筋草、防己以舒筋活络；上肢偏废者，加桂枝以通络；下肢瘫软无力者，加川断、桑寄生、杜仲、牛膝以强壮筋骨；小便失禁加桑螵蛸、益智仁以温肾固涩；血瘀重者，加莪术、水蛭、鬼箭羽、鸡血藤等破血通络之品。若急性期气虚伴血瘀，有主张不宜过早重用黄芪者，以免助热生火，加重病情。

3. 针刺治疗

(1)体针：对中风后失语进行针灸治疗，多可收到较为显著的疗效。对于部分早期病人，可以在针刺后即刻出现言语功能的明显改善。

针刺取穴：哑门、风府、风池、完骨、天柱、印堂、人中、廉泉、神门、内关、手足三里、三阴交、涌泉、金津、玉液。

针刺方法：哑门、风府每次取1穴，针向下颌方向，刺入1寸左右，得到针感后出针（此二穴可能有损伤延髓的风险，需经验丰富的医师操作）。风池、完骨、天柱每次取1穴，针尖向喉结方向刺入1～1.5寸，施小幅度高频捻转1～2min后出针。廉泉刺入皮肤后，向舌根方向进入1.5～2寸，不留针。人中向上斜刺0.5寸，有意识障碍属实证者，可用雀啄法，印堂用捻转泻法。神门、内关、手三里、足三里、三阴交、涌泉可两侧交替取穴，神门向肘部斜刺；内关用提插捻转泻法1～2min，三阴交针刺以使下肢有抽动感为宜；涌泉点刺，人中、神门、通里、内关、三阴交可留针15～30min，也可根据病情而增减。

随症加减：金津、玉液及舌面进行点刺；软腭反射消失者，刺软腭；咽反射消失，饮水发呛者，可点刺咽部黏膜；舌下络脉瘀血者，可舌下脉络放血；腰膝酸软，四肢不温者，可在命门、关元穴针上加灸，也可只用灸法；听觉功能障碍者，可加针百会、耳门、听宫、听会、翳风等穴；伴意识障碍及情绪低下，可加针百会；血压偏高者，可在太冲、曲池、风池采用泻法；声低息微，全身乏力者，可在气海、足三里采用补法，针后加灸；喉中痰鸣，痰涎壅盛者，加针天突、中脘、丰隆。

(2)头针：除体针外，治疗失语可配合使用头针。分布于头的经络都直接或间接地与脑联系，如《灵枢·邪气脏腑病形》中说："十二经脉，三百六十五络，其血气皆上于面而走空窍"。头针疗法是用针刺头皮的某些特定区域以防病治病的一种方法，综合考虑了中医学传统理论及现代医学的大脑皮质定位学说。

治疗主要选用焦顺发头针刺激区的语言一区、语言二区和语言三区。刺激部位为病人的优势半球，根据失语症的类型选用不同的语言区。表达障碍者取语言一区，命名障碍者取语言二区，言语理解障碍者取语言三区。操作：持28～30号毫针与头皮呈30°角，快速进针刺入帽状腱膜下层，快速捻转。也可采用电针刺激。可配合体针风府、大椎、人迎、廉泉等穴。

伴有听力减退，可加百会、耳门、听宫、听会、翳风等穴；伴意识障碍及情绪抑郁，可加针百会、四神聪等穴；伴血压偏高者，可泻太冲、曲池、风池；语声低微，全身乏力者，可针足三里、气海，针后加灸；喉中痰鸣，痰涎壅盛者，可加针天突、中脘、丰隆。

(二)肩-手综合征

肩-手综合征，属于反射性交感神经营养不良综合征(reflex sympathetic dystrophy syndrome，RSDS)范畴，是偏瘫病人常见的并发症。据报道，在脑卒中病人中，本病发生率为

12.5% ~74.1%。多缓慢发生,但也有突然起病者。

肩-手综合征的病因尚未明确,可能涉及自主神经受损而出现血管运动和皮肤腺体功能紊乱,上肢无力致肌肉的泵机制减弱或丧失,对腕、手关节进行过度活动或输液时液体渗漏入手背软组织内,以及手受到小的意外损伤等因素。也有学者认为肩部和手部的症状为两个独立问题的表现。

典型临床表现为病人肩部、手部疼痛,手部肿胀,皮肤潮红,皮肤温度上升。如早期没有接受正确治疗,则会疼痛加重,腕关节和掌指、指间关节活动范围受限,以致逐步出现手部肌肉萎缩,甚至挛缩畸形及骨质疏松。

1. 预防和基础治疗方法　注意避免各种可能的诱发因素。例如,尽量避免在患手静脉输液;避免患侧腕部处于过度掌屈位;坐轮椅时,避免患肢垂于轮椅一侧,防止手受到小的意外损伤;避免过度牵拉腕、手关节等。

在发病早期及时给予治疗,可获得最好的效果。在数月之后,如果手仍肿胀或存在疼痛,治疗也可能有效。但如出现肢体挛缩,则各种治疗方法都难以奏效。治疗应尽快减轻肿胀,然后改善疼痛,并维持关节活动范围。基础治疗方法包括维持合理体位、适宜的运动疗法、压迫性向心缠绕、冰疗等,可配合肩矫形器及腕手矫形器,部分病人可配合口服激素治疗。对于症状严重者,也有采用星状神经节阻滞或交感神经节切断术的报道。

2. 中医康复疗法　早期宜活血清热,利水止痛,中药可采用当归、赤芍、桃仁、红花、黄柏、防风、木通、甘草、生地、乳香、木瓜、海桐皮、连翘等药物。配合《医宗金鉴》海桐皮汤(海桐皮、透骨草、乳香、没药、当归、川椒、川芎、红花、威灵仙、甘草、防风、白芷)外洗,或用《中医伤科学讲义》中消瘀止痛药膏(木瓜、栀子、大黄、蒲公英、地鳖虫、乳香、没药共研细末,饴糖或凡士林调敷而成)调敷。针灸可选用颈部夹脊穴、天宗、肩髃、肩髎、臂臑、曲池、外关、阳池、中渚、八邪等穴位,采用电针刺激。也可以采用经皮穴位电刺激治疗,除经络、穴位调节作用外,电脉冲刺激还能够诱发肌肉产生节律性收缩,促进手部血液和淋巴回流。

中后期及后遗症期治则为舒筋活血通络,可口服《中医伤科学》所载舒筋汤(当归、陈皮、羌活、骨碎补、伸筋草、五加皮、桑寄生、木瓜),亦可用上方制成丸散剂长期服用。可配合中药外洗(宽筋藤、钩藤、金银花藤、王不留行、刘寄奴、防风、大黄、荆芥)。也可配合针灸疗法,或者配合推拿疗法,循经进行手法治疗。

(三)假性球麻痹

假性球麻痹可见于脑血管病、脑炎、运动神经元病等多种疾病,临床表现以吞咽困难、构音障碍和强哭强笑为特征。病变在脑桥或脑桥以上部位,造成延髓内运动神经核失去上神经元支配所出现的延髓麻痹,称为假性球麻痹。病变直接损害延髓或相关的颅神经导致的延髓麻痹,则属于真性球麻痹,中医治疗也可参照本节内容。假性球麻痹病人针刺治疗多可取得程度不等的临床效果。

1. 中药疗法　假性球麻痹的中医辨证以痰积、瘀血、肝阳上扰证比较多见。

痰积型:症见喉中痰鸣,或痰液稀薄而多,舌质淡,多有齿痕,舌体胖大而嫩,舌苔滑腻,脉弦或滑,同时多兼见表情淡漠或反应迟滞者,亦为痰蒙清窍所致。治法宜健脾豁痰开窍,方药用二陈汤加竹茹、胆南星、白僵蚕等。有痰蒙清窍者,加石菖蒲、郁金等。

瘀血阻滞型:症见面色无华,舌质紫暗,舌有瘀斑,可见脉涩。但在假性球麻痹病人中,瘀血阻滞证很少单独出现,多与痰积、肝阳等证并见。治疗之法,多在豁痰、平肝诸药中加入桃仁、红花、当归、赤芍等。

肝阳偏亢型：症见颜面潮红，心烦易怒，或见眩晕耳鸣，舌边暗红，舌苔薄白，脉弦。治以平肝潜阳，用镇肝熄风汤加减。在临床实际中，有时肝阳上扰与痰浊并见而为肝风挟痰证，治之可酌情选用半夏白术天麻汤加味或用镇肝熄风汤合二陈汤加减。

除上述证型外，假性球麻痹病人有时还可见到腑气不通及气滞不畅等证，宜辨证施治，不应拘泥于一法一方。

2. 针刺疗法　基础穴位：双侧完骨、翳风、风池。病人坐位，向甲状软骨方向针刺 1.5～2 寸，小幅度高频捻转，可留针 20min。

辨证取穴：肝阳偏亢加太冲、行间、期门；痰多而稀加丰隆、脾俞；瘀血阻滞加血海、膈俞；阴虚加太溪、三阴交。以上穴位，每日针一次，得气后留针 30min，每周针 5～6 次。

对于肝阳偏亢者，多选太冲、行间，若不效可再加期门，但应注意进针方向和深度，免致气胸。

（四）继发性癫痫

中医学一般将癫痫称为痫证或痫病，俗称“羊痫疯”，认为本病具有突然性、短暂性、反复性发作的特点，以突然昏仆、口吐涎沫、两目上视、四肢抽搐或有鸣声、醒后神志如常为特征。癫痫并非独立疾病，而是一组疾病或综合征，疾病发作多与先天因素、精神因素、脑部外伤及六淫之邪、饮食失调等有关。母孕受惊或高热，或服药不慎，或胎儿头部受损，或情志刺激、肝郁不舒等因素均可造成脏腑气机失调，以致骤然风阳挟痰上扰，神失所司而发病。

包括脑血管病在内的多种脑部疾病可引起继发性癫痫，是此类病人康复过程中的常见问题。单纯采用西医治疗常难以获得理想控制。

1. 中药治疗　癫痫发病多与伏痰、肝风、火郁有关。痰邪与癫痫的发生密切相关，《景岳全书》指出“癫痫多由痰气，凡气有所逆，痰有所滞，皆能闭塞经络，格塞心窍”。初病实证多由痰热迷塞心窍所致，久病虚证多由痰湿扰乱神明而成。火由五志过极或劳倦过度伤阴而生，火邪可以炼液成痰，亦可触动伏痰随火而升。故中医学中有“无痰不作痫”、“无火不动痰”之说。肝风可挟痰上扰而诱发本病发作，也是发病的重要因素之一。

宋代严用和在《济生方》中首次对本病进行了“五痫”分类，以病人发作时呼叫的声音，将癫痫分为五种类型：马（心）痫、羊（脾）痫、鸡（肝）痫、猪（肾）痫、牛（肺）痫，以五音合五畜，并与五脏、五行理论结合。清代程钟龄则强调内有伏痰是癫痫的根本病因，在《医学心悟》中说：“医家听其五声，分其五脏……虽有五脏之殊，而为痰涎则一，定痫丸主之，既愈之后，则用河车丸以断其根。”认为涤除伏痰是治疗癫痫的基本治法，所用方药为定痫丸、河车丸两方，均以化痰药为主。定痫丸方为明天麻、川贝母、胆南星、姜半夏、陈皮、茯苓、茯神、丹参、麦冬、石菖蒲、远志、全蝎、僵蚕、琥珀、辰砂、竹沥、姜汁、甘草。河车丸方为紫河车、茯苓、茯神、远志、人参及丹参。

虽然痰邪在癫痫发病过程中起着重要作用，但《医学入门》中也有“化痰必先顺气，顺气必先调中”的论述，强调脾胃气机转枢的关键作用，如脾胃气化正常，脏腑气机调畅，则无痰邪产生、停留之患。目前，对癫痫的治疗，也多主张将益气健脾扶正的治疗原则贯穿全程，如单纯使用化痰开窍、熄风定痉药物则往往疗效不佳。

病人还应注意禁食辛辣、刺激性食物及生冷黏滑等伤胃气、生痰湿的食物，并应注意防止疲劳及精神刺激。

2. 针灸疗法　针灸治疗癫痫，在发作期以开窍醒神为法，间歇期治疗宜以涤痰为首，配合健脾、疏肝、清热、宁心等。

(1)痫性发作期：阳证：突然昏倒，神志不清，面色潮红，两目上视，口吐涎沫，牙关紧闭，肢体抽搐剧烈，舌红苔黄腻，脉弦数或弦滑。阴证：面色晦暗，不动不语，不闻不见，手足清冷，痰鸣声小，舌淡苔白腻，脉沉细或沉迟。

发作期取穴：人中、涌泉、内关。

可毫针或手指点按，阳证采用强刺激，阴证予轻或中度刺激，至痫性发作停止。

(2)癫痫间歇期：主穴为中脘、鸠尾、腰奇、足三里、丰隆、三阴交、太冲。配穴为百会、风池、巨阙、心俞、神门、间使、后溪、申脉、照海。

配穴选择和针刺补泻手法按辨证结果确定。百会、风池可用灸法治疗。腰奇穴为经验穴，在骶部，当尾骨端直上 2 寸，向上沿皮刺 2 ~ 2.5 寸。

有学者统计了自《黄帝内经》至清《针灸集成》共计 62 种针灸古籍，显示治疗癫痫共涉及穴位 128 个，常用穴位及其出现次数为：鸠尾 18、百会 17、少商 16、神门 15、心俞 15、后溪 14、巨阙 14、隐白 11、申脉 11、涌泉 11、中脘 10、神庭 10、间使 7、劳宫 7、水沟 7、金门 6、照海 6、天井 6、大椎 6 次。常用方法及其穴次为：灸 165、针 5、放血 3。鸠尾为任之络穴，巨阙为心之募穴，中脘为胃之募穴，三穴临近膏肓，为伏痰藏匿之处，故均为临床治疗本病使用频率较高的穴位。

古代文献中有采用灸法治疗癫痫的记述。如《扁鹊心书》中记载："一妇人病痫已十年，亦灸中脘五十壮愈。凡人有此疾，惟灸法取效最速，药不及也。"《针灸资生经》记载："有人患痫疾，发则僵仆在地，久之方苏，予意其用心所致，为灸百会，又疑是痰厥致僵仆，为灸中脘，其疾稍减，未除根也，后阅脉诀后通真子有爱养小儿，谨护风池之说，人来觅灸痫疾，必为之按风池穴，皆应手酸疼，使灸之而愈。"

放血也是本病治疗的方法之一。《太平圣惠方》中说："耳后完骨上青络盛，卧不净，是痫候"，可于清晨刺络放血。《神灸经纶》中也有癫痫病"先宜看耳后高骨间先有青脉纹，抓破出血可免其患"的记载。

穴位埋线疗法作用较为持久，临床多有报道使用此种疗法治疗癫痫。如采用挑刺、拔罐加埋线疗法治疗癫痫。主穴采用督脉穴位大椎、身柱、至阳、脊中、腰奇等；配穴为风痰闭阻证加风门、中脘，痰火内闭证加心俞、丰隆，肝肾亏虚证加肝俞、肾俞，心脾两虚证加足三里、三阴交，气血瘀滞证加膈俞、血海。每次取 1 个主穴和 1 个配穴，局部消毒并浸润麻醉，三棱针挑破皮肤，挑净穴位内白色纤维，再用大号火罐吸拔于施术处，使局部出血 2 ~ 3ml。将长约 1.5cm 羊肠线放入 12 号注射针头或腰穿针管内置入穴位，方向为大椎透陶道、心俞透督俞、肝俞透胆俞、肾俞透气海俞等。每周治疗 1 次。挑刺拔罐控制痫性发作具有取效快捷的特点，而穴位埋线则作用持久，所以采用二者合用的疗法。另有报道采用镇癫穴埋线治疗本病，取穴时，病人取坐位，上臂抬高 45°，虎口卡腰，拇指在前，其余四指在后，使三角肌轮廓清楚，在三角肌后缘上 2/3 与下 1/3 交界处，按压有酸、麻、胀等感觉处即镇癫穴。将医用 1 ~ 2 号羊肠线剪成 15 ~ 20cm 小段，置于 12 号针内，垂直进针 1 ~ 2cm，得气后置入肠线，每穴 2 根。双侧均埋线处理。3 个月埋线 1 次，3 次为一疗程。据报道，本方法对原发性癫痫疗效显著，对继发性癫痫也多有不同程度的改善，但对部分伴有严重智力障碍的继发性癫痫病人无效。埋线疗法应注意置线前在穴位处用甲紫做出标记，严格无菌操作，术后保持局部清洁干燥，严防感染。埋线前向病人讲解操作过程，使其理解，避免过度紧张。

第二节　脊髓损伤的中医康复治疗

一、脊髓损伤概述

脊髓损伤（spinal cord injury，SCI）是指由于直接或间接因素导致脊髓结构、功能损害，造成损伤的相应节段以下出现各种运动、感觉障碍和二便功能障碍，以及肌张力异常、病理反射等相应改变的一种严重的致残性疾病。脊髓损伤可造成截瘫、四肢瘫等严重后果。

中医古医籍中未见“脊髓损伤”这一病名。结合本病的临床表现，脊髓损伤应属于中医“痿证”、“瘫证”、“痿痺”、“体惰”的范畴。

在脊髓损伤的中医康复治疗中，首先应说明以下几点：

1. 脊髓损伤的诊断和评价参考《脊髓损伤神经学分类国际标准》（2006 年修订）及现代康复医学的评价标准。

2. 现代医学疗法尚不能根治脊髓损伤，中医康复疗法亦不例外。

3. 中医康复疗法可改善膀胱功能，减轻肌肉萎缩、神经痛，对不完全性脊髓损伤的运动功能及性功能的恢复有促进作用。

4. 对各种并发症有较好的防治作用。

二、病因病机

中医古医籍中对该病记载较少。关于“脊髓损伤”的最早记载见于《灵枢·寒热病》“若有所堕坠，四肢懈惰不收，名曰体惰”。《内经》以后，症状描述比较完整的记载见于明代赵献可的《医贯》：“有一等人，身半以上俱无恙如平人，身半以下，软弱麻痹，小便或涩或自遗”，但未提及病因病机和治法。从汉到明清，据所见其他古医籍，对脊髓损伤并未加以描述。结合现代临床，脊髓损伤的常见病因有车祸、坠落、砸伤及疾病（如脊髓炎、脊髓肿瘤等），而战时多为火器伤。

脊髓的解剖和生理功能与古人描述的督脉相似。督脉起于胞中，下出会阴，直上颈项至头顶，下达鼻柱到上唇系带处的龈交穴，与任脉相会。《难经·二十八难》记载：“督脉者，起于下极之俞，上至风府，入属于脑。”手足三阳经均与督脉相会，督脉对全身阳经脉气有统帅、督促的作用，因此中医学中有督脉“总督诸阳”和督脉为“阳脉之海”的说法。《素问·骨空论》中又说“督脉者”，“贯脊属肾”。因此，督脉的功能正常与否，可以影响肾阳的盛衰。

脊髓损伤的中医病机是督脉损伤，肾阳不足。具体内容如下：

（一）督脉外伤，气机紊乱，阴阳失调

督脉“总督诸阳”，为“阳脉之海”。督脉损伤，经脉气血阻滞，阳气不能通过督脉输布以温养四肢百骸，则筋肉失其温煦，故肢体麻木不用而为瘫证。瘫证之初，如果救治及时，方法

得当，则骨断筋伤可愈，瘀血可去，督脉通行，预后较佳；否则，预后不良。

（二）督脉损伤，肾阳不足

督脉损伤后久治不愈，肾阳失其温熏，肾关不利，二便失司。

（三）肝肾阴亏，虚风内动

督脉损伤迁延日久，阳损及阴，肝肾亏损，筋脉不得濡养，肝风内动，故见肢体强直挛急。此外，督脉受损，阳气不足，临证多变。如阳气不足，卫外不固，稍有外邪侵袭，则邪正交争而出现发热。肺肾阳气不足，可致纳气异常，呼吸困难。瘫痿之人大多生活不能自理，阴部不洁，加之阳气不足，秽浊之邪易侵入膀胱酿成湿热而发为淋证。肾虚则下元不固，因而小便淋沥不已而为淋证。肾阴肾阳长期不足，无以主骨生髓可致骨质稀疏。瘫痪肢体气血运行不畅，加之长期卧床，局部长时间受压，如不及时翻身，可致骨突受压处皮肉腐烂破溃而为褥疮。

总之，脊髓损伤病位在督脉，与肝、肾、肺、脾诸脏相关。脊髓损伤多表现为肝肾不足，瘀阻滞经脉，阳气不足以温煦四肢百骸，以至肌肉筋骨失去濡养，肺气不宣，久之则阳损及阴，导致阴阳两虚。

三、类症鉴别

痹证是指风、寒、湿、热等外邪侵袭人体，闭阻经络，气血运行不畅所导致的，以肌肉、筋骨、关节发生酸痛、麻木、重着、屈伸不利，甚至关节肿大灼热等为主要临床表现的病证。痹证主要是由于正气不足，感受风、寒、湿、热之邪所致。

痿证是指肢体筋脉弛缓、软弱无力，日久因不能随意运动而致肌肉萎缩的一种病证。《素问玄机原病式·五运主病》："痿，谓手足痿弱，无力以运行也。""痿"是指肢体痿弱不用，"躄"是指下肢软弱无力，不能步履之意。《内经》指出痿证主要病理为"肺热叶焦"，肺燥不能输精于五脏，因而五脏失养，产生痿软证候。

两者的症状主要都在肢体、关节。痹证是以筋骨、肌肉、关节的酸痛、重着、屈伸不利为主要临床特点，有时兼有麻木不仁或肿胀，但无瘫痿的表现；而痿证则以肢体痿弱不用、肌肉瘦削为特点。痿证肢体一般不痛，而痹证则有疼痛。

四、辨证论治

（一）辨证用药

1. 督脉受损，瘀血阻络

[辨证要点]伤处局部肿痛或刺痛，痛处固定不移，颈段脊髓损伤者呈现四肢瘫痪，胸腰段脊髓损伤者双下肢感觉完全或不完全消失，痛痒不知，麻木不用，筋缓不收，大便秘结，小便潴留，常伴腹胀纳差，心烦少寐，舌有瘀斑瘀点，脉沉涩。

[治法]活血化瘀，疏通督脉。

[方药]通督化瘀汤：当归、赤芍、桃仁、红花各 10g，三七粉 3g，元胡 15g，大黄 8g，川断 15g，川牛膝 15g，炮附子 8g。水煎服，每日 1 剂。

方中当归、赤芍、桃仁、红花活血化瘀，三七、大黄去瘀生新，川断、川牛膝补肾强筋，附子温阳以助疏通督脉，元胡活血行气止痛。如有肝郁兼证者，可加柴胡10g、郁金10g、石菖蒲10g，以疏肝解郁。

2. 督脉受损，肾阳不足

[辨证要点]四肢或双下肢筋脉弛缓，痿弱不用，患肢发凉，痛痒不知，大便秘结，小便失禁或潴留，兼见面白畏寒，舌淡苔白，脉沉迟。多见于软瘫。

[治法]疏通督脉，温补肾阳。

[方药]软瘫康：鹿茸15g，鹿角30g，干熟地80g，生地20g，川牛膝25g，杜仲30g，山萸肉25g，炮附子20g，肉苁蓉20g，枸杞子30g，鸡血藤25g，酒当归30g，炙地龙15g，五味子15g。

共为末，炼蜜为丸，麝香5g为衣，每丸10g，每次1丸，温开水服下，每日2~3次。

方中鹿茸、鹿角、附子、肉苁蓉、杜仲、麝香温补元阳，山萸肉、生熟地、枸杞子、五味子补肾敛阴填精以助肾阳，鸡血藤、当归、地龙、川牛膝活血通督。

3. 阳损及阴，虚风内动

[辨证要点]四肢或双下肢筋脉拘急，抽搐而不用，遇寒加重，形寒肢冷，肢体痛痒不知或自觉肢体疼痛，小便潴留，舌淡苔白或有瘀斑，脉沉紧。多见于硬瘫。

[治法]活血通督，温阳敛阴，柔肝，祛风解痉。

[方药]硬瘫康：鹿茸15g，鹿角20g，杜仲20g，山萸肉10g，熟地20g，生地20g，乳香10g，没药10g，五灵脂15g，酒当归20g，炮川乌10g，炙马前子0.4g，白附子9g，全蝎6g，乌蛇肉10g，白芍60g，鸡血藤15g，生甘草15g。

共为末，炼蜜为丸，麝香5g为衣，每丸9g，每次1丸，温开水服下，每日2~3次。

方中鹿茸、鹿角、杜仲、山萸肉、生熟地、麝香温补肾阳，五灵脂、炮川乌、炙马前子、白附子、全蝎、乌蛇肉祛风通络解痉，白芍、鸡血藤、当归养血敛阴，柔肝解痉，乳香、没药活血止痛。

由于本病病程较长，除以上三型外，临床多有变证，可根据具体病情辨证论治。

（二）针刺疗法

1. 督脉电针疗法　脊髓损伤的主要病机为督脉损伤，肾阳不足。治疗上应以疏通督脉，通达阳气为治则。督脉电针可以疏通督脉，运行气血。

操作方法：在受损脊髓平面上下各1~2个椎间隙处，各选一个督脉穴位，选穴时应避开手术瘢痕。针刺时沿棘突倾斜方向进针，针刺的深度以达硬膜外为止。进针深度必须严格掌握，过浅影响疗效，过深则可能造成新的脊髓损伤。针刺颈段和上胸段时尤应慎重。为避免感染和其他不测，要求术者有足够的针灸经验并严格遵守无菌操作规程，针刺颈部时应根据病人个体差异，调整进针深度，不可伤及脊髓。针刺到位后，上下两针的针柄上分别连接直流脉冲电针仪的两个电极。接电极前，要把电针仪的开关关闭，并把强度旋钮调至零位，其刺激的电流强度要从小逐渐加大，电流强度以引起肌肉明显收缩，病人能够耐受为准。或者以病人诉下肢出现酸、麻、胀、轻度触电样等感觉即可，电刺激频率为1~2Hz。每天治疗1次，每次30min。

2. 头针疗法　头针对脊髓损伤病人的运动功能和肢体痉挛状态的改善有一定的促进作用。

方法：运动障碍取双侧运动区，患肢痉挛取舞蹈震颤区。采用大幅度捻转手法，每次行针3~5min，可留针20~30min，每日1次。

3. 华佗夹脊疗法　一般选取沿病变椎体两侧上2~4椎到腰骶部的夹脊穴，提插捻转。

针感差者可加电刺激。

4. 体针　体针在脊髓损伤的治疗中,是应用比较广泛的一种治疗方法,有一定疗效。

完全性脊髓损伤病人,脊髓损伤平面以下感觉消失,往往无针感,所以在治疗中常用电体针。取穴方法有两类:

(1)按经取穴:以足阳明胃经、足太阳膀胱经、足少阳胆经、督脉、任脉为主。胃经取梁门、天枢、水道、归来、髀关、阴市、足三里、巨虚;膀胱经取各脏腑背俞穴及膈俞穴;胆经取京门、环跳、风市、阳陵泉、绝骨、丘墟、足临泣、太冲;督脉取大椎、陶道、身柱、至阳、悬枢、腰阳关、神道、筋缩、命门;任脉取中脘、建理、水分、气海、关元、中极。也可酌选章门、三阴交、地机、血海、涌泉等。各经腧穴,轮流交替使用,每次1组,隔日或每日1次,30次为一个疗程。一个疗程结束后,休息一个星期再进行下一个疗程。针具一般以较粗者、刺激量强为佳,尤其在正常感觉平面附近,用针宜粗,刺激宜强。

(2)按证取穴:调理二便选八髎、天枢、气海、关元、三阴交;下肢肌力差者,前侧取髀关、伏兔、梁丘,外侧取风市、阳陵泉、足三里、绝骨,后侧取承扶、殷门、昆仑;足下垂取解溪、商丘、太冲;足外翻取照海;足内翻取申脉。

(三)其他疗法

1. 灸法　脊髓损伤二便功能障碍的中医病机主要为肾阳不足,灸法可温经通阳,改善二便功能。可选关元、中极进行木盒灸、隔盐灸等。

痉挛性瘫痪多伴有患肢疼痛,其病机为肾阳不足,寒凝筋脉,治疗上应予温经散寒,可用灸法,选穴可参考体针疗法,选用可灸的穴位。

2. 推拿康复疗法　常用的手法有按法、揉法、摇法、抖法、拿法、搓法。

按揉百会5min,施㨰法于腰背部,选按揉肝俞、脾俞、肾俞、环跳、风市、阳陵泉、足三里、委中、承山、解溪、太冲穴,每穴1~2min;施用拍法于督脉,以皮肤微红为度;施摇法、抖法于下肢局部。推拿对改善患肢的血液循环、防止肌肉萎缩、缓解肌痉挛均有辅助治疗作用。每日推拿1~2次,每次30min。每个疗程15d,休息2~3d,进行下一个疗程治疗。

3. 沐浴疗法　沐浴疗法是利用水、阳光、空气、泥沙等天然物理因子,使其作用于体表,通过这些物理因子的理化作用,促进康复。

温水浴,即病人全身浸泡于39~41℃的温水中,每次15min左右。在水中可以做瘫痪肢体的主动和被动运动,并可进行按摩或自我按摩。借助浮力作用可减少瘫痪肢体的运动阻力。其机械性浮力及静水压力可以起到按摩、消肿止痛的作用;其温热效应可以促进气血运行,缓解肌张力及疲劳;温泉中的矿物质和微量元素同样有助于病人康复。在此基础上,还可以加入桃仁、红花、骨碎补、五加皮、桂枝、细辛等中药的水煎液,浸泡瘫痪肢体。

注意事项:空腹或饱餐后建议暂不进行温水浴,浸泡时间不宜过长,因病人瘫痪肢体存在感觉障碍,应注意防止烫伤。

除以上疗法外,还可以蚕砂炒热外熨、酒醋疗法、日光疗法等,均有助于肢体经络的疏通和气血的运行。

4. 气功疗法　主要在卧位进行练习,开始时意守丹田(关元穴),自然深呼吸,同时把思想集中点移于瘫痪部位,从上到下反复想象放松肌肉,并默念“松”字。经过一段时间练习后,思想能随意放松和集中,再使思想集中,默念“动”字,从远端手指或脚趾的运动逐渐向上扩大范围。成功的经验告诉我们,气功的方法要持之以恒,坚持数年。

五、并发症的中医康复治疗

脊髓损伤病人随着病程的迁延，可能发生的并发症很多，这些并发症给病人带来痛苦，影响生活自理，甚至危及生命。中医疗法对常见的脊髓损伤并发症有一定的疗效，对某些并发症来说，还可以出现较好的疗效。

(一)郁证

脊髓损伤病人因遭受意外创伤而出现情志不舒，不欲饮食，胁肋胀痛，或易怒，或沉默不语。本证出现在脊髓损伤后较长的一段时间之内，如不能给予及时改善，对病人的康复和对家庭、社会都会带来不利的影响。中医药治疗本证有一定优势。

本证主要是由于脊髓损伤后，病人身心受到创伤，情志不舒而致肝失疏泄，脾失运化，心神失常，脏腑阴阳气血失调而成。根据本证的临床表现，辨证分型如下：

1. 肝气郁结

[辨证要点]精神抑郁，情绪不宁，胸闷，善太息，胸胁胀痛，痛无定处，腹胀纳呆，舌红，苔白腻(薄白)，脉弦(数)。

[治法]疏肝理气解郁。

[方药]柴胡疏肝散加减：柴胡12g，枳壳10g，香附10g，陈皮10g，川芎12g，芍药12g，甘草10g，郁金10g，青皮10g。

在服用汤药同时，可以伴服越鞠丸，以助行气解郁。本证主因为外伤，临床多有血瘀气滞，故宜加当归、丹参、桃仁、红花之类的活血化瘀中药。

2. 气郁化火

[辨证要点]性情急躁易怒，胸胁胀满，嘈杂吞酸，口干口苦，大便秘结，或头痛、目赤、耳鸣，舌红，苔黄，脉弦数或弦滑。

[治法]清肝泻火，解郁和胃。

[方药]丹栀逍遥散合左金丸：当归12g，白芍15g，白术10g，柴胡12g，茯苓15g，丹皮10g，栀子10g，甘草10g，薄荷6g，黄连10g，吴茱萸3g。

如口苦，苔黄，大便秘结可加大黄、龙胆草泻火通便。

(二)肺部感染

由于颈段脊髓损伤后，肋间肌肌力下降，肺通气功能受损，因此，肺部感染是颈段脊髓损伤后常见的并发症之一，伴随着脊髓损伤后的各个阶段，常常伴持续高热。除感染因素外，体温升高常与损伤平面以下排汗功能障碍有关，所以在治疗中，物理降温尤为重要。

肺热壅盛：脊髓损伤为督脉受损，阳气不足，卫表不固，加之长期卧床，久卧伤气，外邪入侵，邪犯肺卫。外感化热，热邪灼伤津液，可见身热，心烦，但头汗出(损伤平面排汗障碍)。肺宣发肃降功能失司，津液不能输布全身，以致筋脉肌肤失养，肢体痿软。肺津不能上润咽喉，可见口干，口渴。肺与大肠相表里，肺津不能下输大肠，故见小便黄赤，大便秘结，舌红，苔黄或黄腻，脉洪大或滑数。

[治法]清热泻肺通腑。

[方药]麻杏石甘汤合承气汤：麻黄6g，杏仁10g，石膏30g，甘草10g，大黄10g，厚朴10g，枳实15g。

如大便秘结，干结如羊粪难下，可加入芒硝10g，增加通腑泻热的功效；发热后期，余热未清，服用竹叶石膏汤加减。

颈段脊髓损伤病人由于呼吸肌力量下降，通气功能障碍，咳嗽无力，痰液不易咳出，宜经常服用清肺化痰药物，并配合排痰训练以利通气，预防感染。

（三）眩晕

眩晕是脊髓损伤后常见的并发症之一，多在乘坐轮椅中突然发生，轻者平躺即止，重者如坐车船，旋转不定，常伴有恶心、呕吐、汗出，甚至短暂意识丧失。

脊髓损伤中医辨证为督脉受损。督脉为阳经之海，总督一身之阳气。督脉受损，阳气不能温煦五脏，五脏气血生化乏源，气虚则清阳不展，血虚则脑失所养，故可见面色少华，唇甲色淡，神疲乏力，少气懒言，舌淡，脉细弱。

[治法]健脾补肾，益气养血。

[方药]归脾丸合六味地黄丸：党参15g，黄芪15g，白术12g，茯苓15g，酸枣仁12g，龙眼肉15g，陈皮10g，当归15g，远志10g，大枣10g，甘草10g，山萸肉10g，熟地20g，山药15g，丹皮12g。

如中气不足，清阳不升，时发眩晕，面色晦暗，常常不能直立，宜补中益气，可服用补中益气汤加减。如肢体倦怠，气短懒言，口干作渴，汗多脉虚，烦躁不安，睡卧不宁，则可加服生脉散。

（四）泌尿系感染

泌尿系感染是指病原体在机体内尿液中生长繁殖，并侵犯泌尿道黏膜或组织而引起的炎症。主要症状有尿频、尿急、尿痛、发热和腰痛等。根据泌尿系统的临床表现，多属中医学淋证范畴。《景岳全书·淋浊》有较为具体的描述："淋之为病，小便痛涩滴沥，欲去不去，欲止不止者是也。"泌尿系感染的主要病因病机：在初期多属湿热蕴结膀胱，日久则可由实转虚，或虚实夹杂。由于脊髓损伤病人存在感觉障碍，所以，泌尿系感染时往往没有尿频、尿急、尿痛等膀胱刺激症状。诊断时主要依据实验室检查。尿常规检查是最简便的方法，镜下每高倍视野白细胞超过5个即可确诊。脊髓损伤病人比正常人更容易发生泌尿系感染，这是因为脊髓损伤病人存在膀胱功能障碍，有残余尿，利于致病菌生存。膀胱功能障碍解决不好时，易出现输尿管反流，膀胱中的致病菌随尿液逆行，引起肾盂肾炎。脊髓损伤病人损伤平面以下免疫力降低也是重要因素之一。此外，由于脊髓损伤后行动不便，大小便控制欠佳，会阴部不洁，也增加了感染的机会。

中医治疗泌尿系感染主要是以清利湿热为主，气虚者可加参、芪等中药以扶正驱邪。在护理方面，宜保持会阴部清洁干爽。定期查尿常规，早发现、早治疗。一旦发生泌尿系感染，可在进行抗炎治疗的同时，配合中药辨证论治。

湿热是本病的主要原因，而其湿热下注存在于疾病的全过程，只是临床表现有轻有重，因此，清利湿热是治疗本病的主要法则。根据这一并发症的临床表现，辨证分型如下：

1. 膀胱湿热

[辨证要点]畏寒发热，尿液混浊或有尿频、尿急、尿痛，苔黄腻，脉滑数。

[治法]清利湿热，利尿通淋。

[方药]莲萆知柏汤合八正散加减：半枝莲15g，萆薢15g，知母6g，黄柏6g，车前子15g，扁蓄30g，瞿麦15g，滑石10g。

伴血尿或尿潜血(+)者加白茅根15g、小蓟10g;气虚,尿蛋白(+)者加黄芪30g、党参15g;大便干燥者加生大黄6g;口苦口浊,舌红苔黄者加栀子10g、黄芩10g;口干舌燥,舌红少津者加天花粉15g、沙参10g。

2. 肝胆郁热

[辨证要点]寒热往来,心烦欲呕,不思饮食,少腹痛,尿液混浊频数,苔深黄,脉弦数。

[治法]清理肝胆,通调水道。

[方药]龙胆泻肝汤加减:龙胆草10g,山栀10g,黄芩10g,柴胡5g,车前子30g,泽泻10g,生地15g,甘草梢5g。

以上两种类型常常兼有高热,无汗者加用栀豉汤;寒热往来而有汗者,可加用小柴胡汤。

3. 肾阴不足,湿热留恋

[辨证要点]头晕耳鸣,腰膝酸软,咽干唇燥,尿频而短,小便涩痛,欲出不尽,或伴有低热,舌质偏红,苔薄,脉弦细而数。

[治法]滋阴益肾,清热降火。

[方药]知柏地黄丸加味:丹皮10g,茯苓12g,泽泻10g,山药10g,生地16g,知母10g,黄柏10g,石斛12g,山萸肉10g,通草3g,车前子15g,生甘草6g。

4. 脾肾两虚,余邪未清

[辨证要点]面浮足肿,纳呆腹胀,神疲乏力,头晕耳鸣,大便溏薄,小便频数,淋沥不尽,苔薄白,舌偏淡,脉沉细无力。

[治法]健脾益肾,清热利湿。

[方药]参苓白术散合二仙汤加减:党参10g,黄芪15g,白术15g,薏苡仁15g,仙茅10g,黄柏10g,知母10g,仙灵脾10g,当归10g,山药10g,茯苓15g,车前子15g。

在治疗用药上,本病急性或慢性发作者,多见湿热蕴结,气化失常的实热证。急则治标以祛除病邪为本,所用清热解毒利湿药物,剂量均比常用量大。慢性阶段,病久迁延,正气已虚,则应标本兼治。

此外,在辨证施治的基础上,也可以根据现代中药药理研究,加用对大肠杆菌有作用的药物如半枝莲、白毛夏枯草、银花、连翘、黄芩、凤尾草、海金沙等,具有广谱抗菌作用的中草药大青叶、板蓝根、栀子、紫花地丁、七叶一枝花等。

(五)脊髓损伤后疼痛

脊髓损伤神经痛指脊髓损伤病人损伤平面以下躯体出现的疼痛,多呈刀割样、烧灼样、针刺样,程度有轻有重,严重的疼痛病人无法忍受。其性质与幻肢痛相近,夜间或天气变化时加重,影响病人的日常生活和睡眠。目前,脊髓损伤神经痛的机制尚不完全清楚。

中医理论认为其主要病机应为血瘀气滞,经脉不通,不通则痛。治疗应以通经活血,行气止痛为治则。

1. 中药治疗

(1)瘀血痹阻

[辨证要点]痛处不移,入夜尤甚,舌质紫暗或有瘀斑、瘀点,脉象沉涩。

[治法]活血化瘀,通脉止痛。

[方药]血府逐瘀汤加减:当归10g,红花10g,枳壳12g,柴胡9g,牛膝10g,川芎15g,赤芍10g,地龙10g,鸡血藤30g,生甘草10g。

遇寒加重，得温则舒者加姜黄9g、桂枝6g；遇热痛重者加丹皮10g、苏木9g。

(2)肝气郁结

[辨证要点]脊髓损伤平面以下肢体疼痛，每因情志郁闷而加重，胁胀纳减，苔薄脉弦。

[治法]疏肝理气，温经止痛。

[方药]柴胡疏肝散加减：柴胡15g，枳壳10g，白芍20g，川楝子10g，香附10g，川芎15g，甘草10g，延胡索15g。

下肢痛甚者加川牛膝10g、独活5g；气郁化火，症见烦热口干，舌红苔黄，脉象弦数者可加丹皮、栀子。

2. 针刺治疗

(1)电针疗法：采用直流脉冲电针仪，刺激频率50~100Hz，间歇波，刺激强度应有小到大，缓缓调整，以病人能够耐受为最大限度，刺激时间为20~30min。下肢远端痛选两侧涌泉穴；肛门痛选长强、腰阳关。这种电针法用于其他疗法无效的严重疼痛有效。

(2)头针疗法：针刺神经痛相应的感觉区（焦氏头针分区），如右下肢神经痛，刺对侧感觉区的上1/5。

(3)体针疗法：应用下痛上取法，即下肢痛刺同侧上肢同名经相应穴位或相应部位疼痛反应点。

(六)痉挛

痉挛是四肢瘫及高位截瘫病人常见的并发症，严重的肢体痉挛常影响其康复训练及日常生活自理能力。

中医学理论认为，脊髓损伤病人的痉挛是由于督脉损伤后肾阳不足，阳气不能正常温煦筋脉，寒滞于内而致收引；或因肝之阴阳逆乱，虚风内动；或因阳气不足，血流迟滞以致筋失濡养。因此，治疗原则为疏通督脉，养血柔肝，熄风散寒。

1. 中药治疗 以痉平宁为主方，随证加减。

主方：白芍60g，木瓜15g，全蝎3g，蜈蚣1条，望江南15g，当归10g，徐长卿10g，生甘草10g。

2. 针刺治疗

(1)督脉电针疗法：痉挛虽表现在筋脉，究其本源是督脉损伤，因此，疏通督脉，调气血阴阳，均可恢复平衡，痉挛自然缓解。督脉电针疗法的目的是疏通督脉，是治疗痉挛的一种重要针法。具体方法参照本节针灸治疗部分。

(2)头针疗法：针刺痉挛相应的舞蹈震颤区（焦氏头针分区），如下肢痉挛刺双侧的舞蹈震颤区上1/5。

(七)继发性骨质疏松

继发性骨质疏松对脊髓损伤病人的康复危害较大，严重时易造成骨折，因此，必须积极防治。

中医学认为肾主骨生髓，药物防治骨质疏松应以补肾壮骨为主。临床以左归丸为基础加减。处方：熟地黄15g，枸杞子15g，生黄芪15g，茯苓15g，菟丝子10g，怀牛膝10g，龟板胶10g，鹿角胶10g，龙骨15g，牡蛎15g，淫羊藿15g，骨碎补20g，蛇床子10g，丹参10g，川断15g，杜仲15g，补骨脂15g。除了药物治疗以外，坚持锻炼，尤其是站立和步行训练，对于脊髓损伤继发骨质疏松的防治也非常重要。进行上述训练时，必须在站柜中或戴支具训练，训练时须由陪护人员保护,以免发生骨折。

(八)压疮

1. 外治法　褥疮初起,受压部位皮肤发红、紫暗,迅速形成黑色腐肉,出现局部浅表溃疡,周围皮肤肿势平坦散漫,少有滋水。此时宜避免受压,未破溃前宜行局部按摩,配合药物红油膏外敷,每日2次。如初起未予有效治疗,病情进一步发展,黑腐蔓延不止,溃疡日渐深大,肿势继续发展,溃出脓臭稀薄,属溃腐期,宜红油膏合九一丹外敷,每日2次;如有坏死组织,应予以手术切除。若治疗得当,腐肉渐去,溃口渐收,属收口期,宜白玉膏合生肌玉红膏外敷,每日1次。

2. 内治法　内治法应遵循辨证论治原则。热毒壅盛者治以清热解毒,方用银花解毒汤;阳虚者温补和阳,方用阳和汤;阴虚者养阴,方宜六味地黄汤;湿盛者渗湿燥湿,方用三仁汤加味。

3. 理疗

(1)紫外线疗法:早期皮肤损害未累及肌肉者,采用Ⅱ~Ⅲ级红斑量,隔日一次,4~6次为一疗程;累及肌肉、骨骼者,Ⅲ~Ⅳ级红斑量,隔1~2天一次,中心重叠照射法;创面肉芽新鲜,为促进伤口愈合,剂量应偏低(小于Ⅰ级红斑量),治疗前应清创,不涂任何药物,以利于紫外线吸收。

(2)红外线疗法:适用于各期溃疡创面、感染已完全控制、创面肉芽新鲜、无脓性分泌物病人。1~2次/日,每次20~25min,15~20次为一疗程。

(3)超短波疗法:早期皮肤损害尚未累及肌肉者,采用无热量或微热量,每次10~15min;累及肌肉或骨骼者,采用微热量,每次10~15min。

(4)毫米波疗法:治疗前将创面的分泌物清除,辐射器置于创面上方,每次治疗20~30min,1次/日,10~20次为一疗程。

第三节　脑瘫的中医康复治疗

脑性瘫痪是指小儿出生前至出生后一个月内发育时期的非进行性脑损伤所致的综合征。有的伴有智力低下、癫痫、视觉听觉语音障碍。

脑瘫的临床症状多种多样。有的表现为站立迟、行迟,为中医"五迟"范围。有的表现为头项软而无力,不能支持,东倒西歪;手无力不能握举;下肢痿弱,不能行走;唇薄无力,不能咬嚼,皮肤宽缓松弛,肌肉不长,中医把这些表现统称为"五软"。有的表现为头项硬、口硬、手硬、足硬和肌肉硬,中医统称为"五硬"。有的表现为两上肢内收,肘关节、手腕部及指间关节屈曲;两下肢伸直,扶立时足跟不着地,大腿内收肌紧张,下肢呈剪刀样姿势;或颈肌紧张;悬空托背时,小儿呈过度伸展的弓形姿势;或当两手从伸直呈旋前的位置迅速做旋后动作时,可出现受累侧的肘部屈曲;下肢受累者在跑步时足尖着地,患肢鞋底的磨损程度不及健侧;或舞蹈样动作,手足徐动,肌肉震颤或强直,中医把这些表现统统称为"内风"、"风气内动",其中颈肌紧张,肌肉紧张或强直又属于中医"五硬"的范围。

脑瘫常见的并发症也较多,中医对这些并发症也有相应的称呼。把抽搐,神志昏迷者叫

"抽风"或称"惊风";将突然倒地,不省人事,口吐涎沫,两眼直视,四肢抽搐,或作猪羊叫,发过即醒,醒后如常人者叫"痫证"。中医学没有脑瘫这个术语,其散见在古代医籍,属于"痿证"、"五迟"、"五软"等范畴。如《医林改错·论小儿半身不遂》云:"小儿自周岁至童年皆有"。

有关脑瘫的中医康复近年研究较多,但同时有一些问题是值得我们注意的。首先是康复评定统一规范,只有这样才能通过研究取得比较客观和可重复性的成果,以利于中医在脑瘫中的作用得到更好的挖掘。再者,脑瘫的中医康复是一个综合性康复,因此无论中药针灸,还是推拿,指导治疗时,应优选最佳方案,但这需要继续进行更多的研究和大量的工作。

一、病因病机

(一)脑的生理功能

1. 脑是人体的重要器官,在人体的生命活动中起着重要的作用,古人对此早有认识,如《素问·脉要精微论》曰:"头者,精明之府"。但从中医基础理论来看,小儿脑瘫是因大脑、小脑、锥体束的损伤所致。

2. 脑为元神之府,主神明。《素问·脉要精微论》说:"头者,精明之府。头倾视深,精神将夺矣"。对脑主神明进一步分析,可以看出脑有主思维、主记忆、主意念、主运动、主调节等作用。

3. 脑主运动。脑与运动有密切关系,肢体有力或懈怠皆由髓海充足与否来决定。如《灵枢·海论》所说:"髓海有余,则轻劲多力,自过其度。髓海不足……胫酸眩冒,目无所见,懈怠安卧"。临床上常看到一些大脑发育不良的儿童,中医多称为五迟,不少人长至二三岁尚不能行走,这就是由于脑髓不充所致。

4. 髓的生理功能,概括起来有三方面:一是养脑,二是充骨,三是化血。

(二)病因分析

中医学虽无脑瘫之名,但相当于本病的有关记载却不少。《诸病源候论》曰:此候"由在胎之时,其为卒有惊怖,内动于儿脏",指出了妊娠期间,母体病变可影响胎儿的发育。《医林改错》论小儿半身不遂云:此症在"小儿自周岁至童年皆有",又说:"突然患此症者少,多由伤寒、瘟疫、痘疹、吐泻等症"引起,出现"手足痉挛,周身如泥塑,皆是气不达于四肢",可见,正气不足为其主要病机特征。综观历代医家对其病因病机的探究,有的从心肝肾亏虚立论,有的从心脾两虚分述,有的认为是胎禀不足,有的认为是调养失宜,还有的认为瘀阻脑络或痰湿内蒙,但总的病因不外乎先天因素和后天因素两个方面。病位在脑、肾、脾、肝,尤与先天之本肾和后天之本脾关系密切。

(三)中医病机

脑瘫发生的病因多端,诸如先天不足、外感六淫、痰饮、瘀血、外伤等,这些因素皆可使脏腑、经络功能失调,气血运行不畅,从而产生全身或局部的瘫痪症状。虽临床表现不一,但其病机基本可概括为筋脉肌肉失养、阴阳失调、气机升降失常等几个方面。

1. 筋脉肌肉失养　正气衰弱、气血不足、营卫失调、腠理疏松、贼邪因虚而入,使气血痹阻,肌肉筋脉失养。痰浊阻滞、素体脾虚,或形盛气衰,痰湿或痰热内生,流窜经络,痹阻气血,筋脉肌肉失却濡养。瘀血停滞、热壅者,如《金匮要略》曰:"热之所过,血为之凝滞。"《圣济总录·伤折门》曰:“若因伤折、内动经络,血行之道不得宜散,瘀积不散。”气虚不能推动而血液停滞等也可致瘀血停积于内,阻滞脉络而筋脉失养。湿热浸淫经脉,使营卫运行受阻,郁遏生热,久则气血运行不利,筋脉肌肉失养。湿热内生,脾不布精,气血失濡,筋脉失养。肝肾不足、先天禀赋差,肾精不足,无以养骨充髓。水亏又致肝木失养,筋脉痿弱不用。也有阳气不足不能温养筋脉者。气血亏虚、素体脾虚,气血化源不足,营养缺乏,致经脉不充,筋肉失养。感受温热疫毒,高热不退,或病后余热灼津耗气,津液不足,筋脉失濡则痿弱不用。

2. 阴阳失调　阴阳失调的病理变化,主要表现为阴阳偏盛、偏衰等。

阳偏盛:多由感受温热疫毒阳邪或感受阴邪而从阳化热,或因气滞或饮食停滞、血瘀等郁而化热所致。

阴偏盛:多由感受寒邪、寒湿,或痰饮、痰湿内停,或过食生冷而致阴邪偏盛者。阴偏盛者之病机主要为热壅气血不畅、阳虚不濡、生风犯脑等。

阴偏衰:阴偏衰多因热盛伤阴,或因久病耗阴所致。阴虚致瘫的主要病机为精血阴液不足,脉络筋骨失养;或阴精不足,髓海空虚,神明不用,运动失司;或阴虚阳亢,虚风内动等。肾藏精,主骨生髓。若肾中精气不足,可致髓少而使骨、筋、脑失养。精血同源互济,故肝肾精血亏虚常相互影响,以致机体失养而发生麻痹不用。阴虚不仅可导致机体失养而麻痹不仁,而且可使阳气相对偏亢,虚热内生,影响脏腑气血经络,甚至风阳内动,上扰清窍。此外,阴虚风动致病多挟痰火为患,临证也须慎辨。

阳偏虚:阳偏虚则生内寒,阳气不足,无以温养四末,气血阻滞经脉致肢体僵硬不用。

3. 痰瘀交阻　痰瘀交阻,为脑瘫痪又一重要的病理因素。瘀血的形成多因产妇临产难产,婴儿气血瘀滞,阻滞脑络。痰浊的形成多因出生后外感湿热疫毒,邪热酷烈,煎熬津液,炼液为痰,即“痰乃热熏津液所化”。邪热虽解,而痰浊内伏于脑络,留着不去。瘀血不化,留着不去,阻滞经络,津液敷布不畅,聚而成痰,或痰浊留滞,壅阻脑络,则血行不畅,滞而成瘀,是故瘀血与痰浊在病变过程中常相互兼夹,互相为患。若阻于脊髓,轻则动作迟缓,麻木不仁,重则肢体不遂,运动障碍。若邪留伏脑络,滞涩不散,使脑瘫的病势表现为病情缠绵,不能速效,病程长。若蒙蔽脑窍,神机失运,神智蒙昧,出现神志呆滞,智力低下,言语颠倒,口多涎沫,形体虚浮,纳呆苔腻,脉滑等痰瘀交阻的指征。

总之,脑瘫病机主要责之于筋脉肌肉失养、阴阳失调、痰瘀交阻等。这些病机相互影响,或相互转化。因此,诊治脑瘫应从整体、寒热、表里、虚实、气血津液盈亏、卫气营血、饮食劳逸、痰饮、瘀血、外伤、先天因素等考虑。

二、辨证用药

(一)中医治疗原则

1. 调整阴阳　疾病的发生从根本上讲是阴阳的相对平衡遭到破坏,出现偏盛偏衰的结果。《素问》云:“谨察阴阳所在而调之,以平为期。”补其偏衰,损其有余。

2. 扶正祛邪　《素问》说:“邪气盛则实,精气亏则虚。”其治疗方法,则应“实则泻之,虚则补之”,所以,补虚泻实是扶正祛邪法则的具体运用和体现。扶正即是补法,用于虚证;祛邪是泻法,用于实证。

3. 治标与治本　在复杂多变的病证中，常有标本主治的不同，因而在治疗上就有先后缓急之别。标本治法的一般原则是："治病必求于本"。

4. 针药并施　经络是气血运行的通道，具有联络脏腑肢节，沟通上下内外的作用。脑瘫患儿躯体瘫痪发生的关键是经络是否通畅，筋肉是否得濡。病变的轻重也多以在经在络为轻，在脏腑为深。经络病理与本病有着极为密切的关系。应用药物、针灸等多法综合治疗，更有利提高疗效。针刺的目的在于调气。《灵枢·刺节真邪》云："用针之类，在于调气"。"调气"是指调理气血，重点调气而已，其作用在于调局部的气血到整体的气血，以达到阴平阳秘。而"气"的活动是以神为主导的，针刺通过调气可以达到调神，充分发挥神志的作用，则可以更好地调气。调气调神之法是针刺的原则。其他如气功、推拿、理疗、康复训练、头针、耳针等法综合运用，可提高治疗效果。但不管何法，总须遵循补虚泻实的原则，辨证施治。

（二）临床分型

临床上常从不同的方面对脑瘫进行分型。

1. 根据运动障碍的性质分型

（1）痉挛型：最常见，病变在锥体束系统，主要表现为肌张力增高，肢体活动受限，被动运动阻力增高，有折刀样痉挛，腱反射亢进，病理反射阳性。

（2）手足徐动型：较常见，病变主要在脑的基底核部位，主要表现为肌张力不稳定，常在过低或过高之间波动，出现难以用意志控制的不随意运动，病理反射一般为阴性，常伴有构音障碍。

（3）共济失调型：较少见，病变主要在小脑，平衡功能差，随意运动的协调性差，伴有意向性震颤和眼球震颤，在运动中表现为张力低下。

（4）混合型：具有上述两种类型的特点者，锥体束和锥体外系或小脑均受损，也为临床常见类型。

（5）其他型：较少见，例如：①弛缓型：肌张力低下为主。②强刚型：表现为运动阻力增高，铅管样强直。③震颤型：肌肉出现静止震颤为主。

2. 根据肢体障碍的情况分型

（1）单肢瘫：单个肢体受累。较少见。

（2）偏瘫：一侧肢体及躯干受累，有时上肢损害较明显。

（3）三肢瘫：三个肢体受累。

（4）四肢瘫：四肢及躯干受累，上下肢严重程度类似。

（5）截瘫：双下肢受累明显，躯干及上肢正常。

3. 病情严重程度分级　以生活是否能自理为标准。根据患儿年龄所应有的活动能力，将患儿的病情严重程度分为3度：

（1）轻度：生活完全自理。

（2）中度：生活部分自理。

（3）重度：生活完全不能自理。

4. 功能障碍的评定　包括：①体格发育障碍的评定；②运动功能障碍的评定；③日常生活活动能力的评定；④言语功能障碍的评定；⑤智力障碍的评定；⑥综合评定。

脑瘫患儿的综合评定可采用小儿功能独立性评定量表。该量表综合评定运动、认知、言语和社会功能。

(三)脑瘫的中药疗法

脑瘫的主要症状及分型可参照西医分型及诊断标准,在不同的分型中常见以下几种不同的中医辨证分型而施治。

1. 肾精不足

[辨证要点]多为重症脑瘫患儿,四肢瘫痪,瘦弱不用,发育迟缓,智力低下,囟门未闭,语音不清,抬头或坐立困难,苔白,脉微细。

[治法]填精益髓,补肾健脑。

[方药]左归丸加减:熟地 8g,怀山药 6g,山茱萸 5g,枸杞子 6g,炙甘草 3g,茯苓 6g。

也可加用鹿角胶、龟甲胶、紫河车粉、当归、炒杜仲、菟丝子。“精不足者,补之以味”,若脑髓不足者,可加大麦冬、玄参、冬虫夏草等以养阴津而补脑髓;若肾精不足而累及肾阳亏损者,可加仙茅、仙灵脾、巴戟肉、肉苁蓉等。

2. 肝肾阴虚

[辨证要点]中度脑瘫患儿,多为手足徐动型,下肢瘫痪,颈项牵强,手足徐动,足履不正,眼面牵掣,语言不利,舌红,脉细数。

[治法]滋补肝肾,熄风潜阳。

[方药]大定风珠加减:白芍 18g,阿胶 9g,龟甲 12g,生地 18g,麻子仁 6g,五味子 6g,生牡蛎 12g,大麦冬 18g,炙甘草 12g,鸡子黄 2 枚,鳖甲 12g。

若见面红气粗者,加生石决明、钩藤、白蒺藜、生龙骨等以平肝降火;若抽搐、痉厥甚者;加羚羊角、全蝎、僵蚕等凉肝熄风。

3. 脾气亏虚

[辨证要点]为重度脑瘫患儿,属中医五软,精神倦怠,四肢瘫痪,少气懒言,哭声低微,或涎出不禁,舌常伸出,食少,腹胀,便溏,舌淡苔白,脉细弱。

[治法]补脾益气。

[方药]补中益气汤加减:人参 10g,白术 10g,黄芪 15g,甘草 5g,柴胡 3g,升麻 3g,当归 10g,陈皮 6g。

若食少便溏,加神曲、山楂、麦芽(均炒)、鸡内金;吐清涎者,加白蔻、砂仁、山药、半夏、茯苓。

4. 气血亏虚

[辨证要点]运动欠佳,伴智力不全,神情呆钝,不哭不闹,发音迟缓,面色欠华,舌淡苔薄,脉细弱无力。

[治法]益气养血,健脑通窍。

[方药]菖蒲丸加减:人参、石菖蒲、麦冬、远志、川芎、当归各 6g,乳没、朱砂各 3g,炼蜜为丸。也可加用酸枣仁 6g、丹参 15g、茯苓 10g、五味子 10g。

5. 阴津亏耗

[辨证要点]四肢瘫痪,肌肉萎缩,口唇干裂,伴有低热,盗汗,舌质绛,苔光剥或如镜面,脉细。

[治法]滋阴生津。

[方药]增液汤加减:生地 24g,玄参 30g,麦冬 24g。

如阴虚兼内热加用丹皮、玉竹、天花粉。若低热不退者,可加银柴胡、地骨皮、龟甲以退虚热;若阴津虚而动风者,可加炙甘草、白芍、生牡蛎、生鳖甲以敛阴熄风;若见津耗液脱者,加生龙骨、生牡蛎以益气防脱。

6. 瘀阻脑络

[辨证要点]下肢瘫痪,智力减退,头发稀落,颜面头颅青筋暴露,四肢厥冷,舌质紫黯,脉细涩。

[治法]活血化瘀,通窍醒脑。

[方药]通窍活血汤加减:赤芍 10g,川芎 10g,桃仁 10g,红花 10g,丹参 15g,干姜 10g,生黄芪 15g,白芷 6g。

若兼见喉间有痰者,可加全瓜蒌、白芥子、制南星、制半夏以降痰气;四肢清冷不温者,可加桂枝、桑枝、制川乌以温经通络;若关节畸形,四肢痉挛者,可加全蝎、地龙、乌梢蛇、穿山甲等以熄风通络。

7. 痰湿内蒙

[辨证要点]四肢瘫痪,喉间痰鸣,时作癫痫或抽搐,伴有泛恶,纳呆,舌苔腻,脉滑。

[治法]健脾化痰,熄风醒脑。

[方药]半夏白术天麻汤加减:制半夏 9g,炒白术 9g,明天麻 6g,白茯苓 6g,橘红 6g,甘草 2g。

若痰湿盛者加胆星、炒枳实、姜竹茹、橘络、僵蚕、菖蒲;若痰火郁结,心烦不宁者,可加黄连、郁金、川贝母、炙远志、朱砂以开郁安神;癫痫者,可加生铁落、青礞石、生龙牡、全蝎以重镇豁痰熄风;若脾胃气虚者,可加人参、薏苡仁、砂仁、蔻仁以健脾化湿,醒悦脾胃。

三、针刺治疗

针灸是刺激人体上的一定部位,激发经络之气,调整脏腑气血功能,从而达到防治疾病,使机体康复的一种医疗方法。针灸疗法历史悠久,以经络学说为理论基础,有其完整的理论体系,疗效确切,简便安全,副作用少,在康复医学中有着广泛的用途。针灸具有扶正祛邪的作用,能增强机体的免疫功能,提高机体抵抗力。

体针和头针的穴位选择应该在分型的基础上,根据不同类型及程度选用不同的穴位组。

关于脑瘫的分类方法,目前尚不统一。

(一)脑瘫头针疗法

体位:多数患儿采取坐位,个别患儿采取平卧或侧卧位。

操作方法:明确诊断后,按照临床体征选好刺激区,常规头皮消毒后,头皮斜刺,捻转进针,针刺在头皮下或肌层均可。达到该区的深度后,要达到固定针体的目的,一般要医生的食指第一、二节呈半屈曲状,用食指桡侧面与拇指掌侧面捏住针柄,然后食指掌指关节不断伸屈,使针体旋转,每分钟要求捻转 30 次以上,每次针体前后旋转各两转左右,一般持续捻转 30s 至 1min,使患儿相应的肢体或内脏有一定反应或针感,达到上述要求后,再持续捻转 1min,留针 15 ~20min,然后再用同样方法捻针一次,再留针 1 次,即可起针。起针后应用棉球稍用力压针眼,以防出血。

疗程:瘫痪患儿恢复慢,一般每日 1 次,30 次为 1 个疗程。休息 2 ~3 周开始第 2 个疗程。

以焦氏头针为主，手足徐动型可加平衡区，痉挛型可加足运感区，迟缓型以运动区为主，智力低下者加百会及四神聪。

1. 针感的性质　患儿大多不配合治疗，当针刺进头皮时，部分患儿会哭闹，故主要靠医生针下的感觉，即沉重感。如患儿无智力低下、无语言障碍，可让患儿与医生配合，当穴位处及相应肢体有针感时，可告知医生，有时就只靠医生来观察。

无反应：有的患儿虽无针感，但也可取得满意的疗效。因为不可能每位患儿都能把针感典型地表现出来。

2. 针感的范围　针感出现的时间，一般在行针后几秒钟到1min出现针感者为多，少数患儿在行针3min左右才出现，个别患儿在起针后1～2h才出现针感。

（二）脑瘫体针疗法

体针的穴位选择应该在分型的基础上，根据不同类型及程度选用不同的穴位组。

早期诊断的意义主要在于能使患儿肢体运动障碍得到尽早矫治。早治之所以重要，是因为小儿是生长发育中的机体，脑组织在出生时尚未发育成熟，大脑皮质较薄，细胞分化较差，神经髓鞘未完全形成。运动发育由上而下，先抬头挺胸，而后可两手取物、坐、站、走。动作由不协调到协调，由粗到细。

1. 体针选穴

[主穴]百会、大椎、肾俞、涌泉、心俞、肝俞、脾俞、胃俞、合谷、足三里。

[配穴]

（1）头面颈项部：百会、睛明、太阳、风池、地仓、颊车。斜视加攒竹，流涎加承浆，颈项难抬加大椎。

（2）上肢部：天宗、曲池、内关、外关。肩内旋加肩贞，肘屈不伸加手三里，腕下垂加后溪，拇指内收、握拳不放加八风。

（3）下肢部：足三里、解溪、环跳、委中。足下垂加昆仑、太溪。

（4）腰背部：肾俞、气海俞。

辨证加减：若肾精不足者，可加太溪、关元；若肝肾阴虚者，可加曲泉、阴陵泉、太冲；若阴津亏耗者，可加内关、三阴交；若瘀阻脑络者，可加风府、风池、血海；若湿痰内蒙者，可加劳宫、丰隆；若神情呆滞者，可加印堂、神门；若语言不清者，可加金津、玉液、廉泉。

2. 体针治疗的方法　30号毫针，以患肢为针刺部位，一般每次选主穴2～3个，配穴5～6个。即使偏瘫也要求健患侧同时针刺，隔日1次，留针15min，采用平补平泻手法。15次为1个疗程，停1周后，可继续下个疗程。

（三）脑瘫电针疗法

电针选穴同体针疗法，但电针治疗一般选用其中的主穴，且须取用两个穴位。然后选取所患神经、肌肉局部穴位进行治疗。某些情况下，对于痉挛型患儿，应注意尽量不在痉挛肌肉上采用电针，以免使痉挛加重，在治疗中必须认真辨证。痉挛型的治疗目的在于缓解痉挛，在临床实践中选用拮抗肌取穴，治疗效果比较好。

（四）脑瘫叩刺康复法

除按部位叩刺和循经叩刺时重点叩刺穴位外，还必须根据中医基本理论及其辨证施治原则，结合穴性、穴位主治功能，采取辨证取穴的方法，进行穴位叩刺。其配穴原则与处方用穴,均与体针治疗相同。

(五)脑瘫阳性反应物及敏感点叩刺法

这种方法实际上属于取阿是穴的一种,但它侧重在脊柱两侧背部寻找阳性反应物及敏感点。常见的有条索状物、结节物、泡状软性物等异常物存在,并有不同程度的压痛。用同样的力量按压,有的异物压痛明显,有的仅觉轻度痛感,往往这些阳性反应物的出现有一定的规律,对疾病的诊断也有一定的参考价值,并且经过一段时间的叩刺治疗,随着病情好转,其压痛反应也逐渐消失。关于阳性反应物及敏感点的叩刺法,要求在治疗时用左手拇指,按准异物或压痛点,用梅花针重点叩刺在异物或压痛点上,当叩刺时,按压的左手迅速离开皮肤,双手配合治疗。

(六)脑瘫水针康复疗法

水针又称穴位注射,是治疗脑瘫的重要疗法之一,它是创造性地运用针刺和药物结合的一种治法,是医生根据病情,将药物注入不同穴位、压痛点及反应点,通过针刺和药物的双重作用,激发经络穴位,从而调整和改善机体功能与病变组织的病理状态,使体内气血流通,使已经发生功能障碍的生理活动恢复正常,从而达到治愈疾病的一种方法。水针疗法来源于针刺疗法,是针刺疗法和西医学封闭疗法相结合的产物。这一疗法越来越广泛地应用到临床。通过大量的临床实践证明,穴位注射疗法应用于脑瘫患儿是行之有效的,是脑瘫治疗中的重要手段,在脑瘫治疗中占有重要地位。

该法节省药物,操作简单,弥补了外用药不易渗透穴位之不足,还延长了刺激时间,提高了治疗效果。此外,施治安全可靠,患儿易于接受,又不受年龄及设施条件简陋的限制。

1. 水针疗法的治疗原理　水针疗法是将中医学的整体观与西医学的局部疗法相结合,通过针刺、物理、化学、药理以及穴位开阖与传导等作用,来对人体产生强烈刺激而恢复机体正常功能,从而达到治愈疾病的目的。

2. 水针的定穴原则　临床取穴时更为重要的是辨证取穴或循经取穴。

(1)局部取穴:局部取穴是在躯体病症的局部和邻近部,或患病内脏的体表相应区内选取穴位的方法,它既包括经穴、奇穴,也包括以症取穴的阿是穴。

(2)远隔取穴:是在经络和脏腑发生病变时,按其所属经脉循行路线远离病区取穴的一种方法,一般以取肘、膝以下的穴位为主。脑损害者取下肢足三里以及风市、环跳,亦可病在下而取相应经的上部穴位如大椎。

(3)经验取穴:某些穴位对某些症状有特殊疗效,是历代医生在临床实践中总结出来的宝贵经验。按照这些经验取穴治疗也叫对症取穴。大椎、曲池、合谷是治疗脑瘫的重要穴位。

(4)辨证取穴:这是根据脑瘫患儿的证型确立的取穴方法。首先确定属于何型,然后据证取穴进行治疗。

(5)循经取穴:其内容包括本经取穴、异经取穴、多经取穴等。主要根据疾病的部位,按照有病本经求的循经取穴原则而取穴。如脑瘫患儿颈不能竖为主要症状就可以大椎为穴,配有风池、合谷等穴。注射深度和方向,除按注射部位深浅以及在不损伤器官、血管的前提下,应以病情需要为准。对肌肉弛张型患儿,也不可刺得太浅,否则达不到治疗目的,当针尖达到一定深度以后,将注射针边转边换角度,以将药液向多方推入,可增快药液吸收,避免药物堆积而使组织肿胀。深刺与浅刺对治疗效果都起决定作用,在临床应用时要灵活掌握,阴则深刺,阳则浅刺,同时熟悉解剖位置。

四、其他疗法

(一)推拿疗法原理

推拿属中医外治法范畴,是医生视病情施用手法治疗的一门中医学科。推拿通过手法作用于人体体表的特定部位,以调节机体的生理、病理状况,达到治疗效果。

通过手法所产生的外力,作用在体表特定的部位或穴位上,这是医生根据患儿具体病情,运用各种手法技巧,给机体良性物理刺激,作用在体表至病所,从而起到纠正解剖位置的作用。这种手法和技巧也可以根据经络学说,以改善经络的功能和调整卫气营血,并调整脏腑组织器官的功能,其基本原理如下:

1. 纠正解剖位置的异常　凡关节错位,因脑瘫姿势异常或痉挛致关节组织解剖位置异常,均可通过外力直接作用加以纠正,采取相应的治疗方法,使错位得以复位。

2. 改变有关的系统内能　某一系统内能的失调,可导致该系统出现病变,而某一系统的病变也必然引起该系统内能的异常。通过对失调的系统内能进行适当的调整,使其恢复正常,就能起到积极的治疗作用。如肌肉痉挛者,通过手法使有关肌肉系统内能得到调整,则肌肉痉挛就得到解除;气滞血瘀者,通过手法使气血系统内能增大,加速气血循行,从而起行气活血的作用,解除因气滞血瘀引起的各种病证。

3. 信息调整　通过近代生理学的研究,人们认识到人体的各个脏器都有其特定的生物信息(各脏器的固有频率及生物电等),当脏器发生病变时,有关的生物信息就会发生变化,而脏器生物信息的改变可影响整个系统乃至全身的机能平衡。通过各种刺激或各种能量传递的形式作用于体表的特定部位,产生一定的生物信息,通过信息传递系统输入到有关脏器,对失常的生物信息加以调整,从而起到对病变脏器的调整作用,这是中医推拿治疗的依据之一。这是建立在人体生物电、生物力学、生物内能,以及组织器官的生理、生化、解剖学理论基础上的一种古老而又崭新的治疗途径。中医推拿在这方面积累了很多实践经验。

4. 纠正解剖位置与转变系统内能的结合　凡因各种原因导致解剖位置失常者,有关的系统内能必然发生改变,由于系统内能的改变,又会造成疾病的进一步发展。治疗时必须兼顾这两方面,使肌痉挛缓解,然后再活动其关节。在活动关节松解粘连时,极有可能造成新的损伤,通过手法来改变患部的系统内能,加强气血循行,促进损伤修复,从而消除了因活动关节而产生损伤的副作用,保证了推拿的良好疗效。

总之,推拿治疗的基本原理不外乎是“力”、“能”和“信息”三方面的作用。

(二)推拿治疗

1. 治疗原则　滋补肝肾,补气益血,健脑开窍,疏经通络,缓解痉挛。以点穴治疗为主。

2. 常用穴位　以手足阳明经、足太阳经、督脉经穴为主。

3. 治疗步骤

(1)常规手法

①患儿俯卧:首先施㨰法于背腰部正中的督脉、两侧膀胱经以及双侧下肢;接着沿脊椎方向,从上到下点、按从大椎到长强的督脉诸穴,重点是大椎、至阳、筋缩、命门、腰俞、长强;按、揉脊柱旁开一寸半的足太阳膀胱经诸脏腑俞穴,重点在肺俞、心俞、膈俞、肝俞、胆俞、脾

俞、胃俞、肾俞、八髎诸穴。

②患儿背对术者:正坐位,按、揉、摩、点风池及哑门、天柱、脑户等枕部脑区,以及百会、络却、后顶、强间等顶枕部位,并刺激皮质运动区、感觉区、语言区在脑部的体表投射区。

③患儿仰卧:按、揉、捏、拿四肢。下肢:在点阳陵泉、阴陵泉的基础上,拿、揉腿外侧肌群;或在点委中、承山穴的基础上,拿、揉后部肌群直至跟腱;或在点环跳穴的基础上,拿、揉内收肌群。上肢:在点中府穴的基础上,拿、揉上臂前肌群;或在点肩井、天井穴的基础上,拿、揉上臂后肌群;或在点曲池、小海穴的基础上,拿、揉前臂的前后肌群。

(2)辨证加减

①肝肾不足:加按揉太溪、太冲穴各50次。

②脾肾两亏:加按揉太溪、三阴交穴各50次,脾俞、胃俞、肝俞等穴各50次,摩中脘穴3min,按揉足三里穴100次。

③气血两虚:加按揉心俞、肝俞穴各50次,足三里穴100次,血海穴100次,振关元、中极穴2~3min。

(3)根据脑瘫功能障碍类型不同,分别操作

①头面部智力功能障碍为主:表现为斜视,流涎,语言不清,智力低下,抬头乏力,有的头偏向一侧。

开天门50次,推坎宫穴50次,揉太阳穴50次,揉百会、迎香、下关、颊车、人中穴各50次,推摩颞部半分钟,推大椎穴50次,拿风池穴、拿五经各5次,按揉合谷穴50次,拿肩井穴5次。

②上肢功能障碍:表现为拇指内收挛缩,与其余四指不能对指,持物不紧,腕下垂,上肢不能摆动和抬举。

施四指推法于上肢内外侧,从肩部至手腕部,反复3~5遍;按揉合谷、外关、内关、曲池、小海、中府、肩髃、天宗穴约5min;拿揉上肢、肩背与劳宫、极泉穴3~5次;摇肩、肘、腕关节10次;屈伸肘关节及掌指关节10次;捻五指5次;搓肩及上肢反复3~5遍。

③下肢功能障碍:表现为剪刀腿、足下垂。

施四指推法或㨰法于下肢前外侧及后侧,自上而下反复操作3~5遍;按揉膝眼、足三里、阳陵泉、悬钟、环跳、承扶、殷门、委阳、委中、阴陵泉、昆仑、太溪、涌泉穴10min;拿揉股内收肌、股后肌、腓肠肌、跟腱5min;做患侧髋、膝、踝关节被动屈伸运动反复5~10次;擦涌泉穴,透热为度。

④大小便失控:表现为患儿排便不能自行控制,排便时经常出现便遗现象。

施四指推法于腰背部膀胱经、督脉经,自上而下反复3~5遍;擦肾俞、命门、八髎穴,以透热为度;按揉中脘、天枢、关元、气海、中极、足三里、三阴交、箕门穴5min;摩腹5~10min;擦涌泉穴50次。

4. 注意事项

(1)对患儿要加强心理卫生教育,鼓励患儿进行力所能及的活动,积极进行功能锻炼,避免因伤残而产生自卑、怪癖、孤独的异常心理状态。

(2)患儿应尽早接受推拿治疗,促使瘫痪肌肉功能恢复,或减轻肌肉痉挛。

五、并发症的中医康复治疗

(一)脑瘫并发痫证的治疗

痫证发作时的主要病理是脏气不平,营卫气乱,气上逆而蒙心犯脑,引动肝风。治疗原则是消除病因,平降逆气,以控制发作。痫证休止期是病因未除,脏腑、经络、气血功能未恢复,逆气随时可产生而导致痫证发作,此时的治疗原则是针对病因,投以豁痰清火,或活血通窍,或熄风定痫,或驱虫,或消积等治法。痫证恢复期,病因已除,脏腑、经络、气血功能处于正常或恢复或不可恢复三种状态,病机重心由心、肝移到脾、肾,故此时的治疗原则是调平脏腑经络、气血功能。具体治疗有:健脾化痰,或调补气血,或养心益肾等。

在用药方面,鉴于痫证是一种终身顽疾,需要长期用药,三年不犯病才能开始减药,五年不犯病才可停药,故须考虑药物的毒副作用可能给患儿带来的危害性。对于有明显毒副作用的药物,如朱砂、铅丹、巴豆等,尽量不用,或必须用时,切忌过量和久服,服用一段时间后要做肝肾功能和血尿常规检查,一旦发现问题,应及时调整药物。

在剂型上,由于痫证须长期服药,故为免除煎药的麻烦,除初期或病重时宜用汤剂,其他时间宜服片剂、散剂、丸剂和丹剂等。

至于痫证的辨证分型,现多采用病因结合症候特点的分型方法,将痫证分为胎痫、热痫、痰痫、瘀痫、惊痫、食痫和虚痫等。

1. 胎痫　胎痫,即新生即发痫,或生后百日内发痫。由于胎儿时期母亲受到严重的精神刺激,或遭受惊恐,或过多的食用酸咸食物,或近亲结婚等,均可使胎儿发育不全,或胎气受伤。胎痫发作时抽搐形式不一,或口眼互相牵引,或脸部肌肉抽动,或痉挛,四肢抽动,或全身抽搐,并伴憋气,口吐痰沫,颜面青紫,甚至大小便失禁,“五迟”,“五软”,痴呆等症,舌质淡红,舌苔薄白,脉虚数或指纹淡隐。治疗方面,发作期以熄风止抽为主,可选用紫石汤;外感诱发者,应先解散外邪,可用参苏饮。发作控制或基本控制后,应以补益脾肾,开通心窍为主,佐以熄风,可选用补脑片。重型胎痫往往需要采用中西医结合的综合性疗法,可用紫石汤(《小儿癫痫证治》):紫石英、郁金各25g,寒水石、僵蚕、磁石、天麻各20g;代赭石50g,朱砂、白附子、胆星、川大黄、石菖蒲各15g,小白花蛇2条,蜈蚣5条,人参、西红花、全蝎各10g,研细末。每日2次。以紫石英、代赭石、磁石、朱砂镇惊平肝;配僵蚕、天麻、小白花蛇、蜈蚣、全蝎熄风止痉;寒水石清热;白附子、胆星、石菖蒲祛痰;再配川大黄通腑;人参大补元气;郁金、西红花活血化瘀。诸药合用,具有镇惊平肝熄风,清热祛痰,补气活血的作用。方中朱砂有毒,不用或少用。

2. 风痫　风痫犯病首先是因为患儿血气不和,营卫虚弱,外风乘虚而入,加之体内热壅之影响,风壅经络,闭塞关窍而发病。其发作时的症状表现,有类于自然界风的现象,往往是突然发作而无先兆表现。症状表现多样化,可具有惊风八候,如搐(肘臂伸缩抽动)、搦(十个手指开合如数数样)、掣(肩头相扑)、颤(手足动摇)、反(身向后仰)、引(手像开弓)、窜(目直而似怒)、视(眼睛睁开而不动),以及半身抽动、口眼互相牵引、点头痉挛等。发作过程中变化多端,可全身抽动,也可半身抽动,还可一时目闭或口眼跳动。反复性大,有的患儿停止发作三年五年,甚至十年,还可能因突感风寒或触犯其他诱因而复发。伴随的症状有头晕目眩,肢体麻木,心烦易怒,多动不安,舌尖边红,舌苔白或黄,脉浮偏弦或指纹青。治疗宜平肝熄风止痉，佐以清热、降逆、活血，宜选用定痫丸，夹热者可选天竹黄散。定痫丸：天麻10g，川贝母10g，胆南星6g，半夏6g，陈皮6g，茯苓10g，茯神10g，丹参15g，麦冬15g，石菖蒲10g，远志6g，僵蚕10g。上药研粉，用竹沥、姜汁、甘草熬膏，做成弹子大，滚上朱砂粉。用酒送服1丸。方中用天麻、僵蚕平肝熄风止痉为主；辅以川贝母、胆南星、石菖蒲、半夏、竹沥、姜汁化痰；麦冬、丹参清热活血；陈皮降逆；远志、朱砂镇惊安神；茯苓、茯神、甘草健脾益气，宁心安神。合用为平肝熄风止痉，清热降逆，化痰活血之剂。朱砂有毒，不宜久服，可去之。天竹黄散中用天竹黄、牛黄、水牛角、钩藤、白僵蚕清热定惊，平肝熄风止痉；配川大黄、槟榔通腑降浊；玄参、知母清热；赤芍活血；桔梗宣肺祛痰；龙骨、茯神镇心安神，为清热平肝，通腑降浊之品。可用乌蛇散：生乌梢蛇30g，白附子、半夏各0.3g，天麻、全蝎、羌活、白僵蚕、石菖蒲各15g，上药研成粗粉，每服6g，生姜10片，薄荷5叶，水煎，去一半水，过滤，放温，时时滴口中。方中用乌蛇梢、天麻、全蝎、羌活、白僵蚕熄风止痉；配白附子、半夏、石菖蒲化痰散结，降浊开窍。合用起到熄风止痉，补气助阳作用。

3. 惊痫 惊痫，因突然遭受惊吓恐怖而发作。患儿情感波动大，一旦受到震动恐骇，或听大声，或见怪物而受惊，受惊则气乱，气乱则产生“逆气”，逆气上巅犯脑，损伤心肝，则心神失常，肝风内动而昏迷仆倒，手足抽搐。患儿在发病前有突受惊恐的历史，有惊恐感，欲投向亲人怀抱，或抓住实物。发作时吐舌，惊叫，急啼，面色时红时白，惊惕不安，如人将捕之状，出现无意识动作，或盲目行走，或转圈、跌倒、抽搐，脉弦滑而乍大乍小，舌苔薄白。治疗重在平肝镇惊，熄风止痉；兼以宁心安神、祛痰，宜选用镇惊丸，方中轻粉有大毒，朱砂有毒，均去之不用。若惊痫日久，发作无常，惊悸不寐，脉无力者，可选用养心汤以补血养心。养心汤中用黄芪、当归、茯苓、川芎、人参、炙甘草益气养血；配柏子仁、酸枣仁、五味子、茯神养心安神；半夏化痰和胃；肉桂温通血脉，合用为益气补血，养心安神之药。若平时或停止发作后神疲乏力者，可选用紫河车丸、茯神、铁粉、远志、紫石英、琥珀、滑石、煅蛇黄、炮南星各7.5g，龙齿0.45g。上药研成细末，炼蜜做丸，如梧桐子大。每次3～5丸，用淡姜汤送下，不拘时服。方中用茯神、铁粉、远志、紫石英、琥珀、蛇黄、龙齿镇心宁心安神；滑石利湿下痰；炮南星化痰止痉，合用为强而有力的镇惊安神，平肝止痉药。紫河车丸中以紫河车（胎盘）填充精血，温阳补气；配人参大补元气，益智安神，合用以填充精血。

（二）脑瘫合并斜视的治疗

1. 治疗原则 此即《普济方·目偏视》所说：“夫目偏视者，皆由肝脏风邪所攻，瞳人不正，顾视常偏。”辨证多属本虚标实，但也有纯实证。本虚标实的有：卫外失固，风邪中络；脾虚湿盛，风痰阻络；肝血不足，风中脉络。治疗当扶正祛邪，疏风通络；或健脾化痰，祛风通络；或养血祛风。纯实证有胎热风动，风窜经络；颅脑振荡，睛带扭转。治宜清热以熄风，或活血化瘀，疏通经络。

2. 分型论治 脑瘫并发斜视根据其临床表现可分为风邪中络型、风痰阻络型、肝血不足型、胎热生风型、脐带扭转型五型。

（1）风邪中络

[辨证要点]黑睛突然偏斜，转动受限，视一为二；或口眼歪斜，流泪过多，眼睑闭合障碍。起病之初多有恶寒、发热、头痛、舌苔薄白、脉浮等先趋性症状。

[治法]疏风通络，扶正祛邪。内治可选用小续命汤加减；若口眼歪斜者，可选用牵正散。外治可选用天仙膏敷患处，同时，掐人中穴，并用艾炷灸耳垂3～5壮。

［方药］小续命汤加减：麻黄 3g，防风 6g，防己 3g，杏仁 10g，生姜 6g，人参 3g，附子 3g，桂心 3g，川芎 6g，芍药 6g，甘草 6g。

以麻黄、防风、防己、杏仁、生姜疏风发表通络；人参、附子、桂心、川芎、芍药、甘草益气助阳，调理气血，扶助正气。合用为疏风通络，扶正祛邪之剂。若是风热为患，或风邪化热，可在上方中减去生姜、桂心、附子，酌加生石膏、忍冬藤、秦艽、生地、桑枝等，以辛凉疏风，清热通络。

或酌情使用牵正散：生白附子、生僵蚕、生全蝎（去毒）各等分，研成细粉，1～5 岁小儿每次服 1g，米酒调下。其他年龄小儿酌情增减。

（2）风痰阻络

［辨证要点］黑睛突然偏斜，患儿食少纳呆，欲呕泛吐痰涎，舌苔厚腻，脉弦滑。

这是因为脾的功能是运化水湿。若脾胃虚弱，不能运化水湿，则湿聚生痰；加之感受外来的风邪，则风邪挟痰上壅，阻滞眼部的脉络，气血不流畅，眼部筋肉失养而弛缓不用，故黑睛突然偏斜。脾主运化，胃主腐熟、受纳，胃气主降，若脾胃虚弱，不能消化吸收，故见患儿平素饮食减少，食欲不振，欲呕吐，泛吐痰涎。舌苔厚腻，脉弦滑亦是风痰之象。

［治法］健脾化痰，祛风通络。

［方药］宜选用六君子汤合正容汤加减：羌活 10g，白附子 6g，防风 12g，秦艽 10g，胆南星 10g，白僵蚕 9g，制半夏 10g，木瓜 6g，甘草 10g，茯神 12g。

羌活、白附子、防风、秦艽、胆南星、白僵蚕、制半夏、木瓜、甘草、茯神等研成粗粉，加生姜 3 片，水煎去滓，加酒一小杯冲服。方中用白附子、胆南星、制半夏祛风化痰；配羌活、防风、秦艽、木瓜、茯神祛风通络；再配生姜和胃，甘草益脾。

上为祛风化痰，疏通经络之剂。因气血被风痰所阻，筋肉失养，故应用时还应加入当归养血活血。

（3）肝血不足

［辨证要点］黑睛突然偏斜而不得转动，并伴见面色不华，平素头晕耳鸣，舌质淡，起病之初有恶寒发热之类表证。

这是因为肝的脉络系目系，肝血不足，不能充盈脉络空虚，外来风邪乘虚而入，风邪壅滞血脉，血行不利，眼部筋肉失养而弛缓不用，突然偏斜而不得转动。血少不能上荣于头面，而见头晕耳鸣，面色不华，舌质淡；血少不冲血脉，而见脉细。

［治法］养血祛风。

［方药］宜选用养血当归地黄汤加减。

养血当归地黄汤即四物汤加藁本、防风、白芷而成。取四物汤养血调血作用，配藁本、防风、白芷以上行头面而防止外风引动内风。两组药物合用，共奏养血祛风之作用。本方以四物汤养血为主，祛风药、散风药为辅。

（三）脑瘫并发智能低下的治疗

根据其临床表现分为胎气不足型、痰迷心窍型、肝郁乘脾型 3 型。

1. 胎气不足

［辨证要点］大多数脑瘫并发智能低下是因先天禀赋不足，也即胎气不足所致。因为先天禀受父母精血不足，则脑髓空虚，脑髓空虚，则不能主宰精神思维活动和感觉功能，因而产生智能低下的表现。见诸临床，脑瘫并发智能低下者，多见于早产儿、低体重儿，或晚产、难

产、宫内乏氧窒息、羊水浑浊，或有流产而保胎以及妊娠期曾用麻醉药品者。

[治法]补气养血，以化生肾精。

[方药]宜选用调元散或十全大补汤：调元散：山药15g，人参、茯苓、茯神、白术、白芍、熟地、当归、炙黄芪各7.5g，川芎、炙甘草各9g，石菖蒲6g。上药研成粗末，每次用6g，加生姜2片，大枣1枚，水煎温服。

如婴孩幼嫩，与乳母同服。方用四君子汤（人参、白术、茯苓、炙甘草）、四物汤（当归、川芎、白芍、熟地）、炙黄芪补气健脾，养血调血；配山药补益肺脾肾，并益气养阴；茯神宁心安神；石菖蒲和胃，开脑窍。合用为气血双补，肺脾肾同调之药。

2. 痰迷心窍

[辨证要点]患儿生之后由于各种原因致感受外邪，或饮食不节等，使肺气不能宣发和通调水道，或脾不能运化水湿，或肾不能蒸化水液，三焦水道不能疏通和运行水液而生痰，痰迷心窍，心不藏神而致智能低下。故本型智能低下还伴有痰溢于脾经的流涎、痰滞于喉的喉中痰鸣、痰滞于肺的喘咳咯痰等。

[治法]祛痰开窍，益气和胃。

[方药]宜选用涤痰汤加味：枳实6g，竹茹10g，胆南星10g，石菖蒲12g，陈皮10g，茯苓12g，半夏6g，甘草6g。

涤痰汤中用二陈汤祛痰和胃；配枳实、竹茹、胆南星理气化痰；石菖蒲化痰开窍，和胃化湿。诸药合用，起到祛痰开窍，益气和胃的作用，使痰去窍通，脾胃调和，自不生痰。临床应用时，可加入远志、茯神以增强开窍安神的作用。

3. 肝郁乘脾

[辨证要点]中医认为肝脾亦担当部分精神思维和感觉功能以及主宰肢体运动功能，脾还主运化水湿，为生痰之源。若肝气不舒，郁遏不展，则肝气强盛，制脾气太过。因而，肝主管精神思维活动功能失常，则导致智能低下；脾主运化水湿功能失常，生湿酿痰，痰流滞四肢而成瘫痪。本型患儿除瘫痪和智能低下外，还见有默默不言，或经常发热、睡眠不安等肝气不舒的表现，以及饮食减少、食欲不振等脾不运化的表现。

[治法]疏肝补脾，化痰开窍。

[方药]宜选用小柴胡汤加味：柴胡12g，黄芩10g，人参5g，半夏6g，生姜9g，大枣5枚，炙甘草10g，石菖蒲15g，远志10g。

小柴胡汤中用柴胡疏解肝气郁滞为主；辅以黄芩清泄肝郁产生的热；佐以人参、半夏、生姜、大枣、炙甘草健脾益气，和胃化痰。临床应用时，可加入石菖蒲、远志以增强化痰作用，并能开窍醒脑。

脑瘫并发智能低下者，应慎重使用的中药有：朱砂、附子、白附子、南星、蜈蚣等有毒之品。中医认为，这些有毒之药能耗损正气，伤害体质，而使患儿精魂减少，智力更趋低下，甚至转成癫痫。

（四）脑瘫并发失语的治疗

脑瘫并发失语根据其临床表现可分为孕母受惊型、肾气不足型、乳母遗热型、风寒阻络型、风痰滞络型、会厌干涸型、心气不足型7型。

1. 孕母受惊　本型治疗当宁心安神，开通心窍，可选用菖蒲丸治之。

菖蒲丸：石菖蒲、人参、麦冬（去心）、远志肉（姜制，炒）、川芎、当归各6g，乳香、朱砂各3g

(另外研末)。上药研粉,用炼蜜做丸。每次服10丸,米汤送下。方用石菖蒲通心窍;人参开心益智,宁神益气;麦冬补心气;朱砂镇静安神,合当归养心血;远志定心气,利心窍,通肾气于心而益智;川芎、乳香、当归行气活血。诸药合用,起到宁心安神,开通心窍作用。方中朱砂对中枢神经系统和肝肾功能有一定的损伤作用,故临床应用时可去而不用。

2. 肾气不足 本型治疗当温补肾气或滋阴补肾。用药则应根据发病情况和临床表现辨证选方。

若禀赋肾气不足,命门火衰而伴见腰酸腿软,小便清利,舌质淡而胖,脉尺沉微者,可用八味地黄丸。八味地黄丸即六味地黄丸加少量肉桂、附子而成。方中用六味地黄丸滋补肾阴,配少量肉桂、附子温阳暖肾。如此配伍,阳得阴助,阴得阳生,起到温补肾气的作用。若禀赋肾气不足,肾阴亏虚而伴见盗汗,骨蒸潮热,手足心热,舌质红,舌苔少,脉沉细数;或肾气不足,虚火上炎伤肺而不能言者,可选用六味地黄丸加鹿茸、五味子、僵蚕治之。

若惊风后产生的喑不能言,宜选用六味地黄丸加巴戟天、远志、石菖蒲治之。若失语伴见筋骨瘦弱而行迟者,可选用羚羊角丸。羚羊角丸:羚羊角(取末)、生地黄(焙)、狗骨(涂酥,炙黄)、酸枣仁(炒)、白茯苓各15g,肉桂、防风(焙)、当归(焙)、黄芪(焙)各0.3g,一起研成粉,加炼蜜做成丸,做成皂子大。每次服1丸。儿大者酌加,饭前温开水送下,每日3~4次。方用羚羊角舒筋;配狗骨强筋健骨;生地黄、酸枣仁滋肾阴,养肝血;茯苓健脾助运化;佐以少量当归、黄芪益气养血;肉桂通利血脉;防风祛风。诸药合用,起到补肝肾,强筋骨作用。

若大病之后,虽能发声而不能说话者,可选用补肾地黄丸。

3. 乳母遗热 本型治疗当解郁清热,宜选用丹栀逍遥散水煎,母子同服。丹栀逍遥散用柴胡疏肝解郁;配当归、白芍养血柔肝;配白术、茯苓补气健脾;丹皮、栀子清热泻火凉血;炙甘草补气健脾,又调和药性。全方起到疏肝解郁,清热泻火作用。

4. 风寒阻络 本型失语初起定有恶寒发热等感冒症状。治疗当疏风散寒,通络开窍,可选用木通汤治之。

木通汤:木通、石菖蒲、防风、羌活、桑螵蛸、全蝎、白僵蚕各1g(炒),炙甘草1g,炮南星15g,上药研末。每服7.5g,加紫苏5叶、姜5片,水煎趁热服。方中用木通、石菖蒲开心窍,出音声;配羌活、防风、紫苏叶、生姜疏风散寒;全蝎、白僵蚕、炮南星疏风通络;桑螵蛸治喉痹;炙甘草益气补中,调和药性。诸药合用,起到疏风散寒,通络开窍,发音出声之作用。

5. 风痰滞络 本型治疗当祛风豁痰,通络开窍,宜选用涤痰汤。涤痰汤中用天南星祛风化痰;配半夏燥湿化痰;陈皮、枳实理气化痰;茯苓健脾渗湿,以杜绝生痰之源;石菖蒲化痰开窍;竹茹化痰通络;人参益气宁神,开心益智;生姜豁痰开胃;炙甘草益气和中,调和药性。诸药合用,起到祛风豁痰,开窍出声之作用。

6. 会厌干涸 本型治疗当从脾胃着手,予以补益脾胃,化生津液,可选用七味白术散治之。七味白术散中用人参补益脾肺,益气生津为主;配白术、茯苓益气健脾以生津;木香行气调滞;藿香醒脾和中;葛根升脾胃之津以润养会厌;炙甘草益气健脾,调和药性。诸药合用,起到和胃气,生津液之作用。

7. 心气不足 本型治疗当补气养心宁神,宜选用菖蒲丸加减治之。菖蒲丸:石菖蒲、人参(焙)、天冬(焙)、麦冬(焙)、远志、当归各6g,乳香、朱砂各3g。上药一起研成细末,用炼蜜做丸成绿豆或麻子大,温开水送下5~7丸或10~20丸,每日3~4次,久服取效。方中重用天冬、麦冬以滋肾养心;配人参大补心气而开心益智;石菖蒲通心窍,远志安神益智;当归补血;乳香调气活血,朱砂安神。诸药合用,起到补气养心,开心宁神之作用。

若病后肾虚不语,宜加服六味地黄丸。原本心气不足,病后又添肾虚,故宜加服六味地黄丸。因为菖蒲丸是心经药,而地黄丸是肾经药,两种药配合使用,有交通心肾之作用。

第四节　血管性痴呆的中医康复治疗

血管性痴呆是由缺血性、出血性脑卒中或缺血缺氧性脑损害导致的智能和认知功能障碍的临床综合征。血管性痴呆属于老年期痴呆中的一种类型,在欧洲和美国是仅次于阿尔茨海默病的第二位的常见痴呆,而在亚洲及许多发展中国家,血管性痴呆的发病率超过了阿尔茨海默病。

血管性痴呆的诊断必须具备下列3条(中国中医药学会内科延缓衰老专业委员会修订):

痴呆:经临床检查和神经心理学评价确定较先前的认知功能水平有明显下降,包括:①记忆障碍;②认知领域两项或两项以上障碍(定向力、注意力、语言、空间能力、执行能力、运动控制和行为);③上述两种损害严重到足以影响病人的日常生活能力,而不是由于中风本身所致;④排除干扰神经心理学评价的意识障碍、谵妄、神经症、严重失语或明显的感觉运动障碍,以及能引起记忆和认知缺损的全身系统疾病或其他脑病如阿尔茨海默病等。

脑血管病:①神经系统检查证明有脑血管病(不管是否有中风病史)引起的局灶性体征,如偏瘫、中枢性面瘫、病理征、感觉障碍、偏盲、构音障碍等;②有时无局灶性体征,但有影像学检查(CT或MRI)证实的脑血管病证据也可考虑,如多发的大血管梗塞或单个关键部位的梗塞〔角回、下丘脑、基底前脑或PCA(大脑后动脉)、ACA(大脑前动脉)区等〕,以及多发基底节和脑白质腔隙性梗塞,或广泛的脑室周围白质损害,或上述病变共存。

上述两种损害有因果关系,即具备下述一项或两项:①在明确的中风后3个月内发生痴呆;②认知功能突然加重,或波动样、阶梯样逐渐进展。在与阿尔茨海默病鉴别时采用Hachinski的缺血评分表(也称缺血指数量表),Hachinski缺血指数(HIS)≥7。

一、病因病机

血管性痴呆是西医学的病名,在中医学中尚无相同的病名。“痴呆”一词最早见于《华佗神医秘传》,《针灸甲乙经》中称为“呆痴”,《针灸大成》则分别以“痴呆”、“呆痴”命名。清代陈士铎在《辨证录》和《石室秘录》中称之为“呆病”。中医对痴呆的论述散见于“善忘”、“呆病”、“痴证”、“类中”、“郁证”等病。

明代以前对痴呆病尚缺乏明确的统一认识,各医家在论著中大多将其精神、意识、行为、情感等方面的临床症状及证治,分别归属于癫、狂、痫、郁、健忘、脏躁等精神情志病范畴,未明确该病的特征性,亦未有痴呆病门专论。

明代张景岳首次在《景岳全书·杂证谟》中立“癫狂痴呆”篇,并详细论述了痴呆病的病因病机、病位、症状、治疗及预后,其曰:“痴呆证,凡平素无痰而或以郁结,或以不遂,或以思虑，或以疑惑，或以惊恐而渐至痴呆，言辞颠倒，举动不经，或多汗，或善愁，其证则千奇万怪，无所不至，脉必或弦、或数、或大、或小，变异不常。此其逆气在心，或肝胆二经，气有不清而然。但察其形体强壮，饮食不减，别无虚脱等证，则悉宜服蛮煎治之，最稳最妙。然此证有可愈者，有不可愈者，亦在乎胃气元气之强弱，待时而变，非可急也。凡此诸证，若以大惊猝恐，一时偶伤心胆而致失神昏乱者，此当以速扶正气为主，宜七福饮或大补元煎主之"，将痴呆病与癫、狂等病症明确地区别开来。又明代李时珍提出了"脑为元神之府"，"风木太过，未制脾土，气不运化，积滞生痰"，即对该病的病位、病机认识有了进一步的论述。

清代陈士铎在《石室秘录》、《辨证录・呆病门》中称痴呆为呆病，对该病论述甚详。关于病因，《辨证录・呆病门》说："呆病之成，必有其因。大约其始也，起于肝之郁；其终也，由于胃气之衰。肝郁则木克土，而痰不能化；胃衰则木制土而痰不能消。于是痰积于胸中，盘踞于心外，使神明不清而成呆病"。《石室秘录・卷六》云："呆病，……虽有祟想之实，亦胸腹之中，无非痰气……痰势最盛，呆气最深"。关于症状，《石室秘录・卷六》载："呆病如痴而默默不言，如饥而悠悠如失也。意欲癫而不能，心欲狂而不敢。有时睡数日而不醒，有时坐数日不眠。有时将己身衣服密密缝完，有时将他人物件深深藏掩。与人言则无语而神游，背人言则低声而泣诉。与之食则厌薄而不吞，不与食则吞炭而若快"。"人有终日不言不语，不饮不食，忽笑忽歌，忽愁忽哭，与之美则不受，与之类秽则无辞，与之衣不服，与之草木之叶则反喜"。关于治疗，陈氏在《辨证录・呆病门》中提出："开郁逐痰，健胃通气，则心地光明，呆景尽散也"。《石室秘录》还明确指出："治呆无奇法，治痰即治呆也"。其创立的洗心汤、转呆汤、还神至圣汤等，至今仍为广大医家所推崇。

清代叶天士《临证指南医案》曰："中风，初起神呆，遗尿，老人厥中显然"，并提出了本病的饮食禁忌："神呆脉沉，语言不甚明了……深戒酒肉厚味"。王清任《医林改错》中明确指出："脑为元神之府，灵机记性在脑不在心"，从而对呆病的病因病位的认识又深入了一步。

综古代医家所论，血管性痴呆的病因病机为年老脏腑渐衰、精血亏虚、气滞血瘀、痰阻清窍、气血逆乱、七情不畅、营卫不上荣于脑所致。脑血管性痴呆病位在脑，与心肝脾肾密切相关，病理性质为本虚标实，肝肾等五脏、气血、精髓亏虚为本，风、火、痰、瘀为标，最终导致脑络瘀阻，脑府与诸脏腑之气不能顺接，脑失所养而渐至痴呆。

尽管多种原因可致痴呆，但其最终发病机制为二：一是大脑失养，一为脑络瘀阻，此二者为导致痴呆的直接因素。

二、辨证用药

本病共同的证候特点均表现为渐进加重的善忘前事、呆傻愚笨、性情改变3个方面。另据兼证的不同，临床可分以下六型辨证施治：

（一）肾精亏损

［辨证要点］智能减退，表情呆板，反应迟钝，头晕耳鸣，齿枯发焦，腰膝酸软，懈怠思卧，步履艰难，舌瘦色淡，苔薄白或少苔，脉沉细弱。或伴有肾阴虚者，两颧潮红，五心烦热，夜间盗汗，口干欲饮，舌质嫩红，少苔或无苔，脉细。肾阳虚者，神疲乏力，倦怠懒言，自汗，肢冷畏寒，舌淡苔白，脉沉等。

［治法］滋补肝肾，添髓健脑。

[方药]七福饮加减:人参、当归、炒白术、远志、酸枣仁、石菖蒲各10g,熟地30g,鹿角胶、龟板胶各15g(烊化),炙甘草6g。

方中重用熟地、当归补肾养血;人参、白术、炙甘草益气健脾,化生气血,用以强壮后天之本;远志、炒枣仁养心安神,补益心气;石菖蒲宣窍化痰;鹿角胶、龟板胶益精补血。共奏补肾填髓、养心益脑之效。

偏肾阴虚者,用左归丸加减。偏于肾阳虚者,以右归饮加减。若两颧嫩红,五心烦热,夜间盗汗者,熟地黄改为生地黄30g,加黄柏、知母各12g,以清热泄火。若少寐多梦,夜卧不宁,加夜交藤、酸枣仁各30g,以养心安神。病久可将本方制成蜜丸久服。

(二)心脾两虚

[辨证要点]表情呆滞,神思恍惚,魂梦颠倒,心悸易惊,喃喃独语,疲倦无力,面色无华,食欲不振,气怯声低,舌质淡或淡胖,苔薄白,脉沉无力。

[治法]益气健脾,养心益脑。

[方药]归脾汤加减:人参、白术、当归、远志、石菖蒲、阿胶各10g,黄芪30g,茯苓、龙眼肉、酸枣仁各15g,炙甘草、木香各6g,生姜3g,大枣5枚。

方中用人参、茯苓、白术、甘草、黄芪、当归、龙眼肉等益气健脾,补气生血;当归、阿胶补血养血;酸枣仁、茯苓养心安神;远志交通心肾而定志宁心;石菖蒲化痰安神;木香理气醒脾,使整个处方补而不滞。

随证加减:兼有肾虚,头晕耳鸣,腰膝酸软者,加熟地、山药各15g,以补肾益精;兼血瘀,肌肤甲错,舌暗脉涩者,加丹参30g、川芎12g,以活血化瘀;若不思饮食,舌苔黄厚腻,为脾虚生痰,郁久化热,先用黄连温胆汤,痰热去除后再用补益之剂。

(三)痰浊阻窍

[辨证要点]表情呆滞,精神抑郁,静而多喜,或默默无语,独坐向隅,呆若木鸡,头晕目眩,或头重如裹,口多涎沫,或伴有肢体困重,神疲倦怠,食欲不振,脘腹胀满,多寐甚至嗜睡等,舌苔白腻或黄腻,脉弦滑或沉滑。

[治法]健脾化痰,降浊开窍。

[方药]洗心汤加减:人参、白术、半夏、陈皮、茯神、神曲各10g,制附子6g,酸枣仁、石菖蒲各15g,炙甘草5g。

方中人参、炒白术、甘草益气健脾,培补中气;半夏、陈皮理气化痰;石菖蒲健脾化痰开窍;附子协参草以助阳化气,正气健忘则痰浊可除;酸枣仁、茯神宁心安神;神曲和胃。

若痰热明显,舌苔黄腻者,可用温胆汤,或用星蒌承气汤加减;伴有小便短赤,大便干结者,可加用生大黄5g,全瓜蒌15g,枳实、芒硝各10g;神思迷茫,表情呆钝,言语错乱者,先用苏合香丸芳香开窍,重用石菖蒲、郁金、远志各15~20g,化痰醒神;不寐易惊,烦躁不宁者,可用黄连温胆汤合白金丸(白矾、郁金);证属实热顽痰者,用礞石滚痰丸豁痰开窍;疾病恢复期,可长期用香砂六君子丸和二陈丸,以健脾益气,燥湿化痰而治本。

(四)肝郁气滞

[辨证要点]神情淡漠,反应痴呆,记忆力差,注意力不集中,做事马虎,情绪不稳定,易激怒,胸胁胀痛,善太息,舌质淡红,苔薄白或白腻,脉弦滑。或伴有饮食减少,脘闷腹胀,嗳气频作等。

[治法]疏肝理气,解郁化痰。

[方药]柴胡疏肝散合涤痰汤加减：柴胡、陈皮、川芎、郁金、当归、枳壳、芍药、半夏、茯苓、竹茹各10g，石菖蒲15g等。

本方由四逆散加川芎、陈皮而成。方中的柴胡、枳壳、陈皮、郁金疏肝解郁，理气畅中；川芎、当归、芍药活血定痛，柔肝缓急；半夏、茯苓、竹茹理气化痰；石菖蒲化痰开窍。

嗳气频作，胸脘痞满不畅者，加旋复花、代赭石等以平肝降逆；伴食滞腹胀，消化不良者，可加焦三仙、山楂、鸡内金等消食化滞；胸胁胀满，脉弦涩者，可加佛手、红花、桃仁等以理气活血通络；气郁日久，郁而化火，症见头晕头痛，口干口苦，耳鸣，尿赤便干，舌红苔黄，脉弦或弦滑者，可用龙胆泻肝汤加减，以清泻肝火。

（五）肝阳上亢

[辨证要点]智力下降，判断错乱，头痛眩晕，性情急躁，焦虑不安，心烦不寐，面部潮红，目干涩或目胀，口干口苦，咽干，或伴有小便短赤，大便秘结，口眼歪斜，筋惕肉跳，肢体麻木，甚则半身不遂等，舌红苔黄或黄腻，脉弦数或弦细而数。

[治法]平肝潜阳，醒神开窍。

[方药]镇肝熄风汤加减：天麻、钩藤、黄芩、栀子、龟甲、石决明、川牛膝、茯神、杜仲、桑寄生各10g，生龙骨、生牡蛎各30g，夜交藤、玄参各15g。

方中用生龙骨、生牡蛎镇肝潜阳，并配钩藤、天麻、黄芩、栀子、石决明以熄风清热；用玄参、龟板滋养肝肾之阴；重用牛膝引气血下行；桑寄生、杜仲滋补肝肾；茯神、夜交藤安神。

寐多梦差者，可加合欢皮、酸枣仁各15g；语言不利者，可加菖蒲、郁金各10g；伴有口眼歪斜，可合用牵正散；肢体麻木或半身不遂者，去玄参、夜交藤、龟甲，酌加地龙、水蛭、红花、桃仁各10g，以活血通络；大便秘结不通者，可加用生大黄、芒硝、虎杖、枳实各10g，以泻热通便。

（六）瘀血阻络

[辨证要点]表情呆滞，反应迟钝，甚则失语，易惊恐或思维异常，行为怪异，令其张口则脱衣，令其站起则伸舌等，或见意识模糊，或伴有肢体麻木，半身不遂，心悸怔忡，健忘多梦，局部刺痛，固定不移，肌肤甲错，口干不欲饮，双目面色晦暗等，舌质暗红，或边有瘀斑，舌下脉络紫滞，脉细涩或沉细涩。

[治法]活血化瘀，醒脑开窍。

[方药]通窍活血汤加减：麝香0.1g（分冲），桃仁、红花、川芎、地龙、当归、郁金各10g，石菖蒲、白芥子各12g，葱白5根，生姜3片，大枣4枚。

方中桃仁、红花、当归、地龙、川芎活血化瘀通络；葱白、生姜合石菖蒲、郁金可以通阳宣窍；白芥子化痰。若配丸药当用麝香，以加强活血通窍之力。

若久病气虚，可加补气类药物如黄芪20g，党参、白术各10g；伴有血虚征象者，可加阿胶珠、当归、熟地各10g；言语不清或意识模糊者，重用石菖蒲、郁金各20g，加远志10g；若肢体麻木，半身不遂者，可合补阳还五汤加减以益气活血通络；乱梦纷纭，心悸易惊者，可酌加远志、合欢皮、酸枣仁各10g，以宁心定志；瘀血已久，化热见呕逆者，可合橘皮竹茹汤加减以降逆止呕；肾虚遗尿者，可加淮山药、益智仁、桑螵蛸各10g，或服用缩泉丸。

以上所述脑血管性痴呆的辨证分型及治法用方，是以中国古典医籍为依据，结合临床实践归纳而成的大致规范，临床实际情况肯定更为复杂，可两者并见，亦可三证并见，或所见症状超出以上范畴。如肝阳上亢可挟痰浊内阻，或兼见瘀血阻滞症状。总之，痴呆多为顽难之证,病理特点多为虚证或本虚标实证,其治更非朝夕所能奏效,对具体病人要进行具体分析,灵活变通,切勿刻舟求剑、按图索骥,临证当遵循"有是证则用是药"即可。

三、针刺治疗

目前血管性痴呆没有肯定的药物或手术治疗方法,探索非药物疗法逐渐成为研究热点之一。其中针灸疗法因其激发经气、调理髓海、改善脏腑气血功能、开窍醒神的独特作用而日益受到重视。

(一)体针

1. 醒神开窍针法 百会、四神聪、双太阳、上印堂、神庭、风池,每次选择两对穴位接电针。随证配穴:可选用脑户、神门、内关、大钟、足三里、三阴交、通里、太冲、太溪、肾俞、脾俞、中脘、丰隆等穴位,留针30min,每日一次。

2. 化浊益智针法 中脘、丰隆、内关用捻转泻法,涌泉、人迎、风池用捻转补法。施术3min,留针20min,每日一次。

上述两种针法为常用的针刺方法,辨证选用,15d为一个疗程,每疗程间休息5~7d。

(二)头针

病人取坐位或卧位,按国际标准头针穴选取:顶中线、额中线、额旁1~3线(双侧)、颞前线、颞后线,颞前线及颞后线均双侧取穴。进针时针尖与头皮呈15°~30°角,快速将针刺入头皮下,当针尖抵达帽状腱膜下层时,指下阻力减小,使针与头皮平行,沿刺激线再刺入2~3cm。留针30min,每日一次。可配合体针运用。

(三)耳针

取穴:神门、皮质下、肾、脑、枕等穴,每日一次,每次2~3穴,20次为一疗程。

(许健鹏 陈之罡 魏鹏绪 李惠兰 罗社文 田伟)

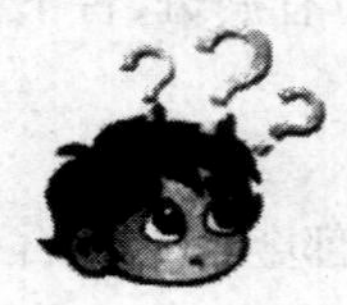

思考题

1. 中医是如何认识偏瘫的?有哪些常用疗法?
2. 中医是如何认识脊髓损伤的?有哪些常用疗法?
3. 督脉电针治疗脊髓损伤的注意事项有哪些?
4. 中医是如何认识脑瘫的?有哪些常用疗法?

第十一章 循环及呼吸功能障碍的中医康复治疗

学习目标

掌握中医对高血压病、冠心病、慢性阻塞性肺病的认识及常用中医疗法。

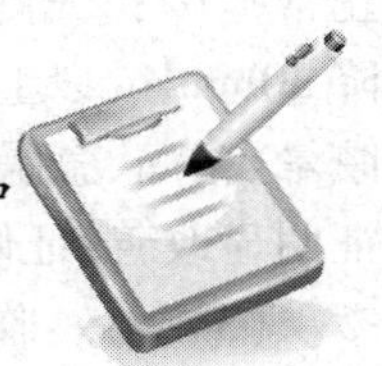

第一节 高血压病的中医康复治疗

高血压是指一种以动脉收缩压和(或)舒张压升高为特征,可伴有心脏、血管、脑、肾脏和视网膜等器官功能性或器质性改变的全身性疾病。1991 年普查显示,我国高血压患病率已达 11.26%,较 1979～1980 年 10 年间增高 25%。据 1996 年调查,这种升高的势头仍在持续。其并发症引起的死亡率、病残率也居前列,严重危害人们的健康。

1999 年世界卫生组织/国际高血压联盟(WHO/ISH)提出的高血压定义为:未服抗高血压药情况下,收缩压≥140mmHg 和(或)舒张压≥90mmHg 即为高血压。同年颁布的《中国高血压防治指南》也采用了这一标准。既往将高血压分为 1、2、3 期,WHO/ISH 指南委员会的专家认为“期”有指病程进展阶段的涵义,而目前仅按血压水平分类,不反映病程,故用“级”而不用“期”。1 级高血压收缩压 140～159mmHg 或舒张压 90～99mmHg;2 级高血压收缩压 160～179mmHg 或舒张压 100～109mmHg;3 级高血压收缩压≥180mmHg 或舒张压≥110mmHg;因高血压的危害性一方面与病人的血压水平正相关,另一方面还取决于其同时具有的其他心血管病的危险因素以及合并的其他疾病情况,故根据合并的心血管病危险因素、靶器官损害和同时患有的其他疾病情况,结合血压水平,又将高血压病人分为 4 类,即低危、中危、高危和很高危,并依此指导医生确定治疗时机和治疗策略与估计预后。

高血压系由多种发病因素和复杂的发病机制所致。中枢神经系统功能失调、体液内分泌变化、遗传、肾脏及血管压力感受器功能异常、细胞膜离子转运障碍等均可能参与发病过程。对于迄今原因尚未完全阐明的高血压称为原发性高血压或高血压病,占人群高血压病人的 95% 以上;病因明确、血压升高仅为某些疾病的一种表现,称为继发性(症状性)高血压,占不到 5%。按其临床表现特点和病程进展,可分为缓进型高血压和急进型恶性高血压。

绝大多数高血压病(95% ~99%)属于缓进型,多见于中老年,其特点是起病隐匿、进展很慢、病程长达10余年至数十年,初期很少症状,约半数病人因体检或其他疾病就医时经测量血压才发现增高;临床表现主要是头晕、头痛、头胀、心悸、健忘、多梦、耳鸣、乏力等。也有不少病人直到出现高血压的严重并发症和靶器官损害引起的相应症状才就医。

高血压疗效判定标准,按照2002年版《中药新药临床研究指导原则》中的《中药新药治疗高血压病的临床研究指导原则》,包括血压疗效和证候疗效的判定两个方面。血压疗效判定标准:(1)显效:①舒张压下降10mmHg以上,并达到正常范围;②舒张压虽未降至正常,但已下降20mmHg或以上。须具备其中1项。(2)有效:①舒张压下降不及10mmHg,但已达到正常范围;②舒张压较治疗前下降10 ~19mmHg,但未达到正常范围;③收缩压较治疗前下降30mmHg以上。须具备其中1项。(3)无效:未达到以上标准者。证候疗效判定标准:将眩晕、头痛、急躁易怒、腰酸、膝软等症状、体征按轻、中、重分级量化。(1)显效:临床症状、体征明显改善,证候积分减少≥70%。(2)有效:临床症状、体征均有好转,证候积分减少≥30%。(3)无效:临床症状、体征无明显改善,甚或加重,证候积分减少不足30%。

一、病因病机

高血压是现代医学病名,古代中医文献中没有高血压的病名记载。近代学者通过临床观察结合现代医学论述,认为高血压以眩晕、头痛为主要临床表现,因此可归属于中医学眩晕、头痛的范畴。兹将眩晕、头痛的历代认识分述如下:

(一)眩晕

眩晕是目眩与头晕的总称。目眩即眼花或眼前发黑,视物模糊;头晕即感觉自身或外界景物旋转,站立不稳。二者常同时并见,故统称为"眩晕"。眩晕多属肝的病变,可由风、火、痰、虚等多种原因引起。

眩晕最早见于《内经》,称为"眩冒"、"眩"。《内经》对本证的病因病机的论述包括四个方面:①外邪致病,如《灵枢·大惑论》说:"故邪中于项,因逢其身之虚,……入于脑则脑转。脑转则引目系急,目系急则目眩以转矣"。②因虚致病,如《灵枢·海论》说:"髓海不足,则脑转耳鸣,胫酸眩冒";《灵枢·卫气篇》说:"上虚则眩"。③与肝有关,如《素问·至真要大论》云:"诸风掉眩,皆属于肝"。④与运气有关,如《素问·六元正纪大论》云:"木郁之发……甚则耳鸣眩转"。

汉代张仲景对眩晕一证未有专论,仅有"眩"、"目眩"、"头眩"、"身为振振摇"、"振振欲擗地"等描述,散见于《伤寒论》和《金匮要略》中。其病因,或邪袭太阳,阳气郁而不得伸展;或邪郁少阳,上干空窍;或肠中有燥屎,浊气攻冲于上;或胃阳虚,清阳不升;或阳虚水泛,上犯清阳;或阴液已竭,阳亡于上,以及痰饮停积胃中(心下),清阳不升等多个方面,并拟订相应的治法方药。例如,小柴胡汤治少阳眩晕;刺大椎、肺俞、肝俞治太少并病之眩晕;大承气汤治阳明腑实之眩晕;真武汤治少阴阳虚水泛之眩晕;苓桂术甘汤、小半夏加茯苓汤、泽泻汤等治痰饮眩晕等等,为后世论治眩晕奠定了基础。

隋、唐、宋代医家对眩晕的认识,基本上继承了《内经》的观点,如隋·巢元方《诸病源候论·风头眩候》说:"风头眩者,由血气虚,风邪入脑,而引目系故也。……逢身之虚则为风邪所伤,入脑则脑转而目系急,目系急故成眩也。"唐·王焘《外台秘要》及宋代《圣济总录》亦从风邪立论。唐·孙思邈的《千金要方》则首先提出风、热、痰致眩的论点。在治疗方面，诸家方书在仲景方药的基础上，又广泛采集，使之益加丰富，如《外台秘要》载有治风头眩方剂九首，治头风旋方剂七首；《圣济总录》载有治风头眩方剂二十四首。

金元时代，对眩晕一证从概念、病因病机到治法方药等各个方面都有所发展。金·成无己在《伤寒明理论》中对眩晕与昏迷进行了鉴别。金·刘完素在《素问玄机原病式·五运主病》中主张眩晕的病因病机应从“火”立论：“所谓风气甚而头目眩晕者，由风木旺，必是金衰，不能制木，而木复生火，风火皆属阳，多为兼化；阳主乎动，两动相搏，则为之旋转。”张子和则从“痰”立论，提出吐法为主的治疗方法，他在《儒门事亲》中说：“夫头风眩晕……。在上为之停饮，可用独圣散吐之，吐讫后，服清下辛凉之药。凡眩晕多年不已，胸膈痰涎壅塞，气血颇实，吐之甚效。”李东垣《兰室秘藏·头痛》所论恶心呕吐，不食，痰唾稠黏，眼黑头旋，目不能开，如在风云中……即是脾胃气虚、浊痰上逆之眩晕，主以半夏白术天麻汤，并说：“足太阴痰厥头痛，非半夏不能疗；眼黑头眩，风虚内作，非天麻不能除”。元·朱丹溪更力倡“无痰不作眩”之说，如《丹溪心法·头眩》说：“头眩，痰挟气虚并火，治痰为主，挟补气药及降火药。无痰则不作眩，痰因火动；又有湿痰者”。

明、清两代对眩晕的论述日臻完善。对眩晕病因病机的分析，虽各有所侧重，合而观之，则颇为详尽。如明·徐春甫的《古今医统大全·眩晕门》以虚实分论，提出虚有气虚、血虚、阳虚之分，实有风、寒、暑、湿之别，并着重指出“四气乘虚”，“七情郁而生痰动火”，“淫欲过度，肾家不能纳气归元”。“吐血或崩漏，肝家不能收摄营气”，是眩晕发病之常见原因。刘宗厚《玉机微义》、李梴《医学入门》等书，对《内经》“上盛下虚”而致眩晕之论，作了进一步的阐述，认为“下虚者乃气血也，上盛者乃痰涎风火也”。张景岳则特别强调因虚致眩，认为：“无虚不能作眩”；“眩晕一证，虚者居其八九，而兼火兼痰者，不过十中一二耳”。（《景岳全书·眩晕》）陈修园则在风、痰、虚之外，再加上火，从而把眩晕的病因病机概括为“风”、“火”、“痰”、“虚”四字。此外，明·虞抟提出“血瘀致眩”的论点，值得重视，其在《医学正传·卷四·眩晕》中说：“外有因呕血而眩冒者，胸中有死血迷闭心窍而然”。对跌仆外伤致眩晕已有所认识。

关于眩晕的治疗，此期许多类书著作，集前人经验之大成，条分缕析，颇为详尽。如《医学六要·头眩》即分湿痰、痰火、风痰、阴虚、阳虚、气虚、血虚、亡血、风热、风寒、死血等证候立方。《证治汇补》亦分湿痰、肝火、肾虚、血虚、脾虚、气郁、停饮、阴虚、阳虚；程钟龄除总结了肝火、湿痰、气虚、肾水不足、命门火衰等眩晕的治疗大法外，并着重介绍了以重剂参、附、芪治疗虚证眩晕的经验；叶天士《临证指南医案·眩晕》华岫云按，认为眩晕乃“肝胆之风阳上冒”，其证有挟痰、挟火、中虚、下虚之别，治法亦有治胃、治肝之分。火盛者先用羚羊、山栀、连翘、花粉、玄参、鲜生地、丹皮、桑叶以清泄上焦窍络之热，此先从胆治也；痰多者必理阳明，消痰如竹沥、姜汁、菖蒲、橘红、二陈汤之类；中虚则兼用人参，外台茯苓饮是也；下虚者必从肝治，补肾滋肝，育阴潜阳，镇摄之治是也。可谓理明，辞畅，要言不繁。

总之，继《内经》之后，经过历代医家的不断总结，使眩晕一证的证治内容更加丰富、充实，逐渐趋于条理与系统化。解放后，对前人的经验与理论进行了系统全面的整理，并在实践的基础上加以提高，对本证的辨证论治、理法方药等都有进一步的发展。

（二）头痛

头痛是临床常见的症状之一。凡风寒湿热之邪外袭，或痰浊、瘀血阻滞，致使经气逆上；

或肝阳上扰清空；或气虚清阳不升；或血虚脑髓失荣等等，均可引起头痛。头痛剧烈，经久不愈，呈发作性者，又称作“头风”。

头痛一证，首载于《内经》。如《素问·奇病论》云：“帝曰：人有病头痛以数岁不已，此安得之名曰何病？岐伯曰：当有所犯大寒，内至骨髓，髓者以脑为主，脑逆故令头痛、齿亦痛，病名曰厥逆”。《素问·五脏生成篇》云：“头痛巅疾，下虚上实，过在足少阴、巨阳，甚则入肾”。《灵枢·经脉篇》云：“膀胱，足太阳也。是动则病冲头痛，目似脱，项如拔……”。《素问·通评虚实论》云：“头痛耳鸣，九窍不利，肠胃之所生也”。究其病因，不外外感、内伤两端，或风寒外袭，或下虚上实，或肠胃功能失调，致使经气逆上，不得运行，壅遏而作痛。《内经》这些论述，奠定了头痛证治的理论基础。

汉·张仲景《伤寒论》中，论及太阳、阳明、少阳、厥阴病均有头痛之见证，诚以三阳经脉俱上头，厥阴经脉亦会于巅，是以邪客诸经，循经上逆，头痛作矣。因其证候各异，故治法亦殊，如治太阳头痛，用辛温之剂以发散风寒；治“伤寒不大便六七日，头痛有热者”，予承气汤以通下；治厥阴病，“干呕，吐涎沫，头痛者”，用吴茱萸汤温散厥阴寒邪，以降浊阴。对证用药，充满了辨证论治的精神。隋·巢元方《诸病源候论·鬲痰风厥头痛候》云：“鬲痰者，谓痰水在于胸鬲之上，又犯大寒，使阳气不行，令痰水结聚不散，而阴气逆上，上与风痰相结，上冲于头，即令头痛，或数岁不已，久连脑痛，故云鬲痰风厥头痛，若手足寒冷至节即死”，认识到“风痰相结，上冲于头”可致头痛，甚为可贵。唐·孙思邈《千金方·头面风第八》载列古代用治头痛的部分效方，其中如治头风用“头风散”（附子、盐）摩顶的外治法，对后人颇有启迪。

金元时期，李东垣将头痛分为内伤头痛和外感头痛，他在《内经》六经和《伤寒论》对头痛证治的基础上，补充了太阴头痛和少阴头痛，这一分经用药的方法，对后世影响很深。《兰室秘藏·头痛门》云：“太阳头痛，恶风脉浮紧，川芎、羌活、独活、麻黄之类为主；少阳经头痛，脉弦细，往来寒热，柴胡为主；阳明头痛，自汗发热恶寒，脉浮缓长实者，升麻、葛根、石膏、白芷为主；太阴头痛，必有痰，……苍术、半夏、南星为主；少阴经头痛，三阴三阳经不流行而足寒气逆为寒厥，其脉沉细，麻黄附子细辛为主；厥阴头顶痛，或吐痰沫厥冷，其脉浮缓，吴茱萸汤主之”。又云：“血虚头痛，当归、川芎为主；气虚头痛，黄芪为主；气血俱虚头痛，调中益气汤加川芎、蔓荆子、细辛，其效如神。白术半夏天麻汤，治痰厥头痛药也；清空膏，乃风湿热头痛药也；羌活附子汤，治厥阴头痛药也”，条分缕析，对辨证用药，很有参考价值。朱丹溪《丹溪心法·头痛篇》，除沿用东垣之说外，并指出：“头痛多主于痰，痛甚者火多，有可吐者，可下者”，亦系经验有得之言。

明·王肯堂对头痛的病因病机颇多阐发，《证治准绳·头痛》云：“头象天，三阳六府清阳之气，皆会于此；三阴五藏精华之血，亦皆注于此。于是天气所发，六淫之邪，人气所变，五贼之逆，皆能相害。或蔽覆其清明，或瘀塞其经络，因与其气相薄，郁而成热则脉满，满则痛”。张景岳《景岳全书·头痛》云：“凡诊头痛者，当先审久暂，次辨表里，盖暂痛者必因邪气，久病者必兼元气。以暂痛言之，则有表邪者，此风寒外袭于经也，治宜疏散，最忌清降；有里邪者，此三阳之火炽于内者，治宜清降，最忌升散，此治邪之法也。其有久病者，则或发或愈，或以表虚者，微感则发；或以阳胜者，微热则发；或以水亏于下，而虚火乘之则发；或以阳虚于上，而阴寒胜之则发”，指出：“暂痛者，当重邪气；久病者，当重元气，此固其大纲也；然亦有暂痛而虚者，久痛而实者，又当因脉因证而详辨之，不可执也”。李中梓《医宗必读·头痛》简明地描述了本证的不同证候:“因风痛者,抽掣恶风;因热痛者,烦心恶热;因湿痛者,头痛而天阴转甚;因痰痛者,昏重而欲吐不休;因寒痛者,细急而恶寒战栗;气虚痛者,恶劳动,其脉大;血虚痛者,善惊惕,其脉芤”。李中梓还阐明了头痛用风药的机理:“头痛自有多因,而古方每用风药者何也?高巅之上,惟风可到,味之薄者,阴中之阳,自地升天者也,在风寒湿者,固为正用,即虚与热亦假引经”。

清代叶天士对头痛的证治积累了丰富的经验,《临证指南医案·头痛》邹时乘按:“头为诸阳之会,与厥阴肝脉会于巅,诸阴寒邪不能上逆为阳气窒塞,浊邪得以上据,厥阴风火,乃能逆上作痛。故头痛一症,皆由清阳不升,火风乘虚上入所致。观头痛治法,亦不外此。如阳虚浊邪阻塞,气血瘀痹而为头痛者,用虫蚁搜逐血络,宣通阳气为主;如火风变动,与暑风邪气上郁而为头痛者,用鲜荷叶、苦丁茶、蔓荆、山栀等,辛散轻清为主;如阴虚阳越而为头痛者,用仲景复脉汤、甘麦大枣汤,加白芍、牡蛎,镇摄益虚、和阳熄风为主;如厥阳风木上触,兼内风而为头痛者,用首乌、柏子仁、甘菊、生芍熄肝风、滋肾液为主”。药随证转,值得效法。

综上所述,祖国医学对头痛的证治,自《内经》以来,其内容日趋丰富、完整。

需要注意的是,在元、明、清时期,部分医家还认识到某些眩晕与头痛、头风、肝风、中风诸证之间有一定的内在联系,如朱丹溪云:“眩晕乃中风之渐”。虞抟《医学正传·卷四·眩晕》云:“眩晕者,中风之渐也”。张景岳亦谓:“头眩有大小之异,总头眩也……。至于中年之外,多见眩仆卒倒等证,亦人所常有之事。但忽运忽止者,人皆谓之头晕眼花;卒倒而不醒者,人必谓之中风中痰”。华岫云在《临证指南医案·眩晕门》按语中更明确地指出:“此证之原,本之肝风;当与肝风、中风、头风门合而参之”。这些论述与当今所论高血压病及其并发症之间的相关性是不谋而合的。

在历代医家对眩晕、头痛等高血压病相关表现认识的基础上,现世医家认为高血压病多由以下因素引起:情志失调,烦恼抑郁太过,致肝失条达,肝气郁结,风阳上浮;或郁久化火,耗伤肝阴,肝阳上亢,致成本病;饮食失节,恣食肥甘,或高钠盐饮食或饮酒过度,损伤脾胃,脾失健运,致水液代谢失常,痰湿内蕴,发为本病;或肾精不足,房事不节,纵欲过度,肾精亏耗,不能生髓,髓海空虚,或天癸将竭,冲任失调,而致本病。

本病的发生多较缓慢,病程亦较长,但少数病人可发病急骤,血压显著上升,临床表现亦急重,病变部位在肝、肾、心、脾,其中以肝、肾为主,病性为本虚标实,肝肾阴虚是其本,肝阳上亢,痰瘀内蕴为其标。因本病多为肝阳偏盛,故病势以升发向上为主,亦可导致肝风内动,发生惊厥、昏迷,则病势凶险。本病病程一般较长,病机转化多较缓慢,初期多为实证,日久可耗伤肝肾之阴,造成肝肾阴虚;进而阴损及阳,形成阴阳两虚证;而肝肾阴虚也可因水不涵木导致肝阳上亢,致成本虚标实之阴虚阳亢证。临证多见以下7种类型:①肝阳上亢:长期忧郁恼怒,郁怒伤肝,肝郁气滞,风阳上浮,或气郁化火,肝火上扰而血压升高,出现头晕,头胀,头痛等症。②阴虚阳亢:因久病或房事不节或年老体衰,水不涵木,木少滋荣,则肝阳上扰清空,引致血压升高。③肾精不足:纵欲太过,耗伤肾精,或年老肾精亏虚,以致髓海空虚而血压上升。④阴阳两虚:多属本病晚期,久病及肾,致肾阴肾阳俱虚,出现头昏眼花,耳鸣腰酸腿软,畏寒等证候。⑤痰湿内蕴:多因过食肥甘,嗜酒过度,损伤脾胃,脾失健运,聚湿生痰,痰浊中阻,而出现眩晕头重,胸闷少食等症。⑥冲任失调:部分妇女因妊娠多育或天癸将竭之际,肾气日衰,冲任脉虚,血海渐枯,肾虚于下,火炎于上,可发本病。⑦血脉瘀阻:病久脏腑虚损,气血失和,或肝郁气滞,或脾虚湿滞,或肝肾阴虚等诸种原因均可导致血脉瘀阻,气血不能荣于头目，而为眩晕、头痛。在上述证型中，阴虚阳亢型所占比例最大，有人统计约占本病的50%。

二、辨证用药

本病病理机制中以肝阳上亢与肝肾亏虚为中心环节。治疗大法以平熄肝阳为第一要法。或潜阳，或泻火，或熄风，或兼滋肾养肝，或兼化痰活血，视病情而定。后期则以调补肾之阴阳为主。其临床辨证分型及治法处方大致如下：

（一）肝阳上亢

［辨证要点］头痛目痛，眩晕耳鸣，心烦易怒，夜寐不宁，或兼面红目赤，口苦，大便干结，小便黄赤，舌红苔黄，脉弦或弦数。

［治法］平肝潜阳。

［方药］天麻钩藤饮加减：天麻15g，钩藤12g，生石决明30g，生山栀12g，黄芩20g，川牛膝20g，杜仲20g，桑寄生20g，夜交藤20g，茯神15g，菊花12g。

方中天麻、钩藤、石决明平肝熄风，山栀、黄芩清热泻火，使肝经之热不致偏亢；菊花清肝明目；牛膝引血下行，配合杜仲、桑寄生能补益肝肾；夜交藤、茯神安神定志。共奏平肝潜阳之功。

（二）阴虚阳亢

［辨证要点］眩晕头痛，头重脚轻，心烦失眠，手足心热，耳鸣心悸，舌尖红，苔薄白，脉弦细或弦数。

［治法］滋阴潜阳。

［方药］杞菊地黄丸合镇肝熄风汤加减：熟地黄24g，山萸肉15g，山药12g，茯苓18g，钩藤12g，枸杞子15g，菊花15g，炙龟板20g，煅牡蛎20g，桑寄生20g。

方中钩藤、菊花、牡蛎平肝潜阳；熟地黄、山萸肉、桑寄生滋补肾阴，敛肝固精；茯苓、山药健脾补肾；龟板、枸杞子滋阴养肝明目。

（三）肾精不足

［辨证要点］眩晕耳鸣，少寐多梦，腰痠腿软，或头痛烦热，舌质红，苔少或无苔，脉弦细或细弱。

［治法］滋补肾精。

［方药］六味地黄丸合左归丸加减：熟地黄24g，山萸肉18g，淮山药18g，粉丹皮15g，泽泻15g，茯苓12g，杜仲20g，龟板胶20g，枸杞子15g，怀牛膝20g。

方中熟地黄滋肾阴，益精髓。山萸肉滋肾益肝，山药滋肾补脾，共成三阴并补以收补肾治本之功，亦即王冰所谓："壮水之主以制阳光"之义。再用泽泻配熟地而泻肾降浊；丹皮配山萸肉以泻肝火；茯苓配山药而渗脾湿。如此配伍，则补泻兼使，但以补为主，既可收补阴之效，又可防止滋补之品产生滞腻之弊。再伍以杜仲、枸杞子、龟板胶、牛膝增强补肾填精壮腰之力。

（四）阴阳两虚

［辨证要点］头痛眩晕，耳鸣，视物昏花，腰膝腿软，劳则气短，畏寒肢冷，夜尿增多，舌淡或红，苔白，脉沉弦或沉细。

［治法］育阴助阳。

［方药］金匮肾气丸加减：干地黄 24g，山萸肉 12g，淮山药 15g，泽泻 9g，炮附子 12g，肉桂 9g，桑寄生 15g。

方中用干地黄滋补肾阴，山茱萸、山药滋补肝脾，辅助滋补肾中之阴；并以肉桂、附子温补肾中之阳，使阴阳双补。可辅以桑寄生壮腰补肾，泽泻、茯苓利水渗湿，丹皮清泻肝火，与温补肾阳药相配，意在补中寓泻，以使补而不腻。

（五）痰湿内蕴

［辨证要点］头晕头痛，头重如裹，胸闷心悸，舌胖苔白腻，脉弦或弦滑。

［治法］燥湿化痰，佐以平肝。

［方药］半夏白术天麻汤加减：清半夏 12g，生白术 15g，天麻 18g，茯苓 15g，生姜 6g，生甘草 3g，大枣 5 枚，橘红 10g。

方中以半夏燥湿化痰，降逆止呕，以天麻化痰熄风而止头眩，二者合用，为治风痰眩晕头痛之要药。以白术健脾燥湿，与半夏、天麻配伍，祛湿化痰，止眩之功益佳；以茯苓健脾渗湿，与白术相合，尤能治痰之本；橘红理气化痰；姜枣调和脾胃。甘草和中而调药性。诸药相伍，使风熄痰消，眩晕自愈。

（六）冲任失调

［辨证要点］本型多见于妇女天癸将绝之时。症见头面烘热，升火汗出，头晕头痛，烦躁不宁，咽干口燥，足冷膝软，或有浮肿，或月经紊乱，脉弦细或细数。

［治法］补肾泻火，调理冲任。

［方药］二仙汤加减：仙茅 12g，仙灵脾 12g，巴戟天 10g，肉苁蓉 15g，黄柏 10g，知母 9g，当归 15g，白芍 12g，益母草 15g，牡蛎 20g（先煎）。

本方方名二仙，是以仙茅、仙灵脾二药补肾壮阳为主药，配伍巴戟天温肾阳、补肾精，三药温肾而壮元阳；黄柏、知母滋养肾阴而泻肝火；当归加白芍、益母草助养血，调理冲任；牡蛎潜阳敛摄。全方配伍补肾壮阳与滋阴泻火同用，共奏补肾、泻火、调理冲任之功。

（七）血脉瘀阻

［辨证要点］头痛经久不愈，固定不移，偏身麻木，心痛胸痹，面唇发绀，舌质紫暗，脉象弦涩。

［治法］活血祛瘀，疏通血脉。

［方药］血府逐瘀汤加减：赤芍、生地黄各 15g，桃仁、红花各 10g，柴胡、郁金、牛膝各 12g，益母草 18g，合欢皮 20g，甘草 6g。

方中以赤芍、生地黄、桃仁、红花、益母草、牛膝活血化瘀，引血下行，畅通血脉；柴胡、郁金舒肝解郁；合欢皮以安神；甘草调和诸药。诸药配合，使血活气行，诸证自愈。

三、针刺治疗

针刺治疗原发性高血压有一定的疗效，对于初期高血压病人有明显的降压作用，尤以收缩压下降更为明显，对改善临床症状亦较好；针刺治疗继发性高血压，虽能减轻临床症状，但疗效不巩固，必须针对其原发病进行治疗。

（一）体针

治疗原则：调整阴阳，平肝益肾。肝火炽盛者偏以潜降亢盛之阳，阴虚阳亢者侧重以滋水补肾，痰湿内盛者佐以祛痰化湿，阴阳两虚者宜阴阳双补。

取穴：风池、曲池、足三里、太冲。

辨证配穴：肝火炽盛：行间、太冲；阴虚阳亢：太溪、三阴交、神门；痰湿内盛：丰隆、内关；阴阳两虚：气海、关元（灸）。

操作：每次选3～5穴，每次留针20min，每日1次。处方各穴除风池外，均用捻转结合提插泻法，间歇行针，针感要求逆以传达，符合“迎而夺之”之法。风池针尖向对侧眼眶进针，使针感上达巅顶，能立解头痛头晕之苦，平补平泻，并可作静止留针。阴虚阳亢者，太溪、三阴交用补法，失眠严重者，神门用泻法。痰湿内盛，胸闷脘痞者，丰隆、内关均用提插捻转泻法。

风池为足少阳经与阳维脉之会，太冲属足厥阴经的原穴，二穴施泻法，以潜降亢盛之阳，高血压见头胀头痛者尤为适宜。曲池、足三里属手足阳明，阳明为气血俱盛之经，泻之可疏泄阳邪。行间为肝经荥穴，配以头面奇穴太阳，泻之或点刺出血，可开泄肝胆郁热；内关、丰隆二穴分属手厥阴心包经和阳明胃经络穴，可以和脾胃及化痰和中；太溪、神门分别为肾经和心经原穴，二穴同施补法，可起养阴、宁心、安神作用，常用于治疗虚烦失眠。

（二）其他针法

1. 耳针　取耳穴肝、肾、心、耳尖、降压沟、神门、肝阳、额、枕等；每次选2～3穴，用中强刺激，留针20min，每日1次。揿针埋藏，可埋针1～2d。

2. 耳穴压豆法　取穴：高血压点、降压点、降压沟Ⅰ、降压沟Ⅱ。配穴为内分泌、神门、大肠、肺、太阳穴等。根据高血压分期取主穴1～2对，随症加用配穴。操作方法：确定治疗穴位，局部消毒，将中药王不留行籽胶布贴于穴位，并给予加压，病人感到酸、麻、胀、痛或发热。每日按压3次。每次只贴一侧，3d后更换，两耳交替应用。

3. 水针　分三组取穴：①足三里、内关；②三阴交、合谷；③曲池、太冲。三组穴位可交替使用。取一组穴位，每次注射5%或10%葡萄糖液3～5ml，或维生素$B_1$21ml，隔日1次，10次为一疗程。

4. 梅花针　取穴：脊柱两侧，以腰骶部为重点，并兼叩刺颈椎、前额、后脑及眼区、四肢末端。方法：采用轻刺激，先自脊椎部叩起，自上而下，先内侧，后外侧，然后再击颈项、头额等，叩击至局部潮红或微出血为度，针后还可在头以外其他叩刺部位拔罐10个左右，留罐时间15min。

5. 头针　取穴：双侧晕听区。刺法：每天1次，5～10次为一疗程。

6. 刺络放血　取穴：大椎、曲泽、委中、太阳。方法：三棱针点刺出血，每次取一穴（双侧），曲泽、委中放血量较多，每次出血10～20ml，每隔5～7d一次，5次为一疗程。

7. 埋线　取穴：①曲池、足三里；②心俞、太冲。方法：用穿刺针于上述穴位深部埋入羊肠线2cm，每次埋一组，15～20d治疗一次，6个月为一疗程，两组穴位交替使用。

8. 指压　部位：至阳、大椎、曲池。操作：用拇指持续用力按压，使病人有酸胀感为度。

四、其他疗法

（一）推拿康复疗法

高血压病的病因较为复杂，主要是由于中枢神经系统和内分泌体液调节功能紊乱所致。最近，世界卫生组织制定高血压的标准为收缩压高于140mmHg、舒张压高于90mmHg。高血压病的起初表现为血压升高，尤其是舒张压升高。高血压病都有动脉硬化，病程久则造成脏器缺血损害，最终导致心、脑、肾功能不全。高血压的临床症状随病期不同而各异，主要有头痛、头晕、心悸等。按摩对早期高血压可起到一定程度的疗效。

推拿对早期高血压病主要是调节大脑皮质功能，使血管舒张，从而起到降压作用。另外，推拿穴位可调节自主神经，反射性引起周围血管扩张而致血压下降。

1. 推拿头部　病人取坐位，在头部铺上毛巾，术者站于病人一侧，一般用左手按住其前额，用右手拇指平推或侧推，手法柔和。先推按督脉，从前发际到后发际，着重按百会穴；然后按头部两侧足少阳胆经，自前发际至后发际，并推按太阳、风池穴；最后用双手拇指按推前额，从印堂抹到太阳穴，再由太阳穴沿耳后降压沟至风池穴推按三次。共推按15min。

2. 推拿背部　病人取坐位，在背部铺上毛巾，术者站于病人一侧，用拇指平推。手法刚柔结合，由上而下，交替推拿脊柱两侧足太阳膀胱经，共推拿15min，频率为60～80次/分。

3. 轻揉腹部　如血压较高者，可加揉腹部，病人仰卧位，术者用掌根轻揉、摩整个腹部，顺时针方向转动。揉腹时，病人自然呼吸。揉约5min。

4. 掐、振穴位　上肢取肩井、少海、内关、神门、合谷等穴；下肢取足三里、三阴交、委中、承山等穴。用拇指侧面掐住穴位并做振动，使病人有较强的酸胀反应。

（二）中药外治康复法

中药外治疗法具有简、便、验、廉、无毒副作用之特点，是体弱多病不宜多服降压药或久服耐药病人的较好选择。

1. 穴位贴敷疗法　敷贴常用穴位包括神阙、涌泉等穴。神阙穴是位于任脉的一个重要腧穴，可通过奇经八脉通周身之经气，联系五脏六腑。涌泉，为足少阴肾经的起始穴。根据病在上取之下，病在头取之足之意，取泻本穴，可引火下降以潜其阳。如选用气味俱厚的药物，如吴茱萸等，刺激神阙、涌泉等穴，可调节阴阳平衡，恢复脏腑机能，使血压下降。

（1）脐疗粉即吴茱萸、川芎各等份，混合研细末，过筛，密贮备用。将神阙穴用酒精棉球擦干净，取药粉5～10g纳入脐中，上盖以麝香虎骨膏固定，3d换敷一次，1个月为一疗程。

（2）吴茱萸20～30g，研为细末，用醋调成膏。用法：临睡时，温水洗净足部，将药物敷足心两涌泉穴，纱布固定，次日起床时去掉。

2. 中药泡脚疗法　将钩藤20g剪碎，布包冰片少许，放入盆内加温水泡脚，每次30～45min，每日早晚各一次，10d为一疗程。

3. 药枕疗法　药物多选气味芳香者，有助于药物透入机体的肌肤、毫窍；经鼻腔吸入肺脏后，通过“肺朝百脉”传遍全身。

（1）菊花枕：菊花500～1500g，用其装入枕心，制成枕。枕之，可治疗高血压头晕、头痛。

（2）药枕：用野菊花、淡竹叶、冬桑叶、晚蚕砂各250g，生石膏、磁石各100g，白芍、川芎、蔓荆子、青木香各60g。上药石膏、磁石研为细末，余药为粗末，混匀，装入布袋内，制成药枕。

药枕代日常睡枕使用,要求每昼夜使用时间不少于6h,平时应保持枕面清洁,经常翻晒,以利药枕气味散发。适用于原发性高血压。对肝火亢盛型高血压病降压效果较好。

(三)生活调摄

1. 禁烟忌酒　酒精摄入量与血压水平及高血压患病率呈线性相关,高血压病人应戒酒或严格限制。劝说病人勿吸烟,因烟可致血压升高,且易诱发胸痹心痛。

2. 减轻体重　体重增高与高血压密切相关。可通过降低每日热量及盐的摄入、加强体育活动等有效方法达到。

3. 保持情绪稳定　不良的情绪刺激,如紧张、焦虑、激动、暴怒等,常导致血压持续升高或不同程度波动,使药物治疗达不到预期效果,甚至可导致中风病等不幸事件发生。因此,必须重视帮助和指导病人保持情绪稳定,必要时可适当使用安神之品。

4. 其他　应注意生活规律,劳逸结合,保持足够睡眠,避免过度的脑力和体力负荷;要尽量保持良好的工作、生活环境;节制房事,切忌纵欲过度。

(四)食疗

1. 合理膳食　由于钠盐的摄入与血压呈正相关,所以高血压病人饮食宜清淡,少食盐腌食品,限制钠盐摄入,每人每日食盐量控制在6g以下。应改善膳食结构,忌辛禁辣,少食肥甘厚味之品,以食植物油为主,可适当增加豆类、鱼类食品。多吃蔬菜和水果。适度饮茶。

2. 食疗方　可根据病情选用下列食疗方服之。

(1)海带决明汤:海带20g,决明子15g,水煎后,吃海带饮汤,每周1~2次。本食疗方功具消痰软坚,泄热利水,平肝潜阳。适用于肝阳上亢的高血压兼血脂偏高者。

(2)天麻荷叶饭:天麻12g,橘皮、制半夏各10g,鲜荷叶一大片,大米100g左右,前3种煎水取汁,以汁并加水适量用大米煮饭,放入荷叶煮至饭熟,除去荷叶,1~2次吃完。本食疗方有祛风痰、平肝阳之功效,痰湿壅盛型病人可食之。

(3)杜仲天麻汤:杜仲15g,天麻10g,猪瘦肉或兔肉100g,同煮成汤,调味食用,每周1~2次。本方具壮腰健肾、平肝祛风的作用,适用于阴阳两虚型病人。

(4)醋腌花生米:以500ml食醋腌泡花生米适量,以淹没为度,半月后开始服用花生米。每日适量,长期用可防治高血压。

(5)芹菜枯草粥:芹菜30g,夏枯草20g,粳米100g。用法:上物洗净加水熬粥,早晚各1碗。

(6)荷楂茶:山楂15g,荷叶12g。用法:煎水代茶饮。

(五)运动疗法

运动不仅可使血压下降,且对减轻体重、增强体力有利。可根据年龄及身体状况选择慢跑、快步走、太极拳等不同方式。运动强度须因人而异,按科学锻炼的要求,常用运动强度指标可用运动时最大心率为180(或170)减去平时心率,如要求精确则采用最大心率的60%~85%作为运动适宜心率,需在医师指导下进行。运动频度一般要求每周3~5次,每次持续20~60min即可,可根据运动者身体状况和所选择的运动种类以及气候条件而定。此外,气功也是防治高血压的有效手段。常用运动方法如下:

1. 太极拳　太极拳对高血压病的优点有:动作缓慢柔和,姿势放松,有助于血压降低。打太极时用意念引导动作,思想集中,动中求静,精神松弛,血压因而降低。它也是一种平衡性和协调性训练,可以改善头晕、腿软等症状。开始可选练简化太极拳,一般可以练全套,体力差者可先打半套，或只练几招几式，如云手、野马分鬃等，也同样有效。老式太极拳运动量较大；简化太极拳如能连打两套，可转为练老式太极拳，也可以在练太极拳时把架子打得低一些，动作幅度大一些，或延长打太极拳时间，以加大运动量。一般来说，简化太极拳更为适用。

2. 气功　气功是各种内功的总称。其特点是通过意念活动调节机体功能。气功对机体具有多方面的调整作用，它是通过主动性锻炼来调整、维系机体的动态平衡，使阴平阳秘，气血调和，增强了"内气"循经络运行的效应，提高了抗高血压能力，从而保持血压稳定；同时，通过气功"调息"，逐步地改变或者增强了呼吸中枢的节律性兴奋活动，并扩散影响到心血管运动中枢，使其功能失调也得到相应的调整，从而导致血压下降。气功功法众多，用于治疗高血压病的功法主要有松静功、放松功、强壮功、站桩功等。本节介绍松静功如下：

松静功是中国中医研究院胡斌编练。由练功前的准备、姿式、放松法、呼吸法、静坐法及收功法组成。

（1）练功前的准备：练功是以调心养气的方法，使大脑皮质达到高度的入静。练功前往往杂念很多，思想不易集中，很难入静，因此需要做好准备，尽可能排除干扰因素，以保证练功顺利进行。

①练功的环境必须整洁安静。不论在室内还是在室外练功，都必须选择比较安静、空气新鲜的场所，室内要通风换气，但不要冲风，以防感冒。

②宽衣松带，解除束缚。无论练卧式、站式、坐式、走式功时，都必须将钮扣、衣带、鞋带或窄小的衣服解开，使身体舒适和血液循环不受障碍。

③保持情绪稳定，精神愉快。练功前休息20min，安定心神，练功时思想就容易集中。要注意使心情舒畅，精神愉快。如果情绪不稳，心情急躁，则杂念纷纭，不易入静，呼吸也不畅，练功就会昏沉入睡，影响疗效。

（2）姿势准确：姿式端正，易于入静。不论采用哪种姿势，一定要端正，合乎自然。坐式应用宽凳子或椅子，高度以练功者的膝关节弯曲成90°为宜。头颈和上身要直，身体保持端正，不偏不斜，头部略向前稍俯，不挺胸；臀部向后稍微凸出，但背不弯不曲。若是盘膝坐，两手相握或两手重叠向上，贴于小腹前或放在小腿上。姿势端正后，两眼微闭，口合拢，舌抵上腭，注视鼻尖。

（3）放松法：放松法是基本功，主要是消除紧张，使全身肌肉、内脏、血管、神经放松，自然舒适，气沉丹田。

姿势可采取坐式、站式、卧式和走式等。要求自头上向脚下放松。头部放松，虚灵顶颈（头及颈轻轻顶起之意）；两肩放松，垂肩坠肘；胸部放松，胸部不外挺；腹部放松，腹部回收；腰部放松，腹部正直；精神放松，面带微笑，全身无紧张不适之处。

（4）呼吸法：练功中各种不同的呼吸法，是为了适应不同的疾病和体质。只有因人、因病、因条件选择运用，才能使气功呼吸锻炼起积极作用。

松静气功的呼吸法，采用顺呼吸法，吸气时默念"静"字，呼气时默念"松"字，做到呼吸自然柔和，舒适自得，使气沉丹田（脐下一寸三分），如练功家所说的"息息归根"。呼吸是练气功主要环节之一，没有呼吸的锻炼，便没有疗效，但练呼吸不能急于求成，要循序渐进。每次练呼吸20～30min即可，同时要注意把练呼吸和养呼吸相结合，以免练呼吸过多、时间过长，引起偏差。

(5)静坐法：练完呼吸法，接着练静坐法。开始时，杂念较多，思想难以集中，用意守肚脐或气海（脐下一寸三分），让杂念自来自消，自然就会转到无杂念的境界，如果仍有杂念，可用听呼吸的方法来排除它。听，不是听鼻子呼吸的声音，而是将听觉的注意力集中于一呼一吸的起落。至于呼吸的快慢、粗细、深浅都不要去管它。听至杂念完全消失，这就是入静了。至于入静的程度是因人而异，千万不可勉强。静是从不断的锻炼中获得的，在治疗上有很大作用。练功初期，不能要求过高，有些人练功时虽未达到理想的静，用一念代万念（如意守法、随息法等），也可以收到一定的疗效和作用。

(6)收功法：练完气功后不要急于起来，要以肚脐为中心，用一只手掌心按在肚脐上，另一只手的掌心贴在这只手的手背上，两手同时以肚脐为中心向左，由内向外，由小圈到大圈缓缓划圈，左转 30 圈，稍作停顿后，再由外向内，由大圈到小圈，右转 30 圈，到肚脐处停止收功。再如做做太极拳、八段锦或进行慢跑等，则收效更大。

松静气功的禁忌症：精神分裂症、精神忧郁症、癔病、高热、大出血等。

第二节　冠心病的中医康复治疗

冠状动脉粥样硬化性心脏病，简称冠心病，指冠状动脉粥样硬化导致心肌缺血而引起的心脏病。

冠心病属于中医“胸痹”、“真心痛”、“心痛”的范畴。《素问·脏气法时论》有“心病者，胸中痛，胁支满，胁下痛，膺背肩胛间痛，两臂内痛”的描述，与冠心病的辨证要点十分相似。

胸痹心痛是威胁中老年人生命健康的重要心系病证之一，随着现代社会生活方式及饮食结构的改变，发病有逐渐增加的趋势，因而本病越来越引起人们的重视。由于本病表现为本虚标实，有着复杂的临床表现及病理变化，而中医药治疗从整体出发，具有综合作用的优势而受到广泛关注。

一、病因病机

“胸痹”病名最早见于《内经》，并将其分为心痹和肺痹两种，对本病的病因、一般辨证要点及痛的表现均有记载。“心痛”病名最早见于马王堆古汉墓出土的《五十二病方》。《金匮要略》记载胸痹的表现，“胸痹缓急”，即心痛时发时缓为其特点，其病机以阳微阴弦为心气不足者，故设有瓜蒌薤白半夏汤、瓜蒌薤白白酒汤及人参汤治疗本病。后世医家，如元代危亦林《世医得效方》用苏合香丸，明代王肯堂《证治准绳》用失笑散及大剂量红花、降香，清代王清任《医林改错》用血府逐瘀汤等，对本病均有较好疗效。

《素问·调经论》：“寒气积于胸中而不泻，不泻则温气去，寒独留则血凝泣，凝则脉不通”。《金匮要略·胸痹心痛短气病脉证治》：“胸痹，心中痞气。气结在胸，胸满，胁下逆抢心，枳实薤白桂枝汤主之。人参汤亦主之”；“心痛彻背，背痛彻心，乌头赤石脂丸主之”；“胸痹之病，喘息咳唾，胸背痛，短气，寸口脉沉而迟，关上紧数，瓜蒌薤白白酒汤主之”；“胸痹，不得卧，心痛彻背者，瓜蒌薤白半夏汤主之”。《太平圣惠方·治心痹诸方》：“夫思虑烦多则损心，心虚故邪乘之，邪积而不去，则时害饮食，心中幅幅如满，蕴蕴而痛是谓心痹”。《玉机微义·心痛》：“然亦有病久气血虚损及素劳作羸弱之人患心痛者，皆虚痛也”。《医门法律·中寒门》：“胸痹心痛，然总因阳虚，故阴得乘之”。

（一）年老体虚

本病多发于中老年人，年过半百，肾气渐衰。肾阳虚衰则不能鼓动五脏之阳，引起心气不足或心阳不振，血脉失于温煦，鼓动无力而痹阻不通；若肾阴亏虚，则不能滋养五脏之阴，可使心阴内耗，心阴亏虚，脉道失润；或心火偏旺，灼津成痰，痰浊痹阻心脉，发为胸痹心痛。

（二）饮食不当

恣食肥甘厚味，日久损伤脾胃，运化失司，聚湿成痰，上犯心胸清旷之区，清阳不展，气机不畅，心脉痹阻，遂成本病；或痰浊久留，痰瘀交阻，亦成本病；或饱餐伤气，推动无力，气血运行不畅而发本病。

（三）情志失调

忧思伤脾，脾虚气结，运化失司，津液不得输布，聚而为痰，痰瘀交阻，气血不畅，心脉痹阻，发为胸痹心痛。或郁怒伤肝，肝失疏泄，肝郁气滞，郁久化火，灼津成痰，气滞痰浊痹阻心脉，而成胸痹心痛。由于肝气通于心气，肝气滞则心气乏，所以七情太过，是引发本病的常见原因。

（四）寒邪内侵

素体阳虚，胸阳不振，阴寒之邪乘虚而入，寒凝气滞，胸阳不展，血行不畅，而发本病。《医门法律·中寒门》云：“胸痹心痛，然总因阳虚，故阴得乘之”。阐述了本病由阳虚感寒而发作，故天气变化、骤遇寒凉而易卒发心痛。

胸痹心痛的主要病机为本虚标实心脉痹阻，其病位以心为主，然其发病多与肝、脾、肾三脏功能失调有关，如肾虚、肝郁、脾失健运等。本病的病理变化主要表现为本虚标实，虚实夹杂。其本虚可有气虚、阳虚、阴虚、血虚，且又可阴损及阳，阳损及阴，而表现气阴两虚、气血双亏、阴阳两虚，甚至阳微阴竭、心阳外越；标实为气滞、寒凝、痰浊、血瘀，且又可相互为病，如气滞、血瘀、寒凝气滞、痰瘀交阻等。临床上常表现为虚实兼夹，如阴虚痰热互见，阳虚可兼痰饮等。发作期以标实表现为主，并以血瘀为突出，缓解期主要有心、脾、肾气血阴阳之亏虚，其中又以气虚最为常见。

二、辨证用药

针对本病病机表现为本虚标实，虚实夹杂，发作期以标实为主，缓解期以本虚为主的特点，其治则应补其不足，泻其有余。本虚宜补，权衡心脏气血阴阳之不足，有无兼见肝、脾、肾脏之亏虚，调阴阳补气血，调整脏腑之偏衰，尤应重视补益心气之不足；标实当泻，针对气滞、血瘀、寒凝、痰浊而理气、活血、温通、化痰，尤重活血通络治法。由于本病多为虚实夹杂，在发作期虽以标实为主，但常潜藏着本虚；在缓解期虽以本虚为主，但亦可兼见邪实，故治疗上当补中寓通，通中寓补，通补兼施，不可猛攻，当以补正而不碍邪，祛邪而不伤正为原则，至于补泻之多少，当根据临床具体情况而定。在胸痹心痛的治疗中，尤其真心痛的治疗，在发病的前三四天内，警惕并预防脱证的发生，对减少死亡率、提高治愈率更为重要。必须辨清证候之顺逆，一旦发现脱证之先兆，如疼痛剧烈，持续不解，四肢厥冷，自汗淋漓，神萎或烦躁，气短喘促,脉或速、或迟、或结、或代,或脉微欲绝等,必须尽早投用益气固脱之品。

(一)辨证分型

1. 寒凝心脉

[辨证要点]卒然心痛如绞,形寒,甚则手足不温,冷汗自出,心悸气短,或心痛彻背,背痛彻心,多因气候骤冷或骤遇风寒而发病或加重,苔薄白,脉沉紧或促。

[治法]祛寒活血,宣痹通阳。

[方药]当归四逆汤:桂枝9g,细辛6g,当归9g,芍药9g,甘草6g,通草6g,大枣6枚。

方以桂枝、细辛温散寒邪,通阳止痛;当归、芍药养血活血,芍药与甘草相配,有缓急止痛之功;通草入经通脉;大枣养脾和营。全方共成祛寒活血、通阳止痛之效。

若痛剧而四肢不温,冷汗自出,即含化苏合香丸或冠心苏合香丸,芳香化浊,理气温通开窍,每获即速止痛功效。

由于寒邪容易侵袭阳虚之人,耗伤阳气,而阳虚又易感受外寒,产生阴寒之邪,故寒凝心脉时临床常伴阳虚之象,宜配合温补阳气之剂,以取温阳散寒之功,不可一味辛散寒邪,以免耗伤阳气。

2. 气滞心胸

[辨证要点]心胸满闷,隐痛阵发,痛无定处,时欲太息,遇情志不遂时容易诱发或加重,或兼有胸脘胀闷,得嗳气或矢气则舒,苔薄或薄腻,脉细弦。

[治法]疏调气机,活血舒脉。

[方药]柴胡疏肝散:柴胡12g,枳壳10g,白芍10g,甘草10g。

本方由四逆散(枳实改枳壳)加减,四逆散能疏肝理气,其中柴胡与枳壳相配可升降气机,白芍与甘草同用可缓急舒脉止痛,加香附、陈皮以增强理气解郁之功。全方共奏疏调气机,和血舒脉功效。

气滞胸痹心痛,可根据病情需要,选用木香、沉香、降香、檀香、延胡索、砂仁、厚朴、枳壳、枳实等芳香理气及破气之品,但只可暂用,不可久施,以免耗散正气。

3. 痰浊闭阻

[辨证要点]胸闷重而心痛轻微,肥胖体沉,痰多气短,遇阴雨天而易发作或加重,伴有倦怠乏力,纳呆便溏,口黏,恶心,咯吐痰涎,苔白腻或白滑,脉滑。

[治法]通阳泄浊,豁痰开结。

[方药]瓜蒌薤白半夏汤加味:瓜蒌30g,薤白10g,半夏6g。

方以瓜蒌、薤白化痰通阳,行气止痛;半夏加厚朴、枳实,辛苦温行气滞而破痰结;加桂枝温阳化气通脉,配茯苓、甘草健脾利水化饮;加干姜、细辛温阳化饮,散寒止痛。全方加味共奏通阳化饮,泄浊化痰,散结止痛功效。

若病人痰黏稠,色黄,大便干,苔黄腻,为痰浊郁而化热之象,用黄连温胆汤加郁金清化痰热而理气活血,方以二陈汤的半夏、茯苓、橘红、甘草化痰理气,黄连、竹茹、枳实清泄痰热,郁金以增强理气活血之力。胸痹心痛,痰浊闭阻,常可酌情选用天竺黄、天南星、半夏、瓜蒌、竹茹、苍术、桔梗、莱菔子、浙贝母等化痰逐饮药物,但由于脾为生痰之源,临床应适时应用健脾化湿之品。

4. 瘀血痹阻

[辨证要点]胸疼痛剧烈,如刺如绞,痛有定处,甚则心痛彻背,背痛彻心,或痛引肩背,日

久不愈，可因暴怒而加重，舌质暗红，或紫暗，有瘀斑，舌下瘀筋，苔薄，脉弦涩或结、促。

［治法］活血化瘀，通脉止痛。

［方药］血府逐瘀汤：桃仁12g，红花9g，当归9g，生地9g，川芎5g，赤芍6g，牛膝9g，柴胡3g，枳壳6g，甘草3g。

本方基本上是由桃红四物汤合四逆散加牛膝、桔梗组成。以当归、川芎、桃仁、红花活血祛瘀而通血脉；柴胡、桔梗与枳壳、牛膝配伍，一升一降，调畅气机，行气活血。生地一味，逐血痹，《本草求真》认为有"凉血消瘀"之功，且又能养阴而润血燥，药共成祛瘀通脉、行气止痛之剂。

若瘀血重症，胸痛剧烈，可加乳香、没药、郁金、延胡索、降香、丹参等加强活血理气之功；若血瘀气滞并重，胸痛甚者，可加沉香、檀香、荜茇等辛香理气止痛药物，并吞服三七；若寒凝血瘀或阳虚血瘀者，伴畏寒肢冷，脉沉细或沉迟，可加细辛、桂枝或肉桂、高良姜等温通散寒之品，或人参、附子等温阳益气之品。若伴有气短乏力，自汗，脉细缓或结代，当益气活血，用人参养营汤合桃红四物汤加减，重用人参、黄芪等益气祛瘀之品。

瘀血痹阻时，临床上可选用三七、川芎、丹参、当归、红花、苏木、赤芍、泽兰、牛膝、桃仁、益母草、水蛭、王不留行、丹皮、山楂等活血化瘀药物，但必须根据临床情况配伍益气、温阳、散寒、化痰、理气等药物，辨证用药，加强祛瘀疗效。另外，本病多本虚标实，病情缠绵，故破血之品应慎用，且不可久用、多用，以免耗伤正气。在应用活血、破血类药物时，必须视有无出血倾向或征象，一旦发现，立即停用，并予相应处理。

5. 心气不足

［辨证要点］心胸阵阵隐痛，胸闷气短，动则益甚，心中动悸，倦怠乏力，神疲懒言，面色晄白，易出汗，舌质淡红，舌体胖且边有齿痕，苔薄白，脉虚细缓或结代。

［治法］补养心气，鼓动心脉。

［方药］保元汤合甘麦大枣汤：人参10g，黄芪15g，甘草10g，肉桂6g，生姜9g。

方以人参、黄芪大补元气，扶助心气；甘草炙用，甘温益气，通经利脉，行血气而治心悸；肉桂辛热补阳，散寒气而疗心痛，又能纳气归肾，缓解气短、喘促之症；或以桂枝，有通阳、行瘀之功，用以治疗心气不足，血滞心脉之症；去生姜，加丹参或当归，甘麦大枣汤益心气，宁心神，甘润缓急。两方共奏补养心气，鼓动心脉之功效。

凡心气不足，兼有气滞、血瘀、痰浊者，补心气之药应选择平和轻补之品，观察服药反应，酌情加重或减少补气药的用量，并配以理气、活血、化痰药物，但总应以不伤心气为度，破血、祛痰之品应慎用或不用。若兼见神疲、乏力、纳呆、失眠、多梦等心脾两虚证者，方以保元汤去生姜，补益心气；加茯苓、茯神、远志、半夏曲健脾和胃，补心安神；酸枣仁、五味子收敛心气，养心安神；当归、川芎行气活血，全方有补益心脾，养心安神之功效。若兼见心悸气短，头昏乏力，胸闷隐痛，口干咽干，心烦失眠，舌红有齿痕者，为气阴两虚，用生脉散合归脾汤加减。

补心气药常用人参、党参、黄芪、大枣、太子参等，如气虚显著可少佐肉桂，补少火元气，亦可加用麦冬、玉竹、黄精等益气养阴之品。

6. 心阴亏损

［辨证要点］心胸疼痛时作，或灼痛，或闷痛，心悸怔忡，五心烦热，口干盗汗，颜面潮热，舌少津，苔薄或剥，脉细数或结代。

[治法]滋阴清热,活血养心。

[方药]天王补心丹:生地 120g,五味子、当归身、天冬、麦冬、柏子仁、酸枣仁各 30g,人参、玄参、丹参、茯苓、远志、桔梗各 15g。炼蜜为小丸。

本方以生地、玄参、天冬、麦冬滋水养阴而泻虚火;人参、茯苓益助心气,寓上引阴之意;柏子仁、酸枣仁、五味子、远志养心安神,化阴敛汗;丹参、当归身养心活血;桔梗为引使药。本方能使心阴复,虚火平,血脉利,则心胸灼痛得解。

7. 心阳不振

[辨证要点]心悸而痛,胸闷气短,自汗,动则更甚,神倦怯寒,面色白,四肢欠温或肿胀,舌质胖,苔白或腻,脉沉细迟。

[治法]补益阳气,温振心阳。

[方药]参附汤加减:人参 12g,附子 9g,桂枝 6g,甘草 10g。

方中人参、附子大补元气,温补真阳;桂枝、甘草温阳化气,振奋心阳,两方共奏温振心阳之功。

若心肾阳虚,可合肾气丸治疗,方以附子、桂枝(或肉桂)补水中之火,用六味地黄丸壮水主,从阴引阳,合为温补肾阳之剂,与上方合用,温补心肾而消阴翳。肾阳虚兼见水饮上凌心肺,水肿,喘促,心悸,用真武汤,以附子补肾阳而驱寒邪,与芍药合用,能入阴破结,敛阴,茯苓、白术健脾利水,生姜温散水气,与上方合用温肾阳而化寒饮。若心肾阳虚,虚阳欲脱逆者,用四逆加人参汤,温阳益气,回阳救逆。若见大汗淋漓,脉微欲绝等亡阳证,应用参附汤,并加用大剂山萸肉,以温阳益气固脱。若阳虚寒凝心脉,心痛较剧者,可酌加鹿角片、吴茱萸、荜茇、良姜、细辛、川乌、赤石脂。若阳虚寒凝而兼气滞血瘀者,可选用薤白、沉香、降香、檀香、香附、鸡血藤、泽兰、川芎、桃仁、红花、延胡索、乳香、没药等偏于温性的理气血药物。

(二)中成药

1. 速效救心丸(川芎、冰片等) 每日 3 次,每次 4 ~ 6 粒含服,急性发作时每次 10 ~ 15 粒。功效活血理气,增加冠脉流量,缓解心绞痛,治疗冠心病胸闷憋气,心前区疼痛。

2. 苏合香丸(《太平惠民和剂局方》) 每服 1 ~ 4 丸,疼痛时用,功效芳香温通,理气止痛,治疗胸痹心痛,寒凝气滞证。

3. 苏冰滴丸(苏合香、冰片) 含服,每次 2 ~ 4 粒,每日 3 次。功效芳香开窍,理气止痛,疗胸痹心痛,真心痛属寒凝气滞证。

4. 冠心苏合丸(苏合香、冰片、朱砂、木香、檀香) 每服 1 丸(3g)。功效芳香开窍,理气痛,用于胸痹心痛气滞寒凝者,亦可用于真心痛。

5. 补心气口服液(黄芪、人参等) 每次 10ml,每日 2 次。功效补气养心止痛,用于胸痹、气虚明显者。

6. 滋心阴口服液(麦冬、沙参等) 每次 10ml,每日 2 次。功效养阴和血止痛,用于胸痹、阴虚明显者。

(三)消除痹痛

胸痹心痛属内科急症,其发病急、变化快,易恶化为真心痛,在急性发作期应以消除疼痛为首要任务,可选用或合并运用以下措施:

1. 寒证心痛气雾剂(肉桂、香附等) 温经散寒,理气止痛,用于心痛苔白者,每次舌下喷雾 1 ~ 2 次。

2. 热证心痛气雾剂(丹皮、川芎等)　凉血清热,活血止痛,用于心痛苔黄者,每次舌下喷雾1~2次。

3. 麝香保心丸(麝香、蟾酥、人参等)　芳香温通,益气强心,每次含服或吞服1~2粒。

4. 活心丸(人参、灵芝、麝香、熊胆等)　养心活血,每次含服或吞服1~2丸。

5. 心绞痛宁膏(丹参、红花等)　活血化瘀,芳香开窍。敷贴心前区。配合选用川芎嗪注射液、丹参注射液、生脉注射液静脉滴注。

6. 贴敷法　药物作用于皮肤可以通过经络直接影响内脏。目前常用的药物为活血化瘀及芳香温通药,如当归、乳香、没药、红花、冰片。

三、针刺治疗

到目前为止,针刺治疗冠心病系统的研究尚不完整。以下是临床用之有效的常用穴位:心俞、厥阴俞,配足三里、通里、间使,并结合辨证加减选穴,10~20次为一个疗程,每日或隔日一次。一般3~5次即可见效。

四、其他疗法

(一)推拿康复疗法

常用穴位:肺俞、心俞、膈俞、内关、神门、膻中、血海、厥阴俞、丰隆、足三里、气海等穴。具体操作方法:按、揉、一指禅、㨰、擦法等。病人取坐位,按揉肺俞、心俞、膈俞、内关。操作时两侧同时进行,手法宜轻柔而缓和,以病人略感酸胀为度,每穴按揉2min。再用按揉或一指禅推法在颈椎两侧上下往返治疗约4min。接着用柔和的㨰法在上背部两侧膀胱经往返治疗约4min。然后直擦上背部两侧膀胱经和背部督脉,均以透热为度。

寒凝血脉者,加按揉神门、膻中穴。气滞血瘀者,加按揉血海、厥阴俞穴。痰浊闭阻者:加按揉丰隆、足三里穴。脏腑虚损者,加按揉气海、足三里穴。

治疗手法不宜过重,以病人感到酸胀为度,手法过重则症状反而加重。心绞痛的治疗应与内科配合进行,临床中要特别注意病情变化。

(二)日常生活饮食起居

1. 情志异常　可导致脏腑功能紊乱而发病,尤其与心病关系较为密切,故防治本病必须高度重视精神调摄,避免过于激动或喜怒忧思无度,保持心情平静愉快。

2. 气候寒暑　晴雨变化对本病的发病亦有明显影响,《诸病源候论·心痛病诸候》记载:"心痛者,风凉邪气乘于心也",故本病不宜感受寒冷,居处除必须保持安静、通风外,还要注意寒温适宜。

3. 饮食调摄　不宜过食肥甘,应戒烟少饮酒,宜低盐饮食,多吃水果及富含纤维食物,保持大便通畅,饮食宜清淡,食勿过饱。发作期病人应立即卧床休息,缓解期要注意适当休息,坚持力所能及的活动,做到动中有静,保证充足的睡眠。

(三)传统运动方法

前面谈到的为被动治疗,在此基础上还应结合病人本身的主动运动,但主动运动的量要有一定科学性,应在医生的指导下进行。冠心病急性期的康复参考相应章节。恢复期的中医康复可采用太极拳。

太极拳在我国广泛流传，便于推广，其动作舒松自然，刚柔相济，动中求静，对于合并高血压冠心病病人，更为合适。太极拳运动量极小，据报道，练简化太极拳可最高心率105次/分，练习老式太极拳心率最高可达134次/分，其强度不超过最大摄氧率的50%。老式太极拳由于等长性运动校多，运动时心率较简化太极拳增加26%，但不防碍冠心病病人应用。一般采用简化太极拳。太极拳、八段锦、五禽戏等都可相应采用。

第三节　慢性阻塞性肺病的中医康复治疗

一、现代医学概述

（一）定义

慢性阻塞性肺病（chronic obstructive pulmonary disease，COPD）是一种可以预防、可以治疗的疾病，以不完全可逆的气流受限为特点。气流受限常呈进行性加重，且多与肺部对有害颗粒或气体、主要是吸烟的异常炎症反应有关。

（二）发病率及危险因素

COPD位居当前全球发病率的第十二位和死因的第四位，据估计，到2020年，COPD将仅次于冠心病和脑血管疾病而成为全世界第五位致残和第三位致死的疾病。在我国，COPD的死亡率也居于死因顺位的第四位。世界卫生组织（WHO）1996年公布的全球COPD患病率为0.8%，其他一些研究所报告的COPD患病率为4%～6%，大大高于WHO的数据。在我国，据专家们估计，COPD患病率约为2.5%。COPD的危险因素主要包括吸烟、空气污染、职业暴露、营养、社会经济状况、性别、体质类型（过敏症等），以及可能的遗传因素。在诸多危险因素中，吸烟（特别是主动吸烟）被认为是COPD的最重要的危险因素，吸烟者中大约有10%～15%的人会罹患COPD。此外，感染是COPD病人病情急性加重的主要原因。

（三）临床特征

慢性阻塞性肺病可引起不同程度的肺功能障碍，影响日常生活。

1. 症状

（1）慢性咳嗽：通常为首发症状。初起咳嗽呈间歇性，早晨较重，以后早晚或整日均有咳嗽，但夜间咳嗽并不显著。少数病例咳嗽不伴咳痰。也有部分病例虽有明显气流受限，但无咳嗽症状。

（2）咳痰：咳嗽后通常咳少量黏液性痰，部分病人在清晨较多；合并感染时痰量增多，常有脓性痰。

（3）气短或呼吸困难：这是COPD的标志性症状，是使病人焦虑不安的主要原因。早期仅于劳力时出现，后逐渐加重，以致日常活动甚至休息时也感气短。

（4）喘息和胸闷：不是COPD的特异性症状。部分病人特别是重度病人有喘息；胸部紧闷感通常于劳力后发生，与呼吸费力、肋间肌等容性收缩有关。

(5)全身性症状:在疾病的临床过程中,特别是较重病人,可能会发生全身性症状,如体重下降、食欲减退、外周肌肉萎缩和功能障碍、精神抑郁和(或)焦虑等。合并感染时可咳血痰或咯血。晚期病人常见体重下降、食欲减退、营养不良等。

2. 体征　胸廓呼吸运动减弱,桶状胸。叩诊呈过清音,心浊音界缩小或消失,肝浊音界下降,语音震颤减弱。听诊时呼吸音减弱,可闻及哮鸣音、干湿罗音等。X 线检查可见两肺下部纹理增粗,或呈索条状,或肺透明度增加。

3. 病史特征　COPD 患病过程多有以下特征:

(1)吸烟史:多有长期较大量吸烟史。

(2)职业性或环境有害物质接触史:如较长期的粉尘、烟雾、有害颗粒或有害气体接触史。

(3)家族史:COPD 有家族聚集倾向。

(4)发病年龄及好发季节:多于中年以后发病,症状好发于秋冬寒冷季节,常有反复呼吸道感染及急性加重史。随病情进展,急性加重愈渐频繁。

(5)慢性肺源性心脏病史:COPD 后期出现低氧血症和(或)高碳酸血症,可并发慢性肺源性心脏病和右心衰竭。

(四)诊断

具有以下特点的病人应考虑诊断 COPD:有咳嗽、咳痰、呼吸困难症状以及 COPD 危险因素接触史。确诊需行肺功能检查,使用支气管扩张剂后,第 1 秒用力呼气量(FEV_1)/用力肺活量(FVC)<0.7,可确认存在不可逆的气流受限。

(五)肺功能分级

2004 年 5 月,美国胸科协会(ATS)和欧洲呼吸协会(ERS)正式颁布了新的"慢性阻塞性肺疾病诊断和治疗指南"。新指南认为,2001 年发表的"慢性阻塞性肺疾病全球创议(GOLD)"对慢性阻塞性肺疾病(COPD)的诊治作出了巨大贡献。然而,GOLD 还存在许多问题,需进行修改和补充。GOLD 的疾病严重程度分级为:0 级(高危)、Ⅰ级(轻度)、Ⅱ级(中度)A、Ⅱ级(中度)B、Ⅲ级(重度)。新指南的肺通气功能分级与 GOLD 略有不同(见下表)。

COPD 肺通气功能分级表

COPD 严重程度	使用支气管扩张剂后 FEV_1/FVC	FEV_1 占预计值的百分比
高危*	>0.7	≥80
轻度	≤0.7	≥80
中度	≤0.7	50~80
重度	≤0.7	30~50
极重	≤0.7	<30

注:*吸烟或暴露于污染物中,有咳嗽、咳痰和呼吸困难,有呼吸系统疾病家族史

(六)功能性呼吸困难分级

功能性呼吸困难分级可用英国医学研究委员会的呼吸困难量表来评价:

0 级:除非剧烈活动,无明显呼吸困难。

1 级:当快走或上缓坡时有气短。

2 级:由于呼吸困难,比同龄人步行慢,或者以自己的速度在平地上行走时需要停下来呼吸。

3 级:在平地上步行 100m 或数分钟后需要停下来呼吸。

4 级:有明显的呼吸困难而不能离开房屋,或者穿脱衣服时气短。

二、中医学对 COPD 的认识

中医学虽然没有 COPD 这一病名,但根据其临床表现可归于“咳嗽”、“哮病”、“喘证”、“肺胀”、“痰饮”等范畴。大量的临床研究证实,中医中药治疗 COPD,既能缓解临床症状,又能增强病人体质,减少发作次数,改善和提高生活质量,具有重要的临床意义。

(一)病因病机

慢性阻塞性肺病的发生和发展,由外感六淫、饮食失宜、劳倦过度、情志失调等诱发,但以外感六淫为主要诱因,由肺系疾病反复发作,迁延不愈发展而成,肺的宣降、布散津液功能失衡,则出现咳嗽、咳痰、喘息、气短等症。COPD 关乎五脏,而重在肺、脾、肾三脏气阳之衰。气阳虚衰是发病的首要内因,由于正虚和外邪的共同作用,促使“痰”、“瘀”产生,而“痰”、“瘀”也成为 COPD 发生发展的主要病理产物,痰瘀胶结是发病的宿根,痰瘀伏肺、肺气壅塞是本病的基本病机,肺、脾、肾三脏功能失调是 COPD 发生发展的内在基础。

(二)治疗原则

在急性发作期以邪实为主,治当祛邪。在 COPD 缓解期,以本虚为主,治宜补虚扶正为主,重在肺、脾、肾三脏,但气血阴阳当细辨。补肺固表、健脾益气、温补肾阳为常用之法,但应注意痰、瘀同样潜伏于内,补虚时应注意祛痰化瘀。总之,在整个治疗中,理肺祛痰与活血化瘀应贯穿始终,调摄肺、脾、肾三脏,扶正祛邪相结合。

(三)辨证用药

1. 风寒束肺

[辨证要点]咳嗽,喘息,鼻塞声重,语音不出,或头痛目眩,痰白而稀,胸闷气促,恶寒发热,头痛全身酸楚,舌苔薄白,脉浮。

[治法]祛风散寒,宣肺化痰。

[方药]三拗汤加减:麻黄 6g,杏仁 9g,荆芥 10g,桂枝 9g,桔梗 6g,甘草 6g,苏子 10g,前胡 10g,生姜 5 片。

方中麻黄、桂枝宣肺散寒平喘,荆芥祛风解表,桔梗、杏仁润肺止咳,苏子、前胡降气平喘,甘草调和诸药,生姜散寒。诸药合用,起到祛风散寒,宣肺化痰的功效。

2. 痰热郁肺

[辨证要点]咳嗽喘促,痰多黄稠,身热面赤,口干口苦,大便秘结,小便黄,舌质红,舌苔黄,脉滑数。

[治法]清热化痰,止咳平喘。

[方药]麻杏石甘汤合千金苇茎汤加减:炙麻黄 6g,杏仁 9g,生石膏 24g,甘草 6g,芦根 30g,桃仁 15g,薏苡仁 15g,冬瓜仁 15g,桑白皮 10g,瓜蒌 15g。

方中麻黄、杏仁宣降并用以平喘,生石膏、芦根、桑白皮清泄肺热,桃仁活血祛瘀,薏苡仁清肺破毒肿,冬瓜仁化痰排脓,瓜蒌清肺化痰兼通便,甘草调和诸药。诸药合用,起到清热化痰，止咳平喘的作用。

3. 燥热伤肺

[辨证要点]干咳无痰，或痰少不易咯出，鼻燥咽干，咳甚则胸痛，或有形寒、身热等表证，舌尖红，苔薄黄，脉数。

[治法]辛凉清肺，润燥止咳。

[方药]桑杏汤加减：桑叶9g，杏仁9g，沙参12g，象贝母9g，瓜蒌皮10g，栀子6g，梨皮6g，黄芩10g。

方中桑叶、瓜蒌皮、象贝母清肺化痰，杏仁、沙参、梨皮润肺护肺，栀子、黄芩清理肺热。诸药合用有清凉润燥之功。

若温燥伤肺，症见面红咽干，舌红少津，治宜清燥润肺，以清燥救肺汤加减。

4. 痰湿犯肺

[辨证要点]咳嗽多痰，痰白而黏，或见喘息，胸脘满闷，纳差腹胀，苔白，脉弦滑。

[治法]燥湿化痰。

[方药]三子养亲汤合二陈汤加减：白芥子6g，紫苏子10g，莱菔子10g，法半夏10g，陈皮6g，茯苓15g，甘草6g。

方中选用白芥子温肺利气，快膈消痰；紫苏子降气行痰，使气降而痰不逆；莱菔子消食导滞，使气行则痰行；半夏燥湿化痰，和胃止呕；陈皮温燥，理气化痰，使气顺则痰降，气化则痰亦化，此合乎"治痰先治气"之法；茯苓健脾渗湿；甘草和中补脾，使脾健而湿化痰消。诸药合用，起到燥湿化痰的功效。

5. 外寒内饮

[辨证要点]恶寒发热，无汗，喘咳，痰多而稀，或痰饮咳喘，不得平卧，或身体疼重，头面四肢浮肿，舌苔白滑，脉浮。

[治法]解表温里，宣肺化饮。

[方药]小青龙汤加减：炙麻黄9g，桂枝6g，五味子3g，白芍9g，半夏9g，细辛3g，干姜9g，炙甘草6g，紫菀10g。

方中麻黄、桂枝、细辛、干姜解表散寒，温化寒饮，半夏、紫菀化痰祛痰，五味子、白芍敛阴以防宣散太过，甘草调和诸药。诸药合用，起到解表温里，宣肺化饮的功效。

若口干或吐黄痰者或烦躁者，加生石膏30g以清实热。

6. 肺脾两虚

[辨证要点]气短自汗，纳差便溏，易于感冒，每遇风寒则咳痰或喘发作加重，苔薄白，脉细弦。

[治法]益气补脾。

[方药]六君子汤合玉屏风散加减：党参10g，白术10g，陈皮6g，茯苓9g，黄芪10g，炙甘草6g，半夏9g，防风9g。

方中党参、黄芪补气；白术、茯苓健脾化痰；陈皮、半夏理气健脾，燥湿化痰；防风祛风散寒；甘草益气和药。诸药合用，起到益气补脾，培土生金的功效。

7. 肺肾两虚

[辨证要点]咳喘久作，呼多吸少，动则益甚，畏寒肢冷，苔白而滑，脉沉细无力。

[治法]温肾纳气。

[方药]《金匮》肾气丸加减:炙附子10g,肉桂6g,熟地15g,山药15g,山萸肉10g,茯苓12g,泽泻10g,丹皮10g,枸杞子10g。

附子、肉桂温阳助气,熟地、山药、山萸肉、枸杞益肾填精,泽泻泻肾浊而不伤肾气,丹皮主阴清肝,合泽泻可降虚元之火,茯苓健脾而渗湿,利水而不伤正。诸药合用,温肾摄纳,阴阳兼顾,补而不腻。

若喘甚,可加局方黑锡丹镇纳肾气而定喘。若兼见神疲肢软,纳呆便溏等脾虚者,可加党参、白术、炙甘草健脾益气。若腰酸头晕,短气自汗,五心烦热,口燥咽干,舌红苔少,脉细数者,为肺肾阴虚,可用七味都气丸合参蚧散。若痰黏难咯者,也可用金水六君煎标本兼顾。

8. 气虚血瘀

[辨证要点]胸闷喘促,动则加重,口唇青紫,面目发青,舌有瘀斑瘀点,舌苔薄白,脉象细涩无力。

[治法]补益肺气,活血化瘀。

[方药]血府逐瘀汤加减:黄芪25g,当归15g,桃仁10g,红花10g,枳壳6g,赤芍10g,柴胡10g,川芎12g,桔梗12g,前胡12g,石菖蒲10g,甘草6g。

方中大量黄芪补益肺气,桔梗、前胡平喘,石菖蒲化痰开窍,柴胡、枳壳梳理气机,甘草调和诸药,当归、桃仁、红花、赤芍、川芎活血化瘀。诸药合用,起到补益肺气,活血化瘀的功效。

总之,慢性阻塞性肺病以“本虚标实”为特点,治疗当以扶正祛邪为主。即一方面补其虚,另一方面祛其邪,至于缓解期,所谓“冬病夏治”,当根据“虚者补之”的原则,治疗以补虚扶正为要。

(四)针灸治疗

1. 体针疗法

(1)实证

[治则]祛邪宣肺,止哮平喘。

[处方]肺俞、膻中、天突、尺泽、商阳。

[配穴]风寒者配风门,风热者配大椎、曲池,喘甚者加定喘,肝郁者配太冲,痰盛者配丰隆、中脘。

[操作方法]用泻法,每日1次,每次留针30min,10次为一个疗程。

(2)虚证

[治则]补益肺肾,止哮平喘。

[处方]肺俞、脾俞、肾俞、膏肓、太渊、气海、太溪。

[配穴]盗汗配阴郄,喘甚配定喘、天突。

[操作方法]用补法,亦可艾灸,拔火罐,每日1次,留针30min,10次为一个疗程。

2. 头针疗法

[治则]疏通经脉,宣肺平喘。

[处方]双侧胸腔区(额部正中线的外侧直对目内眦角,自发际上下各引2cm直线)。

[操作方法]胸腔区的划分:在头部选择好刺激区后,常规消毒,将两根2寸毫针(28号)分别斜刺入双侧胸腔区皮下,使针体进入帽状腱膜下,针柄接通直流脉冲电针治疗仪,调至最大频率,电流强度增加至病人能耐受为止。一般情况下,刺激量越大疗效越显著。每次电针30min,每日2次,7d为一个疗程。

3. 耳穴疗法

[治则]调节经气，平喘。

[处方]肺、平喘、内分泌、肾上腺、神门、支气管、皮质下、交感。

[操作方法]每次2～3穴，以毫针刺，留针5～10min；或用埋针、埋药法，留针24h，每次选穴3～5个，两耳交替使用。缓解期可用压丸法，以王不留行籽贴压，以巩固疗效。

4. 穴位贴敷疗法

[治则]宣通肺气，平喘止咳。

[处方]肺俞、膏肓、膻中、定喘、脾俞、肾俞、气海。

[操作方法]用白芥子30g、甘遂15g、细辛15g共为细末，用生姜汁调药粉成糊状，每穴涂药蚕豆大，外敷胶布，贴30～60min取掉，局部红晕微痛为度。若起疱，消毒后挑破，涂甲紫以防感染。

此法亦可用来冬病夏治，即于夏季初伏、中伏、末伏各贴敷一次，对每于冬季发病者有预防复发的作用。过敏者禁用此法。

5. 穴位埋线

[处方]大椎、肺俞、膻中。

[操作方法]穴位处皮肤做常规消毒，局部麻醉后，用缝皮针将“0”号羊肠线埋于穴位下肌肉层内，一般选用3～4穴，大部分用胸背部穴位，适用于哮喘的缓解期。

6. 皮肤针

[处方]发作期治标，以胸腰部、前后肋间为主，配肘窝、大鱼际、小鱼际、剑突下、气管两侧、大椎、内关、足三里、孔最。缓解期治本，以肺经症状为主者，刺激胸部、前后肋间、中府、俞府、太渊、膻中为主，配刺气管两侧、后颈、胸腰部及上腹部；以脾经症状为主者，刺激胸腰上腹部为主，叩刺气管两侧及颈、骶部、胸椎1～5、俞府、气海、膻中、中府。除上述外，凡有阳性反应物发现处（条索、结节囊肿等）以及异常反应区，亦为重点刺激部位。

[操作方法]发作期，每日治疗2～3次，用重刺激。缓解期，每日治疗一次，7次为一个疗程。以后隔日一次，21次为一个疗程，均为中等刺激。

7. 激光针

[取穴]肺俞、定喘、膻中、肾俞、丰隆、足三里。

[操作]应用小功率的氦-氖激光针照射，也可用光导纤维对准穴位照射。照射距离一般为30～50mm，可根据具体情况选择。每日照射一次，每次取2～4穴，每穴照射2～5min，10～15次为一个疗程，每疗程间隔7～10d。也可在耳穴照射，取穴平喘、肺、内分泌、肾上腺等。

8. 灸法

[治则]温经散寒，培元固摄。

[处方]大椎、肺俞、风门、膏肓、天突。

[操作方法]艾炷如枣核大，可直接灸5～7壮，也可用隔药饼灸每穴3～5壮，以皮肤微红为度。化脓灸，传统上在小暑至白露施治。用细艾绒经压碾制成艾炷，直接置于穴位上灸治，每穴5～9壮，灸后敷以膏药，保持疮口清洁，并有20～30d的化脓期，间日灸一穴，每疗程取3～4穴。每年夏季做一个疗程。对属于虚寒证者，可选用隔姜灸。

在缓解期间，可用艾条灸风门、肺俞、膏肓、脾俞、肾俞、关元、气海、足三里等穴。每次选用3~5穴,灸至皮肤潮红为度。每日一次,连续灸治3~6个月,常有较好的防治作用。

附:针灸治疗的注意事项:

1. 针灸治疗COPD,在急性发作期以控制症状为主;在缓解期以扶助正气、提高抗病能力、控制或延缓急性发病为主。

2. 哮喘发作持续24h以上,或经治疗12h以上仍未能控制者,易导致严重缺氧、酸碱平衡破坏及电解质紊乱,出现呼吸、循环衰竭,宜采取综合治疗措施。

3. 平时积极锻炼身体,增强体质,提高防寒、耐寒能力。认真查找过敏源并积极预防,避免一次性大量接触花粉、烟尘等致敏物质,少食肥甘厚腻之品及腥荤发物。

(五)推拿疗法

1. 基本手法

(1)背部分擦法:以背部督脉为中线,双手沿肋骨向外分擦,行手法以透热为度,适用于风寒外束之实喘。

(2)夹脊揉压法:双手拇指揉压胸2~胸6华佗夹脊穴。虚实喘证均可应用此法,实喘手法宜重,虚喘手法宜轻。

(3)定喘压拨法:双手拇指重叠,分别拨压定喘穴,拨压交替进行。虚实喘证均可应用。

(4)督脉直擦法:从大椎到腰俞,反复直擦督脉,以透热为度。适用于阳虚内寒者,有疏达阳气的作用。

(5)俞穴一指禅法:在两侧肺俞、膈俞、肾俞上用一指禅法推、按、揉,以透热为度。应以轻柔手法实行,避免手法过重。用于肺、肾不足之虚喘。

2. 辨证治疗　根据辨证选择相关经的远端穴位进行点穴治疗,配合以上手法,增强疗效。

咳嗽选列缺、经渠、尺泽、鱼际;喘满选三间、商阳、曲泽、神门;痰涎盛选阴谷、然谷、复溜、丰隆;发热选大椎、少商;咳喘引尾骶部疼痛选鱼际;咳喘引两胁痛选肝俞;呕哕选大陵、太渊;虚弱者选足三里;下焦虚寒者,选气海、关元。

（于铁成　陈之罡　冯学功　李惠兰）

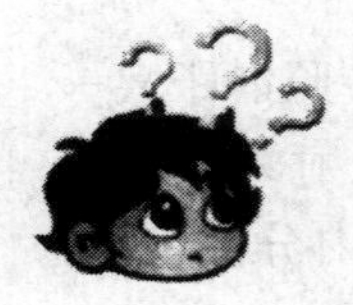

思考题

1. 中医是如何认识高血压病的？有哪些常用疗法？
2. 中医是如何认识冠心病的？有哪些常用疗法？
3. 中医是如何认识慢性阻塞性肺病的？有哪些常用疗法？

第十二章　代谢障碍的中医康复治疗

学习目标

掌握中医对糖尿病、高脂血症、肥胖的认识及常用中医疗法。

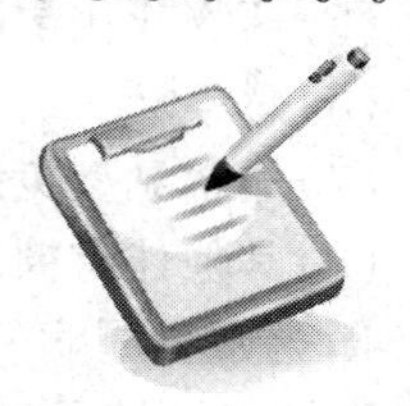

第一节　糖尿病的中医康复治疗

糖尿病是一组由于胰岛素分泌缺陷及(或)其生物效应降低(胰岛素抵抗)引起的以高血糖为基本病生理改变的糖、脂肪、蛋白质的代谢紊乱综合征。其发病与遗传、病毒感染、自身免疫、饮食因素、不良情绪等多种因素相关。典型表现为多饮、多食、多尿、身体无力或消瘦。常见机体抵抗力降低,易合并各种感染;调治失宜,可发生酮症酸中毒等急性代谢紊乱;病程迁延日久,易发生心、脑、肾、眼底、足等多种慢性血管神经并发症。

糖尿病,基本相当于中医"消渴病",在祖国医学文献中也有消证、渴证等称谓。消,《说文解字病疏下》说:消是想饮水的意思,《黄帝内经素问王冰注》说:消指消化,善消水谷。可见"消渴"一词概括了糖尿病口渴多饮、多食易饥的典型症状。《儒门事亲》指出:消是消灼,是火烧的意思;《景岳全书》则指出消是消烁、消耗的意思。可见消渴病名还揭示了糖尿病的基本发病机理和基本发展趋势,即消渴病由内热伤阴所致;消渴病日久,消耗人体精气,可致人虚损,不仅令人疲乏、消瘦,最终更可导致多系统、多脏器的并发症。

一、糖尿病的分类与分型

近十余年来,由于对糖尿病的病因、分子生物学和免疫学研究取得了很大进展,1997 年美国糖尿病协会(ADA)委员会提出了更新糖尿病分型和诊断标准的建议,并已于 1999 年通过世界卫生组织(WHO)专家咨询。

具体糖尿病分型如下:

1. 1 型糖尿病(胰岛 β 细胞破坏,通常导致胰岛素绝对缺乏)

(1)自身免疫性:急性型、迟发型。

(2)特发性。

2. 2型糖尿病(胰岛素抵抗为主,伴胰岛素相对缺乏;或胰岛素分泌不足为主,伴有胰岛素抵抗)

3. 其他特殊类型

(1)胰岛p细胞功能基因异常。

(2)胰岛素作用基因异常。

(3)胰腺外分泌疾病。

(4)内分泌疾病。

(5)药物或化学制剂。

(6)感染。

(7)非常见型免疫介导性糖尿病。

(8)其他伴有糖尿病的遗传综合征。

4. 妊娠糖尿病(GDM) 最新分型废除了过去沿用的胰岛素依赖性糖尿病(IDDM)和非胰岛素依赖性糖尿病(NIDDM)的名称,并以阿拉伯字1和2取代了过去Ⅰ型和Ⅱ型糖尿病中的罗马字,取消了与营养相关性糖尿病(MRDM),将之归类于特殊类型中胰腺外分泌疾病所致的糖尿病。

二、糖尿病的诊断

1997年ADA报告及1999年WHO咨询报告提出了诊断糖尿病和血糖紊乱的新标准。

采用静脉血浆测值,糖尿病诊断标准:空腹血糖≥7.0(126)mmol/L(mg/dl);或糖耐量试验服糖后2h血糖≥11.1(200)mmol/L(mg/dl);或随机血糖≥11.1(200)mmol/L(mg/dl)。糖耐量减低(IGT)诊断标准:空腹血糖<7.0(126)mmol/L(mg/dl),及糖耐量试验服糖后2h血糖≥7.8(140)mmol/L(mg/dl),且<11.1(200)mmol/L(mg/dl)。空腹血糖异常(IFG)诊断标准:空腹血糖≥6.1(110)mmol/L(mg/dl),且<7.0(126)mmol/L(mg/dl),糖耐量试验服糖后2h血糖<7.8(140)mmol/L(mg/dl)。必须在另一天重复测定一次血糖。

采用毛细血管全血测值,糖尿病诊断标准:空腹血糖≥6.1(110)mmol/L(mg/dl);或糖耐量试验服糖后2h血糖≥11.1(200)mmol/L(mg/dl);或随机血糖≥11.1(200)mmol/L(mg/dl)。糖耐量减低(IGT)诊断标准:空腹血糖<6.1(110)mmol/L(mg/dl),及糖耐量试验服糖后2h血糖≥7.8(140)mmol/L(mg/dl),且<11.1(200)mmol/L(mg/dl)。空腹血糖异常(IFG)诊断标准:空腹血糖≥5.6(110)mmol/L(mg/dl),且<7.0(126)mmol/L(mg/dl),糖耐量试验服糖后2h血糖<7.8(140)mmol/L(mg/dl)。必须在另一天重复测定一次血糖。

应该指出的是,糖尿病作为临床最常见的内分泌代谢疾病,近年来,随着经济和社会的发展、生活方式的改变和人口的老龄化,在全世界范围内,发病率呈迅速增加趋势,总人数已达到一亿两千万,成为继心血管病、肿瘤之后的第三大疾病。我国糖尿病病人人数约四千万,已位居世界第三位,患病率为3.2%。60岁以上的老年人患病率在8%以上,糖耐量减低患病率近10%,而糖尿病血糖控制状况并不乐观,达标率不到30%。随之而来,慢性血管神经并发症发病率必然增加,已成为病人致死、致盲、致残的主要原因,并成为病人家庭和社会的巨大经济负担,所以,必须充分重视糖尿病及其并发症的防治工作。

中国是对糖尿病研究较早的国家之一。在长期的医疗实践中，中医学在糖尿病防治、调护、康复等方面积累了丰富经验。古代医家不仅对糖尿病发病机理、预后转归进行过系统的论述，而且记载了大量糖尿病药物治疗、饮食调理、针灸推拿、气功锻炼等方面的内容，有不少认识与现代医学相一致，至今仍有实际指导意义。建国以来，随着中医临床科研工作的不断深化和中西医结合工作的开展，各地医家又积累了不少新经验，取得了一系列新成果，非常值得认真总结。开展糖尿病健康宣教，提高人群对糖尿病的认识水平，推广糖尿病及其并发症中医康复疗法具有十分重要的现实意义。

三、病因病机

早在春秋战国时代，《内经》就提出消渴病发生与体质因素、过食肥甘、情志因素、药石所伤、外感邪毒等有关，并提出"二阳结谓之消"，"阴气不足、阳气有余"、"血脉不行，转而为热，热则消肌肤，故为消瘅"的病机学说；《金匮要略》则重视胃热的同时，更提出肾虚消渴、厥阴消渴，成为古今医家认识糖尿病病因病机的基础。

（一）病因

1. 体质因素　先天禀赋不足，后天失养，体质偏颇是引起消渴病重要的内在因素。《灵枢·五变》曾指出"无脏皆柔弱者，善病消瘅"等，对体质在疾病发生发展过程中的作用有系统论述。临床观察发现：阳明胃热体质、少阴肾虚体质、少阳肝郁体质、厥阴阴虚肝旺体质、太阴脾虚体质之人均可发病，其中尤以阳明胃热和少阴阴虚体质最易罹患。

2. 饮食失节　长期过食肥甘醇酒、辛辣香燥、煎炸烧烤，可内生湿热、痰火，或成胃肠结热，诸热伤阴，发为消渴。正如《素问·奇病论》所谓："此肥美之所发也，此人必数食甘美而多肥也，肥者令人内热，甘者令人中满，故其气上溢，转为消渴"。

3. 情志失调　长期过度的精神刺激，如郁怒伤肝，肝气郁结，郁久化火，或劳心竭虑，营谋强思等，阳气过用，五志化火，火热内燔，消灼阴津，发为消渴。《临证指南医案·三消》所谓："心境愁郁，内火自燃，乃消症大病"即此。

4. 年老劳倦　高年体虚，或加以劳倦过度，劳心太过，暗耗阴血，房事不节，更伤肾精，"火因水竭而益烈，水因火烈而益干"，可发为消渴。

5. 外感邪毒　风热外犯，或外感温热毒邪，可直接伤阴，成为消渴病发病的基础。《灵枢·五变》就曾论及"百病皆生于风"，宋代诸瑞章《卫生家宝》也曾指出消渴病为"风毒气"所伤。

6. 药石所伤　药石燥烈，可伤阴劫液，导致消渴病发生。《素问·腹中论》就有论及。事实上，古代的"五石散"、壮阳药和现代的类固醇激素等，均可导致血糖异常升高。

（二）病机

消渴病的基本病机特点是内热伤阴。内热是"壮火"，不仅伤阴，更可耗气，可导致气阴两虚，阴损及阳，日久可导致阴阳俱虚。阴虚液竭，气脱亡阳，或燥热化生浊毒，可变生厥脱呕逆等。久病血瘀，络脉瘀结，可发生胸痹心痛、中风痴呆、水肿关格、肢体麻木疼痛、视瞻昏渺等多种并发症。

1. 内热伤阴病机　内热伤阴病机，源于《内经》。金元名医刘完素《三消论》继承《内经》、《金匮》有关认识，更对消渴病阴虚燥热病机进行了深刻论述。张子和《儒门事亲》的认识则与河间相同。其后明清医家也多宗其说,叶天士《临证指南医案》就曾指出消渴病“阴虚为本,燥热为标”,陈士铎《石室秘录》更说:“消渴之证,虽分上中下,而肾虚而致,则无不同也。”更强调肾阴不足的重要性。现代学者则观察发现:消渴病与脾胃肾等多脏相关,阴虚可表现为肺阴、胃阴、肾阴不足,其中肾阴不足最为关键;内热可表现为肺热、胃热、肾之虚火,但胃肠结热似更为多见,临床上也常见湿热、痰火、郁热诸邪,火热伤阴,而为消渴病发病基础。应该指出的是:内热伤阴病机是消渴病的基本病机,内热伤阴的病理机转贯穿于消渴病及其继发病证发生发展的全过程。我们强调内热伤阴病机,并不是指消渴病最常见阴虚内热证候。

2. 气阴两虚病机　气阴两虚病机,源于《金匮要略》,而以《内经》“壮火食气”观点为立论依据。《千金药方》、《外台秘要》及唐宋方书则收载了大量的益气养阴方剂。近代名医张锡纯《医学衷中参西录》更创立玉液汤、滋粹饮等名方,均强调消渴病气阴两虚病机。北京名医施今墨也认为应把健脾助运和补肾滋阴放到同等重要的地位,善用降糖对药黄芪、山药、玄参、苍术,重视消渴病气阴两虚病机。现代学者则研究发现:气阴两虚证是糖尿病临床最常见的证候类型,具体可表现为心肾、肺肾、肝肾、脾肾或多脏气阴两虚,是消渴病阴虚内热,内热伤阴耗气的结果。阴阳互根,阴损及阳,日久可成阴阳俱虚之证。正气不足,易感外邪,导致风热外受,或湿热留恋,或内生热毒,则可成喘嗽、肺痨、淋浊、癣疾、疮疖、痈疡等。阴伤太过,气随津脱,亡阴亡阳,或燥热化生浊毒,阻滞气机升降,则可成厥脱呕逆急证。

3. 瘀血阻滞病机　瘀血阻滞病机,源于《内经》。近代唐容川《血证论》也曾论及血瘀致渴之理。当代学者祝谌予教授对糖尿病血瘀病机则有更为深刻的认识,其葛根、丹参配伍及降糖活血方称誉医林。近年有不少学者运用现代科学手段,结合血液流变学、甲皱微循环、血小板功能测定,对糖尿病血瘀病机进行了深入研究,发现:糖尿病血瘀与病人血液高黏、高聚、高凝及微循环障碍有关。血瘀的形成常与气虚帅血无力、阳虚寒凝、阴虚液竭、痰湿、痰火、湿热阻痹气血、气滞血瘀和久病入络等有关。血瘀病机尤其是络脉瘀结病机可以说是糖尿病多种血管神经并发症形成的基础。吕仁和教授认为:糖尿病微血管并发症是消渴病日久,治不得法,久病入络,在气阴两虚或阴阳俱虚基础上,内热、痰湿、气滞、血瘀互相胶结,形成“微型徵瘕”的结果。络脉遍布周身,内络五脏六腑,外络四肢百骸,所以可发生全身多脏器、多部位并发症。

4. 脾气虚弱病机　糖尿病有脾虚一证,金元名医张洁古、李东垣曾论及,明清医家戴思恭、喻嘉言等皆宗之,但在古代始终未得到医界普遍认同。近代医家张锡纯重新阐述之,“消渴一证,古有上中下之分,谓皆起于中焦而及于上下”。当代学者则把脾虚置于消渴病发病的关键地位,认为脾虚,津液不能正常输布,而为消渴,如熊曼琪教授、陈晶教授等,都很重视糖尿病脾虚病机。“脾虚致消”,成为糖尿病“从脾论治”的立论基础。

5. 肝郁气滞病机　糖尿病肝郁气滞病机,也可认为源于《内经》,所谓“刚者多怒,怒则气上逆,……故为消瘅”的论述,提示消瘅发生与情绪波动有关,而肝主情志,所以,消渴病发生与厥阴肝脏密切相关。《金匮要略·消渴病篇》开宗明义:“厥阴之为病,消渴,气上撞心,心中疼热”。后世如明清医家黄元卿、郑钦安等,对此则又有发挥,曾予系统论述。当代医家李良等更明确提出糖尿病当“从肝论治”,认为情志郁结、肝郁化火伤阴,在消渴病发生发展过程中居于重要地位。

综上所述,古今医家对于消渴病病因病机的认识,虽存在差异,但皆来源于实践,而且无不受到《内经》、《金匮要略》等经典著作的影响，从不同侧面反映了消渴病发生发展的病机演变过程。如果简单地把消渴病视为“阴虚燥热”，视为“气阴两虚”，视为“脾虚”，视为“肝郁”，都是不全面的。大量病例临床证候学研究发现：消渴病的发生与素体因素及情志内伤、情绪紧张、饮食因素、药石所伤、外感邪毒等环境因素都密切相关，诸种环境因素，或成郁热、湿热，或为痰火，或为积热、燥热、风热，皆可伤阴，致“阴虚内热”之证；内热伤阴，更可耗气，则成气阴两虚结热之局。气阴不足，正虚容易受邪，或内生邪毒，可合并疮疖、癣疾、喘嗽、肺痨、淋浊；阴虚燥热，燥热化生浊毒，阴竭液脱，气脱亡阳，可成呕逆、神昏、厥脱危候。气阴不足，气虚帅血无力，阴虚液竭，阴阳俱虚，血脉失于温通，均可成血瘀、热结、气滞、痰湿，也可致瘀，故血瘀证多见。久病入络，痰热郁瘀互结，在络脉形成“微型癥瘕”，则变生百症，或为胸痹心痛，或为中风痿痹，或为水肿关格，或为内障目盲。

四、辨证用药

糖尿病中医辨证与中药康复治疗，最应强调辨证论治，因为辨证论治体现着中医治病个体化治疗的特色。具体辨证方法，包括方剂辨证、三消辨证、分型辨证、分期分型辨证、脏腑气血阴阳辨证、本虚标实辨证、三阴三阳辨证方法等，诸种辨证方法各有优势。今基于脏腑气血阴阳辨证和本虚标实辨证的思路，提出糖尿病中医分型辨证方法，本虚证分三型，标实证分七候，共十证，基本可涵盖糖尿病临床常见的证候。

（一）阴虚津亏

[辨证要点]口渴引饮，咽干舌燥，五心烦热，尿黄便干，或有盗汗，舌红或瘦，苔少甚至光红，脉象细数。

[治法]养阴增液。

[方药]六味地黄汤、增液汤化裁：生地25g，山萸肉15g，生山药15g，枸杞子15g，天花粉25g，葛根25g，玄参25g，知母15g，黄精15g，地骨皮25g，白芍25g，沙参15g。

该方名养阴生津止消方，以滋补肾阴为主，实则肝脾心肾肺胃同补，常适用于少阴肾阴不足、阳明胃热阴虚、厥阴阴虚肝旺体质或其他消渴病阴伤之人。少阴肾虚体质，肺肾阴虚者，当麦味地黄丸为主；心肾阴虚者，当天王补心丹为主；厥阴阴虚肝旺体质，肝肾阴虚者，当杞菊地黄丸、归芍地黄丸为主。若少阴肾虚体质，阴虚兼热伏于肺，咽干咳嗽，咳黏痰，心胸烦热，汗出不畅，舌质红，苔薄黄，脉滑数，治当清解肺热，方可用泻白散、黛蛤散，药用桑白皮、地骨皮、桑叶、黄芩、知母、杷叶等，清肺泄热；若少阴肾虚体质，阴虚兼心火上炎或下移，心烦失眠，口舌生疮，小便赤涩，舌尖红，苔薄黄，脉细数，治当清心导赤，方可用导赤散，药可用生地、通草、竹叶、灯芯草、山栀、黄连、黄芩、莲子心等；少阴肾阴虚，兼相火妄动，腰膝酸软，咽干耳聋，五心烦热，失眠多梦，梦遗，或女子月经不调，梦交，舌质红，苔少，或舌苔薄黄，脉象细数，治当清泄相火，方可用知柏地黄丸、大补阴丸、黄连阿胶汤，药用知母、黄连、黄柏、地骨皮、女贞子、旱莲草、磁石、五味子、沙苑子等；厥阴阴虚肝旺体质，肝阳上亢病机突出者，可用镇肝熄风汤、建瓴汤，药用磁石、黄芩、夏枯草、怀牛膝、钩藤等；少阴肾阴不足体质，复受外感，感受风热或温热邪毒，症见发热恶寒，咽痛口干，头痛，咽喉红肿，汗出不畅，或有咳嗽，舌尖红，苔薄黄，脉象浮数，或浮滑而数，则治当疏风清热，方用银翘散、桑菊饮化裁，药用银花、连翘、桑叶、菊花、薄荷、玄参、芦根、桔梗、甘草等。

(二)气阴两虚

[辨证要点]神疲乏力,口渴喜饮,气短懒言,口干咽燥,五心烦热,腰膝酸软,大便偏干,小便频多,舌淡红,或嫩红,苔少,脉细数无力。

[治法]益气养阴。

[方药]参芪地黄汤、麦门冬饮子、生脉散化裁:黄芪15g,人参3g(另煎兑入),太子参15g,沙参15g,玄参25g,黄精15g,生地25g,枸杞子15g,五味子9g,茯苓15g,白术15g,山药15g,葛根25g,莲子肉15g,地骨皮25g,仙鹤草30g。

该方名益气养阴止消方,以滋阴补肾、益气健脾为主,重在益气养阴,常适用于少阴肾虚和太阴脾虚体质或其他消渴病气阴受伤之人。少阴肾虚体质,辨证侧重于阴虚者,可用增液汤、六味地黄汤加益气药;太阴脾虚体质,辨证侧重于气虚者,可用参苓白术散、七味白术散加养阴药。兼胃肠结热,或阳明胃热体质,气阴受伤者,治当清泄热结,方用增液承气汤、三黄丸加味,药用生大黄、黄连、黄芩、山栀等;兼肝经郁热,或少阳肝郁体质为病者,治当解郁清热,方用小柴胡汤、龙胆泻肝汤,药用柴胡、黄芩、黄连、丹皮、山栀、夏枯草等;太阴脾虚体质,湿邪困脾者,治当化湿醒脾,方用平胃散、藿香正气散化裁,重用苍术、白术、云苓、佩兰、苏梗、泽泻等;更兼湿热内蕴者,治当清热除湿,方用三仁汤、茵陈平胃散、四妙散化裁,药用苍术、黄连、薏苡仁、陈皮、川朴、茵陈、土茯苓等;太阴脾虚体质,兼痰湿阻滞者,治当化痰除湿,方用二陈汤、指迷茯苓丸,药用陈皮、清夏、云苓、白术、苍术、茵陈、泽泻等;久病不愈,兼血脉瘀阻,胸痛,胁痛,肢体偏瘫,手足麻木疼痛,肌肤甲错,妇女月经不调,经血紫暗,颜面瘀斑,或腹部有压痛,舌质紫暗,脉弦,或艰涩不畅,治当活血化瘀,方用桃红四物汤、桃核承气汤,药用桃仁、红花、当归、川芎、赤芍、山楂、丹皮、丹参、大黄、水蛭、郁金、姜黄、三七、鬼箭羽等。

(三)阴阳两虚

[辨证要点]口干多饮,夜尿频多,五心烦热,畏寒神疲,腰膝酸冷,四肢无力,汗多易感,性欲淡漠,男子阳痿,大便不调,舌体胖大,舌苔少,或有白苔,脉沉细,或沉细数而无力。

[治法]滋阴助阳。

[方药]金匮肾气丸、右归丸化裁:黄芪30g,人参3g(另煎兑服),生熟地各12g,山萸肉12g,山药12g,茯苓10g,黄精15g,鹿角片6g,肉桂3g,炮附子3g,磁石25g,牛膝15g,枸杞子15g,五味子9g,地骨皮25g,仙灵脾15g。

该方名滋阴助阳止消方,以滋阴助阳、益气补肾为主,强调在滋阴补气的基础上温阳,常用于少阴肾虚体质和久病伤肾,阴阳俱虚之人。少阴肾虚体质,辨证侧重于阴虚者,可少减温热药,或加用玄参、知母、黄柏、黄连等滋阴清热药品;阳虚突出,畏寒,男子阳痿,妇女带下清稀,治当补肾壮阳,方可用五子衍宗丸、玄菟丸,药可用菟丝子、沙苑子、枸杞子、仙茅、仙灵脾,加海马、鹿茸片、雄蚕蛾、露蜂房、蜈蚣等,补肾的同时,宣通络脉。若证兼胃肠结热,大便干结者,治当清泄热结,药可加用生大黄、黄连、黄芩等;兼脾虚湿停,脘腹胀满者,可健脾化湿,药可加用苍术、白术、苏叶、藿香、佩兰等;兼脾肾阳虚,寒湿内侵,脘腹胀满、疼痛,喜温喜按,泄泻,甚至完谷不化者,治当温补脾肾,散寒理中,方可用附子理中丸、四神丸,药可加炮附子、人参、苍术、白术、茯苓、干姜、白芍、补骨脂、五味子、乌梅炭、炙甘草等;脾肾阳虚,水饮内停,呕吐痰涎、清水,背寒,或眩晕,或脘腹痞满,或肠鸣漉漉,治当通阳化饮,方可用苓桂术甘汤,药可用猪苓、茯苓、泽泻、桂枝、白术等;体形肥胖,兼痰湿阻滞者,治当化痰除湿,方用二陈汤、指迷茯苓丸，药可加用清夏、白芥子、云苓、僵蚕、苍术、泽泻、桑白皮等；久病入络，血脉瘀结，出现多种并发症，见胸痛，胁痛，肢体偏瘫，手足麻木疼痛，肌肤甲错，舌质紫暗，脉弦或涩，治当活血化瘀，方用桃红四物汤、止痉散，药用桃仁、红花、当归、川芎、赤芍、水蛭、土鳖虫、地龙、全蝎、蜈蚣、姜黄、三七、鬼箭羽等活血通络。

（四）胃肠热结

[辨证要点]口渴多饮，消谷善饥，大便干结，数日一行，舌燥口干，心胸烦热，舌质红，苔黄干，脉象滑利而数。

[治法]清泄热结。

[方药]增液承气汤、三黄丸化裁：生大黄9g，黄连12g，黄芩9g，生地25g，天花粉25g，葛根25g，玄参25g，生石膏25g，知母15g，生山药15g。

该方名清泄止消方，以清泄胃肠结热为主，兼以增液生津，选用了苦寒直折其火的药物和甘寒清热生津之品，常适用于阳明胃热阴虚体质或其他见胃肠结热证候的病人。若热毒壅盛，疮疖、痈疽，红肿热痛，或身发皮疹，皮肤瘙痒、灼热，便干尿黄，舌质红，苔黄，脉数或滑数，治当清热解毒，方可用五味消毒饮、仙方活命饮、黄连解毒汤、四妙勇安汤化裁，药可用野菊花、银花、公英、地丁、玄参、当归、黄连、黄芩、甘草等；阳明胃热体质，外感风热或温热邪毒，症见发热恶寒，头痛，胸脘痞闷，心胸烦热，或有呕吐，大便不通，小便黄赤，舌红，苔黄，脉象浮滑数有力，治当疏风清热，通下和胃，方用升降散、凉膈散化裁，药用银花、连翘、蝉衣、僵蚕、姜黄、大黄、山栀、黄芩、薄荷、竹叶、芦根、桔梗、甘草等。若兼肝经郁热，口苦咽干，烦躁易怒，胸胁脘腹胀满者，治当清泄肝胃郁热，方可用大柴胡汤化裁，药可用柴胡、黄芩、黄连、大黄、赤芍、白芍、枳壳、夏枯草等；少阴肾虚体质，肾阴虚兼胃肠结热，治当重视补肾，可加用六味地黄丸，药可加用女贞子、旱莲草、地骨皮、枸杞子等；厥阴阴虚肝旺体质，肝阳上亢兼胃肠结热，头晕头痛，心烦易怒，舌红脉弦，方可用天麻钩藤饮、大黄黄连泻心汤，药可用天麻、钩藤、珍珠母、磁石、生龙骨、生牡蛎、黄芩、黄连、大黄、槐米、夏枯草、怀牛膝等。

（五）湿热困脾

[辨证要点]头晕沉重，纳食不香，脘腹胀闷，口干黏腻，大便不爽，小便黄赤，或尿频涩痛，小便浑浊，舌质红，舌苔黄腻，脉象滑数，或弦滑而数。

[治法]清热除湿。

[方药]三仁汤、黄连平胃散、四妙散化裁：苍术15g，白术15g，苏叶6g，佩兰6g，茯苓12g，黄连12g，黄芩9g，薏苡仁25g，陈皮9g，川朴9g，茵陈12g，马齿苋25g。

该方名芳化止消方，由芳香化湿、苦寒清热药物组成，针对湿热用药，常用于太阴脾虚体质、阳明胃热体质或其他消渴病有湿热内蕴证候之人。湿热在中焦，黄连平胃散为主；湿热下注，四妙散为主；湿热影响三焦，可用三仁汤为主。太阴脾虚体质，湿重于热，湿邪困脾，脘腹胀满，食欲不振，口渴不欲饮，大便不爽，小便涩滞，恶心，四肢沉重，头晕头沉，舌苔白腻，脉象濡缓者，治当化湿醒脾，方可用平胃散、藿香正气散，药可用苍术、白术、云苓、陈皮、藿叶、佩兰、菖蒲、草果、苏梗、冬瓜仁、泽泻、茵陈等；太阴脾虚体质，气虚症状突出者，可用参苓白术散、七味白术散加苍术、黄连、茵陈等药；阳明胃热体质，湿热有从阳化燥之机，口渴多饮，消谷善饥，大便干结，数日一行，舌质红，苔黄厚腻，脉滑数者，治当加大清泄热结力量，方用三黄丸、茵陈蒿汤等，药可加用生大黄、黄连、黄芩、山栀等；兼肝经郁热，或少阳肝郁体质，兼湿热内结，胸胁满闷，太息频频，口苦咽干，烦躁易怒，大便不调，小便黄赤，舌质红，苔薄黄，脉弦滑者，治当舒肝解郁，清热化湿，方用柴平煎、丹栀逍遥散，药用柴胡、白芍、当归、川芎、白术、茯苓、苍术、黄芩、黄连、丹皮、山栀、茵陈、薏苡仁、夏枯草等。

（六）肝经郁热

［辨证要点］胸胁满闷，太息频频，口苦咽干，头晕目眩，烦躁易怒，失眠多梦，口渴引饮，小便黄赤，舌质红，苔薄黄，脉弦数。

［治法］解郁清热。

［方药］小柴胡汤、大柴胡汤、栀子清肝饮化裁：柴胡12g，黄芩9g，山栀6g，夏枯草15g，丹皮9g，枳壳9g，赤芍25g，白芍25g，天花粉25g，茵陈12g，草决明15g，荔枝核15g。

该方名舒解消渴方，由养阴增液与舒肝、清肝、凉肝药物组成，功擅清解少阳郁热，常适用于少阳肝郁体质或其他消渴病病人见肝经郁热证候者。少阳肝郁体质，肝经郁热日久，兼见血瘀者，治当配合活血化瘀，药可加用葛根、丹参、姜黄、鬼箭羽、酒大黄等；阳明胃热体质，兼肝经郁热，胃肠热结者，治当配合清泄胃热，药可加用黄连、生石膏、知母、大黄等；少阴肾阴亏虚体质，兼肝经郁热者，治当重视滋阴补肾，可配合杞菊地黄丸，或加用枸杞子、菊花、生地、玄参、知母、女贞子、旱莲草等。

（七）肝阳上亢

［辨证要点］头痛眩晕，颜面潮红，口苦咽干，耳鸣耳聋，烦躁易怒，失眠多梦，腰膝酸软，小便黄赤，舌边红，苔黄，脉弦。

［治法］平肝潜阳。

［方药］建瓴汤、天麻钩藤饮化裁：生地25g，玄参25g，白芍25g，怀牛膝15g，珍珠母25g（先煎），磁石25g（先煎），生龙骨25g（先煎），生牡蛎25g（先煎），钩藤15g（后下），黄芩9g，夏枯草15g，草决明15g。

该方名潜镇消渴方，由养阴增液与平肝、柔肝、凉肝药物组成，常适用于厥阴阴虚肝旺体质或其他消渴病病人见肝阳上亢证候者。少阴肾阴亏虚体质，或厥阴体质肾阴虚病机突出者，治当重视滋阴补肾，方可用杞菊地黄丸加味，药可加用枸杞子、菊花、桑叶、女贞子、旱莲草等；少阴阴阳俱虚体质，虚阳浮越，症见头晕目眩，颜面潮热，颧红如妆，咽干，心烦，腰膝酸冷，汗出，四末畏寒，舌淡暗，舌体胖大，脉象沉细，或浮大按之无力者，治当滋阴助阳，潜镇浮阳，方可用潜阳汤、地黄饮子化裁，药可加用人参、肉桂、炮附子、山茱萸、茯苓、麦冬、五味子等。

（八）气机郁滞

［辨证要点］胸胁苦满，脘腹胀满，少腹不舒，情志抑郁，太息频频，或妇女月经不调，舌苔腻，脉弦。

［治法］疏肝理气。

［方药］四逆散、柴胡疏肝散、逍遥散化裁：柴胡9g，赤芍25g，白芍25g，当归12g，川芎12g，荔枝核15g，枳壳9g，白术12g，茯苓12g，郁金12g，姜黄12g，焦山楂12g，甘草6g。

该方名行气消渴方，由疏肝理气、柔肝养血、健脾益气药物组成，功擅疏利气机，常适用于少阳肝郁体质或其他消渴病病人见肝郁气滞证候者。少阳肝郁体质，气郁日久，兼见血瘀者，治当配合活血化瘀，药可加用葛根、丹参、鬼箭羽、香附、益母草等；肝郁化热，肝经郁热者，治当清解郁热，方可用小柴胡去半夏加花粉汤，药可加用黄芩、丹皮、山栀、知母、黄连等；少阴肾阴亏虚体质，兼肝郁气滞者，治当配合滋阴补肾，可配合六味地黄丸，或改用滋水清肝煎,加用生地、玄参、知母、女贞子、旱莲草等。

(九)痰湿阻滞

[辨证要点]体形肥胖,四肢沉重,神疲嗜睡,脘腹胀满,口中黏腻,舌苔白腻,脉象滑或濡缓。

[治法]化痰除湿。

[方药]二陈汤、白金丸、指迷茯苓丸化裁:陈皮 9g,清半夏 9g,云苓 12g,白术 12g,茵陈 12g,泽泻 12g,桑白皮 15g,僵蚕 12g,甘草 6g。

该方名化痰止消方,以二陈汤为基础方,化痰除湿药与行气化滞药同用,常适用于太阴脾虚体质、少阳肝郁体质或其他消渴病肥胖体形属痰湿阻滞证候者。太阴脾虚体质,气虚突出或兼阴虚者,治当重视健脾益气,方可用六君子汤,药可用苍术、太子参、沙参、莲子等;少阳肝郁体质,有痰湿阻滞证候者,治当重视舒肝解郁,药可加郁金、枳壳、瓜蒌、荔枝核等;若痰郁化火,心胸烦闷,头晕沉重,失眠多梦,四肢沉重,口干黏腻,舌红,苔腻而黄,脉象滑数,或弦滑而数者,治当化痰清火,方用温胆汤、礞石滚痰丸、导痰汤,药用黄连、黄芩、山栀、瓜蒌、清夏、陈皮、枳壳、大黄、郁金、胆南星、海蛤壳、僵蚕等。

(十)血脉瘀滞

[辨证要点]口渴但欲漱水不欲咽,夜间为甚,肌肤甲错,妇女月经不调,经血紫暗,颜面瘀斑,或腹部有压痛,舌质紫暗,脉弦,或艰涩不畅。

[治法]活血化瘀。

[方剂]桃红四物汤、桃核承气汤、下瘀血汤化裁:桃仁 12g,红花 9g,当归 12g,川芎 12g,赤芍 25g,山楂 12g,葛根 25g,丹参 15g,酒大黄 9g,水蛭 12g,姜黄 12g,三七粉 3g(分冲),鬼箭羽 15g。

该方名活血止消方,以桃红四物汤为基础方,参考了祝谌予教授降糖活血方之意,常适用于消渴病有血瘀证候者。单纯血脉瘀滞证少见,所以应根据病人体质、基本病机和具体临床证候,将活血化瘀治法与其他治法相结合。气虚突出者,益气活血,方可用补阳还五汤,重用生黄芪 30~60g;兼阴虚者,治当重视养阴活血,可配合六味地黄丸,药可用生地、玄参、沙参、黄精等;少阳肝郁体质,或有气滞血瘀者,当行气活血,方可用血府逐瘀汤,药可加用柴胡、枳壳、郁金等;兼痰湿阻滞者,治当重视化痰活血,药可加僵蚕、清半夏、瓜蒌、胆南星等;兼痰火阻滞者,治当化痰清火活血,方可用温胆汤,药可加用黄连、瓜蒌、清半夏、胆南星、海蛤壳、僵蚕等;久病入络,或见肢体麻木、疼痛、偏瘫、痿痹者,治当重视搜风通络和舒筋活络,可选用地龙、全蝎、穿山甲、白花蛇等虫药和络石藤、鸡血藤、忍冬藤、钩藤等藤类药物;消渴病继发肾病等,病在络脉,"微型癥瘕"形成,治疗又当重视化瘀散结,药可用海藻、昆布、夏枯草、莪术、薏苡仁等软坚散结。

应该指出的是,糖尿病辨证本虚标实是其特点,以上所列本虚三证、标实七证,实际临床上一证独见的情况很少,常常是本虚一证与标实一证或数证同时存在,所以治疗关键在处理好本虚与标实、治本与治标的关系问题。病情稳定的情况下,治本为主,兼以治标,或治本、治标并重;病情急变的情况下则往往是治标为主,兼以治本,或先治标,后治本,总当根据具体情况具体分析。总地说来,治本治法固然重要,治标治法也不可轻视,因为标实证的解决必有利于治本,而标实证不解决,单治本虚,终难取效。

五、针刺治疗

针灸疗法治疗消渴病历史悠久，长沙马王堆三号汉墓出土的《帛书经脉》就记载："多溺，嗜饮，……灸厥阴脉"；《史记·扁鹊仓公列传》也记载："肺消瘅也……其足少阳脉"。其后，《针灸甲乙经》、《千金方》、《外台秘要》等均有针灸或针药结合治疗消渴病的论述，特别是西晋·皇甫谧《针灸甲乙经·五气溢发消渴黄疸》所谓"消渴身热，意舍主之，消渴嗜饮，承浆主之，消瘅……太溪主之，阴气不足，热中，消谷善饥，腹热身烦，狂言，三里主之"，为后世消渴病辨证选穴奠定了基础。建国以来，针灸治疗糖尿病的临床和科研工作进展迅速，在技术和方法上，又涌现出穴位注射疗法、耳针疗法、梅花针疗法等。

(一)毫针疗法

毫针是针灸疗法最常用的针具，针刺疗法可调整脏腑功能，疏通经络气血。针刺配合灸法更可借助热力，温通经脉，并发挥温阳益气的作用，提高疗效。针灸治疗取效的关键，则在于辨证选穴。辨证选穴的方法，具体包括三消辨证选穴法、俞原配穴法和辨病取穴对症配穴法等，其中三消辨证选穴法是明代针灸大家杨继洲总结前人经验而提出的，与上、中、下三消辨证选方用药思路一致。俞原配穴法，则常取肺俞、胰俞、脾俞、太渊、太白、太溪诸穴。辨病取穴对症配穴法是根据消渴病基本病机，制定一组主穴，然后根据兼见症状，加用相应针对该症状的有效穴位，此法较为常用，所以在此重点介绍。

辨病取穴：

1. 从脾胃论治取穴

[主穴]脾俞、膈俞、足三里。

[方解]脾胃功能失调有关消渴病发病，穴取脾俞、膈俞、足三里，可以健脾和胃，调畅气机，从而使脾升胃降的功能恢复，消渴病好转。

2. 从脾肾论治取穴

[主穴]脾俞、肾俞、命门、气海、关元、足三里、三阴交、太溪。

[方解]消渴病阴虚突出，但久病不愈，多表现为阴阳俱虚。穴取肾俞、命门、关元、太溪、气海，可以滋肾阴、益肾阳；配脾俞、足三里、三阴交，可以健脾胃以助先天，从而使脾肾两健，阴生阳长。

3. 从肝脾论治取穴

[主穴]中脘、梁门、天枢、曲池、太冲、足三里、肝俞、脾俞、地机、左腹哀、左关门、左三焦俞、三阴交。

[方解]肝之疏泻太过，脾之统摄无权，可致消渴病，水谷精微下流。穴取肝俞、太冲等，可以调养肝气；中脘、脾俞、梁门等健脾和胃；更有三阴交调理肝脾肾三脏之气，所以可对消渴病起到一定的治疗作用。

(二)其他针法

1. 电针疗法

[取穴]胰俞(在第八胸椎棘突下旁开5cm处)、肺俞、脾俞、肾俞、足三里、三阴交。

[操作法]每次选2～3穴，针刺得气施行补泻手法后，接上电针仪导线，采用密波，通电15min，隔日治疗1次。

2. 耳针疗法

[取穴]胰、内分泌、肺、脾、肾、渴点、饥点、膀胱。

[操作法]每次选3～4穴,常规消毒,用毫针轻刺或中度刺激,留针20～30min,隔日1次,或耳针埋针、压豆,一般3～5d治疗1次。

3. 梅花针疗法

[取穴]胸6～12夹脊穴、腰1～5夹脊穴。

[操作法]用梅花针、七星针轻叩或中等强度叩刺,每次5～10min,隔日1次,10次为一个疗程。邪实者可叩刺出血。

4. 药物穴位注射法

[取穴]肺俞、脾俞、胃俞、三焦俞、肾俞、曲池、三阴交、足三里。

[药物选择]丹参注射液0.5～2ml,或用生理盐水,或小量胰岛素。

[操作法]每次选2～4穴,缓慢注射,隔日治疗1次,5次为一个疗程。

应该指出的是,糖尿病病人抵抗力低,若消毒不严格,极易合并感染,所以《千金方》、《针灸资生经》都曾指出过,"消渴病百日以上,不得灸刺",对此,应该引起足够重视。同时,应注意针灸作为糖尿病的辅助治疗手段,不能过分夸大其作用,只有针药结合才可取得满意疗效。

六、其他疗法

(一)推拿康复疗法

推拿疗法,包括病人自我推拿、他人被动推拿。他人被动推拿,又可分为家庭推拿与医生推拿。实践证明,推拿对糖尿病有一定治疗作用,不仅可改善糖尿病的症状,降低血糖和尿糖,更能对血管神经并发症起到防治作用。但值得重视的是,推拿作为医疗保健技术,其手法、强度,应根据病情而定,决不是"力度"越大,效果越好。糖尿病病人体质多偏弱,因而推拿手法也应循序渐进,强度慢慢加强。推拿时间一般以15～30min为宜,每日或隔日治疗一次。在具体使用推法、搓法、揉法等手法时,在术者手上,或病人要推拿的部位,还可蘸些润滑剂,如滑石粉、薄荷水、香油、红花油、麝香风湿油、推拿乳、扶他林软膏等,不仅可减轻摩擦阻力,有的还有一定的治疗作用。

1. 自我推拿康复疗法　自我推拿康复疗法是指糖尿病病人自己运用手法对肌表特定部位进行推拿。

推拿方法一:

以拿四肢为主。采用端坐位。四指与拇指相对应放于大腿上,由上而下,轻轻拿捏,一般从腹股沟拿到踝关节部。前面可拿捏5～10遍,后面再拿捏5～10遍。然后右手拿捏左上肢,从肩部拿至腕部,10～12遍为宜。每日可行2～3次。

推拿方法二:

推拿下肢及足部穴为主。盘腿而坐,点按足三里、三阴交,然后按揉照海、昆仑、地机穴,最后反复擦涌泉100遍。每日晨起和临睡前,各推拿1次。

推拿方法三:

以揉廉泉穴为主。取端坐位,头稍向后仰,将拇指指腹放在廉泉穴处,食指放于承浆穴处,做顺时针方向揉按,力量由轻渐重,以局部酸胀为宜,每日可揉按2～3次。

推拿方法四：

腹部推拿为主。以脐为中心，顺时针推拿36周，逆时针推拿36周，并要求在自我意念控制下进行。大便秘结者，从右上腹部开始经过脐上，至左上腹部，然后向左下腹部推按，反复36次，以自觉气机下行为度。若有矢气排出，或产生便意，皆为正常反应。以上腹部推拿方法，宜每日1次，最好在每天的固定时间进行。

2. 他人推拿康复疗法　他人推拿是指医生或病人家属对糖尿病病人进行手法刺激的推拿方法，是推拿治疗的基本形式。

推拿方法一：

以经穴推拿为主。常用穴位：膈俞、胰俞、肝俞、胆俞、脾俞、胃俞、三焦俞、肾俞，基本手法为一指禅、捏、揉、捻、摩法。基本操作法：

（1）病人仰卧，术者先推拿病人腹部，时间约为5min。

（2）病人俯卧，术者以一指禅推法在两侧膀胱经治疗，自膈俞至肾俞，往返操作，以局部明显压痛点为重点，约10min，然后在膀胱经用擦法，以透热为度。

（3）捏揉掌心第四掌骨中纹相交处5min，此为手部胰反射区。捏揉时，术者嘱病人意念存想上腹部，使病人自觉有温热感。

（4）捏揉足底内缘，第一趾骨小头区域5min，此为足部胰反射区。捏揉时，术者嘱病人意念存想上腹部，使病人自觉有酸胀感。

推拿方法二：

按揉肺俞、胃俞，揉擦肾俞，摩中脘，揉气海，按揉手三里，拿合谷，拿按内关、外关，按揉足三里、三阴交。每穴推拿20～30次，于早、晚各推拿1遍，每遍推拿30min。

若口渴多饮症状突出，配合点按大椎，拿按尺泽；若多食善饥症状突出，配合点按太冲，掐揉内庭；若腰酸尿多症状突出，配合擦大椎，按揉命门，拿按太溪、昆仑，擦涌泉。也可取肺俞、胰俞、脾俞、肾俞、合谷、曲池、足三里、三阴交等穴，用拇指指腹分别在上述诸穴上揉按，每穴推拿1min，力量由轻渐重，先躯干后四肢，以酸胀为度。

推拿方法三：

辨证取穴为主。上消取肺俞、太渊、胰俞、廉泉，中消取胃俞、脾俞、胰俞、内庭、三阴交，下消取肾俞、太溪、胰俞、然谷、行间。口干咽燥、大渴者，加金津、玉液；善饥多食者加中脘、足三里；头晕眼花加太阳、光明。根据不同穴位，施行不同手法，先从点、捻开始，然后以揉、振、一指禅法结束。先轻后重，每次10～20min，早晚各1次。

推拿方法四：

以腹部推拿为主，躯体其他部位经络、俞穴为辅。具体方法如下述：

（1）腹部推拿：病人仰卧位。两手顺胸腹两侧平伸，肌肉放松。术者站或坐在病人右侧施术。旋转揉按阑门、建里、气海、带脉、章门、梁门、天枢。抓提诸脉，以平补平泻为主，按顺序推拿15～20min，然后重点施治。如烦渴多饮症状突出，则以左章门、左梁门穴区为重点，用泻法，反复揉按3～5min；如多饮多食症状突出，则加中脘穴，配建里穴用泻法，反复揉按2～3min；如多尿症状突出，应以水分、关元、中极为重点，用补法，反复揉按3～5min。

（2）腰背部推按：病人取坐位或俯卧位。术者站在病人背后适当位置，由上而下施行推拿。按顺序推按肩井、哑门、风府、大椎、风门、肺俞、膏肓、脾俞、肾俞，以直推、分推为主，时间3～5min，然后重点按背部的俞穴。上消以肺俞、心俞、膈俞、肝俞、肾俞为主，中消以胃俞、脾俞、肝俞、肾俞为主，下消以肾俞、肺俞、肝俞为主。反复推、按、抓揉，时间为 5～10min。

（3）局部推拿：上消推按肺俞穴后，配合推搓足三里，用泻法弹拨阳陵泉；中消配合搓脚心，点按三阴交、太溪；下消配合搓腰，抓背部，点按肺俞、膏肓，揉肩井，揉肩。

（二）其他特殊推拿疗法

1. 气功点穴推拿法　气功点穴推拿法是一种将气功与推拿相结合的治疗方法，治疗轻中型糖尿病效果较好。可分为三步进行：

（1）起式：松静站立，三嘘息，中丹田三开合。

（2）正功：顺序推拿承浆穴、中脘穴、关元穴、期门穴、肾俞穴。

（3）收式：中丹田三开合，三嘘息。

如上述方法，连做 3 遍，最后收工做干洗脸动作。每日早、晚各练 1 次。每次 1h 左右，可先练调息养气功半小时，然后穴位推拿 2～3 遍。

2. 药浴足部推拿法　药浴足部推拿法是指在药浴足部的基础上进行的足部穴位推拿。

药浴方：桂枝 30g，红花 10g，苏木 30g，吴茱萸 10g，追地风 30g，透骨草 30g。每剂水煎 2 次，取汁洗浴足部。每剂药在冬天可连用 3d。

药浴推拿方法分两步：

（1）药浴：中药如法煎好后，熏洗足部。但应注意不要过烫，以免烫伤。

（2）足部推拿：按揉照海、地机、昆仑诸穴，搓擦足底涌泉穴，每次推拿 30min。

3. 磁锤叩打疗法　磁锤叩打疗法是指用特制磁性推拿锤叩打特定部位和经穴，以治疗糖尿病的方法。

[取穴] 双侧涌泉、太溪、梁丘、足三里、照海、三阴交。

[操作法] 术者右手持磁锤，分别叩打上述诸穴，要求每穴叩击 50 下左右，强度以病人有酸胀感为度，一般 10d 为一个疗程。要求接受治疗前检查血糖、尿糖，治疗一个疗程后再复查血糖、尿糖，以便观察疗效。

应该注意的是，推拿疗法治疗轻中型糖尿病虽有一定疗效，对重症糖尿病也有辅助治疗作用，有利于糖尿病并发症症状的改善，但一定要配合饮食治疗、药物治疗等疗法，否则很难收到满意疗效。

（三）气功康复疗法

气功古称导引，是中医学的重要内容之一，早在春秋战国时期，我国就产生了《行气玉佩铭》这部气功学专书。隋代巢元方《诸病源候论》更提出了“消渴候气功宜宣导治疗法”，为气功疗法治疗糖尿病奠定了基础。建国以后，气功在治疗糖尿病方面，取得了长足进步。实践证明：气功能培补元气，扶正袪邪，调节阴阳，调和气血，疏通经络，清心宁神，对糖尿病病人确有疗效。气功疗法不仅可以减轻症状，降低血糖，更可通过多方面复杂的机制，改善胰岛的分泌功能，改善血糖血脂的代谢紊乱，防治糖尿病血管神经并发症。

气功康复疗法包括自我习练气功和外治气功两种，我们所说的气功疗法主要是指前者。气功锻炼取效的关键在于选择适合自己的功法，并掌握好调形、调息、调神的要领。

1. 常用气功功法

（1）巢氏消渴候气功宣导法：此功法源于隋代巢元方《诸病源候论》，主要适用于口渴多饮、小便异常的消渴病病人。功法分 3 步，每日可练功 2～3 次。

①静卧悬腰行气：解开衣服，放松腰带，安静仰卧。腰部舒展悬空，用骶部抵住床席。两

手自然置于体侧，双目微闭，舌抵上腭。用鼻做深、细、匀、长的呼吸5次，并随着呼吸节律，鼓起小腹。

②引肾搅海咽津：接上式，用舌在唇齿之间，自上而下，自左而右，搅动9次；再由上而下，由右至左，搅动9次。鼓漱18次。将口中产生的津液分数口徐徐咽下，并用意念将其引至下丹田。然后静卧数分钟。

③缓行收功：接上式，起立，步出户外，在空气新鲜、树木葱茏、环境幽静的地方缓缓步行。在愉快轻松的心境下，步行120～1000步。

(2)叩齿漱津功：此功法通过叩齿补肾，通过漱津，使被称为“华池之水”的津液下至丹田，有滋阴填精、降火归元之功用，故可用于糖尿病治疗。此功简便易行，值得重视。

①静坐：端坐、头正、颈直、目视前方，含胸拔背，两手4指握大拇指，置于两侧大腿上，舌轻抵上腭，轻轻闭上眼睛，内视返听，意守下丹田，全身放松，自然呼吸。

②叩齿：待情绪安定，精神集中后，上下牙齿轻轻叩打36次或81次。速度宜缓慢均匀，不可用力相击。

③搅舌：用舌在口腔内上腭、下腭、上齿牙龈内外侧及下齿牙龈内外侧，做左右搅动运转各9次或18次，产生的唾液不咽下去。

④漱津：闭口，将搅舌产生的唾液，鼓腮漱津9次或18次。

⑤咽津：将漱津后的唾液分成3小口，逐口下咽，下咽时稍稍用力，并通过意念诱导沿任脉方向将唾液缓缓送至下丹田。

⑥收功：意守丹田片刻，3～5min。而后双掌合十，互相摩擦发热，然后用发热的双手由前额经鼻两侧向下擦，直至下颌，经面颊、耳前，绕过太阳穴回到前额，反复共9次。

(3)内养功：内养功是北戴河气功疗养院刘贵珍整理挖掘的一种功法，运动幅度小，不致使人疲劳，所以适用于包括糖尿病在内的多种慢性病的辅助治疗。一般每天可早晚各练1次，每次20～30min。

①姿势：一般采用侧卧式，或仰卧式、平坐式。

②呼吸：

第一种呼吸方法：闭口，用鼻呼吸。先吸气，通过意念领气下达丹田，之后稍稍停顿，暂不呼气，片刻后再把气缓缓呼出，呈吸-停-呼呼吸形式。同时配合“自己静”3个字，吸气时默念“自”字，停顿时默念“己”字，呼气时默念“静”字。吸气时舌抵上腭，停顿时舌静不动，呼气时舌随之落下。

第二种呼吸方法：闭口，以鼻呼吸，也可口鼻兼用。先吸气，随之缓缓呼气，呼气完了暂停呼吸。呈吸-呼-停呼吸形式。默念字句同第一种呼吸方法，吸气时默念第一个字“自”，呼气时默念第二个字“己”，停顿时默念第三个字“静”。同时，吸气时舌抵上腭，呼气时舌缓缓落下，停顿时舌在口腔不动，如此反复多次。

③意守法：意守下丹田（该功法丹田位于脐下5cm，实为气海穴），可同时想象气海穴处有一圆球状物，位于小腹之内。

(4)八段锦：八段锦在我国民众中享有盛誉，有调形、调神、调息相结合的特点，糖尿病病人除非危重病例，均可自我习练。

第一段：两手托天理三焦。

预备姿势：松静站立，两脚平行，与肩等宽，或采取立正姿势。两眼平视前方，舌尖轻抵上腭,用鼻呼吸,周身关节依次放松,两臂自然下垂于身侧,各指伸展,躯体自然正直,足趾抓地,足心上提,集精全神,站立片刻。

动作:

①两臂缓缓从左右两侧上举至头顶,两手十指交叉,翻掌向上,掌心上托如托天之状,同时双脚跟提起离地。

②两臂放下复原,同时两脚跟提起离地。

如此反复多次。若配合呼吸,则上托时深吸气,还原时深呼气。

第二段:左右开弓似射雕。

预备姿势:立正。

动作:

①左脚向左踏出一步,两腿弯曲成骑马式。两臂在胸前交叉,右臂在外,左臂在内,眼看左手,然后左手握拳,食指翘起向上,拇指伸直,与食指成八字分开。而后左臂向左推出并伸直,头随而左转,眼看左手食指,同时右手握拳,展臂向右平拉如拉弓状。

②复原。

③右脚向右踏出一步,两腿弯曲成骑马状,其余动作同①,只是方向相反。

④还原成立正姿势。

如此反复多遍。若配合呼吸,则展臂拉弓时吸气,做复原动作时缓缓呼气。

第三段:调理脾胃臂单举。

预备姿势:立正,或两脚平行站立,距离与肩同宽,两臂自然下垂于身体两侧。

动作:

①右手翻掌上举,五指并紧,掌心向上,指尖向左,同时左手下按,掌心向下,指尖向前。

②复原。

③左手翻掌上举,五指并紧,掌心向上,指尖向右,同时右手下按,掌心向前,指尖向前。

④复原。

如此反复多遍。若配合呼吸,则上举下按时吸气,复原时缓缓呼气。

第四段:五劳七伤向后瞧。

预备姿势:立正,两手掌心紧贴于双腿两侧风市穴处。

动作:

①头慢慢向左转,眼望后方。

②复原。

③头慢慢向右转,眼望后方。

④复原。

如此反复多遍。若配合呼吸,则向后望时吸气,复原时缓缓呼气。

第五段:摇头摆尾去心火。

预备姿势:两脚分开,相距约为 3 脚长的宽度,屈膝成骑马状,两手扶在大腿部,虎口向前。

动作:

①上半身及头部向前做俯身深屈动作,随后在左前方尽量做弧形摇转,同时臀部相应右摆。左腿及左臂部适当伸展,以辅助摇摆。

②复原。

③上半身及头部向前做俯身深屈动作,随后在右前方尽量做弧形摇转,同时臀部相应左摆。右腿及右臀部适当伸展,以辅助摇摆。

④复原。

如此反复多遍。若配合呼吸,则头左前和右前摇转时吸气,复原时缓缓呼气。两手扶腿的姿势,可随身体的转动稍稍移动。

第六段:两手攀足固肾腰。

预备姿势:立正。

动作:

①上半身缓缓向前深屈,膝部保持挺直,同时两臂垂下,两手握住足尖(或两手指尖触及两足踝),头略抬高一些。

②复原。

③两手在背后抵住脊骨,上半身缓缓向后仰。

④复原。

如此反复多遍,配合自然呼吸。

第七段:攥拳怒目增力气。

预备姿势:两腿分开屈膝或骑马式,两手握拳放在腰旁,拳心向上。

动作:

①右拳向前方缓缓出击,右臂伸直,拳心向下,两眼睁大,向前虎视。

②复原。

③左拳向前方缓缓出击,左臂伸直,拳心向下,两眼睁大,向前虎视。

④复原。

如此反复多遍。若配合呼吸,则拳向前出击时呼气,回收时深深吸气。

第八段:背后七颠诸病消。

预备姿势:立正,两掌心紧贴在大腿前方。两膝伸直。

动作:

①两脚跟提起离地 3 ~4cm,同时头向上顶。

②两脚跟放下着地复原。

如此反复多遍。若配合呼吸,则脚跟提起时深深吸气,脚跟放下时缓缓呼气。

(5)因是子静坐法:因是子静坐法是因是子先生创立的一种通过静坐调身、调息、调心以防病保健的功法,在建国以前曾有极广泛的影响。练功时间一般以子时和寅时(23 ~1 时、3 ~5 时)为佳,地点以静室为宜,每次练功 30 ~40min,每日两次,以至三次四次。常练此功,可以通调十二经脉和奇经八脉,使全身气血流行不滞,对糖尿病具有较好的治疗作用。具体内容包括三部分:

①调身:解衣宽带,在床上或凳上,从容入坐。可单盘腿坐、双盘腿坐,也可自然盘坐。把右掌背叠在左掌面上,贴近小腹,轻放于腿上。接下来把身体左右摇动七八次,再端正身体姿势,令鼻与脐连线垂直,开口以吐腹中秽气,吐毕舌抵上腭,由口鼻徐徐吸入清气 3 ~7 次,然后闭目,唇齿相接,舌再抵上腭,并轻闭双眼,端坐。若坐久微觉身体不正,则应随时轻轻矫正。而后开口吐气十数次,令身中热气外散,然后慢慢摇动身体,将肩胛、头颈、双手、双

脚依次放松。再以两大拇指指背互相推拿生热后，擦双眼眼皮，然后闭眼，再擦鼻部两侧。再后两手掌擦热，擦两耳轮，最后再普遍拍打头部以及胸、腹、背、手臂、腿、足、足心，完了方可随意运动。

②调息：呼吸宜轻、宜缓、宜长短均匀。也可用数呼吸法。从1到10，反复循环，息息调匀。

③调心：要求放弃一切杂念，意念守在小腹，安神静志。

(6)糖尿病导引功：糖尿病导引功是现代人在继承各派气功优势的基础上，结合临床实践，不断摸索而创立。有医家指出，糖尿病病人只要能练习此功，并能够长期坚持，就一定能收到显著疗效。该功分为五段，完成全部功法每次需40～50min或更长时间。

①做预备动作。首先选择公园、树林等空气新鲜、环境幽雅的场地，时间以早晨6点半为宜。松静站立，两脚平行，距离与肩同宽，膝微屈不超过足尖，含胸拔背，沉肩坠肘，颈竖头悬，足踏如钟鼎，排除一切杂念。站桩并配合逆腹式呼吸，以意领气，气沉丹田，经长强走督脉，上百会，经任脉过鹊桥，到涌泉。周而复始，每分钟呼吸4次，以致到小腹(丹田)产生热团。然后感到肾热、背热，继而睾丸发热、腿内侧发热、足心发热乃至全身发热为止。历时约20～25min。

②内调五脏四节站桩。

心肾相交9次：

动作：站桩姿势，两臂带动两手，臂稍向里弯，抱球，配合吸气，稍向下丹田合拢，合到两手距离小于3.3cm为止。然后两臂带两手配合呼气缓缓向外展开，掌心向外，展到靠近环跳穴时，掌心翻向里贴于环跳穴处。

疏肝理肺9次：

动作：由站桩预备式开始，两臂前伸，配合吸气，如捧物向上提，提到膻中穴处合十。随后双臂配合呼气悠悠向左右两侧平伸，伸时掌心向外。伸展后以大雁落地之态势配合吸气，两臂带动两手落到原处。两套动作做完，站桩10～15min。

强身健脾9次：

动作：由站桩预备式开始，配合吸气，腰向左后弯，右手由右向上做托天动作，左足随着提起成金鸡独立势。随着呼气，右手向头顶划圆弯至左足，手心向外，最后配合吸气复原姿势。然后如上式一样，腰再向右后弯，左手由左向上托天，右足随着提起成金鸡独立势，随着配合呼气，左手向头顶划圆探左足，掌心向外，最后再配合吸气复原姿势。

滋阴补肾9次：

动作：由站桩预备式开始，两手随吸气由腿外侧向上提至膻中穴。掌心向上，随着两臂内旋屈腕，掌心向上，配合呼气，两臂高举并撑圆。再随着配合吸气，两手由前向下，腰背配合呼吸自然弯曲，两手直下至指尖插地，最后恢复预备式。这两套做完，再练站桩功10～15min。

③练太极拳两遍。

④摇摆功9次。

动作：由站桩预备式开始，先迈出左脚，身体重心前移，两脚尖着地，两脚后跟踮起。大足趾和二足趾用力抓地，两臂自然向左边摆动，同时用鼻吸气，随两脚跟着地，配合呼气。右脚向前迈一步，两脚尖着地，两脚跟踮起，双臂由胸前抬起，向左右分开，犹如凤凰展翅飞翔之势,同时用鼻吸气。然后双腿弯曲下蹲,双手扶在膝上,同时呼气。起身不复原,再做第二次动作,做完9次。

⑤练太极剑两次(动作从略)。

2. 气功疗法的注意事项

(1)选择合适的练功场所:选择练功场所以空气清新、环境安静为原则。在旷野花草树木茂盛的地方练功尤好,公园及树林相对安静之处也为练功较适合的场所。有人认为,糖尿病病人应在柏树、梧桐树旁练功,而不宜在枯树、桃树旁练功。古坟、厕所、垃圾站、排污渠附近,切不可作为练功场所。烈日直射、寒风凛冽、暴风骤雨、电闪雷鸣的恶劣条件下,也不宜练功。至于重症或体弱病人,不能到户外活动,也可在家中,在相对安静的环境里习练,同样可取得一定疗效。

(2)练功时间的选择:练功时间一般应掌握在子、午、卯、酉四个时辰,也可根据各功法的不同要求,具体决定。有人认为,午、未、申、酉、戌、亥六阴时练功,可滋阴降火,有益于糖尿病病情的控制。我们体会糖尿病病人可以在晨起和临睡前各练一次功,如此不会打乱正常的生活起居规律,便于长期坚持。长期坚持练功,自然会收到一定疗效。

(3)练功时的方位选择:练功时所采用的方位,一般主张面向西、面向南、面向东,或白天面向太阳的方位,夜晚面向月亮的方位,有人认为,面向北,可滋肾水。我们体会,练功时应掌握前空后虚,如背靠大山,面向平川;如背靠房屋,面向场院;如背靠大树,面向旷野;如背靠墙壁,面向门窗,这样便于安神定志,调心调息。

(4)练功功法的选择:气功功法和流派很多,选择功法应该慎重。一般要遵循动静结合的原则。由于不同的糖尿病病人,具体体质、病因、病机各有特点,选择功法也当有所区别,最好在医生指导下,辨证练功。在前面谈到的各种功法中,静功以内养功、因是子静坐法为主,通过练静功,可以从整体上培补元气,调整阴阳。动功以八段锦等为主,可进行有针对性的脏腑功能调整,以疏通全身气机,通经活络,使一身气血调畅。叩齿漱津功,简便易行,有滋阴降火之功,所有糖尿病病人均可习练此功,并可收到较好疗效。

(5)练功者的心境:《内经》说:"恬淡虚无,真气从之,精神内守,病安从来",这既是常人养生的基本原则,更是对练功者的基本要求。糖尿病病人要尽量避免不良情绪的刺激,勿大怒、大喜、大悲,宜长期保持乐观情绪,在良好的心境下习练气功。

(6)练功前的准备工作:练功前不能过饱、过饿、过于劳累,要穿平底鞋、宽松的衣服,并排空大小便,放松腰带,以免影响气机的畅行。练功前20min,则应停止各项剧烈的体力劳动和脑力劳动,如跑步、下棋、打扑克等,以保持练功时全身肌肉放松、心情平静,有利于调息和入静。

(7)练功中的注意事项:练功主要是通过调形、调息、调神而收效。调形即调身,强调全身放松,松而不弛。调息,吸气宜深,呼气宜缓,一呼一吸皆随动作进行,在意念控制下进行。调神即调心、调意,"练气不识意,其气从何据",练功的动作、呼吸均应在意念控制下进行,以达到专心一意、万念俱空、物我两忘之境。

(8)收功时的注意事项:练功强调一个"静"字,一个"稳"字。心境要静,环境要静,起功要静,收功要稳。特别是收功,不可急躁而匆匆结束,一定要静守丹田片刻,在气归丹田后,缓缓收功。应避免练功过程中,突然转干他事。

应该强调的是,对气功必须有客观的认识。任何内气均不可一朝一夕养成,任何外气均不能立起沉疴，所以，应教育糖尿病病人，在相信气功疗效的同时，不要迷信某种功法，尤其不能在练功中盲目乐观，冒然把治疗糖尿病的药物停下，否则将会带来严重后果。

（四）食疗康复疗法

在西方国家中，最早提出糖尿病饮食管制的是 John Rollo（1796 年），而在我国唐代，孙思邈（581—682）《千金方》就非常明确地指出：消渴病病人，“所慎者三：一饮酒，二房室，三咸食及面”，同时代的王焘《外台秘要》更指出：“此病特忌房室、热面并干脯、一切热肉、粳米饭、李子等”，孙思邈和王焘均强调，不节饮食，“纵有金丹亦不可救”！可见我国古代医家对饮食治疗的重视。

1. 食疗康复疗法的基本精神

（1）控制总热量，合理配餐：糖尿病饮食是低热量饮食，而非低糖饮食，一般要求低脂，适当碳水化合物和蛋白质。

粮食：一般每天 4 ~ 8 两。年轻的、不爱吃肉的重体力劳动者，也不应超过 9 两。

肉类：完全不吃肉食，会引起营养不良，而且可能造成多吃主食的现象，所以，一般各种肉食总量每天可掌握在 1 ~ 3 两，以鸡、鱼肉、瘦猪肉、瘦牛羊肉为宜。

豆制品：可补充蛋白质，对血糖影响不大，每天可进食 1 ~ 3 两，如吃豆腐则可加倍。但如已发生糖尿病肾病，则不宜再进食豆制品。

蛋类：鸡蛋可补充蛋白质，每天 1 个较为适宜。过多会增高血胆固醇。若是仅吃鸡蛋白，可以每天吃 2 ~ 3 个。

牛奶：能补充蛋白质、维生素和钙，减少主食摄入，每天最好有半磅到 1 磅牛奶（1 磅 = 0.4536kg）。

蔬菜：绿色蔬菜尽量多吃。蒜苗、扁豆含糖量较高，不宜多吃。相反，西葫芦、西红柿、胡萝卜其实含糖并不太多，可以适当多吃。

水果：水果对糖尿病并非禁忌，含糖低的水果尤其如此。但水果最好不要在正餐前后吃，可在午睡后或晚睡前作为加餐，吃一个梨、苹果，或吃一斤以下的西瓜。

油：每天油脂总量以不超过 1.5 两为宜，包括各种副食和多种零食中所含的油脂。病人每日摄入的植物油不应超过 1 两，动物油不应超过半两。平素应少吃煎、炸食品，多食凉拌、蒸煮食品。

（2）定时定量，少食多餐：进食时间和数量均宜固定。病人每天多吃几顿，每顿少吃点，可避免血糖骤然升高。基本上要做到一天不少于三餐、一餐不多于 2 两。

（3）清淡饮食：糖尿病病人饮食应清淡，不吃甜食，少吃咸食，可减少高血压和水肿的发生。

（4）高纤维饮食：要保持大便通畅，高纤维饮食具有良好作用。糖尿病病人平素应多吃些粗粮（如燕麦片、苦荞麦、玉米）、干豆、绿色蔬菜、果胶、藻胶、魔芋等。

（5）多喝水，少饮酒，不吸烟：糖尿病病人应多饮水，戒烟酒。限制饮水，可使血液浓缩，体内废物排不出去，往往使病情加重。

2. 中医辨证用膳原则　中医治病的精华在于辨证论治，所以临床选用食疗方也应该从病人的具体病情出发。实践证明：基于中医“证候”的辨证用膳与基于西医“病名”的辨病用膳相结合，针对性选用食疗方法，确可提高疗效。

3. 常用中医食疗药膳处方举例

(1)山药炖猪胰子:每日以山药100g、猪胰子1只,同炖,饮汤并食山药。

(2)炒黄鳝丝:每日取用60~90g黄膳鱼,切成丝或段,加佐料适量,炒吃。

(3)南瓜汤:南瓜500g,煮熟,连汤服下。

(4)苦瓜炒肉:鲜苦瓜50~100g,瘦猪肉50g,同炒,一日吃完。

(5)冬瓜海米汤:冬瓜100g,海米适量,加汤料少许,熬汤饮用。

(6)三豆饮:绿豆100g,黑豆50g,赤小豆50g,共熬同煮,吃粥喝汤。

(7)芡实鸭:老鸭1只,芡实100g,食盐适量。芡实纳入鸭腹内,沙锅文火同煮2h后,加食盐调味食之。

(8)西瓜翠衣饮:西瓜皮、冬瓜皮适量,天花粉12g,加水煎煮,当茶饮。

(9)洋葱炒胰片:洋葱150g,猪胰2只,黄酒、姜、盐、味精适量。猪胰用沸水烫后切片,加适量黄酒、姜汁、盐渍15min。洋葱切丝,用油炒熟,倒入胰片,调味煮沸,即可食用。

(10)猪胰海参蛋:海参、猪胰、鸡蛋各1只,先将海参泡发切片与猪胰同炖,熟烂后放鸡蛋,加酱油调味,每日一次。

(11)黄芪山药粥:黄芪30g,山药60g研粉。先将黄芪煮汁300ml,加山药粉搅拌成粥,每日1~2次。

(12)枸杞炖兔肉:枸杞子15g,兔肉250g,加水适量,文火炖烂熟后,加盐调味,饮汤食肉,每日1次。

(13)参杞珍:人参3g,枸杞子30g,加水1500ml,文火久煎,当茶饮。

(14)蚌肉苦瓜汤:苦瓜250g,蚌肉100g,共煮,油盐调味,食用。

(15)素丝炒芹菜:芹菜450g,胡萝卜80g,水发冬菇50g,素油50g,精盐2g,葱花5g,味精1g,按日常方法炒食。

(16)菠菜内金汤:菠菜做汤,加放焙干研末的鸡内金即可,对糖尿病有辅助治疗作用。

(17)煮芋头:魔芋60~90g,煮食,每日2次。

(18)竹笋肚片:猪肚250g,竹笋100g。猪肚洗净切薄片,经沸水淋冲,竹笋切片对水焯熟。蒜头一瓣,切片用油爆香,加入肚片、黄酒炒熟,再入笋片,调味煮沸,即可食用。

(19)豆面松包:黄豆面、玉米面各200g,白面100g,混合加入30℃温水调开的鲜酵母及适量水,揉成光滑的面团待醒后揉搓分用,用旺火蒸熟,可作为主食。

(20)人参鸡子白:人参3g,加鸡蛋白一只,调服。

(21)内金猪胰汤:鸡内金15g,猪胰子50g,同煮加少许食盐,喝汤吃肉。

(22)乌梅石榴汁:乌梅30g,石榴50g,共取汁,或同煮取汁,当茶饮。

(23)枸杞山楂柚子汁:枸杞15g,山楂15g,柚子1枚(或柑橘1枚),共取汁,或打浆饮用。

(24)梅花汤:用糯米、桑白皮煎汤,渴则饮,不拘时候。

(25)猪脊汤:大枣、新莲肉、广木香、甘草、雄猪脊骨,同煮喝汤。

(26)神效煮兔方:兔1只,桑白皮250g,共煮至烂熟,尽力食肉,并饮其汁。

(27)鹿头方:鹿角1只,五味子适量,煮烂,吃肉喝汤。

(28)猪胰麦芽汤:生猪胰150g,麦芽300g,水1000~1200ml,煎成600~800ml,当茶饮,每次200ml。

(29)消渴粥:枸杞子、鸡内金、山药,共研为细面,熬粥饮用。

(30)奶茶:牛奶1磅,加水适量,煮至水沸,稍加食盐、绿茶,片刻即可饮用。

(五)运动康复疗法

18世纪,Joho Brown曾提到糖尿病运动治疗,其后Joslin更把运动疗法提到与饮食疗法同等重要的地位。在我国,隋代巢元方《诸病源候论》(610年)在消渴病治疗中就曾称"先行一目二十步,多者千步,然后食"。唐代孙思邈《千金方》、王焘《外台秘要》就对消渴病的运动疗法更为重视,其中王焘曾提出:消渴病病人"不欲饱食便卧,终日久坐……人欲小劳,但莫久劳疲极,亦不可强所不能堪耳",极其辩证地阐明糖尿病运动疗法的原则。实践证明:某些轻型2型糖尿病病人,不用药物治疗,仅靠体育疗法配合控制饮食,就可使血糖得到良好控制,说明运动疗法用于糖尿病是切实可行的。

但并非所有糖尿病病人,在任何情况下都可接受运动疗法。一般说来:2型糖尿病肥胖者,血糖在11.1~16.7mmol/L(200~300mg/dl)以下者,以及1型糖尿病稳定期的病人均适用。但重症糖尿病病人、有急慢性严重并发症并处于进展期的病人,以及饮食减少、呕吐、腹泻、有低血糖危险的病人,不宜过度运动。口服降糖药,或注射胰岛素后运动时,应随身带一些饼干、糖果,注意预防因运动诱发的低血糖反应。

运动锻炼的方式多种多样,包括床上运动、室内运动、户外散步、步行、跑步、骑自行车、做广播操及各类健身操、太极拳、八段锦、五禽戏、球类活动、游泳、滑雪及划船等,病人可根据具体病情,按循序渐进、逐步增加运动量的原则,酌情选用。拟资料显示:步行30min约耗能418.4J,快步和骑自行车每小时耗能1255.2J,跳舞每小时耗能1387.21J,球类运动每小时耗能1673.6~2092J,不同运动方式的耗能量是有差别的。其中散步运动,很适合老年糖尿病病人。

最后,特别要提出的是太极拳。作为我国人民传统的健身运动,太极拳有轻松、自然、舒展、柔和的特点,内功与外功相结合,呼吸、意念、运动三者相统一,对糖尿病病人非常适宜。实践证明:太极拳可调节糖尿病病人的血糖、血脂、血压,对糖尿病病人,尤其是2型糖尿病肥胖病人,预防慢性血管神经并发症的发生确有作用。

(六)心理康复疗法

糖尿病的发生与过度紧张、人际关系不良、突发生活不幸等社会、心理不良刺激有关。临床观察又发现,大多数糖尿病病人除多饮、多食、多尿、消瘦等症状外,还不同程度地存在着精神、思维、情感、性格等方面的心理障碍和情志活动的异常,如过度忧思、心烦不安、紧张恐惧、急躁易怒、悲观哀伤等。单纯药物治疗受到一定限制,应配合心理疗法,身心同治。对此,中国古代医家非常重视,金元名医刘河间、张子和都曾强调过消渴病"不节喜怒,病已而可复作",强调治疗消渴病必须首先排除不良情绪。研究发现,A型性格的人易患糖尿病,再一次印证《内经》心刚多怒者易患消渴的观点。有人则归纳糖尿病病人常见的消极心理性格异常为悲观型、恚怒型、忧思型、抑郁型、盲目乐观型五个方面,建议根据病人不同的性格情况,进行针对性的心理治疗,很有实际意义。

悲观型的病人,性格内向,性情孤僻,悲观哀伤,一遇病情加重,或出现并发症,则易悲观失望,不愿与医生合作,对治疗缺乏信心,有的甚至产生轻生的念头。临床可表现为心悸失眠,多梦易惊,呆滞无神,食欲减退,悲伤欲哭,不食不睡,治疗当行畅怀治疗法,医者当给予语言诱导,使病人振奋精神,树立起战胜疾病的信心。因为过度悲哀对病情不利,心情舒畅则血糖易于控制。嘱病人多与疗效好的病友交谈,学习糖尿病自我调治知识,使病人真正认识到系统治疗、科学管理的意义,努力减轻其心理负担,让病人走出悲观绝望的误区。

恚怒型的病人,性情急躁,自制力差,遇事不冷静,容易激动,治疗上缺乏耐心,常常不能配合医护人员治疗。临床可表现为急躁易怒,失眠多梦,头晕头胀,胸闷胁痛,咽干口苦。此时,医生应告知病人郁怒可使血压升高,使血糖控制难度加大,增加发生糖尿病脑病、眼病的机会,使病人了解糖尿病是一种病因复杂、缓慢进展的疾病,治疗是一个长期的艰苦的过程,以使病人努力克服急躁情绪,坚持接受科学治疗。

忧思型的病人,平时谨小慎微,多愁善感,经不住不良情况的刺激。一旦疗效较好,则高兴万分,一旦病情反复,则忧思忡忡。其临床特征为忧愁焦虑,愁容满面,太息频频,失眠多梦,纳食不香。医生应嘱病人多参加有益身心的活动,多与友人谈心,多与家人一起做户外运动,甚至外出郊游。培养病人对琴棋书画、栽花养鸟的兴趣,务使病人情绪放松,以分散和转移其对疾病痛苦的注意力,如此,有利于糖尿病控制。另外,《内经》还有情志相胜,"怒胜思"之说,在病情允许的情况下,也可通过激将法,而使病人克服过度忧虑病情的不良情绪。

抑郁型的病人,胆小多疑,遇事不愿向别人诉说,心情郁闷,不能排解。其临床特征为情绪不宁,胸膈满闷,胸胁胀痛,嗳气不舒,纳谷不香。具有与悲观型、忧思型相类似的症状。应注意培养病人多种兴趣,扩大其交际面,家属应多关心病人的生活,务使病人感觉到社会和家庭的温暖。情绪不宁的焦虑病人,可通过练习气功,调神调息,以求得情绪安定。

另外,临床上还常有一些盲目乐观型的病人,或病情较轻,或是对糖尿病及其并发症的严重危害认识不足,思想上不重视,麻痹大意、满不在乎、盲目乐观,行动上不遵医嘱,不能规律用药,不能严格控制饮食,生活居处随意安排,这对于糖尿病的康复十分不利。医生应对病人加强教育,应使病人增加糖尿病知识,了解糖尿病发生发展的规律,接受轻症糖尿病控制不良则日久发生严重并发症的教训,以使其从心理上真正引起重视,行动上积极与医生取得配合。

七、并发症的中医康复治疗

糖尿病并发症包括糖尿病酮症酸中毒、糖尿病非酮症性高渗综合征、糖尿病乳酸性酸中毒等急性并发症和糖尿病性心脏病、糖尿病脑血管病变、糖尿病肾病、糖尿病视网膜病变、糖尿病周围神经与自主神经病变、糖尿病足坏疽等慢性血管神经并发症。我们在此重点讨论糖尿病慢性血管神经并发症的中医康复疗法。

(一)糖尿病性心脏病

糖尿病性心脏病包括糖尿病心脏微血管病变、大血管病变、心肌病变、心脏自主神经功能紊乱所引起的心律失常和心功能不全,往往同时伴有冠状动脉粥样硬化性心脏病及高血压心脏病。临床表现有如下特点:①休息时心动过速:心率>90 次/分,甚至可达 130 次/分,且心率增加,不受深呼吸、突然起立等影响。②心绞痛:冠心病病人常表现为不稳定型劳力性心绞痛和变异性心绞痛的典型症状,而糖尿病合并冠心病病人,症状常不典型,在年龄 40 岁以上病程 20 年以上的病人中,症状不典型者尤其多见。③无痛性心肌梗死:糖尿病病人发生心肌梗死,症状不典型,约有 42% 可无痛,仅有恶心、呕吐、充血性心力衰竭,或心律不齐、心源性休克,甚至仅见疲乏等,预后差,易于漏诊、误诊。④体位性低血压：当病人从卧位起立时，如收缩压下降>20mmHg、舒张压下降>10mmHg，为体位性低血压，是糖尿病神经病变的晚期表现。⑤猝死：糖尿病心脏病病人常因各种应激、感染、手术麻醉等，在不知不觉中，发生严重心律紊乱、心源性休克、猝死，其病死率占糖尿病病人病死率的80%，其中53%因合并冠心病而死亡。心肌梗死可能是20%～50%糖尿病病人的死亡原因。所以，糖尿病病人应注意心血管并发症的防治。

糖尿病性心脏病相当于祖国医学消渴病继发胸痹心痛、真心痛、厥心痛、心悸、水肿、胀满、支饮等病证，是消渴病日久，伤阴耗气，气阴两虚以致阴阳俱虚，气滞痰湿痹阻心脉，络脉瘀阻，或阳虚饮聚，或血瘀水停所致。

1. 中药康复疗法

（1）消渴病胸痹心痛的中医辨证用药

①痰湿痹阻胸阳

[辨证要点]心胸憋闷，疼痛彻背，形体肥胖，神疲眠差，口干不喜饮，舌暗苔白腻，脉弦滑或细滑。

[治法]化痰除湿，宽胸开痹。

[方剂]瓜蒌薤白半夏汤加味。

②痰热痹阻胸阳

[辨证要点]心胸憋闷，胸痛背沉，心烦失眠，或有干呕，口中黏腻，神疲多梦，大便干结，心下按之则痛，舌质暗红，苔黄腻，脉弦滑或滑数。

[治法]化痰清热，宽胸开痹。

[方剂]小陷胸汤加味。

③气滞血瘀

[辨证要点]胸闷胸痛，胸胁胀痛，刺痛，疼痛发作与情绪有关，善太息，或有口苦，情志不舒，月经不调，经有血块，舌质紫暗，苔白起沫，脉弦沉。

[治法]理气活血。

[方剂]血府逐瘀汤加味。

④气虚痰阻，气滞血瘀

[辨证要点]心痛时作，气短乏力，脘腹痞胀，二便不调，纳食不香，舌胖暗淡，苔白腻，脉沉细而滑，或弦滑。

[治法]益气化痰，顺气活血。

[方剂]六君子汤、五磨饮子、香苏散化裁。

⑤气阴两虚，气滞血瘀

[辨证要点]心痛时作，胸闷气短，口干咽燥，疲乏无力，大便偏干，舌质暗红或嫩红有裂纹，少苔或薄白苔，脉细数或弦细数。

[治法]益气养阴，理气活血。

[方剂]生脉散、香苏散、丹参饮化裁。

（2）消渴病心悸、怔忡的辨证论治

①阴虚火旺

[辨证要点]心悸不宁，失眠多梦，心中烦躁，五心烦热，咽干口燥，腰膝酸软，舌质红，舌苔黄，脉沉细数。

[治法]滋阴降火,清心宁神。

[方剂]天王补心丹、黄连阿胶汤、五参丸化裁。

②气阴两虚

[辨证要点]气短乏力,动则心悸气喘,口干咽燥,体虚汗出,舌质暗红或淡红,苔薄,脉细数,或脉短,脉三五不调。

[治法]益气养阴,养心宁神。

[方剂]生脉散、升陷汤、易老麦门冬饮子化裁。

③阴阳俱虚

[辨证要点]心悸怔忡,气短乏力,咽干口燥,畏寒肢寒,腰膝酸软,舌淡暗,苔薄白,脉象结代,时快时慢。

[治法]滋阴养血,通阳复脉。

[方剂]炙甘草汤、三甲复脉汤化裁。

(3)消渴病支饮、水肿的辨证论治

①心气虚衰,血瘀水停

[辨证要点]心悸气短,胸闷喘逆,不能平卧,脘腹胀满,胁下痞块,肢体浮肿,大便稀溏或便下不爽,舌暗淡,脉细弱而数。

[治法]益气宁心,活血行水。

[方剂]升陷汤、木防己汤、葶苈大枣泻肺汤、四君子汤化裁。

②气阴俱虚,血瘀水停

[辨证要点]心悸气短,咳逆气喘,不得平卧,动则加甚,口干咽燥,尿少浮肿,舌质暗红,舌苔薄白,脉象沉细而数。

[治法]益气养阴,活血行水。

[方剂]生脉散、升陷汤、易老麦门冬饮子、葶苈大枣泻肺汤化裁。

③阴阳俱虚,血瘀水停

[辨证要点]心悸气短,喘逆喘息,不能平卧,面色黧黑,唇甲紫绀,尿少,肢体浮肿,畏寒肢冷,舌质暗淡有瘀斑,脉象沉细微数。

[治法]益气养阴,温阳活血,通阳利水。

[方剂]生脉散、升陷汤、真武汤、葶苈大枣泻肺汤、防己茯苓汤化裁。

2. 其他康复疗法　糖尿病性心脏病在严格控制血糖的同时,应控制好血压,戒烟戒酒,控制体重,控制脂肪饮食,避免情绪激动、过分劳累、饮酒、饱食、受寒等可能诱发心梗的因素。具体饮食原则,首先应控制总热量,限制脂肪摄入量,限制胆固醇摄入量;碳水化合物以高纤维素食物为宜;有饥饿感时,随时可用富含维生素 C、维生素 E 和镁的绿色蔬菜来补充。食疗方如人参天冬粳米粥、桃仁梗米粥、莪术猪心汤、丹参山楂饮、参叶茶、海带汤等,可以选用。

(二)糖尿病性脑血管病

糖尿病并发脑血管病变的机会明显多于非糖尿病病人。据统计,其发病率为 16.4% ~ 18.6%。其中,我国糖尿病病人死于脑血管病变者要远高于欧美各国。糖尿病脑血管病变具有以下几方面临床特征:①多发生于 50 岁以上老年人,男性多于女性。②糖尿病脑血管病变以缺血性病变多见,尤以多发性腔隙性脑梗死为多见。③发生在椎基底动脉系统供应区的梗塞灶较多,其中以丘脑、脑干、小脑梗塞居多。病人可表现为眩晕,呕吐,共济失调,呆傻等,半身不遂症状可能不典型。④糖尿病脑血管病变易反复多次出现。⑤糖尿病脑血管病变的发生和预后与高血压密切相关。⑥糖尿病脑血管病变病情重,恢复难,预后差,病死率为19%左右,其死亡原因以合并肺部感染为最多,其次为心衰和高渗性糖尿病昏迷。

糖尿病脑血管病变,相当于祖国医学消渴病继发中风、风眩、仆击、偏枯等病症,《素问·通评虚实论》指出:消瘅、仆击等病皆为富贵人过食厚味所致;金元名医李东垣《兰室秘藏》记载:消渴病人见"上下齿皆麻,舌根强硬,肿痛,四肢萎弱";明代戴元礼《证治要诀》也指出:"三消久之,精血既亏,或目无所见,或手足偏废,如风疾"。古今医家在治疗糖尿病脑血管病变方面积累了丰富的经验。中医学认为:消渴病阴虚热结,久治不愈,阴伤的同时,气亦暗耗。气阴两虚,可以致血瘀脉痹,热结又可以灼液为痰,故可致痰瘀痹阻脑络。加以阴虚阳亢,一旦惹动肝风,则可成风痰瘀热互结之症,而使脑窍蔽塞,神机失用,从而出现偏瘫、失语、神昏、口舌歪斜、头痛、眩晕、偏盲等证候。可称为消渴病中风。

具体治疗请参看第十章第一节。

(三)糖尿病肾病

糖尿病肾病即糖尿病性肾小球硬化症,其发生率一般随着糖尿病病程的延长而增加。据统计,1型糖尿病有50%的病人死于肾功能衰竭,而2型糖尿病有5%~10%的病人死于肾功能衰竭。糖尿病肾病临床上可分为早中晚三期。早期病人缺少可与糖尿病相鉴别的特异性症状,尿常规化验可以阴性,24h尿蛋白定量可在500μg以下,但尿白蛋白排泄率异常,一般大于20μg/min,此期可见尿多症状,或有腰酸腰痛等,血清肌酐小于132.6μmol/L(1.5mg/dl),内生肌酐清除率正常或增高,超过120ml/min。中期病人为肾功能失代偿期,多有明显的水肿和蛋白尿,小便多泡沫,血清肌酐大于或等于132.6μmol/L(1.5mg/dl),但不超过442μmol/L(5mg/dl),内生酐清除率小于80ml/min,而大于20ml/min。晚期病人为尿毒症期,可见水肿、胀满、呕逆、厌食、尿少、大便不调、心悸、气喘、抽搐等多系统症状,普遍存在贫血及水电解质紊乱、酸碱平衡失调,血清肌酐≥442μmol/L(5.0mg/dl),内生肌酐清除率小于20ml/min,此时内科保守治疗很难取效,一般应接受透析和肾移植疗法。

糖尿病肾病相当于中医学消渴病继发的尿浊、水肿、胀满、肾劳、关格,与古代所谓"肾消"也有密切相关。中医学认为糖尿病肾病是消渴病日久不愈病情发展的结果,除重视肾元素亏的体质因素外,还强调情志郁结、饮食失宜、失治误治等。《内经》指出:肾脆则善病消瘅易伤,意思是消渴病病人哪一脏先天不足,病变发展就容易发生哪一脏合并症,强调发病的内因。临床观察发现:糖尿病肾病确实皆有肾虚病机。消渴病日久不愈,阴虚热结进一步发展,则成气阴两虚、热结血瘀症。早期,肾气虚,肾精不固,则精微下流;肾气虚,气化不行,则水湿内停,故可出现尿蛋白、水肿表现,为消渴病尿浊、消渴病水肿。病情再进一步发展,气阴两虚进展为气血阴阳俱虚,水湿内停,肾元虚衰,浊毒内留,三焦闭塞,五脏受累,气机逆乱,则可出现胀满、尿少、呕逆不能食、二便不畅危症。属于中医学消渴病肾劳、消渴病关格范畴。

1. 中药康复疗法　糖尿病肾病证候学研究发现:糖尿病肾病早中期普遍存在肾气不足,同时本虚证可兼有阴虚、阳虚,或阴阳两虚,其中气阴两虚最为多见。标实证有血瘀、气滞、痰湿、热结、湿热、水湿之分,其中以血瘀、热结、痰湿为多见。而糖尿病肾病中晚期肾元虚衰,浊毒内生,普遍存在气血亏虚,本虚证可兼有阴虚、阳虚,甚或气血阴阳俱虚,三者均存在气血之虚。标实证有血瘀、气滞、痰湿、结热、湿热、水湿、浊毒、痰阻、饮停、动风、动血、窍闭之分,病人普遍存在浊毒内留证候。所以,糖尿病肾病不同阶段,辨证论治方案当有所区别。根据正虚定证型,以标实定证候的精神,我们把糖尿病肾病早中期分为三型六候,把晚期分为三型十一候。

(1)早中期(消渴病尿浊、消渴病水肿)

1)本虚证三型

①阴虚型(气虚、阴虚证同见)

[辨证要点]神疲乏力,腰膝酸软,四肢困倦,气短自汗,易感,口燥咽干,腰膝酸软,五心烦热,心烦失眠,午后发热,盗汗,尿频量多,口渴欲饮,舌质淡红,或舌红体瘦,苔薄黄或少苔,脉沉细或数。

[治法]滋肾固肾。

[方剂]四君子汤、参芪地黄汤、二至丸、金锁固精丸、清心莲子饮等方化裁。

②阳虚型(气虚、阳虚证同见)

[辨证要点]神疲乏力,心悸气短,夜尿频多,或有尿少浮肿,腰膝冷痛,畏寒肢冷,阳痿早泄,手足背冷凉,大便溏稀,舌体胖大,有齿痕,舌苔白或灰腻水滑,脉沉细无力。

[治法]温阳益气,固肾培元。

[方剂]四君子汤、济生肾气丸、人参汤、水陆二仙丹、五苓散等方化裁。

③阴阳俱虚型(气虚、阴虚、阳虚证同见)

[辨证要点]神疲乏力,气短懒言,口干咽燥,腰膝冷痛,怕冷怕热,阳痿早泄,妇女月经不调,或手足心热而手足背冷凉,大便时干时稀,舌体胖大,有齿痕,舌苔白或灰腻,脉沉细无力。

[治法]滋阴助阳,固肾培元。

[方剂]黄芪汤、金匮肾气丸、右归丸、二仙汤、玄菟丸、五子衍宗丸等方化裁。

2)标实证六候

①血瘀证

[辨证要点]唇舌紫暗,腹腰背手足刺痛,肢体麻木,偏瘫,脉沉弦,或涩。

[治法]活血化瘀。

[方剂]桃红四物汤、下瘀血汤、丹参饮等方化裁。

②气滞证

[辨证要点]胸脘胀满,纳食不香,情志抑郁,腹满痛得矢气则舒,善太息,舌暗苔起沫,脉弦。

[治法]理气开郁。

[方剂]四逆散、大七气汤、五磨饮子、柴胡疏肝散等方化裁。

③痰湿证

[辨证要点]形体肥胖,神疲喜卧,胸脘满闷,肢体困重,口淡口腻,舌苔白腻,脉滑。

[治法]化痰除湿。

[方剂]二陈汤、指迷茯苓丸、白金丸等方化裁。

④热结证

[辨证要点]口渴多饮,多食,大便干结,小便频多,喜凉,舌红苔黄干,脉滑数而实。

[治法]清泄结热。

[方剂]三黄丸、黄连解毒汤、增液承气汤、凉膈散等方化裁。

⑤湿热证

[辨证要点]头晕沉重,脘腹痞闷,四肢沉重,口中黏腻,大便不爽,小便黄赤,舌偏红,舌苔黄腻,脉滑数或濡数滑、弦滑。

[治法]清热化湿。

[方剂]三仁汤、四妙散、茵陈蒿汤等方化裁。

⑥水湿证

[辨证要点]面目及肢体浮肿,或小便量少,四肢沉重,舌体胖大有齿痕,苔水滑,脉弦滑,或沉。

[治法]利水除湿。

[方剂]五苓散、五皮饮、导水茯苓汤等方化裁。

(2)晚期(消渴病肾劳、消渴病关格)

1)本虚证三型

①阴虚型(气虚、血虚、阴虚同见,兼浊毒内停)

[辨证要点]神疲乏力,口燥咽干,乏力体倦,头晕心悸,腰膝酸软,五心烦热,心烦失眠,多饮尿频,皮肤瘙痒,灼热干燥,或小腿抽筋,厌食烧心,呕恶吐酸,舌略红瘦,苔薄黄或少苔,脉沉细或数。

[治法]益气养血,滋阴补肾。

[方剂]当归补血汤、八珍汤、六味地黄汤、麦味地黄汤、归芍地黄汤、杞菊地黄汤、升降散、三黄丸等方化裁。

②阳虚型(气虚、血虚、阳虚同见,兼浊毒内停)

[辨证要点]神疲乏力,体倦懒言,畏寒肢冷,头晕心悸,腰膝冷痛,腹胀喜暖,厌食恶心,呕吐清水,大便稀溏,嗜卧,夜尿频多,小便清长,皮肤湿痒,舌胖大,舌质淡暗,脉沉细无力。

[治法]益气养血,温阳补肾。

[方剂]当归补血汤、十全大补汤、济生肾气丸、人参汤、温脾汤、大黄附子汤等方化裁。

③阴阳俱虚型(气血阴阳俱虚)

[辨证要点]神疲乏力,头晕耳鸣,心悸气短,咽干口燥,口中尿味,心烦失眠,腰膝酸冷,手足心热而手足背寒,自汗盗汗,夜尿频多,或尿少水肿,厌食,恶心呕吐,大便时干时稀,舌体胖大,暗淡有齿痕,舌苔黄或灰腻,脉沉细或沉细而数。

[治法]滋阴助阳,益气养血,补肾培元。

[方剂]当归补血汤、人参养荣汤、金匮肾气丸、右归丸、大补元煎、大黄甘草饮子等方化裁。

2)标实证十一候

①结热证

[辨证要点]口渴多饮,多食易饥,烦热喜凉,大便干结,小便黄赤,舌红苔黄干,脉滑有力,或滑数。

[治法] 清泄结热。

[方剂] 三黄丸、黄连解毒汤、增液承气汤、凉膈散等方化裁。

②湿热证

[辨证要点]头晕沉重，脘腹痞闷、胀满，腰腿酸困，肢体沉重，口中黏腻，大便不爽，小便黄赤，皮肤或外阴瘙痒流水，妇女白带量多色黄，舌偏红，舌苔黄腻，脉滑数，或濡滑。

[治法] 清热化湿。

[方剂] 三仁汤、四妙散、茵陈蒿汤等方化裁。

③郁热证

[辨证要点]口苦，咽干，头晕目眩，耳鸣耳聋，心烦眠差，恶心欲呕，食欲不振，胸胁苦满，嗳气，舌略红，舌苔略黄，脉弦或弦数。

[治法] 清解郁热。

[方剂] 丹栀逍遥丸、小柴胡汤、大柴胡汤等方化裁。

④痰热证

[辨证要点]头晕头沉，心胸烦闷，咳吐痰黄，失眠多梦，舌红，舌苔黄腻，脉滑或滑数。

[治法] 化痰清热。

[方剂] 小陷胸汤、黄连温胆汤等方化裁。

⑤气滞证

[辨证要点]情志抑郁，胸胁脘腹胀满，嗳气，善太息，腹满痛得矢气则舒，舌暗苔起沫，脉弦。

[治法] 理气开郁。

[方剂] 四逆散、大七气汤、五磨饮子、柴胡疏肝散等方化裁。

⑥血瘀证

[辨证要点]定位刺痛，夜间加重，肢体麻痛，或偏瘫，肌肤甲错，口唇舌紫，或紫暗、瘀斑、舌下络脉色紫怒张，脉弦或涩。

[治法]活血化瘀通络。

[方剂]血府逐瘀汤、膈下逐瘀汤等方化裁。

⑦痰湿证

[辨证要点]胸闷脘痞，咳吐痰多，纳呆呕恶，形体肥胖，头晕头沉，肢体沉重，舌苔白腻，脉滑。

[治法] 化痰除湿。

[方剂] 二陈汤、指迷茯苓丸、白金丸等方化裁。

⑧风阳证

[辨证要点]头痛眩晕，面红目赤，烦躁易怒，口苦咽干，耳鸣耳聋，颈项强痛，甚则肢体抽搐、震颤，舌红，脉弦。

[治法] 潜阳熄风。

[方剂] 镇肝熄风汤、天麻钩藤饮等方化裁。

⑨痰饮证

[辨证要点]背部恶寒，咳逆倚息不得卧，或胸膺部饱满，咳嗽引痛，或心下痞坚，腹胀叩之有水声，肠鸣，舌苔水滑，脉沉弦，或弦滑。

[治法] 通阳化饮。

[方剂] 苓桂术甘汤、茯苓甘草汤、木防己汤、葶苈大枣泻肺汤等方化裁。

⑩水湿证

［辨证要点］面目及肢体浮肿，或小便量少，四肢沉重，舌体胖大有齿痕，舌苔水滑，脉滑。

［治法］利水除湿。

［方剂］五苓散、五皮饮、导水茯苓汤等方化裁。

⑪湿浊证

［辨证要点］食少纳呆，恶心呕吐，口中黏腻，口有尿味，神识呆钝，或烦闷不宁，皮肤瘙痒，舌苔白腻，脉滑。

［治法］化湿泄浊。

［方剂］大黄甘草汤、升降散、萆薢分清饮等方化裁。

应该指出的是，糖尿病辨证多本虚标实，常见本虚证一证，同时兼见标实证一证或者多证。临床上应该重视处理好本虚证与标实证的关系。

2. 食疗康复疗法　糖尿病肾病的饮食治疗原则，包括以下几个方面：①优质低蛋白饮食。应限制蛋白质总摄入量，适当补充优质蛋白。禁食豆制品，适当限制主食，适当补充牛奶、鸡蛋白等优质蛋白。②适当补充热量，低脂饮食。低脂饮食，口味清淡，适当多吃粉丝、粉皮、土豆、山药等含淀粉量高的食物。③低磷高钙饮食。禁食动物内脏、干果等含磷高的食物。④高纤维素饮食。多吃粗粮、玉米面、魔芋等。总之，每日蛋白质总量应少于基础热量的20%。中期，则应完全禁食豆类食品，使优质蛋白摄入量多于总蛋白质摄入的1/2。每日总热量按体力活动强度、标准体重计算，参考体形决定，其中蛋白质30～45g，脂肪35～40g，可多给一些碳水化合物。血糖升高时，则加大降糖药胰岛素用量。晚期饮食，蛋白质分配应掌握在20～30g，蛋白质应以牛奶、鸡蛋白为主，植物蛋白尽量减少。

3. 其他康复疗法

（1）心理调摄方面：早期病人应了解病情的严重性，以引起足够重视，同时应坚信只要经合理治疗，病情进展就可能被遏制。中期病人应了解肾功能已失掉了代偿的事实，过饥、过饱、过劳、过多食用豆制品、用肾毒性药物、合并感染等，均可加重肾脏负担，应提高合理调治的自觉性。晚期病人，应解除心理负担，增强自信心。不要迷信什么“神方”、“神术”、“秘方”、“验方”，主动接受规律治疗。

（2）运动锻炼方面：早期可进行轻体力活动，但应避免过劳。一些活动如慢跑、太极拳、老年迪斯科等都是不错的。中晚期病人，则应增加卧床时间。卧床以仰卧为优，仰卧可使人全身放松，使肾脏血液循环得到改善，有利康复。

（3）推拿：可减轻病人症状。大便秘结者，可点按肚脐两侧天枢穴，或让病人自行腹部推拿，方法是双手掌相叠，绕脐顺时针推拿36周，然后再逆时针推拿36周，每日早晚各一次，以加强胃肠蠕动功能。女性病人，情志抑郁，有腹部胀满，小腹冷凉、疼痛，或上半身热、下半身凉者，可点按中脘穴，使气机调畅，阴阳交济之路通达。

（四）糖尿病视网膜病变

糖尿病眼病临床最常见的是糖尿病视网膜病变和糖尿病性白内障。其中前者发病人数占糖尿病病人总数的35.6%～63.5%，是糖尿病致盲的主要原因，对人类危害极大。该病早期可仅有视物模糊，日久则会致病情不断进展，直至目盲。我国眼底病学组织根据眼底视网膜及其血管改变分为单纯型和增殖型两型共6期：①单纯型。Ⅰ期：有微动脉瘤或合并有小出血点。（+）为较少，易数；（++）为较多，不易数。Ⅱ期：有黄白色硬性渗出，或合并有出血斑。(+)为较少,易数;(++)为较多,不易数。Ⅲ期:有白色软性渗出,或合并有出血斑。(+)为较少,易数;(++)为较多,不易数。②增殖型。Ⅳ期:眼底有新生血管,或合并玻璃体出血。Ⅴ期:眼底有新生血管和纤维增殖。Ⅵ期:眼底有新生血管和纤维增殖,并发现视网膜脱离。因此,糖尿病病人一旦出现视力降低,就应及早接受眼底检查,并接受治疗。

糖尿病视网膜病变属中医学的内障眼病,是消渴病继发的视瞻昏渺。早在《宣明方论》一书中,金代刘河间就曾明确指出消渴病可变生"雀目与内障",属于消渴病继发的内障眼病、视瞻昏渺(消渴病视瞻昏渺)。其发病机理与消渴病阴虚燥热、精血受伤及血络瘀阻有关。临床观察所见:糖尿病视网膜病变以少阴体质和厥阴、少阳体质的病人为多发,可能与少阴体质者肾阴不足,肝木失养,目窍失于濡润;厥阴体质者阴虚阳亢,肝火上扰;少阳体质者,肝气郁结,易于化火上熏目窍有关。至于血络瘀阻病机的形成较为复杂:①阴虚津少,无以载血畅行致瘀;②肝郁气滞,气滞血瘀;③气阴不足,气虚无以帅血致瘀;④阴损及阳,寒凝血瘀;⑤久病入络致瘀。糖尿病眼底病变血络瘀阻的形成,实际上就是以上诸方面综合作用的结果。

1. 中药康复疗法

(1)阴虚血热,络脉瘀阻

[辨证要点]单纯型Ⅰ期病人,眼底可见微血管瘤、出血点或出血斑。伴有口干多饮,多食多尿,大便干结,舌暗红,苔黄,脉细数。

[治法]滋阴清热,凉血活血。

[方剂]增液汤、化斑汤、犀角地黄汤等方化裁。

(2)气阴两虚,络脉瘀结

[辨证要点]常为单纯型Ⅱ、Ⅲ期及增殖型早期病人。眼底除微血管瘤、出血外,或可见硬性渗出或絮状渗出,或有新生血管。可伴见口干咽燥,头晕眼花,腰膝酸软,神疲乏力,舌暗红,或暗淡,苔少,脉沉细或数。

[治法]益气养阴,活血软坚。

[方剂]生脉散、杞菊地黄汤、石斛夜光丸、消瘰丸、白术泽泻汤等方化裁。

(3)阴阳两虚,络脉瘀结

[辨证要点]多见于增殖型病人,除单纯型病变外,尚可见新生血管、视网膜水肿、纤维组织增生形成的机化物,甚至视网膜脱离。可伴见畏寒肢冷,气短乏力,面色苍白,肢体浮肿,舌胖大,质淡暗,脉沉细弱。

[治法]育阳助阳,活血软坚。

[方剂]金匮肾气丸、五子补肾丸、消瘰丸等方化裁。

应该指出的是:临床具体用药还必须参考眼底检查的结果,进行微观辨证。见眼底出血久不吸收,则用三七、丹参;见眼底新鲜出血,则用丹皮、槐米、生蒲黄、黄芩、三七、大黄等;絮状渗出,则用车前子、坤草、泽泻;硬性渗出,则用海藻、昆布、浙贝、牡蛎、山楂;眼底出血后机化的物质或陈旧性玻璃体出血,则用海藻、浙贝、山楂,甚至三棱、莪术。另外,"目病多郁"、"肝开窍于目",治疗糖尿病眼病应重视疏肝解郁。慈航糖宁明目方(柴胡、白芍、茺蔚子、浙贝等)治疗效果较好,确可提高视力,改善病人眼底病变。

2. 其他康复疗法　糖尿病视网膜病变食疗康复方面,可服食桑叶黑芝麻粥,或饮用荷叶茶、枸杞子茶、菊花茶;伴有高血压者,还可取苦丁茶泡水频饮,或饮用决明子首乌茶、槐花茶等。同时,应使病人保持良好的心境。忌大怒,忌抑郁,应嘱病人主动回归自然,广交朋友,放松情绪,正视现实,调整心态。

另外,应嘱糖尿病眼病病人长期坚持做眼保健操,揉按太阳穴、攒竹穴、睛明穴、四白穴,点揉风池穴、外关穴,对保护视力皆有一定作用。

(五)糖尿病周围神经病变

糖尿病周围神经病变,属糖尿病神经病变范畴。远端原发性感觉神经病变是糖尿病周围神经病变最常见的类型,症状以感觉障碍为主,多从下肢开始,由足趾向上发展,上肢累及较晚。短袜及手套形分布的感觉障碍为典型表现。至于对称性运动神经病变,症状以下肢远端对称性无力为常见,相当于消渴病痿证,与远端原发性感觉神经病变表现不同。另外,糖尿病周围神经病变是不断进展的。早期病人,可以症状不明显,肢体麻木,疼痛范围较局限,一般不影响工作和生活能力,肌电图检查感觉和运动速度可稍减慢。中期病人,则会表现为典型的肢体麻木、疼痛症状,疼痛可为闪电痛、刺痛、烧灼痛,并可伴有四肢冷凉、皮肤蚁行感、袜套感,但肌肉一般无萎缩,工作生活能力常受到影响,神经传导速度检查常提示神经元受损。晚期病人,上下肢均可出现麻木、疼痛等症状,肌肉可发生萎缩,以致肢体废用,丧失工作和生活能力,神经传导速度常提示神经元严重受损,肌电图也提示有明显异常。1980年上海地区调查发现,糖尿病新发病例有神经病变者占90%,而其中有周围神经病变者占85%,自主神经病变者占56%。可见,糖尿病周围神经病变确实是糖尿病最为常见的并发症之一。

早在《内经》时代,《素问·通评虚实论》就曾把消瘅与痿、厥、仆击、偏枯等并称,《古今录验方》更明确指出肾消病"但腿肿脚先瘦小",这些皆是糖尿病周围神经病变的有关论述。但综观古今所论,本症当属于消渴病继发血痹(消渴病血痹)、痿证(消渴病痿证)、厥证(消渴病厥证)等病证的范畴,其发病机理与消渴病日久,伤阴耗气,肝肾亏虚,伤骨失养,气虚血瘀,脉络痹阻,气血不能濡养四肢,阳气不能布达四末有关。更有挟有风寒湿邪气留滞,痰湿、湿热阻痹经络者,常可加重糖尿病周围神经病变的症状。

1. 中药康复疗法

(1)气虚血瘀,经脉痹阻

[辨证要点]倦怠乏力,肢体无力、麻木、疼痛,四肢不温,气短懒言,动则汗出,或口干不欲多饮,食少便溏,或大便秘结、小便清长,舌淡苔白,脉细缓,或细弱。

[治法]益气活血,通阳开痹。

[方剂]补阳还五汤等方化裁。

(2)气阴两虚,经脉痹阻

[辨证要点]倦怠乏力,肢体无力、麻木、疼痛、蚁行感,或灼热疼痛,口干咽燥,多饮多尿,便干尿赤,五心烦热,舌暗红,苔薄白,脉细弱或细数。

[治法]益气养阴,活血开痹。

[方剂]生脉散、顾步汤等方化裁。

(3)阴虚血少,经脉痹阻

[辨证要点]口干咽燥,头晕耳鸣,腰膝酸软无力,手足麻木,灼热疼痛,五心烦热,皮肤蚁行感,灼热感,舌暗红,苔薄黄,或少苔,脉弦细数或沉细数。

[治法]滋阴和营,活血开痹。

[方剂]归芍地黄汤、杞菊地黄汤、补肝汤、芍药甘草汤等方化裁。

(4)阴阳俱虚,经脉痹阻

[辨证要点]神疲乏力,四肢冷痛,腰膝乏力,肢体麻木疼痛,甚至肌肉萎缩,不任步履,头

晕健忘,共济失调,口干咽燥,多饮尿频,大便不调,舌体胖大有齿痕苔黄,或舌暗红苔白水滑,脉沉细无力。

[治法]滋阴助阳,活血开痹。

[方剂]地黄饮子、虎潜丸、金匮肾气丸等方化裁。

临床具体应用时,如更兼气郁,可以四逆散方化裁;如更兼湿热下注,可以四妙散化裁;大便干燥,胃肠热结者,可用调胃承气汤;肢体沉重,痰湿阻滞者,可用二陈汤;更兼风寒湿三气杂至者,则仿三痹汤、独活寄生汤例,祛风、除湿、散寒,可选用羌活、独活、防风、防己、苡仁、桂枝、川乌、麻黄、乌梢蛇、白花蛇、千年健、寻骨风、海桐皮、海风藤、络石藤、青风藤等味药。

2. 其他康复疗法 糖尿病周围神经病变以肌肉疼痛为主症者,结合体育疗法、家庭推拿、针灸疗法、梅花针打刺等,可提高疗效。特别是推拿疗法,属无创性治疗,不会增加体表感染的机会,值得提倡。取穴方面,四肢远端的经穴、华佗夹脊穴、足太阳膀胱经的穴位,可交替使用。存在感觉障碍者,应避免参加有潜在受伤危险的各种活动和劳作,指甲不要剪得过短,洗脚水不要过烫,要选择宽松舒适、通气性能好的鞋袜,注意皮肤损伤,避免诱发下肢溃疡、感染以致坏疽。

(六)糖尿病自主神经病变

糖尿病自主神经病变患病率很高,常与对称性感觉神经病变同时并见,主要累及胃肠道、心血管、泌尿生殖系统,也有表现为出汗异常和体温调节功能障碍者。其中心血管系统表现为体位性低血压、心动过速及窦性心律失常。

中医对糖尿病继发痞满、阳痿、便秘、泄泻、小便不利论述很多,早在《内经》就把消瘅与发满并论,《金匮要略》则把消渴与小便不利、大便秘结并论;《古今录验方》论肾消的症状时明确提出"阴萎弱",其后《千金药方》、《外台秘要》更收载有本症有关的大量方剂。但总结其发病机理,十分复杂,与消渴病日久,五脏气血阴阳亏虚、气血津液升降出入失常、气血营卫功能失和均有关系。治疗当根据具体病机,选用有针对性的方药。

胃肠系统常见糖尿病性胃轻瘫,表现为胃排空延迟,胃蠕动减少,甚至胃酸分泌减少,黏膜萎缩,可有上腹部胀满、痞闷、疼痛,排便不畅,伴有顽固性恶心、呕吐;糖尿病肠病,表现为肠运动功能异常,可有顽固性无痛性腹泻和吸收不良,亦可发生脂肪泻,大便为稀便或水样便,每日3~5次,多则20~30次,通常夜间发生,严重者白天也可发生,甚至出现大便失禁,也有些病人表现为腹泻与便秘交替出现,甚至发生顽固性便秘。

泌尿生殖系统常见糖尿病神经源性膀胱,表现为膀胱平滑肌麻痹,排尿功能异常,以致尿潴留或溢出性尿失禁。开始常因膀胱感觉损伤引起排尿习惯改变,排尿减少,夜尿次数减少,严重者每日排尿仅1~2次,晨尿量大,尿流变缓,有排尿不尽及滴沥现象,最终形成尿潴留及溢出性尿失禁。糖尿病性阳痿的发生,则既有糖尿病神经、血管病变的因素,也有一定的社会心理因素,是一种在任何情况下(交媾、手淫、夜间睡眠中)阴茎都完全不能勃起或勃起不完全,导致交媾困难的一种状态,较一般的阳痿治疗难度更大。

1. 中药康复疗法

(1)胃肠系统病变

1)糖尿病性胃轻瘫(消渴病痞满)

①肝郁气滞,肝胃不和

[辨证要点]胸胁胀闷,胃脘胀满,痞闷,疼痛,善太息,嗳气频频,或有恶心呕吐,急躁易怒,舌苔腻,脉弦。

[治法]疏肝理气,和胃降逆。

[方剂]四逆散、柴胡疏肝散、柴平煎、香苏散等方化裁。

②胃肠热结,气机阻滞

[辨证要点]胃脘胀满,食后则呕,口干口臭,大便数日一次,小便黄赤,苔质红,苔黄干,脉滑数。

[治法]通腑泄热,理气降逆。

[方剂]厚朴三物汤、调胃承气汤、大黄甘草汤等方化裁。

③湿热内阻,气机不通

[辨证要点]胸脘痞满,恶心呕吐,大便不调,口干黏腻,舌偏红,苔黄腻,脉弦滑。

[治法]清化湿热,宣通气机。

[方剂]三仁汤、茵陈平胃散、半夏泻心汤、苏叶黄连汤等方化裁。

④寒湿阻滞,气机不通

[辨证要点]胃脘胀满,痞闷疼痛,喜温喜按,四肢畏寒,小便清白,大便不调,舌淡,苔白腻,脉沉弦滑。

[治法]散寒除湿,宣通气机。

[方剂]平胃散、理中汤、温脾汤等方化裁。

2)糖尿病性腹泻(消渴病泄泻)

①肝郁气滞,肝脾不调

[辨证要点]腹痛泄泻,泻后痛减,腹满,善太息,性情抑郁,病情常因情绪波动而加重,舌苔腻,脉弦细。

[治法]疏肝理气,健脾止泻。

[方剂]痛泻要方、柴芍六君子汤、逍遥散等方化裁。

②脾虚湿阻,统摄无权

[辨证要点]脘腹胀满,口淡无味,饮食减少,腹泻稀水,舌淡苔白,脉细缓或濡缓。

[治法]健脾除湿,升阳止泻。

[方剂]参苓白术散、胃苓汤等方化裁。

③肾阳不足,固藏无权

[辨证要点]脘腹不舒,喜温喜按,四肢冷凉,腰膝酸痛,或呈典型五更泻,泻下清水,完谷不化,舌淡苔白,脉沉细。

[治法]补肾温阳,固脱止泻。

[方剂]四神丸、赤石脂禹余粮丸、桃花汤等方化裁。

④湿热内犯,脾失健运

[辨证要点]腹满不舒,腹痛,大便不爽,口中黏腻,舌偏红,苔黄腻,脉滑数。

[治法]清热除湿,健脾止泻。

[方剂]葛根芩连汤、平胃散、甘草泻心汤等方化裁。

(2)泌尿生殖系统

1)神经源性膀胱(消渴病癃闭)

①肾气不足

[辨证要点]少腹胀满,小便排出无力,尿有余沥,甚至小便失禁,腰膝酸痛,四末不温,神

疲懒言,舌苔淡白,脉沉细尺弱。

[治法]补肾培元,通阳化气。

[方剂]济生肾气丸、五苓散等方化裁。

②脾气不足

[辨证要点]小腹坠胀,欲小便而不得出,气短乏力,食少,大便不调,舌苔薄白,脉细弱。

[治法]健脾益气,通阳化气。

[方剂]补中益气汤、春泽汤等方化裁。

③肝郁气滞

[辨证要点]小便不通,通而不爽,小腹胀满,心烦口苦,情志抑郁,胸胁胀满,舌红苔白,脉沉弦。

[治法]疏肝理气,通阳化气。

[方剂]柴胡疏肝散、沉香散、四逆散等方化裁。

④湿热蕴结

[辨证要点]小便点滴而下,尿道涩痛,大便干结,小腹胀,舌暗红,苔黄腻,脉弦滑数。

[治法]清利湿热,通阳化气。

[方剂]八正散、小承气汤、猪苓汤等方化裁。

2)糖尿病性阳痿(消渴病阳痿)

①肾阳不足

[辨证要点]阳痿阴冷,精液清冷,头晕耳鸣,腰膝酸冷,短气乏力,舌淡暗,体胖大有齿痕,脉沉细尺弱。

[治法]温阳补肾,活血强筋。

[方剂]右归丸、五子衍宗丸等方化裁。

②心脾两虚

[辨证要点]阳痿不举,神疲乏力,气短懒言,头晕心悸,失眠健忘,胃纳不佳,面色无华,舌淡苔薄,脉细弱。

[治法]补益心脾,活血强筋。

[方剂]妙香散、归脾汤等方化裁。

③肝郁气滞

[辨证要点]阳痿不举,情志抑郁,烦躁易怒太息,舌暗苔上起沫,脉弦。

[治法]疏肝理气,活血强筋。

[方剂]四逆散、柴胡疏肝散等方化裁。

④湿热下注

[辨证要点]阳痿不举,阴囊潮湿,会阴部灼热、瘙痒,下肢酸困,小便黄赤,舌苔黄腻,脉象滑数、濡数。

[治法]清利湿热。

[方剂]龙胆泻肝汤、四妙散化裁。

2. 其他康复疗法　糖尿病自主神经病变的治疗,在积极控制糖尿病的基础上,应鼓励病人多吃各种绿色蔬菜。在血糖控制较好的情况下,在饭间如午睡后、晚睡前可适当吃些水果,以保持营养全面而均衡。运动方面,以量力而行为原则,可以习练气功以调神调气。心理调摄方面，应保持乐观的情绪，避免郁怒伤肝，肝气郁滞，克伐脾胃。

糖尿病性胃轻瘫，每日可做两次腹部推拿，加速胃肠蠕动，或两手相叠，沿胸腹正中线，从中脘向脐中推揉。大便秘结者，将手置腹右上方，沿结肠走行方向，自右而左，自左上而左下，可反复推揉36次，有利于大便排出。糖尿病腹泻病人，应每日练习健胃功，意守脐中，练功完毕则做提肛动作9次。

糖尿病神经源性膀胱，可通过定期排尿和耻骨上推拿辅助排尿取效。病人每3～4个小时可排尿1次，排尿时不宜过分绷紧腹肌和过度用力。经常练习提肛，收缩谷道，有补气作用。

至于糖尿病性阳痿，心理行为治疗十分重要，应首先解除抑郁、焦虑以及导致这些不良情绪的因素，然后在禁止性交的条件下开始进行实质性的心理行为治疗，包括：①生殖器、乳房以外的身体互相抚摸训练；②包括生殖器、乳房在内的身体全方位互相抚摸训练；③刺激和抑制勃起训练；④阴道内刺激和抑制射精训练；⑤正常性生活。通过这五步训练，可对存在心理因素的阳痿病人起到预防和治疗作用。

（七）糖尿病足

1. 糖尿病足临床表现

（1）足部一般表现：下肢及足部可表现为皮肤干燥、无汗、变脆、皲裂。手足麻木刺痛、烧灼痛或感觉丧失。足部肌肉萎缩，屈肌、伸肌牵引张力失衡。可见弓形足、槌状趾、鸡爪趾等足部畸形。可并发骨伤，骨质破坏，而且比较普遍地存在骨质增生、疏松、脱钙等。

（2）缺血表现：除一般表现外，最典型的症状是间歇性跛行及休息痛、夜间痛，部分病人皮肤可自发性起水疱，逐渐扩大感染形成局部坏疽。动脉搏动减弱以致消失。

（3）坏疽的局部表现：与非糖尿病性坏疽相比缺乏特异性，一般可分为湿性、干性、混合性三类，每一类又可分轻中重三度。湿性坏疽，可有肢端浮肿，局部溃烂、溃疡，分泌物较多；干性坏疽，肢端干枯，局部变黑、干枯，无分泌物；混合性坏疽，两种表现同时存在，重度者感染重，可形成大脓腔，肌肉肌腱破坏，局部变黑、干枯、尸干。近年来临床观察发现，糖尿病病人坏疽并不限于足，却以四肢末端手足多见，故又称“糖尿病合并肢端坏疽”。该病发病率在国外如美国、日本、马来西亚等国明显高于我国。其并发率为5.8%～6.3%，要比非糖尿病者高20～30倍，50岁以上高达40倍。其中美国的糖尿病足发生率占住院糖尿病总数的20%，仅需要手术者就占糖尿病足病人的50%～70%。足见该病危害之大。

糖尿病足在我国宋朝诸瑞章《卫生家宝》就有记载，该书曾指出消渴病“足膝发恶疮，至死不救”，说明该症预后不良。属于中医消渴病继发的脱疽（消渴病脱疽），多在消渴病继发血痹、痿、厥的基础上发生。中医学认为：糖尿病足是消渴病迁延日久，阴虚热结基础上出现气虚，或气阴两虚，甚或阴阳两虚，导致血脉瘀阻，加以内生或外受湿热、热毒之邪侵袭，壅遏气血所致。

2. 中药康复疗法

（1）气虚血瘀

［辨证要点］肢端麻木、疼痛、凉冷、皮色苍白，或干枯发黑，间歇性跛行，患肢夜间疼甚，四肢冷凉，倦怠乏力，趺阳脉沉伏不见，舌淡暗苔白，脉沉细而涩，或弦细沉。

［治法］益气活血，通阳开痹。

［方剂］补阳还五汤、黄芪桂枝五物汤等方化裁。

(2)阴虚血瘀,热毒内蕴

[辨证要点]肢端麻木,灼热疼痛,疼痛夜甚,或肢端溃疡,溃烂流水,口干咽燥,心烦失眠,便干尿黄,趺阳脉沉伏不见,舌暗红,苔少或黄苔,脉弦细数,或细滑数。

[治法]育阴活血,清热解毒。

[方剂]增液汤、四妙勇安汤等方化裁。

(3)气阴两虚,热毒瘀滞

[辨证要点]肢体麻木疼痛,神疲乏力,气短懒言,口干咽燥,肢端干枯色黑,或溃烂流水,舌质淡暗或暗红,苔少,脉沉细或数。

[治法]益气养阴,活血解毒。

[方剂]顾步汤、五神汤等方化裁。

(4)阴阳俱虚,热毒瘀滞

[辨证要点]神疲乏力,腰膝冷痛,肢体麻木、冷凉、疼痛,夜间为甚,口干咽燥,肢体浮肿,五心烦热,肢端溃疡久不收口,舌淡暗,舌体胖大,苔白或黄,脉沉细无力,或数。

[治法]滋阴助阳,活血解毒。

[方剂]地黄饮子、二仙汤、四妙勇安汤等方化裁。

糖尿病足坏疽是在气血痹阻、经络不通的基础上,不断发展而成的,所以,无论何期何型,都应强调活血化瘀。可适当加用虫类药物。

3. 其他康复疗法　糖尿病足坏疽的治疗,强调内治与外治相结合。外治法包括中药外洗、外敷和局部使用收湿敛口、生肌长肉的药物如生肌玉红膏等。也有用山莨菪碱(654-2)、川芎嗪配合抗生素外用者,可改善局部血液循环。

足癣感染、甲沟炎常是诱发足坏疽的因素,因此糖尿病足病人要积极治疗足癣、甲沟炎等。脚气感染,趾间糜烂、流水者,可用中药洗方(苦参、地肤子、蛇床子等)外洗。

另外,糖尿病足病人还必须戒烟。

第二节　高脂血症的中医康复治疗

高脂血症是血脂代谢失常的病证。血脂本为正常的营养物质,但过剩则为害,主要表现为痰浊为患,正如张景岳所说:“痰涎皆本血气,若化失其正,则脏腑病,津液败,而气血即成痰涎”。痰浊存在于血脉,常使脉络壅滞不畅,故高脂血症每因痰浊而致血瘀,痰瘀互结,胶着脉道,终致脉痹、中风等变证。高脂血症是现代医学病名,祖国医学虽然没有此病名的记载,但历代医家对其内容早就有了一定的认识,这些论述散见于胸痹、心痛、中风、血瘀证、痰证、眩晕等病症之中。如《素问·通评虚实论》曰:“凡治消瘅,仆击,偏枯,痿厥,气满发逆,甘肥贵人,则膏粱之疾也”,说明体质肥胖,养尊处优,过多食用肥甘厚味,易患消渴、中风等疾病。

现代医学认为:高脂血症是由于体内脂类物质代谢或运转异常,使血清中总胆固醇、低密度脂蛋白胆固醇或甘油三酯水平升高超过正常范围高限的一种病症。高脂血症对病人的损害是隐匿的、逐渐进行的和全身性的,它的直接损害是加速全身动脉粥样硬化。血脂的异常与心血管病，尤其与冠心病的发生和发展密切相关，是代谢综合征的组成成分之一。大量的循证医学研究已经证实高脂血症是心脑血管疾病的一大独立的危险因素，高脂血症也可促进高血压、糖耐量异常、糖尿病的发生和发展。

一、病因病机

（一）饮食不节

过食肥甘厚味或醇酒乳酪，一则损伤脾胃，致脾胃虚弱；二则酿生痰湿，停滞不化。脾胃运化不及，膏脂过多停聚，渗入血中而成高脂血症。正如《素问》所说的“肥贵人，则膏粱之疾也”，“肥者令人内热”，“甘者令人中满”，“味过于甘，心气喘满，色黑，肾气不衡”。

（二）情志所伤

思虑过度，劳伤心脾；或易怒伤肝，木横侮土，致脾胃运化失司，痰湿内蕴为本病。如《内经》曰：“夫人之气血，必使周流……倘喜怒失节，忧思过度之类，致气滞血凝，而成此矣”。另外，肝郁日久，易化火伤阴，炼液成痰。正如《医宗必读》所言：“症状不齐，总不外心伤而火动，火郁而生涎也”。

（三）禀赋不足

素体肥胖之人，脾胃之气多虚，水谷精微失于输布，内聚而成痰湿。所谓“肥人多痰”，易于罹患本病。

（四）久病体虚

久病失治，或年老体虚，肝肾亏虚，精血不足；或因痰湿蕴久化热伤阴，亦可导致肝肾阴虚，虚热内生，又可炼液为痰。久病亦可伤阳，脾肾阳衰，阴寒内盛，聚湿成痰；或血脉不温则血行涩滞，而致血瘀。瘀血痰浊阻滞经络，致高脂血症。

（五）痰浊不化

痰浊属继发性致病因素，是人体脏腑气血功能失常，在疾病过程中形成的病理产物，其形成后又直接或间接作用于心脏、经络、气血，导致新的致病因素。由于过食膏粱厚味，加之脾不健运，水谷不化精微，反聚湿成痰，痰湿溢于周身脉络，致血中脂质增高而为本病。

（六）瘀血阻滞

瘀血亦属继发致病因素，其形成原因主要有二：一则痰浊之邪停聚于血脉之中，气滞进而形成血瘀。二则脾气不足，不能推动气血运行，形成血瘀。

本病起病缓慢，病变缠绵，病程较长。主脏属脾，累及于心，与肝肾关系密切。初期多为脾虚痰滞证，若湿邪蕴久化热，则成湿热内蕴证；移热肝胆则成肝胆湿热证。若痰湿内蕴，侵淫脉道，血行受阻，气滞不畅，则转化为气滞血瘀证。湿热久羁，耗伤阴精，或年老体虚，精血不足，则成肝肾不足证。本病总趋势是痰湿蕴聚，痹阻脉络，或化热伤阴，致脏器虚衰，痰瘀阻滞，阴阳气血严重失调。

二、辨证用药

（一）辨证论治

脾虚痰湿阻滞为本病的中心环节，故治疗时当以健脾化痰除湿为基本大法。郁而化热者，兼以清泻；气滞血瘀者，配合活血化瘀；若病久肝肾阴虚者，又宜酌用滋养肝肾之法。

1. 脾虚痰滞

[辨证要点]倦怠乏力，脘腹痞闷，头身沉重，眼睑虚浮，或下肢浮肿，舌淡或胖，苔白滑或白腻，脉濡缓。

[治法]健脾益气，祛痰除湿。

[方药]香砂六君子汤加减：陈皮10g，半夏10g，茯苓15g，炙甘草6g，木香10g，砂仁10g，党参12g，白术10g。

方中半夏、陈皮燥湿化痰，理气和胃；木香、砂仁和胃醒脾；党参、白术、茯苓、甘草健脾益气，使脾气健运，气机调达，则痰浊自化。

2. 湿热内蕴

[辨证要点]口腻而干，渴不欲饮，或饮下不适，脘胀痞闷，便干或大便溏黏而恶臭，舌红苔黄腻，脉濡数或滑数。

[治法]清热利湿。

[方药]连朴饮：黄连10g，厚朴10g，山栀子10g，半夏10g，石菖蒲15g，泽泻15g，薏苡仁15g。

方中黄连、山栀苦寒清热燥湿；半夏、厚朴、石菖蒲化湿除满；泽泻、薏苡仁利水渗湿。

3. 肝胆湿热

[辨证要点]口苦，纳呆，呕恶，脘腹胀闷，胁肋胀痛，舌红苔黄腻，脉弦数。

[治法]疏肝利胆，清热化湿。

[方药]龙胆泻肝汤：泽泻10g，车前子12g，柴胡15g，黄芩10g，山栀子10g，龙胆草6g。

方中龙胆草泻肝胆湿热；柴胡疏肝理气；黄芩、山栀子清热泻火；泽泻、车前子清利湿热。

4. 肝肾阴虚

[辨证要点]面色暗淡不鲜，视物昏花，眩晕耳鸣，口干，消瘦，腰膝酸软，肢体麻木，舌红少苔，脉细数。

[治法]滋补肝肾。

[方药]一贯煎合二至丸：生地黄15g，沙参10g，麦冬10g，当归15g，枸杞子10g，川楝子5g，何首乌10g，女贞子10g，旱莲草10g。

方中生地、枸杞子、女贞子、何首乌、旱莲草滋养肝肾；沙参、麦冬、当归养阴柔肝；川楝子疏肝理气，补而不滞。

5. 脾肾阳虚

[辨证要点]面色白，畏寒肢冷，腰膝冷痛，大便稀溏，腹胀不舒，舌淡胖，苔白滑，脉沉细。

[治法]温补脾肾。

[方药]附子理中汤加味：炮附子10g，党参12g，干姜8g，白术10g，炙甘草6g。

方中附子、干姜温补脾肾；白术健脾燥湿；党参、炙甘草健脾益气。

6. 气滞血瘀

[辨证要点]胸痹心痛，或癥积腹痛，舌质紫暗，有瘀斑，脉弦涩。

[治法]活血化瘀，理气。

[方药]血府逐瘀汤加减：当归15g，生地15g，桃仁10g，红花10g，枳壳10g，赤芍15g，柴胡12g，甘草6g，桔梗6g，川芎10g，牛膝10g。

方中桃仁、红花、当归、川芎、赤芍、牛膝活血化瘀；生地滋阴养血；柴胡、桔梗、枳壳理气解郁；甘草和中。

（二）单味中草药的使用

经临床研究与实验观察，发现有六十多种中草药有不同程度的降低血脂的效果，按其功效的不同可以归纳为以下几类：

1. 利湿祛痰类　泽泻、泽漆、茵陈、车前草、瓜蒌、石菖蒲、桔梗、昆布、胆南星等。

2. 活血化瘀类　三七、丹参、川芎、桃仁、红花、赤芍、水蛭、泽兰、穿山甲、姜黄、虎杖、郁金、茺蔚子、银杏叶、葛根等。

3. 行气消导类　大黄、山楂、陈皮、莱菔子等。

4. 补益类　人参、甘草、灵芝草、冬虫夏草、蜂乳、当归、首乌、枸杞子、女贞子、玉竹、黄精、桑寄生、骨碎补、杜仲、肉桂、绞股蓝等。

5. 其他类　桑叶、菊花、葛根、柴胡、黄连、荷叶、银柴胡、水牛角、地龙、徐长卿、金樱子、月见草、决明子等。

中草药降脂作用的机制概括起来主要有以下几个方面：①抑制外源性脂类的吸收，如蒲黄、虎杖等；②抑制胆固醇、甘油三酯的合成，如泽泻、姜黄、人参、山楂、陈皮、绞股蓝、葛根、银杏叶等；③影响血脂分布、转运和清除，如泽泻、山楂、丹参等；④促进胆固醇的排泄，如柴胡皂苷、人参皂苷、甘草甜素等；⑤抑制血小板聚集，降低血液黏稠度，如枸杞子、何首乌、泽泻、决明子、山楂、丹参等。

（三）常用中成药

1. 月见草油　含有丰富的亚油酸及γ亚麻酸，具有降血脂、抗血栓及减肥作用。每次10ml，每日2次服用。

2. 绞股蓝胶囊　含有绞股蓝的有效成分绞股蓝皂苷，具有降低TC（总胆固醇）、TG（甘油三酯）和升高HDL-C（高密度脂蛋白胆固醇）的作用。每次40mg，每日3次服用。

3. 益肾降脂片　本药每片0.35g，由制首乌、桑寄生、黄精、泽泻、山楂、丹参、僵蚕组成，具有补益肝肾，化痰祛瘀的功效。适用于高脂血症属肝肾阴虚者。每日3次，每次6～8片口服。

4. 血滞通胶囊　主要成分为薤白，具有通阳散结，行气导滞的功效。用于高脂血症血瘀痰阻所致的胸闷、乏力、腹胀等。

5. 脂可清胶囊　主要药物为葶苈子、黄芩、山楂、泽泻、大黄、木香，具有清化痰热，宣通导滞，通络散结之功效。适用于高脂血症属痰湿偏盛或痰湿化火者。每次2～3粒，每日3次。

6. 心脉通片　由当归、决明子、钩藤、牛膝、丹参、葛根、槐花、毛冬青、夏枯草、三七组成。具有活血化瘀，通脉养心，平肝降压之功。主治高脂血症、冠心病、高血压病。中医辨证属气滞血瘀、心脉痹阻、肝阳上亢者。每日3次，每次4片。

7. 血脂康胶囊　主要成分为红曲。具有除湿祛痰，活血化瘀，健脾消食之功效。可用于由高脂血症及动脉粥样硬化引起的心脑血管疾病的辅助治疗。

8. 降脂灵片　由制何首乌、枸杞子、黄精、山楂、决明子组成。具有补肝益肾，养血，明目，降脂之功。用于肝肾阴虚，头晕，目昏，须发早白，高血脂症。

9. 脂必妥　由山楂、红曲、泽泻等组成。用于高脂血症、动脉粥样硬化及由此引起的头晕,头痛,胸闷,胸痛,肢体麻木,舌质紫暗或有斑点等症。

三、针灸治疗

本病多由痰浊、瘀血内阻经络所致,属顽症之一。针灸疗法有较好的疗效,已被广泛应用于临床。临床以阳明经穴为主,其中足三里、丰隆、绝骨等穴已被临床与实验证明有确切的降脂作用。针灸各法中,温针灸、耳针等法疗效较好。

(一)体针疗法

[取穴]百会、四神聪、风池、曲池、足三里、悬钟、太冲。配穴:虚证加脾俞、肾俞、肝俞、三阴交;实证加丰隆、外关。

[方法]体针常规方法针刺上述穴位,平补平泻;虚证可酌情采用温针灸或温灸器灸。留针 20~30min,隔日 1 次,15 次为一疗程。

(二)芒针

[取穴]肩髃透曲池,梁丘透髀关,梁门透归来。

[方法]常规针刺,留针 30min,每日 1 次,6 次为一疗程,疗程间隔一天。

(三)梅花针

[取穴]足三里、三阴交、内关、大椎。

[方法]中度刺激,每穴 5~10min。每日 1 次,7 次后隔日 1 次,15 次为一疗程,疗程间隔 15d。

(四)耳针

[取穴]内分泌、皮质下、神门、交感、心、肝、肾。

[方法]用碘酒严格消毒后,毫针中等强度刺激,留针 30min,间歇运针,两耳交替使用。隔日 1 次。

(五)艾灸疗法

[取穴]足三里、绝骨。

[方法]病人平卧位,每次灸一侧,将艾绒做成黄豆大小的艾炷,每穴灸 3~5 壮,每星期 1~2 次,10 次为一疗程。

四、其他疗法

(一)推拿疗法

推摩涌泉穴:涌泉穴是足少阴肾经的井穴,它对于防治肾脏虚弱,防治由此导致的高脂血症和动脉粥样硬化疗效甚佳。

[位置]将足掌分成三份,在前 1/3 和后 2/3 的连线的中点;将足掌屈曲时足掌心最凹陷处。

[方法]坐位,每日早晚可将足心向上,找准位置,用两手拇指指腹分别推擦左右脚的涌泉穴 60 次以上,力量由小到大,使涌泉穴有热感为止。

[适应证]适应于各型高脂血症,对由于肾虚所导致的病证更适合。

(二)耳穴按压

[取穴]肺、内分泌、胆、胰、肾上腺。配穴:肝、脾、胃。

［方法］用王不留行籽贴压上穴，每3天1次，两耳交替，10次为一疗程。

（三）食疗康复法

1. 具有降低血脂作用的家常食品

（1）谷类：燕麦含有极丰富的亚油酸和皂苷素，可防治动脉粥样硬化。玉米含有丰富的钙、磷、硒和卵磷脂、维生素E等，均具有降低胆固醇的作用。

（2）蔬菜类：大蒜中含有硫，所形成的巯基化合物可以减少血液中胆固醇和防止血栓形成，有助于增加高密度胆固醇，对减肥有利。韭菜除含有钙、磷、铁、糖和蛋白质、维生素A、维生素C外，还含有胡萝卜素和大量纤维素，能增强胃肠蠕动，有很好的通便作用，能帮助排除肠道中多余的脂肪。洋葱含前列腺素A，此成分有扩血管、降血压作用；还含有机硫化合物及少量含硫氨基酸，这类物质可降血脂，预防动脉硬化。冬瓜中含有蛋白质和多种B族维生素，能去除身体内多余的脂肪和水分，起到减肥作用。胡萝卜富含果胶酸钙，它能与胆汁酸结合从大便中排出。身体要产生胆汁酸，势必会动用血液中的胆固醇，从而促使血液中胆固醇的水平降低。

（3）水果类：葡萄汁与葡萄酒都含有白黎芦醇，是降低胆固醇的天然物质。动物实验也证明，它能使胆固醇降低，抑制血小板聚集，所以葡萄是高血脂症者最好的食品之一。苹果因富含果胶、纤维素和维生素C，有非常好的降脂作用。苹果可以降低人血液中的低密度脂蛋白胆固醇，而使对心血管有益的高密度脂蛋白胆固醇水平升高。

（4）水产品：牡蛎富含微量元素锌及牛磺酸，牛磺酸可以促进胆固醇的分解，有助于降低血脂水平。海带富含牛磺酸、食物纤维藻酸，可降低血脂及胆汁中的胆固醇。

（5）奶制品：牛奶含有丰富的乳清酸和钙质，它既能抑制胆固醇沉积于动脉血管壁，又能抑制人体内胆固醇合成酶的活性，减少胆固醇的产生。

（6）食用菌类：香菇能明显降低胆固醇、甘油三酯水平。木耳富含铁、维生素和各种磷脂，有促进消化和降血脂作用。

2. 单方验方

（1）绞股蓝茶：绞股蓝适量泡茶饮用，可降低TC和TG，并可降压，改善病人头晕、胸闷、肢麻等症状。

（2）绿豆粉：上等绿豆研粉60g，每日早餐、晚餐前分两次冲服，对于降低血脂有一定疗效。

（3）枸杞茶：枸杞干果30g，洗涤后温开水泡服，每日1次。具有降血脂、明目、抗衰老作用。

（4）山楂膏：生山楂，紫红者为佳，去核，加水适量，熬膏，作零食食用。治疗高脂血症有一定疗效。

（5）益寿茶：茶叶、丹参、山楂、决明子、杭白菊各10g，共为茶末。每次用3～6g，每日1次，开水泡服。具有一定的降脂作用。

（6）燕麦大豆粉：食用燕麦大豆粉150～200g，每日1次，冲服，具有降低血脂的作用。

3. 药膳食疗

（1）菊花粥：先用粳米60g煮粥，待粥将成时，调入菊花末10～15g，稍煮一二沸即可。具有滋养肝血，清热明目之功。

（2）荷叶粥：升清，消暑，化热，宽中散瘀。鲜荷叶1张，粳米100g，冰糖少许，煮粥。

(3)萝卜粥:理气和中,助消化,降血脂。用新鲜萝卜150g,洗净切碎,用粳米100g,煮粥食用。

(4)茯苓百合粥:滋补脾肾,利尿消肿。白茯苓、百合各15g,研细粉与粳米60g煮粥,饮用。

(四)运动疗法

运动是通过骨骼肌做功,使整个机体耗氧、耗能增加。脂肪作为体内的主要供能物质,其分解也随之增加。大量的研究已证实,运动可以调节高脂血症,使血浆中的TG、TC、低密度脂蛋白胆固醇(LDL-C)水平降低、高密度脂蛋白胆固醇(HDL-C)水平增高,并能预防或延缓动脉粥样硬化、冠心病及脑中风的发生,提高人们的生活质量。

高脂血症病人在进行运动锻炼前应进行全面的体格检查,以排除各种可能的合并症或并发症,以此确定自己的运动量。运动疗法应采取的原则:

1. 循序渐进　运动应采取循序渐进的方式,不应操之过急,超出自己的适应能力,加重心脏负担。运动量的大小以不发生主观症状(如心悸、呼吸困难或心绞痛等)为原则。运动是否适宜,可根据运动后脉率的恢复及主观感觉来判断,一般运动后休息5min内脉率恢复到运动前的水平,说明运动量偏小;如超过10min还不能恢复,则说明运动量过大。如运动中的汗量适中,运动后感觉轻松愉快,食欲佳,睡眠好,说明运动量适宜;否则为运动过大或过小。

2. 持之以恒　运动疗法必须要有足够的运动量并持之以恒。轻微而短暂的运动对高脂血症、低HDL、胆固醇血症以及肥胖病人不能达到治疗的目的。只有达到一定运动量,对血清脂质才能产生有益的作用,并减轻肥胖病人的体重。运动频率为3~4次/周,每次持续时间为45~60min(准备活动5~10min,运动部分25~40min,结束活动5~10min)。

3. 逐渐加量　以每小时64km的速度轻快散步1h将消耗1.67kJ的热量。每天进行这种运动量的轻快散步可以使体重减轻。但是,运动强度和持续时间应在数周后逐渐增加。对于肥胖病人和惯于久坐的病人,也应在数月后逐渐增加运动强度和持续时间,高强度的体育锻炼会导致更大程度的体重减轻。运动种类以散步、慢跑、游泳、骑自行车等有节奏的全身性运动为佳。一些放松性治疗,如太极拳、气功等也有较好疗效。

(五)气功疗法

1. 松功　选择任何体位,只要自然舒适即可,呼吸平静自然,吸气默想"静"字,呼气默想"松"字,然后依次从头、肩、上肢、胸、背、腹、腰、臀、大小腿、双脚放松,最后意守双脚,每放松一遍约5min,最后从头开始向下,直至双脚、全身放松,要缓慢反复进行。

2. 静功　取仰卧、平坐、盘坐位,做到虚灵顶劲,沉肩坠肘,尾闾正中,舌抵上腭,鼻吸鼻呼,吸气要使真气"气沉丹田",呼气顺其自然,意领真气沿任脉向下到丹田。

3. 动功　踏步击腹:边踏步边双拳沿食物在体内运行的方向敲击,食道→胃→十二指肠→小肠→大肠,在腹部反复轻敲击,轻匀,敲到哪,想到哪,哪里就放松。云手扩肺:马步与左右弓步交替应用,先练左手,后练右手,反复交替,深吸慢呼,意守脚底涌泉穴。

整理活动:采用慢跑,使身体恢复到练功前的自然状态,10~15min。每天练30min至1h,观察半年。

第三节　肥胖的中医康复治疗

肥胖病是指饮食中所含热量长期超过机体需要，导致脂肪增多并储存堆积，使体重超过标准体重的20%或体重指数[体重(kg)/身高(m)^2]大于24。无明显病因者，称单纯性肥胖病；病因明确者，称继发性肥胖病。后者当着重治疗原发病，单纯性肥胖病是本节探讨的范围。

现代社会由于饮食结构及生活方式的变化，肥胖病的发生有明显增加趋势。肥胖病是一种营养过剩性疾病，大多有糖、脂肪、水等物质代谢和内分泌方面的异常，可并发或加重糖尿病、高血压病、冠状动脉粥样硬化性心脏病、高脂血症、痛风、胆石症、脂肪肝以及各种感染等，危害人类健康。

一、病因病机

我国现存最早的古代中医专著《黄帝内经》中就有关于肥胖病的记载。如《素问·通评虚实论》中指出："凡治消瘅，仆击，偏枯，痿厥，气满发逆，甘肥贵人，则膏粱之疾也"。已认定肥胖是一种疾病，即"膏粱之疾也"。所谓消瘅，指消渴病；仆击，指中风；偏枯，指半身不遂；痿厥，指痿弱无力和四肢厥冷；气满发逆似指心痹一类疾病引起的症状。这些说明古人已认识到肥胖易并发这些疾病。关于其病因，《素问·奇病论》说："肥者令人内热，甘者令人中满"，《素问·宣明五气论》说："久卧伤气，久坐伤肉"，认为过食肥甘及缺乏运动是肥胖的主要原因之一。《素问·示从容论》指出肥胖的病机是"肝虚、肾虚、脾虚，令人体重烦怨"。《金匮要略·血痹》中指出"夫尊荣人骨弱肌肤盛"，描述了肥胖病的症状。《河间六书·湿类》中说："体重，轻清为天，重浊为地，故土湿为病，则体重宜也"，指出了肥胖病的关键病理因素在于"湿"。《丹溪心法·中湿》说："凡肥人沉困怠惰，是湿热，宜苍术、茯苓、滑石。凡肥白之人，沉困怠惰，是气虚，宜二术、人参、半夏、厚朴、芍药"，认为肥胖病的治疗宜分清虚实，加以论治。《石室秘录·痰病》中说："肥人多痰，乃气虚也。虚则气不能行，故痰生之。则治痰必须补其气而后兼消其痰耳"，指出了肥胖病乃本虚标实之证以及温补命门治疗肥胖病的方法。

综上所述，肥胖病多为本虚标实，本虚以气虚为主，主要表现为脾肾气虚，可兼肝胆疏泄失调及心肺气虚；标实以痰浊、膏脂为主，兼有水湿、血瘀、气滞。

二、辨证用药

(一)胃热滞脾

[辨证要点]多食，消食善饥，形体肥胖，面色红润，精力充沛，大便秘结，舌红苔黄腻，脉弦滑。

[治法]清胃泻火，佐以通腑。

[方药]小承气汤合保和丸加减：生大黄12g，枳实9g，泽泻15g，焦三仙各15g，茯苓15g，

清半夏12g，鸡内金15g。

方中生大黄清泻胃热，通腑化滞；枳实通腑理气；焦三仙、鸡内金、清半夏导滞和胃健脾；泽泻、茯苓淡渗利湿。

胃热甚者加黄连、山栀。

（二）脾虚不运

［辨证要点］形体臃肿，神倦乏力，胸闷腹胀，足跗时有浮肿，舌淡苔薄白或白腻，脉濡细。

［治法］健脾益气，渗利水湿。

［方药］参苓白术散加减：台党参15g，赤猪苓15g，茯苓15g，苍术12g，白术12g，清半夏12g，泽泻15g，车前子10g，砂仁6g，蔻仁10g，肉桂6g。

方中党参、苍术、白术健脾益气燥湿；猪苓、茯苓、泽泻、车前子健脾利湿；半夏、砂仁、蔻仁和中醒脾；肉桂温通阳气，以助脾健运。

下肢浮肿者加大腹皮、生姜皮、桑白皮；腹胀便溏者加陈皮，肉桂倍量。

（三）痰湿壅阻

［辨证要点］形体肥胖，身体重着，困乏神疲，口干不欲饮，伴眩晕、胸闷、嗜睡、妇女闭经，舌苔腻或黄腻，脉弦滑。

［治法］燥湿化痰，理气消痞。

［方药］导痰汤：半夏10g，橘红15g，茯苓15g，枳实8g，南星6g，生姜9g。

方中半夏燥湿化痰，橘红理气化痰，茯苓健脾渗湿化痰，生姜降气化痰，枳实行气化痰，南星祛风化痰。

痰浊化热者，加竹茹、黄芩、瓜蒌仁。

（四）气滞血瘀

［辨证要点］形体丰满，面色紫红或暗红，胸闷胁胀，心烦易怒，夜不能寐和夜寐不安，大便秘结，舌暗红或有瘀点、瘀斑，或舌下瘀筋，脉沉陷或涩。

［治法］行气活血，祛瘀散结。

［方药］血府逐瘀汤合失笑散：当归9g，桃仁12g，红花9g，地黄9g，赤芍6g，柴胡3g，枳实6g，桂枝10g，枳壳10g，蒲黄6g，五灵脂6g。

方中以桃红四物汤活血养血祛瘀；四逆散行气和血散结；枳壳升降气机，宽胸除满；合失笑散之蒲黄、五灵脂，以加强通利血脉，活血散结之功。

瘀热内结，口干口苦加茵陈、山栀、大黄、黄芩等；气机郁滞，加郁金、厚朴、陈皮、莱菔子。

（五）脾肾阳虚

［辨证要点］形体肥胖，颜面虚浮，神疲嗜卧，气短乏力，腹胀便溏，自汗气喘，动则更甚，畏寒肢冷，下肢浮肿，尿昼少夜频，舌淡胖苔薄白，脉沉细。

［治法］温补脾肾，利水化饮。

［方药］真武汤合苓桂术甘汤：茯苓12g，白芍9g，白术6g，附子9g，生姜9g，桂枝9g，炙甘草6g。

方中以附子、桂枝温补脾肾，温阳化气，利水化饮；茯苓健脾渗湿以利水邪；白术健脾燥湿，以利水湿；白芍缓急且利小便；甘草益气和中；生姜助桂附以温阳散寒。

气短自汗，加人参、黄芪；尿少浮肿加泽泻、猪苓、大腹皮；畏寒肢冷加补骨脂、仙茅、仙灵脾，重用附子、桂枝。

三、针刺治疗

（一）耳针疗法

耳穴埋针常用穴有肺、内分泌、三焦、胃、神门，备用穴可选大肠、心、脾等。每次取常用穴1～2穴，轮流取用；如常用穴不佳，加用或改用备用穴。耳穴选穴后，用图钉式皮内针在敏感点刺入，给以中度强度按压，并贴上胶布。3～5d换帖1次，5～6次为一疗程。耳穴压丸法常用取穴有饥点、口、内分泌、脑、胃，备用穴可选肺、脾、神门、大肠、直肠下段等。常用穴每次取3～4穴，备用穴取1～2穴。将王不留行籽1粒，置于0.7cm×0.7cm的小方胶布上。在选定耳穴上寻得敏感点后，贴敷其上，用食、拇指捻压至酸沉麻木或疼痛为得气，嘱病人每日自行按压3次，以有上述感觉为宜。每次贴一侧耳，两耳交替。每周贴敷两次，10次为一疗程。疗程间隔5～7d。

（二）体针疗法

取脾俞、胃俞为主穴。脾胃俱旺者加曲池、合谷、内庭、三阴交、天枢，脾胃俱虚者加足三里、气海、关元、中脘、阴陵泉，真元不足加肾俞、命门、三阴交、太溪、关元、阳陵泉。治疗方法为脾胃俱旺者施强刺激泄法，留针20～30min，留针期间反复加强刺激。脾胃俱虚、真元不足者均用中刺激补法，并可加灸，每日或隔日一次。

（三）梅花针疗法

部位取脊柱两侧、上下腹部及小腿前部和内侧、颌下部为主，配足三里、三阴交、中脘、内关、大椎处。可随症加减：肝脏疾病引起者加后颈、骶部、肝区、上腹部；妇科病引起者加腰、骶部、腹股沟、带脉区。方法以轻重或重度刺激为主。叩打腹部时，让病人站立，做深吸气动作。

四、其他疗法

（一）推拿康复疗法

1. 穴位推拿减肥法　自人体面部起重点穴位，从上至下，自前往后进行推拿，有打通全身经脉的作用，可防止气血瘀滞，因而对于肥胖的实证病人，有较好的疗效。揉睛明20～30次，按印堂30次，揉太阳20～30次，推迎香10～20次，推听宫20～30次，揉百会30～50次，弹风池20次，摩中脘（两手重叠先逆时针再顺时针）各50～60次，下推气海50次，拿按肩井20～30次，按揉尺泽、手三里，对拿外关及合谷各20～30次，指尖叩击点风市10～30次，拿按血海、阴陵泉，按揉足三里、三阴交各20～30次。

2. 循经推拿点穴减肥法　病人取自然仰卧位，术者循肺经、胃经、脾经走向进行推拿，点中府、云门、府舍、气海、关元等穴。换俯卧位，推拿膀胱经，点脾俞、胃俞、肾俞等穴。有并发症者加相应经络和穴位。每日推拿1次，每30次为一疗程。效果不佳者，间歇1周，再行第2个疗程。治疗期间要求病人限制食量，并逐渐增加体力活动量，让机体在一段时间内保持消耗量大于摄入量，从而消耗掉体内过剩的脂肪，达到减肥的目的。

3. 全身分部推拿减肥法　适合于各种类型的肥胖病人，分面部、颈部、上肢、胸部、腰部、腹部、腿部、膝部、足部等部分，视肥胖病人脂肪堆积程度，可以进行调整，因而具有灵活性。以推拿腹部减肥为例：摩腹时，取仰卧位，裸露腹部，双手叠按于腹部，以肚脐为中心顺时针方向旋转摩动50圈，使腹部有发热感及舒适感。以右手中指点按中脘穴、下脘穴、关元穴、两侧天枢穴，每穴持续压1min，以不痛为宜。

（二）药浴熏蒸疗法

药浴熏蒸疗法有疏通经络，减肥消脂，减轻体重的功效，主要有3种不同方法：

1. 传统药浴法　将中药放在冷水内浸泡一小时，然后将药物连同浸泡液煎煮半小时，过滤后去渣，再将药汁兑入水中，待温度适当时，即可浸浴或洗浴。当前，中药制剂的发展和改革，已经把药物通过制作提取，制成水剂、膏剂、冲剂等，使之能简便运用。

2. 熏洗法　即在恒定温度和湿度的特定浴室中，通过电加热，产生充足蒸汽，进行熏蒸，使含有药物的蒸汽透入肌肤腠理，从而达到药物熏蒸的目的。

3. 干蒸熏洗法　在能产生恒定温湿度的特定浴室里，通过电能把富含矿物质的石头加热至通红，将预先配备的药物制剂和水泼向通红石头，从而产生充足且含有药物的蒸汽，人体在其间进行熏蒸，使人体大量出汗，以及接受含有药物的蒸汽透入肌肤腠理，从而达到药物熏浴的目的。

（三）食疗

祖国医学认为，引起肥胖的原因多为湿、痰、水、瘀等，这多是由于肺、脾、肾三脏功能失调，使水湿的运化输布功能发生了障碍所致。减肥宜宣肺化痰、健脾利湿、温肾利水和通利三焦。在历代的食疗方中，尤以健脾利湿和温阳利水见长。健脾利水可选薏苡仁粥、赤小豆粥、茯苓粥、芦根粥、冬瓜粥、扁豆粥、凉拌莴苣、凉拌芦笋、健脾糕等。化痰降脂类膳食可选杏陈苡米粥、木耳汤、萝卜汤等。益气温阳可选附子羊肉汤、生芪糕等。降脂消食可选玉米须饮、玉米粥、莱菔子粥、山楂粥、荷叶粥、麦豉粥、薏苡仁防风粥、泽泻粥、荠菜拌豆腐、烩双菇、凉拌芹菜、芹菜炒香菇等。泻下通便可选大黄饭、番泻叶粥等。

（邹忆怀　赵进喜　付渊博）

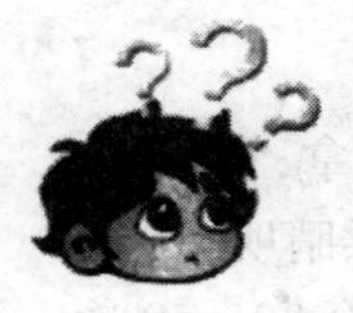

思考题

1. 中医是如何认识糖尿病的？有哪些常用疗法？
2. 中医是如何认识高脂血症的？有哪些常用疗法？
3. 中医是如何认识肥胖的？有哪些常用疗法？

第十三章　运动系统疾病的中医康复治疗

学习目标

掌握中医对类风湿关节炎、退行性骨性关节病、颈椎病的认识及常用中医疗法。

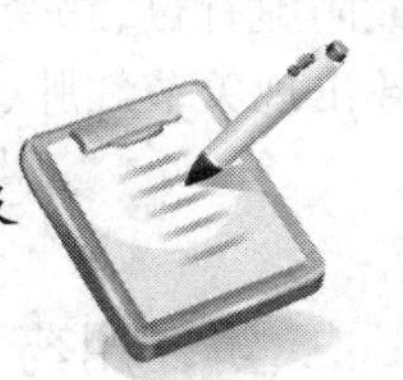

第一节　类风湿关节炎的中医康复治疗

类风湿关节炎(rheumatoid arthritis,RA)是一种慢性、全身性、自身免疫性疾病,病因尚不明确,最基本的病变是滑膜炎。滑膜炎的持久反复发作可导致关节软骨、韧带、肌腱及骨质破坏,最终出现关节畸形及功能障碍,还可侵犯浆膜、心、肺、动脉、神经、眼等结缔组织,所以该病为一全身系统性疾病。

各人群中均可发生本病,但好发年龄在20~50岁,发病率为1.6%,男女比为1∶4.58,约有15%的病人病情呈进行性发展,可造成关节的高度变形和功能障碍,引起严重残疾。

对于类风湿关节炎的诊断,目前国际上普遍采用美国风湿学学会(ARA)1987年制定的类风湿关节炎修订标准:①晨僵至少1小时(病程≥6周);②三个或三个以上关节肿大(≥6周);③腕、掌指关节或近端指间关节肿(≥6周);④对称性关节肿(≥6周);⑤皮下结节;⑥手X线片改变;⑦类风湿因子阳性(滴度>1∶32)。确诊需具备7项标准中4项或4项以上。

一、病因病机

类风湿关节炎从其发病和临床表现分析,属于中医痹证、历节的范畴。《素问·痹论》对本病的病因、发病原理、症候分类及其演变等内容均有论述。如论病因说,“所谓痹者,各以其时,重感于风寒湿之气也”。张仲景《金匮要略·中风历节病脉证并治篇》所论述的“历节”比较近似本病:“历节痛,不可屈伸”,“其痛如掣”,“诸肢节疼痛”,并认为其禀赋不足或因调摄不慎、嗜欲无节逐渐致肝肾气血亏损,风、寒、湿邪乘虚而入,既成此病,并提出用芍药知母汤和乌头汤治疗本病。

正气素虚，卫外不固：肝肾亏损，肝主筋，肾主骨，筋骨既赖肝肾精血津液的充养，又赖肝肾阳气的温煦，肝肾亏损可致营卫气血涩滞不行，遏于骨节周围而化热，使关节变形疼痛，屈伸不利；又因卫外不固，风、寒、湿之邪阻遏营卫，涩滞经络，深入筋骨、关节、肌肉而成痹。

风寒湿邪，侵袭人体：由于居处潮湿、涉水冒雨、气候剧变、冷热交错等原因以致风寒湿邪乘虚侵袭人体，注于经络，留于关节，使气血痹阻而成痹证。由于感邪偏重不同，临床表现也就有所差别。风性善行而数变，故痹痛游走不定，而成行痹；寒气凝滞，使气血滞塞不通，故痛剧烈而成痛痹；湿性黏滞重着，故使肌肤及关节麻木、重着，痛有定处而成着痹；素体阳盛或阴虚有热，感受外邪之后易从热化，或因风寒湿痹日久不愈，邪留经络关节，郁而化热，以致出现关节红肿、疼痛、发热等症而形成热痹。

二、辨证用药

（一）行痹

[辨证要点]肢体关节酸痛，游走不定，关节屈伸不利，或见恶风发热，苔薄白，脉浮。

[治法]祛风通络，散寒除湿。

[方药]防风汤：防风12g，麻黄6g，当归12g，秦艽12g，肉桂6g，茯苓12g，甘草6g，生姜6g，大枣6g。

方中以防风、麻黄祛风散寒；当归、秦艽、肉桂活血通络止痛，并有治风先治血，血行风自灭之意；茯苓健脾利湿，姜、枣、甘草和中调营。

上肢痛重，加羌活12g、白芷9g、威灵仙12g、姜黄9g、川芎9g。

下肢痛重，加独活12g、牛膝9g、萆薢12g。

腰背痛重，加杜仲12g、桑寄生30g、淫羊藿12g、巴戟天9g、续断9g。

关节肿大，发热者，用桂枝芍药知母汤：桂枝9g、芍药9g、炙甘草9g、麻黄3g、白术9g、知母9g、防风9g、附子6g、生姜6g。

（二）痛痹

[辨证要点]肢体关节疼痛较剧，痛有定处，得热则减，遇寒痛增，关节不可屈伸，局部皮色不红，触之不热，苔薄白，脉弦紧。

[治法]温经散寒，祛风除湿。

[方药]乌头汤加减：乌头12g，麻黄3g，芍药12g，甘草9g，黄芪9g，桂枝6g，细辛3g。

方中以乌头、麻黄温经散寒，除湿止痛；芍药、甘草缓急止痛；黄芪益气固表；桂枝、细辛散寒疏风，并能利血通脉。

关节痛甚加全蝎、蜈蚣活血通络止痛；关节肿甚加泽泻、猪苓、苍术、薏苡仁除湿消肿；关节畸形加补骨脂、续断、巴戟天等补肾壮筋骨。

（三）着痹

[辨证要点]肢体关节重着、酸痛或有肿胀，痛有定处，手足沉重，活动不便，肌肤麻木不仁，苔白腻，脉濡滑。

[治法]除湿通络，祛风散寒。

［方药］苡仁汤加减：薏苡仁30g，苍术12g，羌活12g，独活12g，防风9g，制川乌9g，麻黄3g，桂枝6g，当归9g，川芎9g，甘草6g。

方中以薏苡仁、苍术健脾除湿；羌活、独活、防风祛风胜湿；川乌、麻黄、桂枝温经散寒除湿；当归、川芎养血活血；甘草健脾和中。

关节肿胀加萆薢12g、姜黄12g，肌肤不仁加海桐皮12g、豨莶草12g。

（四）风湿热痹

［辨证要点］关节疼痛，局部灼热红肿，得冷稍舒，痛不可触。可病及一个或多个关节，多兼有发热、恶风、口渴、烦闷不安等全身症状。苔黄燥，脉滑数。

［治法］清热通络，祛风除湿。

［方药］白虎桂枝汤加味：生石膏30g，知母12g，甘草9g，粳米9g，桂枝6g，银花藤30g，连翘12g，黄柏12g，姜黄9g，威灵仙9g，桑枝30g，海桐皮12g。

方中以白虎汤清热除烦，养胃生津；桂枝疏风通络；加银花藤、连翘、黄柏清热解毒；姜黄、威灵仙、桑枝、海桐皮活血通络，祛风除湿。

皮肤有红斑，加丹皮12g、生地12g、地肤子12g、赤芍12g。

化火伤津者，用犀角散加味：水牛角50mg、黄连12g、山栀12g、生地12g、升麻6g、姜黄12g、茵陈20g、海桐皮12g、玄参9g、麦冬12g、秦艽12g等。

（五）顽痹

［辨证要点］由各种痹证经久不愈发展而来，出现疼痛时轻时重，关节肿大、畸形，屈伸不利，舌质紫暗，苔白腻，脉细涩。

［治法］化痰祛瘀，搜风通络。

［方药］桃红饮加味：桃仁12g，红花12g，当归12g，芍药12g，川芎9g，威灵仙12g，穿山甲9g，地龙12g，地鳖虫6g，白芥子12g，全蝎6g，乌梢蛇9g，胆南星3g。

方中以桃红四物汤养血活血，化瘀通络；穿山甲、地龙、地鳖虫、全蝎、乌梢蛇搜风通络；白芥子、胆南星化痰散风。

病久气血两虚，肝肾不适者，加入补益气血，滋养肝肾之品：杜仲12g、牛膝9g、人参6g、茯苓12g、狗脊9g、山药12g等。

三、针刺治疗

（一）体针康复疗法

［主穴］病变局部阿是穴、大椎、肩髃、曲池、合谷、风市、足三里、三阴交、绝骨、身柱、腰阳关。

［配穴］行痹：膈俞、血海；痛痹：肾俞、关元；着痹：足三里、商丘；热痹：曲池、大椎；下颌关节取下关、听宫、翳风；指关节取八邪、四缝；腕关节取阳池、大陵、阳溪、腕骨；肘关节取天井、曲泽；肩关节取肩贞、肩外俞；脊椎关节取相应夹脊穴、命门；骶髂关节取小肠俞、膀胱俞；髋关节取环跳、居髎；膝关节取膝眼、鹤顶、阳陵泉、阴陵泉；踝关节取昆仑、解溪、丘墟、太溪；跖趾关节取八风、上八风、公孙、束骨、阳辅、商丘。

［针刺手法］痛痹、着痹、顽痹用补法；热痹用泻法；行痹用平补平泻的手法。

（二）电针疗法

［取穴］关节邻近穴位为主。

［方法］一般选用疏密波或变频连续波，刺激强度中等，时间一般应在30min以上，隔日一次，10次为一疗程，疗程结束，间歇5～7d，根据病情决定是否继续电针。可在毫针针刺的基础上使用。

类风湿关节炎湿热型的治疗宜加用电针，电针能起到清热消炎镇痛作用，通过针刺和电刺激，增强针感，使气至病所、效应于病变关节，加速炎症的吸收，是解决关节红肿热痛行之有效的治疗方法。

（三）刺络拔罐

用皮肤针重叩脊柱两侧或关节局部，使叩处出血少许，并加拔火罐。本法适用于热痹关节肿痛。

四、灸疗

1. 艾卷温和灸　选用上述处方4～6个穴位，每穴每次施灸10～20min，每日或隔日灸治一次，10次为一疗程，疗程间隔5d。

2. 针上加灸　每次选用4～6个穴位，每穴每次施灸5～15min，或2～3壮，每日或隔日治疗一次，10次为一疗程，疗程间隔5d。

3. 艾炷隔姜灸　每次选用4～6个穴位，每穴施灸3～6壮，艾炷如黄豆或蚕豆大，放在鲜姜片上，每日或隔日灸治一次，10次为一疗程，疗程间隔5d。

五、推拿治疗

推拿用于治疗痹证已有数千年历史，它具有行气活血、疏通经络、消除肌肉疲劳、滑利关节等作用，对类风湿关节炎具有良好的治疗效果，尤其可以预防肌萎缩，改善肌力，防止关节僵硬、畸形及骨质疏松。治疗时严防手法粗暴，以免发生骨折。如局部红肿、炎症正在进行，则不宜应用。

常用手法：一指禅、推、滚、按、揉、摩、擦、捏法和被动运动手法。

1. 一指禅推法　用拇指的罗纹面或指端着力，运用前臂的摆动带动拇指关节做伸屈运动的手法称为一指禅推法，又称为一指禅功。主要作用于经络穴位，常用穴位：中脘、气海、关元、膏肓、心俞、肺俞、脾俞、胃俞、肾俞、肩俞、曲池、外关、大陵、环跳、居髎、风市、委中、承山、足三里、阳陵泉、昆仑、申脉等，每穴2～3min，可以疏通经络，调畅气血。

2. 关节局部手法　在一指禅功法后，运用推、按、揉、摩、捏等手法，在病变关节周围由上至下、由近心端至远心端依次治疗，每个关节做3～5min，尤其是畸形的关节周围均可触及结节状粘连或挛缩的结缔组织可以重点施术，以松解粘连，滑利关节，活血止痛。

3. 关节被动手法　在关节局部手法治疗后，运用滚、揉、推、拿、拔伸、环摇等手法对关节及相应的肌肉进行被动运动治疗，运动的力量由弱至强，幅度由小至大，尤其是已经发生挛缩、畸形、僵直的关节，更要动作轻柔、循序渐进，防止骨折和肌肉拉伤。每日进行1～2次。

4. 关节主动运动手法　关节被动手法治疗之后，术者将关节周围的肌肉用搓、摩的手法活动后，固定近心端，令病人做主动运动，进行肌力增强训练，为增加肌力，术者可以适当给予阻力，进行徒手抗阻力训练。每次 10 ~ 15min。

六、中药外用

（一）熏蒸疗法

取荆芥、防风、艾叶、大蒜（去皮）各 30g，将上药放入盆中加水煮沸后，将患部置盆上熏蒸。每次熏蒸 1 ~ 2h，熏蒸后要用干毛巾擦干患部，并防止受凉。每日熏蒸一次，5 次为一疗程，疗程间隔 3d。

（二）中药浴

取生艾叶、防风、透骨草、威灵仙各 30g，布包放入盆中加水煮沸后，放至温，将患处或全身浸泡在药液中。每次 30min 至一个小时，出浴后用温水冲去残药，擦干防止受凉。每日 1 次，5 次为一疗程，疗程间隔 3d。

中药浴在炎症的急性期不宜使用。

七、针刀微创疗法

针刀是近年来发明的一种微创手术治疗方法，是中医针刺治疗和西医外科手术治疗的理论和手术器械的有机结合，解决了一些难以解决的问题。

对于药物无法控制的滑膜炎症引起的关节肿胀、疼痛以及肌肉挛缩、关节畸形，均可以用针刀在关节周围进行松解手术。此术可以松解滑膜与关节的粘连，减轻滑膜囊的张力，刮除瘢痕，有效缓解疼痛、肿胀，停止或延缓疾病的进展，防止挛缩的肌腱断裂，增强关节活动范围。常用于脊椎、肩、肘、膝、髋、踝、腕、掌指等关节。

手术方法：手术局部皮肤进行无菌消毒，铺无菌洞巾。用针刀在关节周围顺肌腱、神经走行方向进行铲等手术，术后用创可贴覆盖切口，1 ~ 2d 切口愈合后，疼痛缓解消失，可间隔 2 ~ 3 周治疗一次。

第二节　退行性骨性关节病的中医康复

老年退行性骨性关节病（knee osteoarthritis，KOA）是常见的老年病之一，又称为骨性关节炎或骨性关节病。其特征是关节软骨发生原发性或继发性的退行性病变，并在关节边缘发生骨赘。目前认为该病是生理上退化作用积累所造成的结果，病理改变不是从滑膜开始，而是以关节软骨纤维化、退行性变和新骨形成，导致骨端硬化和周围骨赘的形成，最终出现骨膜、关节囊的瘢痕化，邻近肌肉萎缩，以至关节不稳定、半脱位、屈曲性挛缩等一系列病理改变。中医认为该病属“骨痹”范畴。

老年人都有不同程度的关节增生现象，只能称为“增生性改变”。只有在出现上述病理改变引起的关节疼痛、畸形、功能障碍和运动时有摩擦响声时，方能称为老年退行性骨性关节病。

随着世界人口老龄化，本病的发病率呈现逐年上升趋势。根据流行病学调查，国内的发病率高达8.3%，女性大于男性。超过60岁的25%的女性和15%的男性发生本病。

膝骨性关节炎诊断标准：目前大多采用1995年美国风湿学会膝骨性关节炎诊断标准：①近1个月大多数时间有膝痛；②X线片示骨赘形成；③关节液检查符合骨性关节炎；④年龄≥40岁；⑤晨僵≤30min；⑥有骨摩擦音。满足1+2条，或1+3+5+6条，或1+4+5+6条者，可诊断膝骨性关节炎。

一、病因病机

中医学认为膝骨关节炎属"痹症"范畴。论痹首见于《黄帝内经》，《素问·痹论》曰："风寒湿三气杂至，合而为痹"，"所谓痹者，各以其时，重感于风寒湿之气也"，"以冬遇此者为骨痹"。

（一）肾主骨学说

《素问·六节藏象论》说："肾者主蛰，封藏之本，精之处也；……其华在发，其充在骨"，指出了骨的健壮与肾精的旺盛有密切的关系。

（二）气血学说

气血津液是构成机体的基本物质，亦是脏腑功能活动的产物，人体生命活动的动力源泉。气血对骨关节有濡养滑利作用。《灵枢·本藏》说："经脉者，所以行血气而营阴阳，濡筋骨，利关节也。……是故血和则经脉流行，营覆阴阳，筋骨劲强，关节清利矣"。气血正常运行，四肢骨、筋、肌肉才能得到其营养和保护。气血运行受阻，就会发生瘀血等气滞血瘀的病变，而产生一系列包括骨关节异常的病理改变。

（三）力平衡失调学说

正常的膝关节结构使关节内部应力均匀分布，在良好的润滑条件下，膝关节可以正常使用几十年而不发生磨损。假若由于关节内外各种因素，导致膝关节内部应力分布不平衡，高应力点或高应力区的软骨就可能发生裂纹、剥脱、溃疡及软骨的修复重建，造成骨性关节炎的一系列病变。

合理的运动能维持人体的力平衡，运动锻炼能使人"血脉流通"，"并利蹄足"，从而调节人体应力的平衡。

二、中药治疗

（一）风寒湿痹

[辨证要点]关节肿胀疼痛，屈伸不利，畏寒喜暖，舌质淡，苔白滑，脉沉弦。

[治法]散风除湿，温经通络。

[方药]蠲痹汤加减：羌活12g，独活12g，桂心6g，秦艽12g，当归12g，川芎12g，炙甘草9g，桑枝12g，乳香9g，木香9g。

方中羌活、独活、秦艽、桂心祛风，除湿，散寒；当归、川芎、炙甘草、桑枝、乳香、木香活血通络止痛。寒胜加附子9g、细辛3g；风胜加防风9g、白芷9g；湿胜加萆薢12g、薏苡仁12g。根据偏盛情况随证加减。

（二）肝肾亏损

［辨证要点］肌肉关节疼痛，僵硬畸形，肌肉瘦削，屈伸不利，畏寒，舌质或淡或红，舌苔白，脉沉细。

［治法］温补肝肾。

［方药］右归饮加独活寄生汤加减：熟地24g，山萸肉12g，枸杞子12g，山药12g，杜仲12g，附子9g，肉桂6g，独活12g，寄生30g，牛膝12g，细辛3g，防风12g，茯苓9g。

方中熟地、山萸肉、枸杞子、山药、杜仲补肝益肾，附子、肉桂、独活、寄生、牛膝温肾散寒，细辛、防风、茯苓散风除湿。

（三）瘀血阻络

［辨证要点］肌肉关节疼痛剧烈，多呈刺痛感，部位固定不移，痛处拒按，局部肿胀，可有硬节或瘀斑，或面色暗，肌肤干燥无光泽，舌质紫暗，脉沉或细涩。

［治法］化瘀通络。

［方药］身痛逐瘀汤加减：当归12g，红花12g，桃仁12g，川芎9g，五灵脂12g，没药9g，秦艽9g，防风12g，牛膝9g，地龙9g，羌活9g，甘草6g。

方中当归、红花、桃仁、川芎、五灵脂、没药活血化瘀止痛，秦艽、防风、牛膝、地龙、羌活散风通络，甘草调和诸药。

三、针刺治疗

［主穴］膝眼、鹤顶、犊鼻、阳陵泉。

［配穴］血海、风市、阴陵泉、足三里、委中、绝骨。

［针法］每次选5～7个穴位，进针得气后中等刺激，留针30min，每天1次，10次为一疗程。

四、灸法治疗

1. 艾条温和灸　选用上述穴位3～5个，用艾条点燃施灸，也可在针刺后施灸，每次20～30min，每日或隔日灸治1次，10次为一疗程，疗程间隔5d。

2. 艾炷隔姜灸　每次选用3～5个穴位，每穴施灸3～6壮，艾炷如黄豆或蚕豆大小，放在鲜姜片上，每日或隔日灸治一次，10次为一疗程，疗程间隔5d。

五、推拿手法治疗

1. 强筋松弛法　以右手拇食指在内外膝眼处点、按、揉、推动3～5min，再在膝关节两侧、鹤顶穴各推、揉3～5min，以松解关节周围组织。

2. 牵拉晃膝法　术者一手握小腿下部，另一手握住膝关节两膝眼部或置于髌骨上缘，两手配合使膝关节做屈伸及旋转运动10～15次。

3. 加压屈膝法　病人膝关节已能屈至90°左右时，术者将一前臂压于膝关节下缘，一手握住踝关节上缘，让病人屈膝屈髋，术者双手尽量将膝关节向腹部弹压5～6次，以增加关节活动度。

4. 髌骨松解手法　病人仰卧位，膝关节伸直，术者用双手将髌骨向上、下、左、右四个方向用具有冲击力的推弹手法，使髌骨向四个方向活动。

注意：此手法应尽量轻柔，逐渐增加关节活动度，不可用力过猛，防止手法过重造成骨折、肌肉拉伤。每天进行1～2次，每次活动不少于30min。

六、针刀治疗

病人仰卧位，膝下垫枕，选择手术点，用甲紫定位作标记，局部按外科手术常规用碘酒、酒精消毒，铺无菌洞巾，术者戴无菌手套、口罩、帽子，按针刀手术常规进针法施术，用针刀对膝关节髌骨周围、髌上囊、髌下囊、髌下脂肪垫、交叉韧带、髁间嵴和内外侧副韧带及股二头肌、半腱肌、半膜肌、髂胫束等附着点处压痛点及骨质增生处的变性、结疤、粘连及挛缩的软组织进行切开松解等施术手术。针刀点依据病情而定，单膝1～5点，双膝罹患者两膝交替治疗。术后3周内不得负重，拄双拐，以间断性下肢牵引和自我锻炼患肢屈伸功能为主，3周后下肢负重训练，6周弃拐行走，6个月内不可长途行走或负重行走。

第三节　颈椎病的中医康复治疗

由颈椎间盘变性、突出及其邻近骨关节与软组织病变累及周围神经根、脊髓、脊椎、椎动脉、交感神经而出现相应临床表现者称为颈椎病，是中年以上年龄的人常见的一种疾病。颈椎病发病率为10%～15%。颈椎慢性劳损、轻微外伤、退行性病变以及先天性畸形等，常是此病的重要原因。

一、病因病机

中医对颈椎病没有专门论述，根据颈椎病各型的临床表现，分属“痹证”、“痿证”、“头痛”、“眩晕”等证范畴，多因督脉受损，气血滞涩，经络痹阻，或气血不能环周所致。

我国古代经典医著《素问·骨空论》中就有关于颈椎病的论述：“大风颈项痛，刺风府……譩譆在背下侠脊旁三寸所，厌之合病者呼譩譆，譩譆应手”。这里不但描述了颈椎病症状、治法，同时对本病的检查也有独到的方法。“譩譆穴”按现代解剖部位相当于肩胛背神经出口处，肩胛背神经是一束来自颈5神经根与胸神经根合干的神经。其压迫表现为颈、肩、背、腋、侧胸壁的酸痛和不适。

《灵枢·大惑论》指出：“邪中于项，因逢其虚，其入深，则随目系，以入于脑，入脑则脑转，脑转则引目系急，目系急则眩以转矣”，从病因、病理、病位上对现代所分类的椎动脉型与交感神经型颈椎病给予了形象的描述。

《灵枢·海论篇》:“脑为髓之海,其输上在于盖,下在风府,……髓海有余,则轻劲多力,自过其度;髓海不足,则脑转耳鸣,胫酸眩冒,目无所见,懈怠安卧”,《灵枢·口问篇》:“故上气不足,脑为之不满,耳为之苦鸣,头为之苦倾,目为之眩”,对脊髓型和椎动脉型颈椎病进行论证,认为椎动脉供血不足可影响脑髓的功能。

清代胡延光《伤科汇纂·绝台骨》载有:“有因挫闪及失枕而颈强痛者”。“失枕”即现代“落枕”,现代医学认为,“落枕”即为颈椎关节紊乱,滑膜充血、水肿、嵌入,关节囊松弛而引起疼痛,属现代医学分类的颈型(肌型)或部分神经根型颈椎病。

二、中药治疗

(一)风寒湿痹

[辨证要点]由于病人长期伏案低头工作或感受风寒湿邪而致,发病较急,颈部酸痛沉重,肩臂疼痛、麻木、酸胀,畏风怕寒,得温则舒,舌质淡,苔白,脉象浮紧。

[治法]祛风通络,散寒除湿。

[方药]防风加葛根汤加减:防风 10g,麻黄 3g,川芎 10g,当归 10g,秦艽 10g,肉桂 3g,片姜黄 10g,羌活 10g,威灵仙 10g,白芷 10g,葛根 10g,茯苓 10g,生薏苡仁 12g,芍药 10g,甘草 6g,生姜 6g,大枣 6g。

方中以防风、麻黄祛风散寒;川芎、当归、秦艽、肉桂、片姜黄活血通络;羌活、威灵仙、白芷、葛根散风解肌止痛;茯苓、生薏苡仁健脾渗湿;芍药、甘草缓急止痛;生姜、大枣和中调营。

(二)气虚血瘀

[辨证要点]头晕,头胀痛或跳痛,转动头部即发生眩晕,甚至发生晕厥、跌倒,以中老年为多发,舌质暗淡,苔白,脉细弱或细弦。

[治法]益气活血。

[方药]补中益气汤合通窍活血汤加减:人参 6g,白术 12g,黄芪 12g,当归 12g,川芎 9g,赤芍 9g,红花 9g,桃仁 9g,麝香 100mg,生葱 10g,柴胡 6g,升麻 3g,蔓荆子 9g,甘草 9g,生姜 9g,大枣 9g。

方中以人参、白术、黄芪益气;当归、川芎、赤芍、红花、桃仁活血通络;麝香、生葱通窍;柴胡、升麻、蔓荆子具升提之力;甘草、生姜、大枣和中。

(三)肾精不足

[辨证要点]头晕,耳鸣,疲倦乏力,健忘,头空痛,视物模糊,听力下降,转头时加重。偏于阴虚者,五心烦热,舌质红,脉弦细数;偏于阳虚者,四肢不温,形寒怯冷,舌淡,脉沉细无力。

[治法]偏阴虚者治以补肾滋阴,偏阳虚者治以温肾助阳。

[方药]补肾滋阴宜左归丸为主方:熟地 15g,山药 10g,枸杞子 15g,山萸肉 15g,菟丝子 15g,鹿角胶 10g,龟板胶 10g。

方中熟地、山萸肉、菟丝子、龟板胶补益肾阴;鹿角胶可填精补髓。五心烦热可加知母、黄柏、丹皮、菊花、地骨皮滋阴清热。

温肾助阳宜右归丸:熟地 15g,山药 10g,枸杞子 15g,山萸肉 15g,菟丝子 15g,鹿角胶 10g,杜仲 15g,肉桂 10g,当归 15g,炮附子 8g。

方中熟地、山萸肉、杜仲、枸杞子、山药、菟丝子补肾，附子、肉桂、鹿角胶益火助阳，当归补血。形寒肢冷用附子、肉桂，辛温刚燥，不宜久服，可改用仙灵脾、巴戟天等温润之品。两方用于治疗颈性眩晕多配合活血化瘀药物，如当归、川芎、丹参、葛根等。

（四）痰浊中阻

［辨证要点］眩晕，头痛，困重如蒙，胸闷恶心，食少多寐，身体肥胖，苔白腻，脉濡滑。

［治法］燥湿祛痰，健脾和胃。

［方药］半夏白术天麻汤加减：陈皮12g，法半夏12g，茯苓12g，炙甘草9g，白术9g，天麻9g，葱白9g，郁金9g，石菖蒲9g。

本方用二陈汤燥湿祛痰，白术健脾，天麻熄风而治眩晕，加葱白、郁金、菖蒲以通阳开窍。

（五）肝肾亏损

［辨证要点］发病缓慢，肢体沉重，肌肉萎缩，运动无力，持物及走路不稳，甚至瘫痪，二便失禁，舌红少苔，脉细数。

［治法］补益肝肾。

［方药］虎潜丸加减：狗骨10g，牛膝10g，锁阳10g，陈皮10g，白芍12g，黄柏20g，知母10g，熟地12g，龟板20g。

方中狗骨与牛膝合用可壮筋骨；锁阳温肾益精；白芍养血柔肝；黄柏、知母、熟地、龟板滋阴清热；陈皮理气。可酌加鹿角胶10g温肾补阳，炙黄芪20g、党参12g、当归12g、鸡血藤30g补气养血。

三、针刺治疗

（一）体针疗法

1. 选穴

主穴：病变部位夹脊穴、风池、大椎、肩髃、曲池、外关、足三里、绝骨。

配穴：身柱、肾俞、环跳、肩井、天宗、阳池、中渚。

随症加减：头痛加太阳、率谷；肩肿痛加秉风、天宗；上肢麻木加手三里、合谷、八邪穴；下肢麻木加阳陵泉、八风穴；头晕加四神聪、百会、三阴交；恶心加内关；痰湿加丰隆、照海；血虚加阴陵泉、血海。

2. 针刺手法　每次选上述穴位4～6个，颈型、神经根型用泻法；椎动脉型、交感神经型、脊髓型用补法。得气后留针30min，每日或隔日1次，10次为一疗程，每疗程间隔3～5d。

（二）电针治疗

选用上述处方4～6穴，进针得气后，用脉冲电治疗仪予以通电，用连续波，频率100～150Hz，强度以病人能忍受为度，留针30min，每日1次，10次为一疗程，疗程间隔3～5d。注意：风池、风府等靠近延髓部位的穴位禁止应用电针治疗，防止意外事故发生。

四、灸法治疗

1. 针上加灸　上述穴位针刺得气后留针不动，将艾段套在针柄上，从艾段下端点燃施灸（为避免艾火散落灼伤皮肤，可剪一圆纸片，中留小孔，施灸前先覆盖于针处皮肤上）。每穴每次施灸2～3壮，或5～15min。每日或隔日一次，10次为一疗程。疗程间隔3～5d。

2. 艾卷温和灸　每次选用4～6个穴位，每穴施灸5～10min，每日灸治1～2次，10次为一疗程。疗程间隔3～5d。

3. 艾炷隔姜灸　每次选用4～6个穴位，每穴施灸3～6壮，艾炷如枣核大，放在鲜姜片上，每日灸治1次，7～10次为一疗程。

五、中药外敷治疗

1. 鹅透膏敷治　取鹅不食草250g、透骨草500g、水泽兰500g、生川乌75g、生草乌75g、制马钱子75g，将上药共研细末，贮瓶备用。每次取药末60g，先用200ml水煮沸5～8min，再加45%酒精（或白酒）20ml，调匀，然后装入纱布袋内，待温度适宜时，贴敷于夹脊穴或压痛点处，并以纱布包扎固定。每日1次，每次敷2～3h，3d更换药末1次（每次更换药末均按上法处理），6次为一疗程，疗程间隔3～5d。

2. 草乌散热敷　取红花、生艾叶、生草乌、生川乌、川椒、骨碎补、透骨草、海桐皮、乳香、没药各10g，粉碎成粗末，装入纱布袋中，加白酒、米醋、水各500ml，浸泡2h后，煮沸30min，将布袋晾至40～50℃，稍挤去多余液体，将药袋放于颈部，凉后再稍加热。每次30～50min，每天3次，10d为一疗程。

六、推拿治疗

推拿手法治疗与分型无关。为了防止发生意外事故，治疗时应手法轻柔，先进行影像学检查，除外椎体滑脱、椎间盘突出造成的椎管狭窄。如有椎管狭窄，切不可行推拿治疗。推拿手法治疗对于椎孔、椎间孔较大或软组织损伤者疗效较好。

[治疗原则]活血通络，理筋整复，解痉止痛。

[常用穴位]夹脊穴、风池、天柱、大椎、肩井、天宗、曲池、小海、外关、合谷。

[常用手法]舒筋手法、端提牵引法、牵引旋转法、理筋复原法。

[治疗步骤]

1. 舒筋手法　病人取坐位，术者立于病人背后，用㨰法施于颈项部三线：颈正中线风府至大椎，颈两侧线风池至肩井，冈上肌以及背部竖脊肌。一指禅点按风池、风府，按揉颈项部两侧韧带、肌肉，由上至下数遍，继而按揉肩井以及天髎、天宗等穴。

拿风池以及颈项部，由上而下数遍。

直擦颈项部韧带以及两侧肌肉，以透热为度。

以上手法能使颈部肌肉放松，经络疏通，关节松解，为治疗手法做准备。

2. 端提牵引法　术者立于病人背后，双手从患颈两侧以虎口卡在下颌和后枕部，用力向上端提2～3min。

3. 牵引旋转法　此法用于钩椎关节旋转移位病人。在上法的基础上，助手站在病人侧方，扶住病人肩部以固定。术者立于病人背后，一手托住下颌及后枕部向上牵引，另一手拇指推顶患椎的棘突，嘱病人放松颈部，头向患侧旋转，当不能再转动时，术者稍加用力推顶移位的患椎，可听到颈部“咔嚓”响声。再用同法向另一侧旋转，病人多于当时即感颈椎轻松。

4. 理筋复原法　接上法，术者站在病人背后，用单手提拿，小鱼际滚动颈椎两侧软组织，反复5～7次，双手提拿两侧肩井、上肢部软组织，并点揉两侧肩胛提肌、背阔肌数遍。

注意事项：颈椎手法治疗时切忌粗暴，禁止使用暴力、蛮力和过大幅度的手法。老年人应避免使用扳法。另外，颈椎牵引重量应适当，注意颈部生理曲线，根据每个病人的具体情况，适当确定前屈角度。

七、颈部的运动锻炼

1. 仙鹤点头　双手虎口叉腰，低头做划圆动作，使颏部尽力接触第一领扣。
2. 犀牛望月　仰头，面部与屋顶平行（或颏颈面在顶中央线后方）。
3. 金龟摆头　左及右歪头，耳垂尽量触到肩峰处。
4. 金龙回首　头左右旋转，先用头部旋转，再以颏尽力接触肩峰。

上述四个动作按节律反复进行。六次为一节，反复进行六节。头部活动为了锻炼颈肩部肌肉，每个动作都要缓慢，尽量到位。切忌颈部肌肉松弛状态下的摇头动作，此动作可使椎骨间的软组织进一步损伤。

（司同　卢虎英）

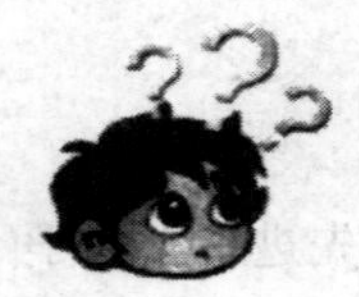

思考题

1. 中医是如何认识类风湿关节炎的？有哪些常用疗法？
2. 中医是如何认识退行性骨关节病的？有哪些常用疗法？
3. 中医是如何认识颈椎病的？有哪些常用疗法？

第十四章　肿瘤的中医康复治疗

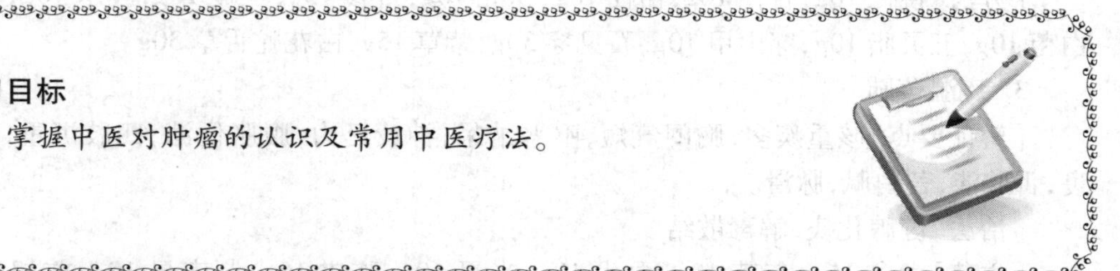

学习目标

掌握中医对肿瘤的认识及常用中医疗法。

第一节　常见肿瘤的中医治疗

一、肺癌

肺癌又称原发性支气管癌，是原发于各级支气管上皮的常见恶性肿瘤。本病多见于40岁以上的成人，男性多于女性。我国近20年来肺癌的发病率，尤其在城市有明显上升。

咳嗽、胸痛、咯血、胸闷、气急、消瘦及恶病质是其主症。目前肺癌组织学分类按细胞分化程度和形态特征大体上分为五类：鳞状上皮细胞癌、小细胞未分化癌、大细胞未分化癌、腺癌、细支气管-肺泡癌，其中以鳞状上皮细胞癌最为常见。

本病属中医“肺积”、“痞癖”、“咳嗽”等范畴。本病病位在肺，常累及脾胃和肾。其病因病机是由于肺气阴不足，邪毒乘虚犯肺，以致肺气宣降失司，传布津液功能失职，津液凝聚成痰，痰气交阻，久则瘀血内生，痰瘀互结，阻于肺络，遂结聚成块，形成癌瘤。癌瘤生成后，更加阻滞气机，加重肺气宣降功能失常，如此恶性循环，病情益重。手术治疗造成肺的正常功能减退，气阴不足之虚象较重。如施行化疗或放疗，不但引起局部刺激，造成疼痛、肿胀、坏死，还可损伤人体正气，引起脾胃功能障碍，或引起肺之气阴的进一步耗伤。

（一）辨证施治

现将临床常用辨证分型及治疗介绍如下：

1. 阴虚内热

［辨证要点］干咳少痰或无痰，或痰少而黏，不易咳出或痰中带血，胸痛气短，或低热盗汗，或心烦不眠，口干便燥，舌红或绛，苔薄黄或无苔，脉细数。

[治法]滋阴清热,解毒抗癌。

[方药]生地15g,百合15g,麦门冬15g,南北沙参各30g,川贝母10g,知母15g,半枝莲30g,石见穿20g,生鳖甲15g,白花蛇舌草30g,鱼腥草30g。

2. 气血瘀滞

[辨证要点]咳嗽不畅,气急胸痛如锥刺,痰中带血丝,喘憋不得卧,大便秘结,失眠唇暗,舌暗红,有瘀斑,苔薄黄,脉细弦或涩。

[治法]活血化瘀,理气止痛。

[方药]桃仁10g,杏仁10g,桔梗10g,枳壳10g,丹参15g,三棱10g,莪术10g,元胡10g,白芍10g,五灵脂10g,穿山甲10g,石见穿30g,紫草15g,白花蛇舌草30g。

3. 痰湿蕴肺

[辨证要点]咳重痰多,胸闷气短,呕恶纳呆,神疲乏力,腹胀便溏,四肢沉重,或头重如裹,舌胖淡,苔白腻,脉滑。

[治法]健脾化痰,解毒散结。

[方药]党参15g,茯苓10g,白术10g,半夏10g,陈皮10g,制南星10g,前胡10g,杏仁10g,生薏苡仁30g,猫爪草30g,龙葵30g,马兜铃10g,半枝莲30g,白花蛇舌草30g,生麦芽15g。

4. 肺肾两虚

[辨证要点]咳嗽气短,动则喘促,咳痰无力,胸闷憋气,面色苍白,腰膝酸软,身倦乏力,肢凉畏寒,自汗,便溏,舌淡而胖,苔白或白腻,脉沉细无力。

[治法]润肺化痰,温补肾阳。

[方药]熟地12g,麦冬15g,山药10g,五味子10g,党参10g,破故纸10g,仙茅10g,肉桂6g,川贝母12g,白僵蚕15g,蜂房5g,夏枯草15g。

5. 随证加减　根据肺癌病人主症,在上述辨证分型的基础上,如兼有下述症状时,可酌情选用下列药物:

(1)咳嗽痰多者,加前胡、杏仁、紫菀、川贝母、半夏、青礞石;咳吐黄痰者,加桑白皮、胆南星、黄芩、海蛤壳、天竺黄、淡竹沥、鱼腥草;喘咳甚者,加炙苏子、紫菀、蛤蚧。

(2)痰中带血或咯血者,加仙鹤草、黛蛤散、三七粉、生地榆、白及、云南白药、侧柏叶、白茅根。

(3)自汗气短,加生芪、人参、冬虫夏草、浮小麦、五味子、煅龙牡、山萸肉等。

(4)胸痛者,加乳香、没药、延胡索、五灵脂、蒲黄、全蝎。

(5)胸水者,加葶苈子、龙葵、商陆、水红花子、桑白皮、车前子(草)。

(6)低热者,加银柴胡、地骨皮、竹叶;高热者,加生石膏、寒水石、知母、牛黄、紫雪丹。

(7)有肿块者,加山慈菇、海藻、生牡蛎、小金丹、夏枯草、西黄丸;淋巴结转移者,加夏枯草、白僵蚕、炮山甲、土贝母等。

6. 手术前后,放化疗期间的中医辨证治疗

(1)术前治疗以扶正培本,清热解毒为主,药物组成:麦门冬、沙参、金银花、枇杷叶、桔梗、竹茹各10g,茯苓12g,太子参、猪苓、黄芪各15g,鱼腥草、白花蛇舌草各20g,川贝、紫菀各9g,水煎服。

（2）术后宜益气养阴，润肺化痰为主，药物组成：沙参、石斛、枇杷叶、白芍、川贝、杏仁、百部各10g，西洋参6g（冲服），太子参、猪苓、茯苓、生黄芪、麦门冬各15g，白花蛇舌草、鱼腥草各20g。

（3）放疗期间多表现为燥热伤阴之证，应以益气养阴，润燥解毒为主，首选：沙参、麦门冬、石斛、枇杷叶、百部各10g，百合、玉竹、猪苓、茯苓各15g，鱼腥草、白花蛇舌草、半枝莲各20g。恶心呕吐明显者，可选温胆汤、旋覆代赭汤；血象下降明显，宜补气血，益肝肾，方选四物汤加二至丸，或当归补血汤加二仙汤。

（二）其他疗法

1. 单方、验方

（1）野葡萄根60g，煎水代茶，频服。

（2）蒲公英30g，垂盆草30g，水煎服，每日1剂。

（3）梅花点舌丹：每次2粒，每日3次，服3个月为一疗程。

2. 针灸疗法　针灸具有双向的免疫调节作用。体针常取肺俞、风门、膻中、尺泽、中府、肾俞、列缺、内关、足三里，咳嗽、咳痰者加取丰隆、天突；耳穴取肺、心、大肠、肾上腺、内分泌、胸等，用王不留行籽贴敷，连续贴5d，休息2d，再贴第2个疗程。

3. 饮食疗法　肺癌气喘、咳嗽可选择萝卜、枇杷果或生梨，咯血者可选藕、香杏、无花果或白及炖燕窝等配合治疗。以下两方可煮食常服：

（1）薏米汤：薏苡仁30g，糯米或粳米30g，煮食具有健脾益胃，利水消肿之功。

（2）薏仁粥：薏苡仁100g，莲子30枚（去心），粳米100g，白糖适量，煮食，具有健脾益胃，补肺益肾，养心安神之功。

4. 气功疗法　肺癌病人可练功，如十二段锦、二十四节气坐功、郭林新气功等，并可练习太极拳。

（三）预防与调护

预防应提倡戒烟，改善环境卫生，调畅情志，调节饮食，积极锻炼身体，提高身体素质，加强劳动保护，并积极治疗肺部慢性疾病，对高危人群（长期吸烟，慢性咳嗽，有家族史，经常接触放射性物质、石棉等）要定期检查，做到早发现、早诊断、早治疗。

一旦确诊为肺癌，病人应抱着既来之则安之的态度，调畅情志，保持乐观向上的心理，增强信心，以有利于疾病的治疗和抗病能力的增强。饮食宜进丰富而易消化的高营养品，多食新鲜蔬菜，避免辛辣、肥腻之品。生活应劳逸结合，加强锻炼，戒除烟酒，适当练习各种气功。

二、胃癌

胃癌是我国常见的恶性肿瘤之一，约占消化道癌瘤的50%。本病可发生于任何年龄，以40～60岁最多，男性多于女性，比例约为3：1。其好发部位在幽门窦与胃小弯，其次为贲门、胃底与胃体部。形态病理学上，可分为表浅型、肿块型、溃疡型、浸润型与溃疡型。组织学类型为腺癌、鳞癌、腺角化癌、腺棘细胞癌、胃类癌，以腺癌居多。

临床以胃脘疼痛、消瘦、嗳气、呕吐、吐血、黑便及上腹部包块等常见症状，属中医“反胃”、“胃脘痛”、“积聚”等症范畴。情志内伤、饮食失节、脏腑失调，是导致本病的主要因素。其病因病机多从“虚”（脾胃气虚、脾肾阳虚、血虚）、“瘀”（血瘀）、“湿”、“毒”、“痰”等五个方面考虑。其中脾胃虚弱为本，气滞、血瘀、痰凝为标。其病机多为肝气犯胃，气滞血瘀；脾胃气虚血行无力，气虚而瘀、而生痰湿；脾胃阴虚，虚火灼胃，络伤血溢而瘀；痰湿瘀久，致癥瘕积聚成胃癌。

胃癌是消化系统常见的恶性肿瘤。西医可采取根治手术，结合化疗、放疗，有一定的效果。配合中医药可以增强疗效，减少放疗、化疗的毒副作用，而且可以提高生存率及生存质量，延长生存期，降低复发率。

（一）辨证施治

临床胃癌常用中医辨证分型及治疗如下：

1. 肝胃不和

[辨证要点]胃脘胀满，时时隐痛，串及两胁，气郁不舒则疼痛加重，口苦心烦，嗳气或呃逆呕吐，舌淡红，苔薄黄或薄白，脉弦。

[治法]疏肝理气，降逆和胃。

[方药]醋柴胡10g，杭白芍15g，青陈皮各10g，川楝子10g，白术10g，茯苓10g，砂仁10g，旋复花10g，代赭石15g，清半夏10g，生姜10g，郁金10g。

噎重时加威灵仙15g、急性子10g、山豆根10g。

2. 脾胃虚寒

[辨证要点]胃脘隐痛，绵绵不断，喜温喜按，朝食暮吐，暮食朝吐，或时吐清水，面色无华，或肢冷神倦，少气懒言，便溏，舌胖而淡，边有齿痕，苔滑润，脉细缓或沉细。

[治法]温中散寒，健脾和胃。

[方药]理中汤合六君子汤加减：党参15g，白术10g，制附片6g，干姜10g，红豆蔻10g，吴茱萸10g，陈皮10g，茯苓10g，砂仁10g，诃子肉10g，藤梨根30g，半枝莲30g，白花蛇舌草30g，白英15g。

3. 胃热伤阴

[辨证要点]胃脘灼热疼痛，胃脘嘈杂，纳食后疼痛加重，口干喜冷饮，五心烦热，大便秘结，舌红绛，苔黄或灰褐或光红无苔，脉细数或滑数。

[治法]养阴清热，益胃生津。

[方药]麦门冬汤合竹叶石膏汤：麦门冬15g，沙参15g，玉竹10g，竹叶10g，生石膏15g，知母10g，天花粉15g，石斛15g，甘草10g，蛇莓15g，夏枯草15g，半枝莲30g，藤梨根15g，白花蛇舌草15g，白屈菜15g。

有实热便结者，加大黄6g、芒硝6g。

4. 瘀毒内阻

[辨证要点]胃脘刺痛，痛有定处，拒按，或呕吐血性胃内容物，便黑或燥结，肌肤甲错，舌紫暗或有瘀斑，苔黄或燥，脉涩数。

[治法]活血祛瘀，解毒止痛。

[方药]失笑散合桃红四物汤加减：生蒲黄10g，五灵脂10g，桃仁12g，红花10g，当归10g，丹参15g，元胡10g，川楝子10g，乌药10g，侧柏炭12g，仙鹤草30g，干蟾皮10g，虎杖15g，水红花子12g，半枝莲30g，白花蛇舌草15g。

5. 痰湿凝结

[辨证要点]胃脘满闷，呕恶痰涎，身重体倦，头重如裹，目眩，腹胀便溏，舌淡润，苔滑腻，

脉濡细或滑。

[治法]化痰散结,理气温中。

[方药]二陈汤合五苓散加减:法半夏10g,陈皮10g,茯苓10g,猪苓30g,苍白术各10g,竹茹10g,桂枝6g,南星6g,生牡蛎15g,枇杷叶15g,土贝母15g,半边莲30g,龙葵15g,土茯苓15g,半枝莲30g,汉防已12g,山慈菇10g。

6. 气血双亏

[辨证要点]多见于晚期癌症病人。面色苍白无华,头晕目眩,心悸气短,自汗乏力,纳差消瘦,下肢浮肿,虚烦不眠,舌淡胖,脉沉细无力。

[治法]益气养血,健脾益肾。

[方药]十全大补丸加减:黄芪30g,当归10g,党参15g,熟地10g,川芎10g,杭白芍15g,白术10g,甘草6g,茯苓10g,肉桂6g,黄精15g,炒枣仁15g,合欢皮10g,何首乌15g,紫河车3g(分冲)。

7. 随证加减　根据胃癌病人主症,在上述辨证分型的基础上,兼证加减。

(1)口干者,加天花粉、石斛、麦冬、沙参、生地、元参、天冬等。

(2)便结者,加瓜蒌仁、肉苁蓉、大黄、火麻仁、番泻叶,重者加芒硝。

(3)便溏者,加炒薏苡仁、山药、儿茶、诃子肉、石榴皮等。

(4)出血者,加血余炭、侧柏炭、藕节炭、仙鹤草、汉三七、茜草、地榆炭等。

(5)呕吐者,加姜半夏、淡竹茹、生姜、柿蒂、石斛、麦冬、沙参、旋复花、代赭石等。

(6)骨髓抑制,血象下降者,加黄芪、当归、白芍、补骨脂、女贞子、旱莲草、熟地、茜草等。

(二)其他疗法

1. 针刺疗法

(1)体针:胃俞、膈俞、脾俞、足三里、条口、丰隆等穴,对胃痛有效;呕吐者可选择膈俞、脾俞、内关;胃脘疼痛、幽门梗阻者可针刺脾俞、胃俞、关元、足三里、中脘等穴。

(2)耳针:取耳穴肾、神门、肝、脾、皮质下。用0.5寸毫针直刺或贴敷王不留行籽,两耳交替使用。

2. 气功　胃癌病人体质较弱,宜练坐功或卧功,意守胃脘患处,或意守足三里穴。胃癌术后体质恢复者,可选站功、太极拳、郭林新气功、八段锦等。

3. 单方、验方

(1)胃痛糖浆:藤梨根500g,薏苡仁250g,连苗荸荠500g,水煎取药汁,文火浓缩成膏,加适量蔗糖搅匀,一次两茶匙,每日3次。

(2)双半汤:半边莲、半枝莲各30g,煎代茶饮。

(3)藤虎糖浆:藤梨根500g,虎杖500g,煎水浓缩成每1ml含生药1g为度,每次30ml,每日2次。也可用藤梨根60g,虎杖根30g,水煎服,每日1剂。

(4)健脾益肾冲剂:成分为党参、白术、枸杞子、女贞子、菟丝子、补骨脂等。每次1袋,每日2次。适于术后长期服用,防复发。

(5)加味西黄散:麝香6g,人工牛黄10g,乳香40g,没药30g,三七粉30g,山慈菇30g,砂仁30g,薏苡仁30g等,共为细末,装胶囊,每日2次,每次2粒。

(三)预防与调护

1. 预防

(1)注意饮食卫生:饮食有规律,忌酒或少量饮酒,少进食腌制、炸烤、熏制及生冷食品。进食忌过快、过烫等。

(2)保持心情舒畅,保持乐观向上的心理状态。

(3)慢性萎缩性胃炎、胃息肉、胃溃疡、胃大部切除术后的残胃等是胃癌的高发因素,宜积极治疗,定期检查。

2. 调护

(1)保持心情舒畅,减轻焦虑情绪,树立战胜疾病的信心。

(2)饮食以易消化食物为主,忌辛辣刺激和油腻食品,忌烟酒。

(3)胃癌术后病人宜少食多餐,细嚼慢咽。

三、原发性肝癌

原发性肝癌是目前最险恶的肿瘤之一,起病隐匿,发展迅速,治疗效果差,死亡率高,严重危害人类的生命健康。我国是原发性肝癌高发区之一。

本病属中医“积聚”、“胁痛”、“痞气”等范畴。病机大多为“气”(气滞、气虚)、“血”(血瘀、血虚)、“郁”(肝气郁)、“毒”(火毒)、“阴”(肝肾阴虚)、“湿”(湿热、痰湿)等6个方面。本病多由肝肾阴虚、情志不畅、感受湿热毒邪等,使肝失疏泄,痰浊热毒瘀结,日久成积。

原发性肝癌是一种恶性肿瘤,单纯西医治疗,效果不甚理想。西医治疗配合中医药对本病的治疗,能缓解症状和减轻体征,尤其为无手术适应证者提供了一条新的治疗途径。

(一)辨证用药

1. 肝郁脾虚

[辨证要点]肝区隐痛,右侧为甚,胸间不舒,郁怒加重,食少腹胀,倦怠乏力,胁下痞块,坚硬如石,苔薄白,舌质正常或暗,脉细弦。

[治法]疏肝理气,健脾。

[方药]逍遥散加减:醋柴胡10g,党参10g,青陈皮各10g,白术10g,当归10g,杭白芍15g,虎杖10g,郁金10g,香附10g,八月札15g,半枝莲10g。

2. 气滞血瘀

[辨证要点]胁部刺痛,痛引腰背,固定不移,夜间尤甚,脘腹胀闷,嗳气呃逆,胁下结块,便干或便溏,舌紫暗,有瘀斑,苔薄或黄干,脉弦细或涩。

[治法]行气活血,化瘀消积。

[方药]桃红四物汤合化癥丸加减:桃仁10g,红花10g,川芎10g,生地12g,杭白芍15g,郁金10g,当归10g,莪术15g,元胡10g,降香10g,八月札20g,炮山甲10g,土鳖虫10g,白屈菜15g,水红花子10g,凌霄花15g。

3. 肝胆湿热

[辨证要点]右上腹肿块,坚硬刺痛,脘腹胀满,身目黄如橘皮,发热心烦,口苦口干,小便短赤,大便秘结,舌暗红,苔黄厚,脉弦滑而数。

[治法]清热解毒,利湿退黄。

[方药]茵陈蒿汤合龙胆泻肝汤加减:茵陈30g,炒山栀12g,熟大黄10g,柴胡10g,龙胆草10g,车前草30g,金钱草30g,虎杖15g,丹皮10g,猪苓30g,龙葵20g,白英15g,川朴10g,枳壳10g。

4. 阴虚内热

[辨证要点]胁痛隐隐,腹大胀满,青筋怒张,黄疸溺赤,形体羸瘦,五心烦热,低热盗汗,舌绛红,苔少或无苔,脉虚细或虚细数。

[治法]滋阴清热,抗癌。

[方药]一贯煎合青蒿鳖甲汤加味:生地20g,沙参12g,当归12g,枸杞子10g,麦冬12g,川楝子10g,杭白芍15g,青蒿15g,鳖甲20g,知母10g,丹皮15g,半枝莲30g,龟板20g,旱莲草30g,仙鹤草30g。

5. 临床辨证随证加减

(1)肝区疼痛较重者,加元胡10g、制乳香5g、制没药5g、香附10g等。

(2)黄疸重者,阳黄加黄柏10g、虎杖30g、苦参15g;阴黄加熟附片10g、黄芪20g、姜黄10g等。

(3)纳差腹泻,加儿茶10g、草豆蔻10g、罂粟壳10g、赤石脂10g、诃子肉10g、生薏苡仁30g、山药20g、炒白术10g或四神丸等。

(4)发热较重者,加生石膏30g、青蒿30g、白薇15g、地骨皮10g、丹皮10g、知母10g、水牛角30g、羚羊粉2g(分冲)等。

(5)腹水胀满重者,加枳实10g、车前草30g、大腹皮10g、猪苓30g、泽泻15g、龙葵30g、半边莲15g、商陆10g、青陈皮各10g,或用五苓散或实脾饮。

(6)出血者,加仙鹤草30g、侧柏炭10g、藕节炭10g、血余炭30g、白及15g、大小蓟各10g、三七粉3g(分冲)、云南白药4g(分冲)等。

(7)化疗期间呕吐重者,加和胃降逆之品,如半夏10g、橘皮10g、竹茹10g、代赭石10g、旋复花10g等。骨髓抑制,血象降低,加用补肾健脾药物,如旱莲草20g、女贞子20g、生芪20g、太子参10g、当归10g、何首乌15g、枸杞子10g、熟地黄15g等。

(二)其他疗法

1. 单方、验方

(1)清开灵注射液20~40ml加入500ml葡萄糖液静脉滴注,每日1次,连用1~2周,适用于肝癌伴肝功能异常、发热及有神志症状者。

(2)藤梨根60g、虎杖30g,共煮水100ml,分2次内服。

(3)龙葵120g,去根首煎煮,取汁100ml,复煎1次,二煎混合,分早、晚服,适于肝癌腹水者。

(4)云芝香菇糖浆,即灵芝、香菇制剂,具有扶正提高免疫功能和抗癌作用。

(5)抗肝癌方,即当归、赤芍、白芍、桃仁、漏芦、丹参、八月札、郁金、川楝子、香附各9g,夏枯草、海藻、海带各15g,白花蛇舌草30g,水煎服,每日1剂,分早、晚服。

2. 针灸疗法　一般取肝俞、内关、阳陵泉、足三里、公孙、三阴交等穴,可针刺,亦可穴位注射。

3. 气功疗法　肝癌病人练功的目的在于稳定情绪,减缓焦虑,舒畅气机,缓解疼痛,宜选坐功或卧功。肝癌术后,体质恢复的可选站功、郭林新气功、太极拳及八段锦等。

(三)预防与调护

1. 防止粮食作物中的黄曲霉毒素污染,防止水中蓝绿藻的污染及防病毒性肝炎是防止肝癌发生的根本措施。

2. 对乙型肝炎病人要彻底治疗,防止其转为慢性迁延性肝炎,尤其对肝硬化病人要积极进行中药治疗,防止其进一步癌变。

3. 加强个人修养,平时心境平静,保持精神愉快;注意生活习惯,戒酒戒烟,特别是有肝癌高危因素的病人更应如此。

4. 肝癌病人,饮食一定要少渣,易消化,防止硬食划破曲张的食管胃底静脉丛而出现上消化道大出血。

四、乳腺癌

乳腺癌系指发生于乳腺小叶和导管上皮的恶性肿瘤,是我国妇女最常见的恶性肿瘤之一。本病好发于40岁以上的妇女。

本病属于中医"乳岩"、"乳石"、"乳石痈"、"妒乳"等范畴。其病位在乳房,并与肝、脾、肾、胃等脏腑有关。其病因病机一般是情志不遂,肝气郁滞或冲任失调,气血不畅,以致邪毒内蕴,气滞血瘀,痰浊凝聚而成结块。手术根治后,癌瘤虽除而气血大伤,同时局部气血运行不畅而筋肉拘急,或经过放疗、化疗后人体正气虚衰而癌肿未能完全清除,此时大多造成气血亏损,脏腑功能紊乱,阴阳失调,本虚与标实并存。至本病晚期,由于脏腑功能日渐减退,可出现脾阳虚衰、气血双亏等一系列正虚证候。

(一)辨证用药

1. 肝郁气滞

[辨证要点]两胁连及乳房作胀,乳中隐核,时有疼痛,心烦易怒,头晕目眩,情志不舒则症状明显,舌红,苔薄黄,脉细弦。

[治法]疏肝理气,软坚散结。

[方药]柴胡疏肝散加减:柴胡10g,杭白芍15g,青陈皮各10g,当归10g,白术10g,茯苓10g,郁金10g,橘叶10g,山慈菇10g,夏枯草15g,土贝母15g,半枝莲15g。

2. 热毒蕴结

[辨证要点]乳中隐核迅速增大,疼痛明显,发热烦渴,口苦咽干,心烦不眠,局部红肿,全身乏力,重则翻花溃烂,日久气血衰败,消瘦,不思饮食,舌暗红,有瘀点或瘀斑,苔黄或腻,脉弦细数或细数。

[治法]活血化瘀,清热解毒。

[方药]桃红四物汤加减:桃仁10g,红花10g,当归10g,丹皮10g,泽泻10g,金银花30g,紫花地丁15g,公英15g,土贝母15g,夏枯草15g,刘寄奴15g,生芪30g,青蒿30g,元参15g,生地10g,甘草10g。

3. 肝肾阴虚

[辨证要点]腰膝酸软,月经失调,五心烦热,目涩口干,头晕耳鸣,两胁隐痛,舌质红,少苔或无苔,脉细数。

[治法]滋补肝肾,调理冲任。

[方药]六味地黄汤合七制香附丸加减:生熟地各10g,山萸肉12g,茯苓10g,泽泻15g,香附10g,郁金10g,川楝子10g,当归尾10g,杭白芍15g,枸杞子30g,女贞子30g,山药10g,山慈菇15g,川芎7g,橘叶10g,公英15g。

4. 气血两虚

[辨证要点]乳腺癌晚期,肿块增大,出现多处转移,心悸,气短,面色苍白,神疲乏力,失眠,盗汗,动则气喘,食欲下降,大便溏,舌质淡,脉细数无力。

[治法]调补气血。

[方药]归脾汤加减:生黄芪30g,党参15g,白术15g,茯苓15g,当归20g,香附10g,远志15g,酸枣仁30g,白芍10g,金银花30g,夏枯草30g,仙鹤草30g,甘草15g。

5. 对症用药

(1)手术后患侧上肢肿胀疼痛者,或乳房疼痛甚者,加路路通10g、泽兰10g、王不留行15g、乳香6g、没药6g以消肿通络止痛。

(2)烦躁易怒,口苦者,加龙胆草10g、丹皮10g、栀子10g以清肝除烦。

(3)心悸不眠者,加茯神10g、远志10g、酸枣仁20g、珍珠母30g以安神定志。

(4)患处红肿溃烂,甚至流脓恶臭者,加金银花20g、连翘20g、蒲公英15g、草河车15g、薏苡仁20g、仙鹤草20g以清热解毒排脓。

(二)其他疗法

1. 单方、验方

(1)野葡萄根60g,煎水代茶,频服。

(2)蒲公英30g,垂盆草30g,水煎服,每日1剂。

(3)梅花点舌丹,每次2粒,每日3次,服3个月为一疗程。

(4)蜈蚣、全蝎各10g,穿山甲12g,海马10g,4药焙干研末,每次1g,每日2次,温开水送服。

(5)山慈菇、露蜂房各15g,雄黄6g,先分别研末,和匀共研,每服1.5g,每日2次(装胶囊内服)。

(6)小金丹,每次0.8~1.2g,每日2次,口服。

2. 针灸疗法　取乳根、肩井、膻中、三阴交,根据具体病症,可增补穴位和采用补泻手法,每日1次。

3. 气功疗法

(1)手术后要尽早锻炼。特别注意患侧肢体的锻炼,活动范围由小到大,以促进静脉回流,减轻上肢水肿。

(2)可行气功疗法。乳腺癌病人练功的目的在于稳定情绪,舒畅气机,宜选坐功、卧功;可练习太极拳。

(三)预防与调护

1. 对于乳腺癌高发年龄期的妇女应定期进行乳房的自我检查,一旦怀疑有肿块,应立即就诊,是防治乳腺癌的关键。

2. 宜畅情志。情志不畅足以使乳腺癌病情加重,所以调畅情志对乳腺癌的治疗具有重要意义。

3. 宜节饮食。乳腺癌病人宜多食新鲜蔬菜水果,忌辛辣肥腻之品。青春期适当节制高脂肪饮食。

4. 鼓励产妇用母乳喂养婴儿。

五、大肠癌

大肠癌是结肠癌与直肠癌的总称，为消化道常见的恶性肿瘤之一。随着人们饮食构成成分的改变，目前该病发病率呈逐年上升的趋势。本病的发病年龄以40～60岁居多，男女发病之比约为2∶1。好发部位为直肠，其次为乙状结肠，向上则逐段减少。基本病理形态可分为肿块型、溃疡型与浸润型。组织学分型为腺癌、黏液癌、未分化癌和鳞状上皮细胞癌，其中以腺癌最多，约占80%。该病以排便习惯改变以及腹部肿块、腹胀、腹痛、脓血便为特征。

大肠癌属中医“癥瘕”、“积聚”、“肠覃”、“脏毒”等，其病位在大肠，并与脾胃、肾等脏腑有关。病因病机与饮食失节、膏粱厚味，或久痢久泻而致脾胃虚弱，气机郁滞，蕴生湿热，痰瘀交阻有关，而形成正虚邪实的局面。

（一）辨证用药

早期西医可行根治手术，中晚期则以放疗、化疗为主，但副作用较多。中医中药对本病的治疗疗效较满意，且无毒副作用。其临床常见证型包括：

1. 湿热蕴毒

[辨证要点]腹痛腹胀，疼痛拒按，下痢赤白或大便带脓血，里急后重，肛门灼热，胸闷烦渴，恶心纳呆，舌红，苔黄腻，脉弦数或弦滑。

[治法]清热解毒化湿。

[方药]白头翁汤合槐花地榆汤加减：白头翁20g，败酱草30g，马齿苋30g，炒地榆15g，槐花15g，生薏苡仁30g，厚朴10g，川楝子10g，藿香10g，苍术15g，黄柏10g，半枝莲30g。

2. 瘀毒内阻

[辨证要点]临床常见口渴，腹痛泻下脓血，色紫暗量多，里急后重，舌紫或有瘀点，脉涩滞或数。

[治法]活血化瘀，解毒通腑。

[方药]膈下逐瘀汤合大柴胡汤加减：白芍30g，甘草10g，桃仁10g，红花10g，川芎10g，当归15g，枳实10g，柴胡9g，半夏10g，槟榔10g，生薏苡仁30g，木香15g，白屈菜30g。

3. 脾肾双亏，寒湿凝滞

[辨证要点]面色苍白，少气乏力，倦卧懒言，畏寒肢冷，腰膝酸软，腹痛喜温，久泻久痢，频出失禁，五更泄泻，舌暗淡，苔薄白，有齿痕，脉细弱。

[治法]温补脾肾，祛湿化浊。

[方药]四君子汤合四神丸加味：党参10g，茯苓10g，白术10g，肉豆蔻10g，干姜6g，吴茱萸6g，破故纸10g，生黄芪30g，生薏苡仁30g，山药20g，苍术10g，焦楂榔各10g。

4. 肝肾阴虚

[辨证要点]形体消瘦，五心烦热，头晕耳鸣，口苦咽干，腰酸盗汗，便秘带血，舌红苔薄或光红无苔，脉细数。

[治法]滋补肝肾，养阴清热。

[方药]知柏地黄汤加味：知母10g，黄柏10g，生地12g，山萸肉10g，山药20g，茯苓10g，

泽泻15g，丹皮9g，枸杞子10g，女贞子15g，鳖甲15g，马齿苋30g，败酱草30g。

5. 气血两虚

［辨证要点］心悸气短，面色苍白，形体消瘦，脱肛下坠，大便失禁，腹胀如鼓，四肢虚肿，舌淡，苔薄白，脉沉细无力。

［治法］补气养血，扶脾益肾。

［方药］八珍汤或十全大补汤加减：黄芪30g，当归10g，白芍15g，熟地10g，太子参15g，白术10g，阿胶10g，生甘草6g，肉桂6g，枸杞子30g，菟丝子10g，鸡血藤15g，槐花15g。

6. 大肠癌用药在辨证论治基础上随证加减

（1）热毒炽盛者，加土茯苓15g、草河车30g、苦参10g、黄柏10g、黄连10g、地榆15g、槐米15g、虎杖10g。

（2）泄泻不止者，加车前草子各15g、猪苓30g、茯苓10g、泽泻15g，属分利止泻法；或选用炒诃子肉15g、罂粟壳10g、儿茶10g、赤石脂10g、禹余粮10g、乌梅10g、石榴皮10g等以固涩止泻。

（3）出血者，加大小蓟各10g、三七粉3g（分冲）、血余炭15g、伏龙肝30g、莲房炭10g、棕榈炭10g、侧柏炭10g、地榆炭10g、槐花炭10g、云南白药2g（分冲）。

（4）肿块增大压迫疼痛者，可加软坚药：夏枯草15～30g、生牡蛎15g、海藻15g、土贝母15g、莪术15g、山慈菇10g、黄药子10g、刘寄奴10g等，可加止痛药：白屈菜15g、元胡10g、川楝子10g、花椒10g、细辛3g、罂粟壳10g、荜茇10g等。

（5）里急后重者，加白芍30～60g、炙甘草10g、木香10g、槟榔10g、酒炙大黄10g。

（6）化疗期间，呕吐者，加半夏10g、橘皮10g、旋复花10g、代赭石10g、竹茹10g；骨髓抑制者，以补肾养血活血为主，可加用女贞子15g、旱莲草15g、熟地10g、鳖甲10g、生黄芪30g、当归10g等。

（二）其他疗法

1. 单方、验方

（1）加味香连丸6g，每日2～3次，口服，可以用于腹痛腹泻，里急后重。

（2）犀黄丸：犀黄丸6g，每日1次，口服，长期服用对肠癌术后病人有一定防复发作用（脾胃虚寒者慎用）。

（3）白花蛇舌草60g，黄药子9g，乌梅6g，龙葵6g，田七3g，水煎服，每日1剂，取汁饮2次。

（4）藤梨根30g，白花蛇舌草30g，苦参30g，水杨梅15g，薏苡仁30g，野葡萄根30g，白茅根30g，草河车10g，丹参30g。水煎服，每日1剂，取汁饮2次。

（5）半边莲、黄芪、白花蛇舌草、白茅根适量，水煎服，每日1剂。

（6）鸭胆子20粒，打碎，加清水500ml，煎煮50ml，取汁，保留灌肠，每日1次。

2. 针灸治疗　大肠癌术后，可选大椎、膈俞、脾俞、胃俞、肾俞、足三里，采用隔姜灸法，每日或隔日1次，尤适用于脾肾阳虚者和放疗、化疗后白细胞减少者。

3. 气功　大肠癌病人，可选太极拳、郭林新气功、八段锦等功法，以不过分增加腹压为原则。

（三）预防与调护

1. 预防措施

（1）避免长期进食高脂肪、低纤维食物。多吃含粗纤维的蔬菜及水果，保持大便通畅，不吃变质食物及高脂饮食。

(2)有家族史及与肠癌相关的疾病,如慢性结肠炎、大肠息肉(尤其是家族性腺瘤病)的病人,要及时治疗,定期复查。

2. 调护　病人应保持心情舒畅,避免精神紧张及过分焦虑。术后定期复查,按疗程做放疗、化疗。如发现异常情况,则随时复查治疗。

六、食管癌

食管癌是常见的恶性肿瘤之一。其病理绝大多数为鳞状上皮细胞,以进行性咽下困难为最典型的临床症状。大多发生在40岁之后,45~55岁为高峰期。发病率男性多于女性。

本病主要属于中医"噎嗝"证范畴。其病位在食管,与脾胃、肝、肾关系密切。病因主要与饮食失节、情志失调、正气内虚有关,特别是喜食辛香燥热食物、嗜饮烈酒及情志不舒,肝郁气滞,脾运失司,致痰气瘀热内生而正气渐亏,耗伤津血,痰气瘀热互结而形成癌瘤,阻塞食管。本病发展过程中,以体虚为本,痰气互结、血瘀热毒为标。本病基本病理为气阴俱虚,郁气互结,血瘀热毒蕴结于食管,形成本虚标实的病机。

(一)辨证用药

解放后,我国中西医结合工作者曾在食管癌高发区进行了普查普治,收集大量病例。辨证分型如下:

1. 肝气郁结

[辨证要点]胸膈痞闷,情志不舒,咽喉发紧,嗳气呃逆,食欲不振,舌淡红或深,苔黄,脉细弦。

[治法]疏肝理气,和胃降逆。

[方药]逍遥散加减:柴胡10g,杭白芍15g,半夏10g,瓜蒌15g,白术10g,郁金10g,当归10g,厚朴10g,威灵仙15g,半枝莲20g,山豆根10g。

2. 气滞血瘀

[辨证要点]饮食难下,胸背刺痛,噎嗝不舒,形体消瘦,面色发黑,肌肤甲错,大便干结,舌紫暗有瘀斑,脉细弦或涩。

[治法]活血化瘀,理气止痛。

[方药]桃红四物汤加味:桃仁10g,红花10g,生熟地各12g,川芎10g,郁金10g,苏木6g,川楝子10g,鸡血藤15g,威灵仙15g,虎杖15g,山豆根12g,急性子15g。

3. 痰湿壅盛

[辨证要点]吞咽困难,嗳气较重,痰涎壅盛,有时恶心泛呕,吐出物为黏液,脘腹胀满,食少便溏,倦怠乏力,舌淡红,苔白腻或黄腻,脉细滑或弦滑。

[治法]健脾利湿,化痰散结。

[方药]二陈汤合五苓散加减:清半夏10g,橘皮10g,茯苓10g,猪苓15g,苍白术各12g,枇杷叶10g,代赭石15g,丁香10g,厚朴15g,土贝母15g,半枝莲30g。

4. 热毒伤阴

[辨证要点]吞咽梗涩,胸骨后隐痛,口干咽燥,五心烦热,午后潮热,夜间盗汗,时有便干,舌红或光红,苔黄或无苔,脉细数。

［治法］养阴清热，解毒抗癌。

［方药］竹叶石膏汤加减：竹叶 10g，生石膏 15g，沙参 15g，元参 12g，麦冬 10g，生地 12g，天花粉 15g，夏枯草 15g，枸杞子 30g，女贞子 15g，半枝莲 30g，白花蛇舌草 30g，金银花 20g。

5. 气血两虚

［辨证要点］噎塞梗阻，饮食难下，日渐消瘦，面色白，体倦无力，神疲懒言，心悸气短，舌淡红，苔白，脉沉细无力。

［治法］补气养血，健脾益肾。

［方药］十全大补汤加味：熟地 12g，当归 10g，白芍 15g，太子参 20g，白术 10g，茯苓 10g，生黄芪 30g，陈皮 6g，鸡内金 10g，枸杞子 30g，女贞子 15g，鸡血藤 15g，旱莲草 15g，白花蛇舌草 30g。

6. 对症用药

(1) 恶心呕吐嗳气者，加用旋复花 10g、代赭石 10g、姜半夏 10g、橘皮 10g 等。

(2) 噎重时，可加威灵仙 20g、急性子 15g、莪术 12g。

(3) 胸背痛重时，加白屈菜 15g、黄药子 10g、元胡 10g。

(4) 吐血便血或大便潜血者，加生地榆 10g、白及 15g、仙鹤草 30g、三七粉 3g（分冲）。

(5) 放化疗期间阴液耗伤，热毒内蕴，宜养阴清热，活血解毒。常用基本方：生地黄、玄参、麦门冬、沙参、石膏、连翘、桃仁、丹参、甘草、金银花。

（二）其他疗法

1. 单方、验方

(1) 双喜丸：喜树果 15g，白茅根 30g，山楂 15g，半夏 10g，共为细末，炼蜜为丸，每丸 6g，早晚各 1 丸。

(2) 雄黄丸：雄黄 6g，蛤蟆皮 30g，儿茶 15g，土鳖虫 15g，威灵仙 30g，急性子 30g 等，共为细末，水泛为丸如绿豆大，每次 3g，每日 3 次。

(3) 癌者欢糖浆：白花蛇舌草 30g，半枝莲 30g，煎水浓缩成膏，加白糖摇匀，一次 1 匙，每日 3 次。

(4) 开关合剂：硇砂 6g，硼砂 6g，皂刺 15g，共为细末，点舌含服。

(5) 二术玉灵丹：莪术 15g，白术 10g，郁金 10g，威灵仙 15g，丹参 15g。

(6) 人工牛黄散：地丁 30g，蒲公英 30g，制南星 10g，威灵仙 30g，人工牛黄 10g，共为细末，水泛为丸如绿豆大，每次 3g，每日 3 次。或成散剂，一次 3g 冲服。

2. 针灸　体针取内关、足三里、下巨虚、膻中、中庭、玉堂、中脘等穴，用补泻兼施法，留针 20min，每日 1 次。耳针取穴，以食管、胃、交感、胸为主，每次取 2 ~ 3 穴，用皮内针埋针或王不留行留针，每穴埋五天。

3. 气功　可选练郭林新气功、十二段锦，如体质较差者，可练习静功。也可选用简化太极拳，体力较强者，可练四十八式太极拳。其他如八段锦、五禽戏等都可以酌情选练。

（三）预防与调护

1. 预防措施

(1) 少吃或不吃含亚硝酸盐食物，如少吃泡菜、酸菜、腌肉、腌鱼、熏肉、熏鱼等。少食粗糙、坚硬或太烫的食物。多食新鲜蔬菜、水果。戒烟酒。

(2) 及时治疗与食管癌有关的疾病，如食管炎、白斑、瘢痕性狭窄、憩室、食管溃疡及贲门失弛缓症等。

(3)在食管癌高发地区注意疾病普查,做到早发现、早诊断、早治疗。

2. 调护

(1)保持心情舒畅,减轻焦虑情绪,树立战胜疾病的信心。

(2)饮食以易消化食物为主,提供合理充足的营养,可适当给予高热量流食。忌辛辣刺激和油腻食品,忌烟酒。

(3)加强食管癌术后及放、化疗时的护理,提高生命质量。

第二节　常见的抗肿瘤中药

一、清热解毒药

凡具有清除热邪,解毒消肿作用的药物,统称清热解毒药。虽然对肿瘤的成因及实质目前尚不能完全清楚,但是祖国医学认为,临床上不少癌肿,与热、毒邪蕴积体内有关,特别是各种肿瘤并发感染者,一般而言,此类肿瘤多数属实证、热证,故用某些清热解毒类药物可以达到清热、泻火、解毒的效果。现代药理研究证实,许多清热解毒药均具有抗肿瘤作用。

该类药物品种多,主治癌肿的类型各有特长,临床常与活血化瘀、软坚散结、滋阴凉血等药配伍应用。此外,根据中医辨证理论,对某些辨证属于虚寒的肿瘤,也可在清热解毒抗肿瘤病药物中加入某些具有抗肿瘤作用而性味辛温的药物。

清热解毒药的主要特点是性味苦寒,久服易损伤脾胃,故脾胃虚弱者要适当辅以助阳及健脾胃的药物。

1. 七叶一枝花　为多年生百合科草本植物七叶一枝花(蚤休)及同属多种植物的根茎。

[别名]重楼,蚤休,草河车。

[性味归经]苦,寒;有小毒。归肝经。

[功用和用途]清热解毒,消肿止痛。广泛用于各种恶性肿瘤的治疗,如食管癌、鼻咽癌、乳腺癌、肝癌以及恶性淋巴瘤、白血病等。并用于疮疡肿毒、高热惊风抽搐等疾病。

[用量用法]15~30g,水煎服。外用适量。

[药理成分]含甾体皂苷(蚤休苷)等。

2. 半枝莲　为唇形科多年生草本植物半枝莲的全草。

[性味归经]辛、微苦,凉。归肺、肝、肾经。

[功用和用途]清热解毒,利尿消肿,散瘀活血。广泛用于各种恶性肿瘤的治疗,常与其他抗癌中药配伍应用。并用于肝肿大、肝炎、肝硬化腹水、小便不利、疮疡肿毒、蛇虫咬伤。

[用量用法]15~30g,水煎服。外用适量。

[药理成分]含生物碱、黄酮苷、酚类、甾类等。

3. 白花蛇舌草　为茜草科一年生草本植物白花蛇舌草的全草。

[性味归经]微苦、甘,寒。归心、肝、胃经。

[功用和用途]清热解毒,利湿消肿。用于各种癌症的治疗,如食管癌、鼻咽癌、乳腺癌、肝癌等消化道肿瘤、恶性淋巴瘤以及白血病等。并用于痈肿疮毒、咽喉肿痛、泌尿系感染、毒蛇咬伤等。

[用量用法]15~60g,水煎服。外用鲜草适量捣烂敷患处。

[药理成分]本品全草中可分离出β-谷甾醇、乌索酸、对位香豆酸、齐墩果酸以及黄酮苷、白花蛇舌草素等。

4. 半边莲　为桔梗科多年生蔓生草本植物半边莲的全草。

[性味归经]甘、淡,凉。归心、肾、小肠经。

[功用和用途]清热解毒,利尿消肿,疗疮消肿。常与其他抗癌中药配伍,广泛用于各种恶性肿瘤的治疗。并用于肝硬化腹水、肾炎水肿、小便不利及疮疡肿毒。

[用量用法]15~30g,水煎服(鲜品用量加倍,亦可绞汁)。外用适量。

[药理成分]生物碱、黄酮苷、皂苷、氨基酸等。

5. 青黛　为菘蓝、马蓝、蓼蓝、草大青等叶中的茎叶经发酵制得的粉末状物。

[性味归经]咸,寒。入肝、肺、胃经。

[功用和用途]清热解毒,凉血。用于多种肿瘤,如肝癌、鼻咽癌、胰头癌等,尤其对白血病有很好的疗效;并常用于肿瘤放、化疗后出现的口腔溃疡等,常与生石膏、黄连、栀子、竹叶等其他清热解毒药配伍。并用于温病热盛,斑疹、吐血、小儿惊风抽搐,亦可用于疮肿丹毒、蛇虫咬伤等证。

[用量用法]15~30g,煎服或入丸、散剂。外用适量。

[药理成分]主要含靛玉红、靛蓝、靛棕、靛黄、鞣酸、色胺酮及大量无机盐。其中靛玉红具抗癌活性。

6. 冬凌草　为唇形科草本植物米椏的全草。

[别名]冰凌草,山香草。

[性味归经]苦、甘,寒。入胃、肝经。

[功用和用途]清热解毒,祛瘀消肿。用于食管上皮细胞重度增生及食管癌、肝癌、鼻咽癌、贲门癌、乳腺癌、肺癌、甲状腺癌等肿瘤。并用于急慢性咽炎、支气管炎、盆腔炎等。

[用量用法]6~12g,水煎服。

[药理成分]草萜、倍半萜、二萜、三萜等萜类化合物,生物碱,黄酮,内酯,皂苷,冬凌草甲素,冬凌草乙素,挥发油,有机酸等。

7. 山豆根　为豆科植物柔枝槐(广豆根)的根。

[别名]广豆根,苦豆根。

[性味归经]苦,寒。归肺、胃经。

[功用和用途]清热解毒,利咽消肿。治疗多种癌症,如食管癌、肺癌、肝癌、喉癌、舌癌、甲状腺癌等。并用于热毒蕴结,咽喉肿痛,牙龈肿痛。

[用量用法]6~10g,水煎服。

[药理成分]本品含苦参碱、氧化苦参碱、臭豆碱、甲基金雀花碱等多种生物碱及黄酮类衍生物等。

8. 牛黄　为牛科动物牛的胆囊结石。现亦有人工制品。

[性味归经]苦,凉。入肝、心经。

[功用和用途]清热解毒,豁痰开窍,熄风止痉。适用于白血病、鼻咽癌、颈部淋巴肉瘤、肝癌等。并用于热病神昏谵语、抽搐,中风痰迷,热毒所致咽喉肿痛、口舌生疮、痈肿疔疮。

[用量用法]0.2~0.5g,入丸、散剂,外用适量。

[药理成分]含胆红素、胆酸、胆绿素、胆固醇、麦角固醇、卵磷脂、维生素D及钠、钾、钙、镁、锌、铁、铜、磷以及多种氨基酸。

9. 牛蒡子　为菊科二年生草本植物牛蒡的成熟种子。

[别名]大力子,鼠黏子。

[性味归经]辛、苦,寒。归肺、胃经。

[功用和用途]清热解毒,疏散风热,利咽散肿。用于喉癌、肺癌、食管癌等。并用于外感风热而咳嗽、咯吐不利、咽喉肿痛等,以及热毒疮肿及痄腮等证。

[用量用法]10~15g,水煎服。

[药理成分]主要含牛蒡子苷、脂肪油、维生素B_1等。

10. 石上柏　为卷柏科植物深绿卷柏的全草。

[别名]深绿卷柏,地侧柏,爬柏。

[性味归经]甘、微苦,平。入肺、大肠经。

[功用和用途]清热解毒,抗癌。适用于鼻咽癌、喉癌、肺癌、胃癌、肝癌、宫颈癌、乳腺癌、皮肤癌、肾癌。尤其对鼻咽癌有较好的疗效。并治疗上呼吸道感染、咳嗽、咽喉肿痛。

[用量用法]15~60g,水煎服。

[药理成分]含有生物碱、植物甾醇、皂苷等。

11. 石见穿　为唇形科华鼠尾草属植物的全草。

[别名]紫参,小丹参。

[性味归经]苦、辛,平。入肺、脾经。

[功用和用途]清热解毒,活血止痛。用于食管癌、胃癌、肠癌、肝癌等多种肿瘤,对癌性疼痛有一定止痛作用。并用于治疗各种骨痛。

[用量用法]10~15g,水煎服。

[药理成分]主要含甾醇、氨基酸、原儿茶碱等。

12. 蛇莓　为蔷薇科植物蛇莓的全草。

[别名]龙吐珠,三爪龙,地杨梅等。

[性味归经]甘、苦,微寒;有毒。归肺、肝、大肠经。

[功用和用途]清热解毒,消肿利尿。适用于肾癌、膀胱癌、宫颈癌等肿瘤。并治疗热病所致咳嗽、吐血、痢疾、咽喉肿痛、痈肿疔疮。

[用量用法]15~30g,水煎服。外用适量。

13. 龙葵　为茄科一年生草本植物龙葵的全草。

[别名]黑茄子,野茄,野葡萄。

[性味归经]苦、微甘,寒,有小毒。入肺、胃、膀胱经。

[功用和用途]清热解毒,活血,利尿消肿。适用于多种肿瘤,如宫颈癌、肾癌、膀胱癌、胃癌、肝癌、肺癌、食管癌等肿瘤及癌性胸腹水。并利小便而治疗水肿。

[用量用法]10~30g,水煎服。外用捣敷。

[药理成分]全草含甘龙葵碱等多种生物碱、皂苷及维生素C、维生素A。

14. 白英　为茄科植物白英的全草。

[别名]白毛藤,蜀羊泉。

[性味归经]微苦,微寒。入肝、胃经。

[功用和用途]清热解毒,利水消肿。主治宫颈癌、肺癌、肝癌、声带癌。

[用量用法]15~30g,水煎服。

[药理成分]含有白英碱、龙葵碱等成分。其乙醇提取物对肿瘤细胞有明显的抑制作用。

15. 玄参　为玄参科多年生草本植物玄参的根。

[别名]元参。

[性味归经]苦、甘、咸,寒。归肺、胃、肾经。

[功用和用途]清热、解毒、养阴。用于淋巴瘤、甲状腺肿瘤、鼻咽癌等。并用于咽喉肿痛,瘰疬痰核,痈疮肿毒以及热病发斑等温病。

[用量用法]10~15g。煎服或入丸、散剂。

[药理成分]本品含生物碱、糖类、甾醇、氨基酸、胡萝卜素等。

16. 土茯苓　为百合科多年生常绿藤本植物土茯苓(光叶菝葜)的块茎。

[性味归经]甘、淡,平。归肝、胃经。

[功用和用途]清热解毒,除湿通络。适用于多种癌症的治疗,如白血病、骨肿瘤或肿瘤骨转移。最常用于泌尿系肿瘤,多与龙葵配伍。并用于湿热疮毒和梅毒或因梅毒服汞剂而致肢体拘挛者。

[用量用法]15~60g,水煎服。外用适量,研末调敷。

[药理成分]主要成分为皂苷、生物碱。

17. 苦参　为豆科多年生落叶亚灌木植物苦参的根。

[性味归经]苦,寒。归心、肝、胃、大肠、膀胱经。

[功用和用途]清热燥湿,祛风利尿,杀虫。用于治疗宫颈癌、肠癌、食管癌。并用于皮肤瘙痒、疥疮顽癣等证。以及湿热所致黄疸、泻痢、带下、阴痒等证。既可煎服,又可外用。

[用量用法]6~10g,水煎服或入丸、散。外用适量。

[药理成分]本品含苦参碱、羟基苦参碱、臭豆碱等多种生物碱。另含有苦参新醇、苦参查耳酮等多种黄酮类化合物。此外,还含有苦参皂苷、大豆皂苷及醌类化合物。

18. 龙胆草　为龙胆科多年生草本植物龙胆和三花龙胆或东北龙胆的根。

[性味归经]苦,寒。归肝、胆、膀胱经。

[功用和用途]清热燥湿,泻肝胆火。用于肝癌、胰腺癌、鼻咽癌、白血病等临床辨证为湿热火毒蕴盛或肝胆实热者。并用于肝胆实热所致胁痛、头痛、口苦、目赤、耳聋等证以及湿热泻痢、黄疸、阴肿阳痒等证。

[用量用法]3~9g,水煎服或入丸、散剂。外用适量。

[药理成分]根含经胆苦苷、龙胆碱、龙胆糖、龙胆黄素等。

19. 藤梨根　为猕猴桃科落叶大藤本藤梨(软枣猕猴桃)或猕猴桃的根。

[性味归经]淡、微涩,凉。归肝、胆、胃经。

[功用和用途]清热解毒,健胃利湿。用于肝癌、胃癌、直肠癌等胃肠道肿瘤及宫颈癌、卵巢癌等盆腔肿瘤。并用于消化不良、呕吐、腹泻、风湿性关节炎等证。

[用量用法]15～30g,水煎服。

[药理成分]含猕猴桃碱等。

20. 紫草　为紫草科多年生草本植物紫草和新疆紫草的根。

[性味归经]甘,寒。归心、肺经。

[功用和用途]清热解毒,凉血透疹。用于治疗肺癌、甲状腺癌、白血病、胃癌、肝癌、鼻咽癌及绒毛膜上皮癌,以及湿热病发斑疹、疮疡湿疹、水火烫伤等。

[用量用法]10～30g,水煎服,外用适量。

[药理成分]主要含紫草素、乙酰紫草素、去氧紫草素等。

二、活血化瘀药

凡具有通利血脉,促进血行,消散瘀血为主要作用的药物,统称活血化瘀药。活血化瘀药善于走散,有行血、散中、通经、利痹、消肿、止痛等功效,适用于血行失畅,瘀血阻滞之证。血瘀是肿瘤形成的病机之一,亦是肿瘤病人常见病症之一。临床上适用于中医辨证属血瘀型的肿瘤病人,以及肿瘤病中疼痛或麻木症状表现明显者,躯干、肢体及内脏有肿块者,出血呈紫暗色而夹有血块者,皮肤、黏膜或舌质出现瘀斑者。因此,活血化瘀药为肿瘤临床常用药,现代药理学研究证明,活血化瘀药对肿瘤病人的作用是多方面的,临床应用时需根据病人不同病情辨证使用。

本类药物不宜用于月经过多的妇女,出血性疾病或有出血倾向而血瘀不明显者慎用或忌用。

1. 三棱　为黑三棱科植物黑三棱的块茎。

[别名]荆三棱,京三棱,山棱。

[性味归经]辛、苦,温。归肝、脾经。

[功用和用途]破血祛瘀,行气止痛。用于肝癌、胃癌、淋巴肉瘤、卵巢癌等中医辨证属瘀血型、肝郁型、痰毒型及痰湿型疗效好。并用于气滞血瘀而致经闭腹痛、癥瘕积聚、心腹疼痛等证。本品常与莪术相须为用。

[用量用法]10～15g,水煎服。

[药理成分]荆三棱含挥发油、淀粉等。

2. 莪术　为姜科多年生草本植物莪术、郁金或广西莪术的根茎。

[性味归经]辛、苦,温。归肝、脾经。

[功用和用途]破血行气,消积止痛。用于治疗子宫颈癌、食管癌、肝癌、卵巢癌、肠癌等,特别是宫颈癌、食管癌疗效较好。并用于气滞血瘀而致腹痛、癥瘕积聚、心腹疼痛、宿食不消等。

[用量用法]6～10g,水煎服。

[药理成分]根茎含挥发油1%～1.5%,油中主要成分为萜类和倍半萜类化合物。从根茎分得的倍半萜有蓬莪术环氧酮、蓬莪术酮、蓬莪术环二烯、去氢姜黄二酮。

3. 乳香　为橄榄科小乔林长氏乳香树及其同属植物皮部渗出的树脂。

[性味归经]辛、苦,温。入心、肝、脾经。

[功用和用途]活血止痛,消肿生肌。用于各种实体瘤及良性肿瘤。在古方中治疗乳癌、乳痈、瘰疬恶疮等证的“犀黄丸”、“醒消丸”等,乳香均为主要成分之一。并用于各种癌性疼痛,常与没药相须为用。还可用于痈疽肿痛及肠痈等。

［用量用法］3～10g，入煎剂或丸、散剂。外用研末调敷。

［药理成分］本品含树脂、树胶、挥发油。树脂主要成分为结合乳香脂酸、乳香脂胶、乳香树脂烃；树胶主要成分为阿糖酸的钙盐和镁盐、西黄芪胶黏素、苦味质；挥发油主要含蒎烯、消旋柠檬烯等。

4. 威灵仙　为毛茛科植物威灵仙、棉团铁线莲或东北铁线莲的根及根茎。

［性味归经］辛、咸，温，归膀胱经。

［功用和用途］祛风除湿，通络止痛，治骨鲠。用于食管癌噎嗝不通、喉癌、胃癌、骨瘤、肌肉瘤、脑瘤等，特别对食管癌有较好的作用。并用于风湿痹痛、诸骨鲠咽等证以及癌性疼痛。

［用量用法］5～10g，水煎服。

［药理成分］含白头翁素、白头翁醇、皂苷等。

5. 王不留行　为石竹科一年生或多年生草本植物王不留行（麦蓝菜）的成熟种子。

［别名］留行子，王不留。

［性味归经］苦，平。归肝、胃经。

［功用和用途］活血通经，消肿利尿，下乳。用于乳腺癌、肝癌、肺癌及软组织的各种肿瘤以及用于痛经、经闭、产后乳汁不下、乳痈、诸淋涩痛、小便不利等证。

［用量用法］6～10g，水煎服。

［药理成分］本品含王不留行皂苷、生物碱、香豆精类化合物。

6. 郁金　为姜科多年生宿根草本植物郁金、莪术或姜黄的块根。

［别名］玉金。

［性味归经］辛、苦，寒。归心、肝、胆经。

［功用和用途］活血止痛，清心凉血，行气解郁，利胆退黄。用于食管癌、肺癌、肝癌、胃癌、胰腺癌等病。并用于肝郁气滞，瘀血内阻而致胸腹胁肋胀痛，癥瘕痞块以及痰蒙清窍，癫痫或癫狂。亦用于热盛吐血、衄血等兼有瘀滞者。

［用量用法］6～12g，水煎服。

［药理成分］本品含挥发油，油中主要含姜黄酮、姜烯等。

7. 土鳖虫　为鳖蠊科昆虫地鳖或冀地鳖的雌虫体。

［别名］土元。

［性味归经］咸，寒，有小毒。入肝经。

［功用和用途］破血逐瘀，通经止痛，续筋接骨。用于治疗骨肉瘤、多发性骨髓瘤、肝癌、白血病、宫颈癌、乳腺癌、甲状腺癌等多种肿瘤。并用于产后瘀阻、癥瘕以及骨折损伤、瘀滞疼痛、腰部损伤等。

［用量用法］3～10g，入煎剂或丸、散剂。

［药理成分］含芳香醛、多种脂肪醛等。

8. 急性子　为凤仙花科一年生草本植物凤仙花的种子。

［别名］凤仙花子。

［性味归经］微苦，温；有小毒。入肝、脾经。

［功用和用途］破血行瘀，散结消肿。用于治疗食管癌、贲门癌、胃癌。可用于鱼骨哽喉、疮疡肿坚、妇女经闭等证。

［用量用法］6～10g，水煎服。

[药理成分]含凤仙甾醇、皂苷、多糖、脂肪油、蛋白质、氨基酸等。

9. 水蛭　为环节动物水蛭科的蚂蟥和水蛭及柳叶蚂蟥等的全体。

[别名]蚂蟥。

[性味归经]苦、咸,平。归肝经。

[功用和用途]破血逐瘀,通经。用于卵巢癌、肝癌、大肠癌、白血病等多种肿瘤的治疗。临床还用于血滞经闭、癥瘕积聚。

[用量用法]3~6g,入丸、散剂。

[药理成分]含水蛭素、抗血栓素、肝素、蛋白质。

10. 水红花子　为蓼科植物荭蓼、酸模叶蓼和柳叶蓼的果实。

[性味归经]咸,寒。

[功用和用途]破瘀,消癥,止痛。用于肝癌、胃癌、肠癌等。并用于慢性肝炎、肝硬化腹水、脾肿大、消化不良、腹胀胃痛等证。

[用量用法]10~15g,水煎服。

[药理成分]主要含荭草苷、β-谷甾醇等。

11. 八月札　为木通科植物木通、三叶木通或白木通的干燥成熟果实。

[别名]木通子,八月眩晕。

[性味归经]甘,寒。

[功用和用途]疏肝理气,活血止痛,除烦利尿。用于肝癌、甲状腺肿瘤、肺癌、大肠癌。并用于肝胃气痛、痛经等症。

[用量用法]10~15g,水煎服。

[药理成分]含糖类及钾。

12. 鼠妇　为鼠妇科动物平甲虫的干燥全体。

[别名]潮湿虫,瓢虫。

[性味归经]酸,凉。入肝经。

[功用和用途]破血利水,解毒止痛。用于肺癌、乳腺癌、恶性淋巴瘤等肿瘤及癌性疼痛。并用于久疟、经闭、产后小便不利等症。

[用量用法]15~60g,水煎服。

[药理成分]含有硫酸软骨素A、硫酸软骨素C、胆甾醇、脂类等。

13. 麝香　为鹿科动物林麝、马麝或原麝成熟雄体香囊中的干燥分泌物。

[性味归经]辛,温。入心、脾、肝经。

[功用和用途]芳香开窍,活血散瘀。用于卵巢癌、肝癌、胃癌、直肠癌等消化道肿瘤。并用于中风、痰厥、心腹暴痛、跌打损伤、痈疽肿毒等症。

[用量用法]0.1~1.5g,入丸、散剂;外用适量。

[药理成分]含有麝香酮、胆甾醇、甾体激素盐和多种无机元素等。

14. 茜草　为茜草科多年生蔓生草本植物茜草的根。

[性味归经]苦、寒。归心、肝经。

[功用和用途]凉血止血,活血祛瘀。适用于食管癌、胃癌、肠癌、肝癌、鼻咽癌等。本品止血而不留瘀,用于热证出血、经闭腹痛、跌打损伤。

[用量用法]10~15g,外用适量。行血通经宜生用;止血宜炒炭用。

［药理成分］含有茜草素、茜素、茜根酸、大黄素甲醚等。

三、软坚散结药

凡能使肿块软化或消散的药物，统称软坚散结药。祖国医学认为，一般味咸之中药均能软化肿块，如海藻、昆布、牡蛎等。癌肿往往坚硬如石，故临床治疗中，多用软坚散结的药物。这类药应用范围较广，是治疗肿瘤的常用药。

1. 夏枯草　为唇形科多年生植物夏枯草的果穗或全草。

［性味归经］苦、辛，寒。归肝、胆经。

［功用和用途］清肝火，散郁结。用于治疗甲状腺癌、乳腺癌、淋巴肉瘤、肺癌、肝癌等。并用于痰火郁结而致瘰疬、瘿瘤以及用于肝火上炎、目赤肿痛、目珠疼痛等证。

［用量用法］15～30g，水煎服。

［药理成分］含三萜皂苷、咖啡酸、生物碱、挥发油和水溶性盐类等。

2. 山慈菇　为兰科植物杜鹃兰、独蒜兰等的假球茎。

［别名］毛慈姑，茅慈姑。

［性味归经］微辛、甘，寒；有小毒。归肝、脾经。

［功用和用途］化痰解毒，消痈散结。用于乳腺癌、宫颈癌、甲状腺癌、恶性淋巴瘤、胃癌、食管癌、肺癌、皮肤癌以及恶性肿瘤发热。尤长于治疗乳腺癌。并用于痈疖疔肿，喉痹肿痛，蛇、虫、疯犬伤。

［用量用法］10～15g，水煎服。

［药理成分］含秋水仙碱、异秋水仙碱等多种生物碱。

3. 白僵蚕　为蚕蛾科昆虫家蚕的幼虫在未吐丝前，因感染或人工接种白僵菌而发病致死的僵化虫体。

［别名］僵蚕，制僵蚕，制天虫。

［性味归经］咸、辛，微寒。入肝、肺经。

［功用和用途］化痰散结，祛风止痛，熄风止痉。治疗乳腺癌、脑瘤、肺癌、喉癌、恶性淋巴瘤、膀胱癌等。并用于疔肿丹毒、瘰疬痰核、头痛目赤、咽喉肿痛以及用于抽搐惊痫等证。

［用量用法］10～15g，水煎服，或入丸、散剂。

［药理成分］本品含蚕体中含有激素羟基促脱皮甾酮及一种色素即3-羟基犬尿素；体表的白粉中含草酸铵、蛋白质和脂肪等。

4. 鳖甲　为鳖科动物鳖的背甲。

［性味归经］咸，微寒。入肝、脾经。

［功用和用途］滋阴潜阳，软坚散结。用于治疗肝癌、肺癌、乳腺癌、胰腺癌、胃癌等多种肿瘤及久疟、经闭、阴虚内热等证。

［用量用法］10～30g，水煎服。先煎。滋阴潜阳宜生用，软坚散结宜醋炙用。

［药理成分］本品含动物胶、角蛋白、碘质、维生素D等。

5. 半夏　为天南星科多年生草本植物半夏的块茎。

［性味归经］辛，温；有毒。归脾、胃、肺经。

［功用和用途］燥湿化痰，降逆止呕，消痞散结。对宫颈癌及癌前期病变有效。并用于治

疗咳嗽痰多、恶心呕吐、胸脘痞闷、瘿瘤痰核、瘰疬等。

[用量用法]5～10g,水煎服。外用生品适量,研末调敷。

[药理成分]本品含β-谷甾醇、葡萄糖苷和游离β-谷甾醇、微量挥发油、半夏蛋白、谷氨酸、精氨酸、生物碱等。

6. 瓜蒌　为葫芦科多年生草质藤本植物瓜蒌、双边瓜蒌的果实。

[别名]瓜萎。

[性味归经]甘,寒。入肺、胃、大肠经。

[功用和用途]清肺化痰,利气宽胸,化痰通便。用于食管癌、纵隔肿瘤、肺癌、胸腔转移性癌肿。并用于肺热咳嗽、胸痹、结胸、胸膈痞闷或作痛及肠燥便秘。

[用量用法]全瓜蒌10～20g,瓜蒌皮6～12g,瓜蒌仁10～15g。水煎服。

[药理成分]含有三萜皂苷、树脂、有机酸、生物碱、糖类等。

7. 黄药子　为薯蓣科植物黄独的块茎。

[性味归经]苦、咸,寒;有小毒。归心、肝经。

[功用和用途]化痰散结,解毒消肿,凉血止血。用于恶性淋巴瘤、甲状腺肿瘤、食管癌、胃癌、直肠癌、宫颈癌、乳腺癌、肺癌以及癌性疼痛。

[用量用法]5～10g,水煎服。入丸剂每次2～3g,每日服3次。10%～20%黄药子酊剂,外用。

[药理成分]含有二萜类化合物黄独素A、B、C及碘、皂苷、鞣质、还原糖、薯蓣皂角等。内服用量大时,对肝脏有损害。

四、以毒攻毒药

凡具有毒性,性峻力猛,开结拔毒的药物,统称以毒攻毒药。中医认为毒结体内是肿瘤的根本原因之一。肿瘤形成缓慢,毒邪深居,非攻不可,故临床中常常采用“以毒攻毒”之法治疗肿瘤。

本类药物多为有毒之品,临床应用时一定要谨慎,不宜长期服用,孕妇忌用。

本类药物本身含有有毒成分,对人体有一定的伤害,但其抗肿瘤作用亦十分明显,所以一直保留使用。本类药物由于毒性明显,所以在使用时要注意:①严格掌握使用量;②掌握使用方法;③尽量配伍使用既可解其毒性又不影响其治疗效果的药物。

1. 蟾酥　为蟾蜍科中华大蟾蜍或黑眶蟾蜍耳后腺及皮肤所分泌的白色浆液,经收集干燥而成。

[别名]癞蛤蟆浆。

[性味归经]甘、辛,温;有毒。归胃、心经。

[功用和用途]解毒消肿,止痛开窍。广泛用于肺癌、肝癌、食管癌、肠癌、乳腺癌、白血病、睾丸胚胎癌、皮肤癌以及癌性疼痛。并用于咽喉肿痛、痈疽疔疮。

[用量用法]内服0.015～0.03g,多入丸、散剂。外用适量。

[药理成分]主要含吲哚衍生物、蟾蜍毒、蟾酥碱、蜍甲碱和5-羟色胺、肾上腺素等。

[毒副作用]蟾蜍中毒,一般在用药后30～60min出现。主要表现为:呕吐、腹痛、腹泻、胸闷、心悸、血压下降、口唇及四肢麻木、嗜睡、反应迟钝、心率减慢。救治措施为洗胃、导泻

及对症处理。

2. 马钱子　为马钱科常绿乔木马钱或云南马钱的干燥成熟种子。

[别名]番木鳖。

[性味归经]苦,寒;有毒。入肝、脾经。

[功用和用途]通络散结,消肿定痛。用于治疗食管癌、胃癌、肠癌、骨肿瘤、皮肤癌及癌性疼痛。并用于痈疽肿毒、风湿痹痛、跌打损伤等证。

[用量用法]内服0.3~0.9g,入丸、散剂。外用时研末吹喉或调敷。

[药理成分]含生物碱,主要成分为番木鳖碱,还有马钱子碱、伪番木鳖碱等。

3. 蜂房　为胡蜂科昆虫大黄蜂的巢。

[别名]露蜂房。

[性味归经]甘,平;有毒。归胃经。

[功用和用途]攻毒消肿,祛风杀虫,止痛。用于治疗胃癌、肝癌、乳腺癌、肺癌、骨癌等多种肿瘤,亦用于癌性疼痛。并用于瘰疬、痈疽、风湿痹痛、隐疹瘙痒等证。

[用量用法]6~12g,水煎服,研末1.5~3g。外用适量,研末调敷。

[药理成分]含蜂蜡、树脂等。

4. 蜈蚣　为蜈蚣科动物少棘巨蜈蚣的干燥体。

[性味归经]辛,温;有毒。归肝经。

[功用和用途]熄风止痛,解毒散结,通络止痛。用于脑瘤、淋巴瘤、骨肿瘤、乳腺癌、食管癌、肝癌等多种恶性肿瘤以及各种晚期癌肿癌痛剧烈者。并用于急慢惊风、痉挛抽搐、疮疡肿毒、瘰疬溃烂、顽固性头痛等证。

[用量用法]1~3g或1~3条,水煎服;或研末吞服,每次0.6~1g。外用适量,研末或油浸涂敷患处。

[药理成分]含两种类似蜂毒的有毒成分,即组织胺样物质及溶血性蛋白质;尚含氨基酸、脂肪油、胆甾醇、蚁酸等。

[注意事项]少数病人会有红色皮疹反应,孕妇忌用。本品有毒,用量不可太大。

5. 全蝎　为钳科动物东亚钳蝎的干燥体。

[别名]全虫。

[性味归经]辛,平;有毒。归肝经。

[功用和用途]熄风止痉,解毒散结,通络止痛。用于治疗脑瘤、恶性淋巴瘤、乳腺癌、胃癌、肝癌、大肠癌等多种肿瘤及癌性疼痛。并用于治疗疮疡肿毒、中风面瘫、瘰疬结核、风湿痹痛、顽固性头痛等。

[用量用法]2~5g,研末吞服,每次0.6~1g。外用研末调敷。

[药理成分]含蝎毒、甜菜碱、胆甾醇、三甲脂、牛黄酸等。

6. 斑蝥　为芫青科昆虫南方大斑蝥或黄黑色小斑蝥的干燥体。

[别名]斑蚝,花斑毛。

[性味归经]辛,寒;有毒。归肝、胃、肾经。

[功用和用途]攻毒蚀疮,破血消癥,发泡冷灸。用于治疗肝癌、肺癌、食管癌、胃癌、皮肤癌等。并用于痈疽、顽癣、瘰疬、经闭等证。

[用量用法]内服,炒炙研末0.03~0.06g,炮制后水煎服,或入丸、散用。外用适量,研

末调敷发泡或酒醋浸涂发泡冷灸。

[药理成分]本品主要含斑蝥素。

[注意事项]本品有剧毒,内服宜慎。体弱者及孕妇忌服。

7. 附子　为毛茛科多年生草本植物乌头的旁生子根的加工品。

[别名]制附片,熟附片,黑附片,炮附片。

[性味归经]辛,大热;有毒。归心、肾、脾经。

[功用和用途]回阳救逆,补火助阳,散寒止痛。用于治疗脑瘤、消化道肿瘤、肺癌等多种肿瘤以及癌性疼痛。并用于亡阳证、阳虚证及寒湿痹痛。

[用量用法]3～15g,入汤剂应先煎45～60min,或入丸、散剂。外用适量,研末调敷。

[药理成分]含乌头碱、次乌头碱、新乌头碱、塔拉胺、川乌碱甲、川乌碱乙等6种生物碱,尚含类脂成分。

8. 狼毒　为瑞香科植物香狼毒、大戟科植物狼毒大戟和月腺大戟的根。

[性味归经]苦、辛,平;有毒。入手太阴兼入阴经气分。

[功用和用途]驱水祛痰,破积杀虫。治疗消化道肿瘤、肺癌、乳腺癌、甲状腺癌等多种肿瘤。并用于骨、淋巴结、皮肤、副睾等结核、痰积、食积、虫积、疥癣等。

[用量用法]内服煎汤,1.5～2.4g,或入丸、散。外用时磨汁涂或研末调敷。

[药理成分]瑞香狼毒的根含甾醇、酚性成分、三萜类、氨基酸及有毒的高分子有机酸。

[注意事项]剧毒。一般多作外用,内服必须注意用量。体弱者忌服。

9. 长春花　为夹竹桃科植物长春花的全草。

[性味归经]苦,凉;有毒。入肝、肾经。

[功用和用途]平肝潜阳,消肿散结。用于白血病、恶性淋巴瘤、卵巢癌、绒毛膜上皮癌、乳腺癌、支气管肺癌等肿瘤。并用于治疗高血压,民间亦用于外治无名肿毒、疮疖等。

[用量用法]6～15g,煎服或提取物制成注射液。

[药理成分]含70余种生物碱,已知其中6种具有抗癌作用,以长春新碱、长春碱最有价值。

[注意事项]临床上一般采用长春花提取物长春花碱、长春新碱制成针剂。其毒性主要有骨髓抑制、胃肠道反应、脱发、神经毒性等。

10. 硇砂　为卤化物类矿物硇砂的晶体。紫硇砂为紫色石盐,白硇砂为氯化胺砂石,可由人工合成。

[性味归经]咸、苦、辛,温;有毒。入肝、脾、胃经。

[功用和用途]消积软坚,破瘀散结。用于治疗食管癌、贲门癌、鼻咽癌、肺癌、子宫颈癌等。并用于治疗瘰疬、疣赘等证。

[用量用法]内服,0.3～1g,入丸、散剂。外用研末点、撒或调敷,或入膏药中外贴。

[药理成分]白硇砂主要含氯化铵。紫硇砂含氯化钠及少量的硫和锂。

11. 雄黄　为含砷的结晶矿石雄黄(二硫化二砷)。

[别名]雄精,腰黄。

[性味归经]辛、苦,温。归心、肝、胃经。

[功用和用途]解毒杀虫,燥湿祛痰。用于治疗皮肤癌、子宫颈癌、阴茎癌、乳腺癌、白血病、恶性淋巴瘤等。并用于痈疽疥癣、虫蛇咬伤以及虫积腹痛。

［用量用法］内服0.3～0.6g，入丸、散剂，不入煎剂。外用适量，研末调敷或煅烧烟熏。

［药理成分］本品主要成分为二硫化二砷，其他为重金属盐类。

12. 天龙　为壁虎科动物无蹼壁虎或其他几种壁虎的全体。

［别名］守宫，壁虎。

［性味归经］咸，寒；有小毒。入心经。

［功用和用途］祛风定惊，散结止痛。用于各类肿瘤，如食管癌、胃癌、肝癌、肠癌、宫颈癌、脑瘤、颈淋巴转移癌、肺癌以及癌性疼痛，特别是食管癌。并用于瘰疬结核、癫痫惊风、风湿痹痛、瘫痪等证。

［用量用法］内服，煎汤2～5g；焙研末吞服，每次1～1.5g。外用适量，研末调敷。

［药理成分］含脂肪、蛋白质、多种氨基酸及微量元素，锌含量最高。

13. 巴豆　为大戟科植物巴豆的种子。

［性味归经］辛，热；有毒。归肺、胃、大肠经。

［功用和用途］泻下冷积，逐痰利水，杀虫，利咽。应用于食管癌、胃癌、宫颈癌、皮肤癌等多种肿瘤及癌性胸腹水。并用于喉痹、疥癣恶疮、寒邪食积等证。

［用量用法］多制成巴豆霜用，以减低毒性，内服0.1～0.3g，多入丸、散剂。外用适量。

［药理成分］种子含巴豆油，蛋白质中含巴豆毒蛋白、巴豆苷、精氨酸、生物碱等。

［注意事项］巴豆中毒症状主要是急性肠胃炎的症状（呕吐、腹泻、白细胞升高等），解毒方法可用黄连、黄柏煎汤冷服或食冷粥，忌热性药物。体虚者及孕妇忌用。

五、扶正培本药

凡具有扶助人体正气，治疗体质虚弱的病证如气虚、血虚、阴虚、阳虚等，增强机体脏腑功能的抗病能力的药，统称为扶正培本药。祖国医学认为“正虚”是肿瘤病的本质之一，“正虚”贯穿了肿瘤发病的全过程。扶正培本是肿瘤治疗的基本原则之一，贯穿于肿瘤治疗的始终。

大多数扶正培本类中药本身无直接杀伤肿瘤细胞或抑制肿瘤细胞生长的作用，而是通过扶助人体正气，增强体质，提高机体免疫力，从而间接抑制肿瘤细胞的生长或提高机体对肿瘤细胞毒性的耐受性。

本类中药药性平和，大多属于补益类中药，所以，对人体无毒副作用，既可以作为药物，亦可作为食疗的原料。

使用本类药物时应根据辨证原则，分清脏腑气血阴阳的不同，分别采用补气、养血、助阳、滋阴等药物，同时在肿瘤治疗中，应注意“邪实”一面，佐以祛邪抗癌药物，共同发挥治疗效应。

1. 人参　为五加科多年生草本植物人参的根。

［性味归经］甘、微苦，温。入脾、肺经。

［功用和用途］大补元气，补脾益肺，生津止渴，安神增智。适用于各种癌症病人。用于治疗脾肺气虚，气虚欲脱，气虚血亏而致心神不安、失眠多梦等证。

［用量用法］5～10g，文火另煎，将参液兑入其他药汤内饮服。或研末吞服，每次1～2g，每日2～3次。

[药理成分]含人参皂苷,挥发油,人参酸,各种氨基酸和肽类,葡萄糖、蔗糖、果糖、果胶等糖类,烟酸,维生素 B_1,维生素 B_2等。

2. 黄芪　为豆科多年生植物黄芪和内蒙黄芪的根。

[性味归经]甘,微温。入脾、肺经。

[功用和用途]补气升阳,益卫固表,托毒生肌,利水退肿。适用于各种肿瘤病人而气虚不足者。并用于脾肺气虚及中气下陷、卫气虚而致表虚自汗,及痈疽不溃或久溃不敛、浮肿尿少等证。

[用量用法]10～15g,大剂量可用 30～60g。

[药理成分]本品含2,4-二羟基-5,6-二甲氧基异黄脘、葡萄糖醛酸、γ-氨基丁酸等多种氨基酸、微量叶酸。

3. 党参　为桔梗科多年生草本植物党参及同属多种植物的根。

[性味归经]甘,平。归脾、肺经。

[功用和用途]补中益气,生津养血。用于各种肿瘤病人脾胃虚弱者,特别适合消化道肿瘤及肿瘤术后及放疗、化疗后,气血两亏、倦怠乏力、面色萎黄等。并用于血虚萎黄、头晕心慌、热病伤津、中气不足等证。

[用量用法]15～30g,水煎服。

[药理成分]含皂苷、微量生物碱、糖类、淀粉等。

4. 白术　为菊科多年生草本植物白术的根茎。

[性味归经]苦、甘,温。归脾、胃经。

[功用和用途]补气健脾,燥湿利水,止汗安胎。用于治疗食管癌、胃癌、肝癌、胰腺癌、大肠癌等。并用于脾气虚弱而致倦怠乏力,食少便溏,痰饮水肿,表虚自汗等证。

[用量用法]10～15g,水煎服。

[药理成分]含挥发油,油中主要成分为苍术醇、苍术酮。尚含倍半萜化合物、维生素A等。

5. 补骨脂　为豆科一年生草本植物补骨脂的种子。

[别名]破故纸。

[性味归经]辛、苦,大温。归肾、脾经。

[功用和用途]补肾壮阳,温脾止泻,固精缩尿。用于骨肉瘤、骨转移癌、脑瘤、食管癌、肾癌、肠癌、甲状腺癌等及用于化疗、放疗后白细胞减少者。并用于阳痿遗精、腰膝酸痛、五更泄泻、虚寒咳喘等证。

[用量用法]10～15g,水煎服。

[药理成分]本品含酮类化合物、香豆素类化合物、单萜酚类以及挥发油、有机酸、碱溶性树脂等。

6. 冬虫夏草　为麦角菌科植物冬虫夏草的子座及其寄生蝙蝠蛾科昆虫绿蝙蝠蛾幼虫的尸体。

[别名]冬虫草,虫草。

[性味归经]甘,平。归肺、肾经。

[功用和用途]益肾补肺,止血化痰。用于肺癌、肺转移癌、胃癌、乳腺癌、恶性淋巴瘤、鼻咽癌、纵隔肿瘤、白血病等多种肿瘤。并用于久病喘咳、咯血、阳痿遗精、腰膝酸痛等证。

[用量用法]5～10g,水煎服或入丸、散剂。

[药理成分]含冬虫夏草素、虫草酸,此外尚含脂肪、蛋白质、粗纤维、碳水化合物,脂肪含饱和脂肪酸和不饱和脂肪酸等。

7. 灵芝　为多孔菌种植物紫芝或赤芝的全株。

[别名]灵芝草。

[性味归经]甘,平。归心、肝、脾、肺、肾五经。

[功用和用途]滋补强壮,安神,健胃。肺癌、胃癌、食管癌等多种肿瘤,或癌症病人接受过各种方法治疗后,出现体质虚弱、食欲差、咳嗽、气喘、失眠等症状时使用。

[用量用法]3～10g,水煎服;0.5～1g,研末冲服;3～5g,加肉类同煲汤、炖等,取汁及肉内服。

[药理成分]含麦角甾醇、有机酸、多糖类、树脂、甘露醇等。

8. 女贞子　为木樨科常绿乔木女贞的干燥成熟果实。

[性味归经]甘、苦,凉。归肝、肾经。

[功用和用途]滋补肝肾,清明目。用于肾癌、前列腺癌、卵巢癌、骨癌、脑瘤、膀胱癌、白血病等及肿瘤放化疗后白细胞减少者。并用于肝肾阴虚之头昏目眩、腰膝酸软、须发早白、目暗不明等证。

[用量用法]10～15g,水煎服。

[药理成分]含齐墩果酸、乙酰齐墩果酸、甘露醇、葡萄糖、脂肪油等。

9. 鳖甲　为鳖科动物鳖的背甲。以砂炒或醋炙用。

[性味归经]咸,微寒。归肝、脾经。

[功用和用途]滋阴潜阳,软坚散结。用于治疗肝癌、乳腺癌、恶性淋巴瘤、胰腺癌、胃癌等多种肿瘤。并用于久疟、经闭、阴虚内热等证。

[用量用法]10～30g,水煎服。

[药理成分]含动物胶、角蛋白、碘质、维生素 D 等。

10. 沙参　沙参有南沙参和北沙参两类。南沙参为桔梗科植物杏叶沙参、轮叶沙参等的根。北沙参为伞形科多年生草本植物珊瑚菜的根。

[性味归经]甘、微苦,微寒。入肺、胃经。

[功用和用途]养阴润肺,益胃生津。用于治疗肺癌、胃癌、肝癌、鼻咽癌等多种肿瘤及肿瘤术后及放、化疗后气阴两伤者。并用于肺热燥咳、热病伤津、口渴舌干等证。

[用量用法]15～20g,水煎服。

[药理成分]南沙参含三萜皂苷、淀粉、香豆素等。北沙参含挥发油、生物碱、三萜酸、豆甾醇等。

11. 熟地黄　为玄参科多年生草本植物地黄或怀庆地黄的根。

[性味归经]甘,微温。入肝、肾经。

[功用和用途]养血滋阴,补精益髓。用于各种恶性肿瘤且肝肾不足者,近年亦用于食管癌前病变的预防。并用于血虚萎黄、头晕目眩、月经不调、崩漏下血等证。

[用量用法]10～30g,水煎服。

[药理成分]本品含梓醇、地黄素、多种糖类、氨基酸等。

12. 当归　为伞形科多年生草本植物当归的根。

[性味归经]甘、辛,温。归肝、心、脾经。

[功用和用途]补血活血,止痛,润肠。用于消化道肿瘤、白血病、宫颈癌、乳腺癌等多种肿瘤及中、晚期肿瘤病人有血虚征象者。并用于各种血虚证及痈疽疮疡、跌打损伤、虚寒腹痛、血虚便秘等。

[用量用法]10~15g,水煎服。

[药理成分]本品含挥发油、脂肪油、维生素E、蔗糖等。

13. 鸡血藤　为豆科植物攀援灌木三叶鸡血藤、山鸡血藤和昆明鸡血藤的藤茎。

[性味归经]苦、微甘,温。归肝经。

[功用和用途]补血活血,舒筋活络。用于治疗骨癌、肠癌、鼻咽癌、脑瘤、肝癌、胃癌、白血病等多种肿瘤及肿瘤化疗及放疗所致的白细胞减少。并用于贫血、痛经、风湿痹痛等证。

[用量用法]15~30g,水煎服。

[药理成分]含鸡血藤醇、鸡血藤素、豆甾醇、蒲公英酮等。

14. 白芍　为毛茛科多年生草本植物芍药的根。

[性味归经]甘、苦、酸,微寒。归肝、脾经。

[功用和用途]养血敛阴,柔肝止痛,平抑肝阳。用于治疗肝癌、胃癌、宫颈癌、白血病等肿瘤及常与甘草相伍用于癌性疼痛。并用于肝阳上亢头痛眩晕及肝气不和胁肋脘腹胀痛等证。

[用量用法]10~30g,水煎服。

[药理成分]含芍药苷、牡丹酚、芍药花苷、β-谷甾醇、鞣质、挥发油、淀粉等。

第三节　放、化疗副作用的中医康复治疗

一、化疗时及化疗后的调理

用化学药物治疗肿瘤病可取得全身性治疗效果,并可辅助提高手术放疗的治愈率,但化疗药物都有不同程度的毒副作用,用中药或食物疗法的方式来防止与治疗这些毒副作用有较好的效果。病人接受放、化疗时,常出现各种不同程度的副作用,其主要症候有:①消化障碍:多数病人放、化疗1~2周后出现胃部饱胀、食欲减退、恶心、腹泻等。②骨髓抑制:主要表现白细胞减少及贫血。③全身反应:多于放、化疗1~2周后出现全身乏力、气短、失眠、出虚汗等。④炎症反应:常见发热、疼痛、口腔溃疡等。

以上症候,中医认为主要是由于癌症病人在接受放、化疗后造成机体内热毒过盛、津液受损、气血不和、脾胃失调。中医主治原则为:清热解毒、养阴生津、健脾和胃、补气养血、滋补肝肾。

(一)全身反应

1. 主症　全身乏力,精神不振,头晕,汗多,纳差,视力下降,性欲下降或消失,失眠。

2. 治法　益气养血,滋补肝肾。

3. 方药

(1)凉补气血:主要适用于气血虚弱而症候偏热者,如在放疗中因热毒过盛,造成癌症病人气血亏损时,即可采用凉补气血之药物治疗。常用凉补气血药有:生黄芪 15 ~ 30g,沙参 15 ~ 30g,西洋参 3 ~ 6g(单包),生地 15 ~ 30g,丹参 15 ~ 30g 等。

(2)温补气血:主要适用于放、化疗中气血双亏,形体虚弱而症候偏虚寒之病人。常用药物有:党参 15 ~ 30g,太子参 15 ~ 30g,红人参 6g,白人参 6g(以上诸参,每次用药时选用一味即可),阿胶 9g(烊化冲服),三七粉 2 ~ 3g(冲服),黄精 15 ~ 30g,紫河车 6g,龙眼肉 9g,红枣 7 枚等加减。

4. 食物疗法

(1)参归炖乌鸡:乌鸡 1 只,人参 5g,当归 5g,淮山药 10g。制作方法及用法:将乌鸡洗净,与人参、当归、淮山药同水炖。取汁饮。

(2)虫草淮山炖牛髓:冬虫夏草 5g,牛骨髓 50g,淮山药 15g。上述物品同炖,喝汤,吃汤渣。

(二)骨髓抑制

使用放疗、化疗药物常常抑制骨髓功能。骨髓抑制既可表现为某一类血细胞减少,亦可表现为全血细胞减少。在治疗上,服用中药效果较好,但饮食疗法亦十分重要,所以,除了服用中药外,还要加上食物调理。

1. 主症　血液检查以白细胞减少为主,常伴有发热,容易感染。血象以红细胞减少为主,伴有面色白、头晕、心悸、胸闷、气短、口唇指甲淡白。血象以血小板减少为主,并常伴有皮下出血、鼻腔出血、牙龈出血、尿血、便血、眼底出血或内脏血肿。全血细胞减少者,以上 3 个类型的症状都可见到。

2. 治法　健脾益肾,补精填髓。

3. 方药　治疗本症,要按具体病人的症状、体征、舌象、脉象辨证用药,再加上以下介绍的药物或食物:生黄芪、人参、麦冬、当归、淮山药、阿胶、大枣、生熟地、黄精、鳖甲胶、鸡血藤、枸杞子、五味子、女贞子、旱莲草、首乌、鹿角胶、仙灵脾等。

4. 食物调理

(1)骨髓抑制者的食物调理原则

①补充食物精微,以增补气血化生的物质基础,多选用血肉有情之品。中医认为血肉有情之品可以补精填髓。从气血关系上来看,气为血帅,气行则血行,补气有利于补血,能更快地改善贫血状态。

②健脾胃,以增强消化食物并提高营养吸收的能力,使气血生化之源充足。

③由于贫血者需要的营养较多,而人体的消化系统一时又无法承担太多的食物,所以应选择营养高而渣滓少的食物,如以禽肉、畜肉、蛋类、鱼类、奶制品为主,蔬菜、水果为辅的食谱。在肉类中,以动物的肝、髓、血补血作用更好;在烹调时,配上桂圆肉、红枣、黄芪、当归、地黄、花生衣等药物或食物,补血的作用更明显。

(2)骨髓抑制者的食物调理方法

①桂圆猪骨炖甲鱼:甲鱼 1 只,连脊髓之猪骨 200g,桂圆肉 10g。上述物品同煮汤。饮汁,食甲鱼肉、脊髓、桂圆肉。

②黄芪枸杞炖乌鸡:乌鸡 1 只,黄芪 50g,枸杞子 30g。上述物品同煮汤。饮汁,食乌鸡。

③灵芝炖猪心:猪心 1 个(或用瘦猪肉 60g),灵芝 50g。上述物品煨炖,喝汤,吃猪心或肉。

④桂圆莲枣糖水:桂圆肉 10g,莲子 15g,大枣 10g,黄芪 6g,红糖适量(按个人爱好选用量多少)。上述物品同煮水,取汁饮。用此汁代茶饮。

⑤冬虫夏草西洋参茶:冬虫夏草 1g,西洋参 1g,生黄芪 10g。泡水代茶饮。

(三)消化道反应

1. 恶心、呕吐　恶心、呕吐等消化道反应在肿瘤病人中较为常见,既可以是肿瘤本身所引起的,亦可以是治疗药物的毒副作用的结果。由于消化道反应严重地影响了病人对营养的摄取,加上疾病本身的消耗,会使病人体重减轻、体质下降、抗病能力减弱及产生严重的精神负担。及时治疗恶心、呕吐,有助于病人增加食欲,恢复体力。

如恶心,呕吐物酸苦,口中有秽气,口干苦,舌质红,舌苔黄厚腻,脉滑数,多属胃热之症。治宜清热降逆止呕。方选炒陈皮 10g,清半夏 9g,茯苓 12g,竹茹 9g,黄连 3g,麦冬 9g,枇杷叶 10g 等煎服。如恶心,呕吐清水,口内多涎,遇寒加重,舌质淡,舌苔白润,脉滑者,多为脾胃虚寒之症,治宜温中散寒,降逆止呕,方选炒陈皮 10g,姜半夏 9g,茯苓 9g,炙甘草 6g,党参 20g,丁香 6g,柿蒂 6g 等加减。

呕吐、恶心者的饮食,以理气降逆为主,多使用具有开胃醒脾及有消导功能的食物,如萝卜、生姜、香菜、橘、柑、枇杷、柠檬、茴香、胡椒、玫瑰花、刀豆、豌豆、山楂、红曲、麦芽、沙果、马蹄、米醋等。生姜为止呕之妙品,可以将生姜切片,放入口中含服,或泡水后饮汁,或与粳米同煮粥后食用,或榨汁,兑入菜汁、果汁、药汁或汤中,均能达到很好的止呕吐效果。

呕吐日久,必耗胃阴而出现口干咽燥等症状,此时,应多食用一些具有滋润生津的食物,如西红柿、木耳、鲜藕、饴糖、琼脂、蜂蜜及水果、水果汁。

食物品种的选择及烹调方法,应按病人口味,不宜强令食其所恶,以免加重恶心、呕吐的症状;忌食辛辣刺激性食物;进食量以少食多餐为好;进食前可先食用一些具有止呕作用的食物或药物,如生姜等。保持大便通畅亦是防止呕吐的重要方法之一。

2. 食欲下降(纳呆)　饮食不香,食欲下降在肿瘤病人中常见。病人患病后精神压力大,可影响食欲;肿瘤病本身及许多药物的毒副作用都可导致食欲下降。

对于本症状的治疗,除了疾病减轻、精神压力缓解及某些药物停用使食欲增加外,用中药针刺及食物疗法亦可取得较好的效果。

脾胃虚寒,喜热饮者,食用香砂六君子汤加减:党参 15~20g,焦白术 9g,茯苓 9g,甘草 6g,陈皮 9g,半夏 9g,广木香 3~5g,砂仁 3g(后下);如有胃脘饱胀,胸胁窜痛之肝胃不和者,宜以逍遥散加减:炒柴胡 9g,杭白芍 15~30g,茯苓 9g,焦白术 9g,甘草 6g,当归 15g。

针刺取足三里、内关、中脘、神阙穴、丰隆、膻中穴,用平补平泻手法,每日 1 次,或针上加用艾灸。耳针取胃、脾、神门、皮质下。贴敷王不留行籽。每餐进食前几分钟,用手按压各穴位共 5min。

在烹调时,注意菜肴的色、香、味;所选的食物应以有助消化,增加食欲的食物为主,如藕粉、山楂、水果等。

3. 腹泻　根据症候之不同,选用参苓白术散、香连丸(广木香、黄连)及四神丸等加减治疗。

（四）各种脏器及组织的损伤

1. 心脏损害　加用人参、麦冬、五味子、川芎、丹参、石菖蒲、酸枣仁、柏子仁等。

2. 肝脏损害　加用柴胡、茵陈、郁金、香附、太子参、白术、茯苓、甘草、薏苡仁。

3. 肾脏损害　加用黄精、晚蚕砂、车前草、茯苓、泽泻、瞿麦、扁蓄。

4. 末梢神经损害　加用鸡血藤、川牛膝、络石藤、白花蛇、乌梢蛇、续断、桑寄生、党参、黄芪。

二、放疗时及放疗后的调理

中药与放射治疗相结合，可以局部增敏，提高放射治疗疗效，预防和治疗放射治疗的副作用，防止后遗症产生，并可巩固疗效，防止复发与转移，提高生存质量与生存时间。

（一）具有增敏作用的药物

苏木、赤芍、川芎等活血化瘀药物具有增敏作用，在放射治疗前，可在汤药中适当加入1～2味上述药物。

（二）副作用的处理

1. 放射性肺炎　放射性肺炎是由于肺癌、乳腺癌、食管癌、恶性淋巴瘤等胸部其他恶性肿瘤进行放射治疗后，出现的肺组织的放射性损伤所造成的非感染性炎症。多由于大剂量、大面积照射引起，其病理改变早期以渗出为主，晚期以纤维化为主。放射性肺炎的西医治疗大多采用激素加抗生素治疗，虽有一定疗效，但激素治疗后易导致肿瘤复发及部分并发症的发生，所以寻求疗效好、副作用小的治疗方法较为迫切。

中医认为放射线是一种热毒之邪，热能化火，灼伤肺络，耗伤津液，炼液成痰。热毒之邪与痰瘀互结，影响肺的宣发与肃降，产生咳喘气促、呼吸困难，甚至紫绀等呼吸道症状。本病属本虚标实，阴伤气虚、热毒血瘀是其基本病机，治疗时根据不同阶段采取滋阴、益气、化瘀、解毒等治法。

临床上根据病人的表现进行辨证施治，一般常分为以下三型：

（1）阴伤肺燥：多见于放疗后1～3个月，主要表现有刺激性干咳，无痰或少痰，胸闷心烦，口干喜冷饮，咽痛，或伴低热，纳食不香，舌红少苔缺津，脉细数。治以滋阴清热，润肺生津，用沙参麦冬汤、清燥救肺汤加减，常用药有麦冬、西洋参、竹叶、生石膏、天花粉、知母、川贝、沙参、玉竹、阿胶、胡麻仁、枇杷叶、银柴胡、百合、白薇等。

（2）肺脾气虚兼痰瘀：病人素体肺脾气虚，加之放疗损伤，病程迁延，咳嗽反复发作，早晨咳痰较多，痰黏腻或稠厚成块，色白或带灰色，常伴胃脘痞满，呕恶纳差，乏力懒言，大便溏，小便数，舌质紫黯，苔白腻或黄腻，脉濡滑或滑细。治以补肺健脾，祛湿化瘀，以二陈汤加味，常用药可选法半夏、陈皮、茯苓、白术、苍术、泽泻、党参、黄芪、川朴、鼠妇、八月札、红花、露蜂房等。

（3）热毒炽盛，痰热郁肺：放疗后血管渗透性增强，肺泡间质水肿，易合并肺部感染，使热毒和痰火内郁。多表现为恶寒发热，咳嗽痰多，痰黏厚或稠黄，咯吐不爽，咳甚胸痛或咳血，口干欲饮，舌红，苔薄黄或黄腻，脉滑数。治以清热解毒，清肺化痰，以千金苇茎汤合清肺化痰汤加减，用药常选芦根、冬瓜仁、贝母、桑白皮、黄芩、山栀子、知母、鱼腥草、金银花、连翘、桔梗、石斛等。

2. 放射性肠炎　放射性肠炎为肠癌、宫颈癌、宫体癌或其他盆腔肿瘤在放疗过程中的并发症。病人常见表现有腹泻,腹痛,脓血便,排便次数增加,甚至每日多达20~30次。现代医学对此症采用抗生素加糖皮质激素治疗,可缓解症状,但疗效不易巩固。中医学认为,此属气虚滑脱,气滞血瘀,络脉受损。治宜益气固摄,祛瘀生新,通络止痛,以生黄芪15g,苍白术各10g,生薏苡仁30g,鸡内金10g,苦参15g,炒白芍10g,生甘草6g为主方。如大便次数增多,里急后重严重者,加黄连5g、败酱草15g、白头翁10g、红藤10g、马齿苋10g、槐花10g,从中选取3~4味;脓血便较多者,加生地榆10g、三七粉3g(冲服);女性阴道脓性分泌物增多者,加明矾6g、土茯苓15g、黄柏10g,并用此药渣煎水坐浴,每日2次,每次15min。本方应连续服用7~15d。

3. 放射性口腔炎、咽喉炎、鼻腔炎及皮肤损伤　对放射线作用引起的热毒内侵、实火过盛而出现的口咽干燥,喜饮凉水,口腔溃疡,咽喉肿痛等放射性口腔炎、咽喉炎,加用金银花、菊花、生地、玄参、麦冬、天花粉、石斛、蝉蜕、胖大海、牛蒡子、射干、马勃、桔梗、甘草等滋阴清热,解毒凉血药物。鼻腔炎而见鼻腔干燥,鼻塞流浊涕,加用辛夷花、苍耳子、菊花、白芷、川芎、生石膏、生地、麦冬、桑白皮等清热通窍药物。放射治疗后,皮肤充血干燥、起疱破溃,一般选用金银花30g,连翘15g,山豆根15g,射干15g,板蓝根15g,蒲公英15g,败酱草15g,黄连6g,生地10g,元参15g等,以清热解毒,凉血消斑,排脓破血等;并用黄连30g,黄柏30g,红花15g,虎杖30g,水煎过滤,去渣冷却后湿敷患处,每日3次,每次一个小时,以清热解毒,凉血止痛,通络消肿。如局部破溃:则用玉红膏外涂,可消炎,去腐,生肌长肉。一般用药7~10d可修复痊愈。

三、癌性疼痛

肿瘤病人早期以疼痛症状为主要表现的并不多,一般都是中、晚期,由于肿瘤增大,压迫或侵蚀邻近的器官或神经末梢即可产生疼痛。由于肿瘤的种类、部位、生长方式和生长速度不同,疼痛的性质亦不尽相同,但肿瘤晚期,各种肿瘤所致的癌性疼痛几乎都是呈持续性、剧烈的疼痛。据统计,大约70%的晚期癌症病人以疼痛为主诉,而肝癌、胰腺癌、骨肉瘤等常在一开始时就有疼痛。多少年来,治癌痛主要靠阿片类药如吗啡、哌替啶(度冷丁)等,新药不多。由于多种原因,许多癌症病人没有得到满意的止痛效果。运用中药防治癌痛既有特色,又有特效,值得深入探讨,推广应用。

传统中医学一向认为疼痛的主要病机是气血不通,即所谓"不通则痛,通则不痛",但在临床上发现,仅仅用疏通性抗癌药,并不能很好地解决镇痛问题。固然,肿瘤的局部浸润、扩散使神经、骨膜受累而致疼痛的机制和"不通则痛"有相似之处,但另一类几乎与此同时发生的疼痛病理模型更不能忽视,这就是癌细胞代谢产物或并发的炎症持续性地刺激周围组织和神经而产生的疼痛,而这些产物应属于中医的毒邪范畴,所以笔者把这称为"毒蕴则痛"。

(一)辨证施治

1. 气机郁滞

[辨证要点]疼痛,表现为胀痛,疼痛时轻时重,舌质暗,脉弦。

[治法]理气止痛。

［方药］柴胡 10g，郁金 10g，川芎 10g，当归 10g，白芍 15g，甘草 10g，炮山甲 15g（先煎），白芷 10g。

2. 瘀血阻滞

［辨证要点］表现为刺痛，痛有定处，固定不移，按压时加剧，夜间加重，身体内可触及肿块或包块，舌紫暗，有瘀点或瘀斑，脉涩。

［治法］活血化瘀，通经止痛。

［方药］桃仁 10g，红花 10g，川芎 10g，当归 6g，五灵脂 10g，延胡索 10g，莪术 10g，地龙 10g。

3. 热毒瘀滞

［辨证要点］疼痛，或有局部红肿，遇热则加剧，遇冷则减轻，或有发热，口干苦，大便秘结，小便黄，舌质红，舌苔黄厚，脉数。

［治法］清热解毒，通络止痛。

［方药］野菊花 30g，蒲公英 30g，紫花地丁 15g，莪术 10g，丹参 30g，白屈菜 10g，土茯苓 15g，金银花藤 30g，生地 15g，赤芍 15g。

4. 风寒客邪

［辨证要点］疼痛剧烈，遇冷则加剧，遇温则减轻，舌质淡，舌苔白，脉弦紧。

［治法］温经通络止痛。

［方药］制川乌 10g，干姜 6g，艾叶 10g，人参 10g，当归 6g，细辛 1.5g。

5. 阳虚寒凝

［辨证要点］串痛，痛无定处，得温则减，舌苔白，脉紧。

［治法］温经通络止痛。

［方药］熟地黄 15g，枸杞子 15g，山药 30g，山茱萸 15g，女贞子 30g，附子 10g，肉桂 10g，鹿角胶 30g，生杜仲 30g，补骨脂 30g，赤石脂 10g，艾叶 10g。

疼痛的治疗，除采用上述药物外，可再加上原来辨证用药一同使用。

（二）其他疗法

1. 针刺、水针疗法　选用肝炎点（在锁骨中线直下肋弓下缘 2 寸处）配足三里、阳陵泉、期门、三阴交其中一个穴位针刺，留针半小时，治疗肝癌疼痛。或采用阿是穴水针疗法，亦有明显疗效。

2. 耳针疗法　主穴选神门、皮质下、心、病变相应部。辅穴选交感、耳尖、肝等。刺激方法为毫针法或电针法，每次选用 4～6 穴，双耳交替，每日 1～2 次。亦可用生理盐水进行耳根环行注射或用小剂量普鲁卡因、哌替啶耳穴注射，每次选 3～4 穴，单耳或双耳，每日或隔日 1 次。治疗肺癌、肝癌、脑瘤等各种癌性疼痛。

3. 膏、酊剂外敷疗法

（1）中药涂擦剂：药物组成为元胡、丹参、台乌药、蚤休、地鳖虫、血竭、冰片等，前四味药与地鳖虫以 4∶1 比例配方，血竭、冰片各按 10% 比例加入。以上药物加 75% 酒精浸泡 1 周（酒精用量以没过中药为度），过滤后将药物浓度调至每毫升含中药 1g 即可。据观察，治胸部疼痛缓解率为 90.1%；腹部疼痛缓解率为 75.5%；脊柱、四肢骨疼痛缓解率为 50%。疼痛缓解持续时间较布桂嗪（强痛定）为优。

（2）祛痛喷雾酊：由延胡索、乌药、土鳖虫、丹参、红花、血竭、冰片等组成。先以 75% 酒精2000ml浸泡延胡索等前五味中药,1周后滤取药汁。再于药液中加入血竭、冰片,溶解后过滤,装入50ml塑料喷雾瓶中备用,每毫升含生药0.1g。癌痛时可均匀喷涂于癌痛处的体表。对胸痛、胁肋痛效果最佳,而对脊柱、四肢等处的骨肿瘤疼痛效果较差。

(3)透皮药贴:药物成分包括马钱子碱、木鳖碱、藤黄素、蟾素灵、大戟二烯醇、月桂氮卓酮等。透皮贴贴于癌痛局部或肚脐处、胸腹部及其他毛细血管丰富的部位。每次选1~2个部位贴敷,每日2~4帖,每帖可连续贴敷12~16h。该贴具有抗癌化瘤、镇痛消肿、破瘀逐水、扶正固本功能,对各种肿瘤的癌性疼痛均有显著效果。

(4)穴位敷贴法:乳香、没药、大黄、姜黄、栀子、白芷、黄芩各20g,小茴香、丁香、赤芍、木香、黄柏各15g,蓖麻仁20粒。上药共研细末,取鸡蛋清(或蜂蜜)适量,混合拌匀成糊状。肺癌敷乳根穴,肝癌敷期门穴。痛剧者6个小时换药1次,痛轻者12个小时更换1次。可持续使用至疼痛缓解或消失。

(5)癌痛药酒方:松香、制乳香、制没药、莪术各15g,冰片10g。以白酒500ml浸泡1周。敷于痛处,外用塑料薄膜覆盖,待纱布快干时,再以药酒润湿,间断或连续使用。一般敷10~20min即感局部清凉舒适,疼痛逐渐缓解。

(三)预防与调护

1. 一定比例的癌性疼痛因治疗而引起,因此,肿瘤治疗中正确地选择综合治疗方案,以求取得最好的临床效果,尽可能减少并发症或副作用,是预防和减少癌痛发生的一个重要方面。

2. 心理因素在各种癌痛中具有不可忽视的作用。病人由于恐癌、失望及惧痛等,常使疼痛引发并加剧。对癌痛病人的心理治疗与护理非常关键,针对病人不同性格、环境等情况采用适当的心理疏导、安慰、暗示、移情等方法,配合药物治疗等,常可起到更佳的效果。

3. 中医学主张治未病,即未病先防,既病防变。对于癌痛也主张加强预防工作。临床报道提示:经常服用中药的病人,在肿瘤晚期较少发生严重的疼痛,其疼痛的发生率及程度均低于不常服用和未服用过中药的病人。中医药防止癌痛之原理,实质上仍是以辨证论治为基础,针对肿瘤病人所表现的虚、实证候进行针对性的调理纠正。由于中药的作用大多以缓慢、持久、平和为特点,肿瘤病人早期、长期服用中药,可以通过"扶正"、"祛邪"两方面的治疗,调理和纠正"不荣"与"不通"这两个癌痛产生的基本机制,从而达到杜绝癌痛的发生、推迟癌痛的发生时间、减轻癌痛发生程度的目的。因此,在癌痛的预防上,应该重视中药的作用,并早期、长期坚持应用中医药。

(徐基民)

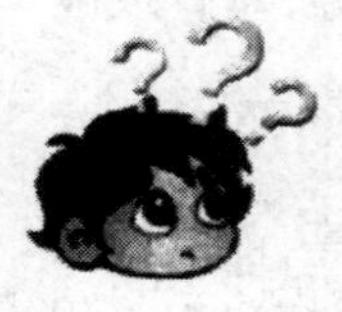

思考题

1. 中医是如何认识肿瘤的?有哪些常用疗法?
2. 中医疗法在肿瘤的治疗中能起到哪些治疗、调护作用?

第十五章　康复临床中常见合并症的中医康复治疗

学习目标

掌握中医对失语症、患肢痉挛、骨质疏松、体位性低血压的认识及常用中医疗法。

第一节　失语症

失语属于中医“音痱”、“哑风”、“风懿”、“舌强不语”、“语涩”的范畴，其发生病机虽较复杂，但大体可归纳为风、火、痰等伤及心、肝、脾、肾四经。心主神明，心气通于舌，故损伤心脉出现舌强，语言蹇涩不利。脑为元神之府，气血不通，髓海空虚，火痰瘀乘之，流窜经络，闭阻清窍而致失语。

总论之失音者，语言如故而声音不出谓之虚；舌强不能语，虽语而蹇涩不清，乃风火痰瘀实邪所为。

现代医学认为失语是由于脑损害引起的语言能力受损或丧失，病人在无意识障碍的情况下，对交流符号的运用和认识发生障碍，即对语言的表达和理解能力受损或丧失。目前大体可以分为以下几个类型：

①Broca 失语：病人为非流利型，电报式，首先被描述并被广泛应用的失语类型，曾被称为运动性、表达性传出性失语。②Wernicke 失语：第二种被公认的失语证，病人口语为流利型，曾被称为感觉性失语、接受性失语。③传导性失语：口语中有大量的因素错语。④经皮质运动性失语：复述近于正常而自发谈话严重受损，伴有淡漠，反应迟钝，失用，结构障碍。⑤经皮质感觉性失语：听理解缺陷而复述相对好，也有新语、空话及奇特语言。⑥经皮质混合性失语：听理解，命名、阅读及书写均有严重障碍。⑦完全性失语：曾被称为表达、接受性、混合性失语，病人限于刻板言语，听理解严重缺陷，命名、复述、书写均不能。⑧命名性失语：突出的是命名障碍。

一、病因病机

(一)正气不足

年老体弱,或久病气血亏损,元气耗伤,脑脉失养。气虚则运血无力,血流不畅,而致脑脉瘀滞不通;阴血亏虚则阴不制阳,内风痰浊、瘀血上扰清窍,突发本病。

(二)劳倦内伤

《内经》"阳气者,烦劳则张"。烦劳过度,易使阳气升张,引动风阳,内风旋动,则气火俱浮,或兼挟痰浊、瘀血上壅清窍脉络。因肝阳暴张,血气上涌,骤然中风者,病情多重。

(三)脾失健运,痰浊内生

过食肥甘醇酒,致使脾胃受伤,脾失运化,痰浊内生,郁久化热,痰热互结,壅滞经脉,上蒙清窍,或素体肝旺,气机郁结,克伐脾土,痰浊内生;或肝郁化火,烁津成痰,痰郁互结,携风阳之邪,窜扰经脉,发为本病。此即《丹溪心法·中风》所谓"湿土生痰,痰生热,热生风也"。

(四)五志所伤,情志过极

七情失调,肝失条达,气机郁滞,血行不畅,瘀结脑脉,暴怒伤肝,则肝阳暴张,或心火暴盛,风火相煽,血随气逆,上冲犯脑。凡此种种,均易引起气血逆乱,上扰脑窍而发。尤以暴怒引发本病者最为多见。

风邪乘虚入中经络,气血痹阻筋脉失于濡养;或外因引动痰湿,痹阻经络,而致语言不利。

本病由于病人脏腑功能失调,或气血素虚,加之劳倦内伤、忧思恼怒、饮酒饱食致气虚血瘀、痰热腑实、痰浊阻络、肝肾阴虚。

二、辨证用药

(一)风痰瘀血

[辨证要点]半身不遂,口舌歪斜,舌强言蹇或不语,偏身麻木,头晕目眩,舌质暗淡,舌苔薄白。

[治法]活血化瘀,化痰通络。

[方药]化痰通络汤:半夏6g,茯苓10g,白术6g,胆南星6g,天竺黄6g,天麻9g,香附10g,丹参15g,大黄5g。

方中半夏、茯苓、白术健脾化湿;胆南星、天竺黄清化痰热;天麻平肝熄风;香附疏肝理气,调畅气机,助脾运以化湿;又配以丹参活血化瘀;大黄通腑泻热凉血,以防腑实,此大黄用量宜轻。瘀血重,舌质紫暗或有瘀斑,加桃仁、红花、赤芍以活血化瘀;舌苔黄腻,烦躁不安等有热象者,加黄芩、山栀以清热泻火;头晕,头痛加菊花、夏枯草以平肝熄风。风痰互结,瘀血阻滞,日久易从阳化热,故临证用药不宜过于温燥,以免助热生火。

(二)肝阳暴亢,风火上扰

[辨证要点]半身不遂,偏身麻木,舌强言蹇或不语,或口舌歪斜,眩晕头痛,面红目赤,口苦咽干,心烦易怒,尿赤便干,舌质红或红绛,舌苔薄黄,脉弦有力。

[治法]平肝泻火通络。

[方药]天麻钩藤饮:天麻10g,钩藤15g,山栀10g,生石决明15g,牛膝10g,黄芩6g,夏枯草12g。

方中天麻、钩藤平肝熄风,生石决明镇肝潜阳泄火,牛膝引血下行,黄芩、山栀、夏枯草清肝。伴头晕头痛加菊花、桑叶;心烦易怒加丹皮、白芍;便干便秘加生大黄。若症见神识恍惚迷蒙者,为风火上扰清窍,由中经络向中脏腑转化,可配合灌服牛黄清心丸或安宫牛黄丸以开窍醒神。若风火之邪挟血上逆,可加用凉血降逆之品以引血下行。

(三)痰热腑实,风痰上扰

[辨证要点]半身不遂,口舌歪斜,言语蹇涩或不语,偏身麻木,腹胀便干便秘或痰多,舌质暗红或暗淡,苔黄或黄腻,脉弦滑或偏瘫侧脉弦滑而大。

[治法]化痰通腑。

[方药]星蒌承气汤:生大黄5g,芒硝5g,瓜蒌10g,胆南星6g。

方中生大黄、芒硝荡涤肠胃,通腑泄热;瓜蒌、胆南星清热化痰,可加丹参活血通络。

舌苔黄腻、脉弦滑、便秘是本证的三大特征。热象明显者,加山栀、黄芩;年老体弱津亏者,加生地、麦冬、玄参。若大便多日未解,痰热积滞较甚而出现躁扰不宁,时清时寐,谵妄者,此为浊气不降,携气血上逆,犯于脑窍而为中腑证。正确掌握和运用通下法是治疗本证的关键。针对本证腑气不通而采用化痰通腑法,一可通畅腑气,祛瘀达络,敷布气血,使半身不遂等症进一步好转;二可清除阻滞于胃肠的痰热积滞,使浊邪不得上扰神明,气血逆乱得以纠正,达到防闭防脱之目的;三可急下存阴,以防阴劫于内,阳脱于外。

(四)气虚血瘀

[辨证要点]半身不遂,口舌歪斜,口角流涎,言语蹇涩或不语,偏身麻木,面色㿠白,气短乏力,自汗出,心悸便溏,手足肿胀,舌质暗淡,舌苔薄白或白腻,脉沉细、细缓或细弦。

[治法]益气活血,扶正祛邪。

[方药]补阳还五汤:黄芪30g,当归10g,赤芍10g,川芎10g,桃仁6g,红花6g,地龙10g。

本方重用黄芪补气,配当归养血,合赤芍、川芎、桃仁、红花、地龙以活血化瘀通络。此方亦适用于恢复期和后遗症期的治疗。气虚明显者,加党参、太子参以益气通络;言语不利,加远志、石菖蒲、郁金以祛痰利窍;心悸,喘息,加桂枝、炙甘草以温经通阳;肢体麻木加木瓜、伸筋草、防己以舒筋活络;上肢偏废者,加桂枝以通络;下肢瘫软无力者,加川断、桑寄生、杜仲、牛膝以强壮筋骨;小便失禁加桑螵蛸、益智仁以温肾固涩;血瘀重者,加莪术、水蛭、鬼箭羽、鸡血藤等破血通络之品。若急性期气虚伴血瘀,有主张不宜过早重用黄芪者,以免助热生火,加重病情。

三、针刺治疗

(一)体针

中风失语用针灸治疗,临床可收到显著的疗效,特别是早期的病人,有时针刺后就可明显改善其语言不利症状。

1. 针刺取穴　哑门、风府、风池、完骨、天柱、印堂、人中、廉泉、神门、内关、手足三里、三阴交、涌泉、金津、玉液。

2. 针刺方法　哑门、风府每次取一穴,针向下颌方向,刺入1寸左右,得到针感后出针;

风池、完骨、天柱每次取一穴，针尖向喉结方向刺入1～1.5寸，施小幅度高频转1～2min后出针；廉泉进皮后先向舌根方向进入2寸左右，然后出针；人中斜刺0.5寸，有意识障碍及精神不振者，可用雀啄法；印堂用捻转泻法；神门、内关、手足三里、三阴交、涌泉可两侧交替取穴，神门向肘部斜刺，内关用提插捻转泻法1～2min，三阴交针刺以使下肢有抽动感为宜，涌泉点刺，人中、神门、内关、三阴交可留针15～30min，也可根据病情而增减。

3. 随症加减　金津、玉液及舌面进行点刺；软腭反射消失者，刺软腭；咽反射消失，饮水发呛者，可点刺咽部黏膜；舌肌萎缩及舌下络脉瘀血者，可舌下脉络放血；腰膝酸软，四肢不温者，可加命门、关元，针区加灸，也可只用灸法；听觉功能障碍者，可加针百会、耳门、听宫、听会、翳风等穴；伴意识障碍及情绪低下，可加针百会；血压偏高者，可泻太冲、曲池、风池；声低息微，全身乏力者，可针补气海、足三里，气海针后加灸；喉中痰鸣，痰涎壅盛者，加针天突、中脘、丰隆。

另外，失语的治疗，除针灸外尚可配合头针，取穴以左侧为主，可以提高疗效。

(二)头针

头针疗法是用针刺头皮的某些特定区域以防病治病的一种方法，是运用中医学的针灸学及现代医学的大脑皮质定位理论产生的一种疗法。这种疗法对脑血管病的治疗为有效方法之一，并具有进针快、捻针快、起针快的“三快”特点。关于脑与头皮经络的关系，早在《灵枢·邪气脏腑病形》中即有说明：“十二经脉，三百六十五络，其血气皆上于面而走空窍”。分布于头的经脉、经筋、络脉都直接或间接地与脑联系。

治疗主要选用语言一区、语言二区、语言三区，如为语言含糊不清以局部选穴为主，选风府、大椎、人迎、廉泉为主。头部刺激区定位：取病人优势半球头皮语言诸区，根据失语症的类型选用不同的语言区。完全性失语者，取语言一区；以口语表达障碍为主者，取语言一区；以听语理解障碍为主者，取语言二区。操作：持28～30号毫针与头皮呈30°角，快速进针刺入帽状腱膜下层，使用手法或电针治疗。

听觉功能障碍者，可加针百会、耳门、听宫、听会、翳风等穴；伴意识障碍及情绪抑郁者，可加针百会；血压偏高者，可泻太冲、曲池、风池；语声低微，全身乏力者，可针足三里，气海针后加灸；喉中痰鸣，痰涎壅盛者，可加针天突、中脘、丰隆。

第二节　患肢痉挛

痉挛是指肌张力持续增高或肌肉阵发性不自主抽搐的一种病症，常见于偏瘫、截瘫、脑瘫、神经系统疾病。痉挛是这些疾病康复中最为棘手的问题之一，属于中医“痉证”、“瘛疭”、“转筋”等范畴。中医认为，痉挛是由于筋脉失于濡养而形成的病变。《景岳全书》中说：“痉之为病，……其病在筋脉”。其病因病机不外乎内因(气血津液不足，肝阴不足)、外因(风寒湿邪壅塞经脉)以及不内外因(督脉损伤)之筋脉失于濡养。痉挛是一种常见症候。中医古典医籍对其多有论述。《素问·至真要大论》病机十九条中就有四条涉及本症。后世许多医学著作，如《金匮要略》、《景岳全书》、《圣济总录》、《医学原理》等均设有专门章节论述本症的病因病机、治疗方药。某些疾病造成的痉挛，如果不积极治疗，自愈的可能性很小，往往影响整体康复。近年来有不少关于本症的临床报道，据言均有较好疗效。但是，中医疗法对偏瘫、截瘫和脑瘫等疾病合并的痉挛虽有一定疗效，仍不能令人满意，需进一步探讨、总结。

在中医学中，尚无对痉挛严重程度的评定标准。评定时采用国际上通用的Ashworth分级法和Penn分级法。

一、病因病机

在我国现存最早的医学专著《黄帝内经》中，已经有了对痉挛的病因病机的记载。《素问·至真要大论》中说："诸风掉眩，皆属于肝；诸寒收引，皆属于肾；……诸痉项强，皆属于湿；……诸暴强直，皆属于风"，指出痉挛、震颤症候，外与风、寒、湿有关，内与肝、肾二脏有关。《灵枢·经脉》也说："经筋之病，寒则反折筋急"。《金匮要略》继承、发挥了《内经》的理论，指出外邪侵袭，津液受伤，筋脉失养可引发本证。此后，历代医家又广泛吸取前人之精华，结合临床实践，补充《金匮要略》之未备，提出内伤致痉的理论，如《景岳全书·痉证篇》说："凡属阴虚血少之辈，不能养营筋脉，以致搐挛僵仆者，皆是此证。如中风之有此者，必以年力衰残，阴之败也；……凡此之类，总属阴虚之证"。至清代，温热病学说的发展和成熟，更进一步丰富和扩充了痉证病因病理的认识，提出热盛津伤、肝风内动引发本证的论述，使痉证病因学说渐臻完善。如《临证指南医案·痉厥篇》所说："五液劫尽，阳气与内风鸱张，遂变为痉"。同时，在外邪致痉中也补充了"湿热侵入经络脉隧中"的认识。

病因学说的丰富和发展，给痉证的治疗开创了新的途径，使之不断扩充，逐渐完备。其具体治疗方法，属外邪引发者，治以祛邪解肌，祛火生津；属阴虚血少者，治以补气养血；属肝风内热者，治以滋阴潜阳，镇肝泄热；属病久入络，气血阻滞者，治以活血化瘀，通络止痉。

在祖国医学中尚有"瘈疭"一证。瘈疭，即抽搐。《张氏医通·瘈疭篇》说："瘈者，筋脉拘急也，疭者，筋脉弛纵也，俗谓之搐"。至于瘈疭与痉证的关系，在《灵枢·热病篇》说："热而痉者死……腰折、瘈疭、齿噤齘也"。《温病条辨·痉病瘈病总论》中又说："痉者，强直之谓，后人所谓角弓反张，古人所谓痉也。瘈者，蠕动引缩之谓，后人所谓抽掣、搐搦，古人所谓瘈也。……大抵痉、瘈、痫、厥四门，当以寒热虚实辨之，自无差错"。因此可见，瘈疭亦为痉证症状表现之一。

归纳起来，患肢痉挛这一症候的病因病机如下：

（一）风寒湿邪，壅塞经络

风寒湿邪，壅塞经络，气血为之阻滞，筋失所养，发为痉挛。《金匮要略方论本义》说："脉者，人之正气正血所行之道路也，杂错乎邪风邪湿邪寒，则脉行之道路必阻塞壅滞，而拘急挛缩之证见矣"。

（二）阴虚火盛，痰火阻络

素体阴虚火旺，煎熬津液，日久炼液成痰，瘀久化火，痰火互结，阻滞经络，气血不得荣养机体而致痉挛。《医学原理》云："有因痰火塞窒经隧，以致津血不荣者"。

（三）肝阴不足，虚风内动

肝阴不足，筋失濡养，虚风内动，筋脉拘急。《温热经纬·薛生白湿热病篇》王孟英按："木旺由于水亏，故得引火生风，反焚其本，以致痉厥"。

(四)气血两虚

素体气血不足,或因亡血,或汗下太过,气血津液亏耗,不能濡养筋脉。《难经》:“气主煦之,血主濡之”。《医学原理》论:“盖筋脉无血荣养,则强直不能运动,痉病之证是也”。

(五)督脉损伤,阳气不足

《素问·生气通天论》说:“阳气者,精则养神,柔则养筋”。督脉损伤,瘀血内停,阳气不得输布肢体以柔养筋脉,也可导致肢体痉挛。

二、辨证用药

(一)邪壅经络

[辨证要点]面色苍白,肢体痉挛抽搐,或伴疼痛,遇寒则重,或头重如裹,舌淡苔白,脉象弦紧。

[治法]祛风散寒除湿,通经活络解痉。

[方药]羌活胜湿汤加减:羌活6g,独活6g,藁本3g,防风3g,川芎1.5g,炙甘草3g,葛根6g,桂枝6g,木瓜15g,地龙10g,全蝎3g,蜈蚣3g。

方中羌活、独活祛风除湿,葛根、桂枝、藁本升阳解肌,防风、川芎、地龙、全蝎、蜈蚣合用有活血祛风解痉之功。木瓜有祛湿解痉之效。甘草调和诸药。

(二)痰火阻络

[辨证要点]形瘦面赤,咽干口燥,肢体痉挛,大便干结,舌红少苔或舌苔黄燥,脉象滑数。

[治法]滋阴清火,通经化痰解痉。

[方药]涤痰汤加减:胆南星7.5g,制半夏7.5g,炒枳实6g,茯苓6g,石菖蒲6g,竹茹6g,白芍30g,丹皮6g,玄参10g,地龙10g,全蝎3g,蜈蚣3g。

方中胆南星、半夏、枳实、茯苓、竹茹、石菖蒲合用可理气豁痰。丹皮、玄参滋阴降火。白芍缓急。地龙活血通脉。全蝎、蜈蚣祛风解痉。

(三)肝风内动

[辨证要点]头痛眩晕,性急易怒,或视物昏花,肢体痉挛,或兼麻木瘫痪,舌干红,脉弦细数。

[治法]养阴柔肝,化风解痉。

[方药]四物汤合芍药甘草汤加减:当归9g,川芎6g,白芍30g,熟地黄12g,全蝎3g,蜈蚣3g,地龙10g,木瓜15g,天麻10g,钩藤10g,丹皮6g,甘草6g。

方中当归、川芎、白芍、丹皮、熟地黄养血养阴。白芍、甘草柔肝缓急。天麻、钩藤平肝。全蝎、蜈蚣、地龙祛风通络解痉。木瓜祛湿解痉。

(四)气血两虚

[辨证要点]面白无华,心悸少眠,肢体无力而挛急,舌质淡,脉细弱。

[治法]气血双补,荣筋解痉。

[方药]八珍汤加减:人参6g,白术6g,茯苓6g,当归6g,川芎6g,白芍6g,熟地黄6g,炙甘草6g,望江南15g,乌梅10g。

方中人参、白术、茯苓、甘草补气,当归、川芎、熟地补血。附以望江南、乌梅、白芍酸缓甘收解痉。

(五)督脉损伤

[辨证要点]督脉外伤,肢体瘫痪、痉挛甚或强直,二便失司,舌淡或有瘀斑,苔白,脉沉细或迟涩。

[治法]通督脉,壮元阳,解痉挛。

[方药]右归丸加减:熟地黄 10g,山药 6g,山茱萸 6g,枸杞子 6g,菟丝子 10g,鹿角胶 6g,炒杜仲 6g,肉桂 3g,当归 6g,制附子 6g,白芍 30g,望江南 15g,木瓜 15g,甘草 6g。

方中附子、鹿角胶、肉桂温补肾阳,山药、枸杞子、山茱萸滋阴益肾,菟丝子补阳益阴,杜仲补益肝肾,当归补血养肝,白芍、望江南、木瓜酌缓甘收,甘草调和诸药。

有瘀血者加赤芍 10g、徐长卿 10g、红花 10g、川芎 10g。

三、针刺治疗

(一)体针疗法

1. 拮抗肌取穴法

[适应证]偏瘫患肢痉挛。

[方法]根据患肢的痉挛情况,在该肢体痉挛的拮抗肌处取穴。

2. 巨刺疗法

[适应证]偏瘫患肢痉挛。

[方法]即针刺健侧肢体上的相应穴位。巨刺法见于《灵枢·官针篇》:"巨刺者,左取右,右取左"。《素问·缪刺论》:"邪客于经,左盛则右病,右盛则左病,……如此者,必巨刺之"。

(二)头针疗法

[适应证]偏瘫、脑瘫患肢痉挛。

[方法]根据病情针刺舞蹈震颤区。操作方法:病人取坐位或卧位,局部常规消毒,选用 26~28 号 2~3 寸的毫针,使针与头皮呈 30°夹角,快速刺入头皮下或肌层,斜向捻转至要求的区域长度,留针,同时主动或被动活动痉挛的肢体,每次留针 30min。

(三)督脉电针疗法

[适应证]脊髓损伤的患肢痉挛。

[方法]病人取俯卧位或侧卧位,在督脉上分别取损伤部位上下各一穴位,取穴时避开手术瘢痕。术者将毫针沿棘突方向刺入,针尖抵达硬脊膜外为止,针刺到位后,将针柄连接直流脉冲电针仪的一对电极,电刺激频率选 1~2Hz,电刺激强度以病人能够耐受的最大限度为准。每次持续 30min,每日一次,30 次为一个疗程。

四、其他疗法

(一)灸法

[适应证]寒证痉挛。

[方法]《素问·举痛论》中说:"寒气客于脉外则脉寒,脉寒则缩踡。"灸法可以起到温经散寒的作用,可在一定程度上减轻痉挛。一般可根据痉挛部位选择穴位,选用温和灸和隔姜

灸为宜,由于瘫痪病人存在不同程度的感觉障碍,因此,行灸法时,要格外注意病人皮肤温度和颜色,避免造成烫伤。

(二)推拿疗法

推拿疗法具有疏通经脉,促进气血运行的作用,可在一定程度上缓解患肢痉挛。

[适应证]偏瘫、脑瘫、脊髓损伤病人的患肢痉挛。

[常用方法]

1. 缓解舒筋法　术者用双手掌、拇指、前臂,沿痉挛肌走向,自远端向近端反复按揉。用力大小要根据病人体质强弱及耐受能力而定。

2. 敲打震颤法　术者双手半握拳,由小到大逐渐加力叩打痉挛肌群。

第三节　骨质疏松

骨质疏松是Pommer在1885年提出来的,但人们对骨质疏松的认识是随着历史的发展和技术的进步逐步深化的。早年一般认为全身骨质减少即为骨质疏松,美国则认为老年骨折为骨质疏松。直到1990年在丹麦举行的第三届国际骨质疏松研讨会,以及1993年在香港举行的第四届国际骨质疏松研讨会上,骨质疏松才有一个明确的世界公认的定义:骨质疏松症是以骨量减少、骨的微观结构退化(松质骨骨小梁变细、断裂、数量减少;皮质骨多孔、变薄)为特征,以致骨的脆性增高及骨折危险性增加的一种全身性骨病。

骨质疏松可分为三大类:一类为原发性骨质疏松症,它是随着年龄的增长必然发生的一种生理性退行性病变,分绝经后骨质疏松和老年型骨质疏松。第二类为继发性骨质疏松症,它是由其他疾病或药物等一些因素所诱发的骨质疏松症,因脑卒中和脊髓损伤造成的肢体瘫痪后骨质疏松即属于继发性骨质疏松。第三类为特发性骨质疏松症,多见于8~14岁的青少年或成人,多半有遗传家族史,女性多于男性。妇女妊娠及哺乳期所发生的骨质疏松也可列入特发性骨质疏松。

骨质疏松症的主要危害是骨折和疼痛。疼痛是骨质疏松症最常见的、最主要的症状。脊髓损伤病人存在不同程度的感觉障碍,因此,由其引起的继发性骨质疏松可无疼痛主诉,对于这类病人,必须定期进行骨密度测定以掌握骨密度的变化,否则可能因忽视而导致骨折。骨质疏松症骨折的好发部位为胸腰椎椎体、股骨上端、踝关节等。据流行病学调查显示,全球髋部骨折的年发病率呈显著上升趋势。1990年北美洲、欧洲、拉丁美洲和亚洲的髋部骨折发病率分别为40万、40万、10万和60万例,预计到2050年,这些地区的髋部骨折年发病率将分别达到80万、70万、60万和300万例。对于康复病人来说,一旦发生骨折,可直接影响其康复治疗。积极治疗骨质疏松,主要目的就是预防因此而引发的骨折以及因骨折造成的伤残。

目前骨质疏松的治疗包括非药物治疗和药物治疗。前者包括摄入高钙食物(每天1000~1500mg钙)以及足够量的维生素D(每天400~800U),保持良好的营养状态,进行有规律的负重性体育活动等。后者主要常用药物有双膦酸盐、选择性雌激素受体调节剂(SERM)、降钙素三大类。临床证实,单用非药物疗法对减少骨质疏松性骨折的作用较小,只有应用抗骨质疏松药物，才能明显减少骨质疏松性骨折发生的危险。药物疗法中雷洛昔芬（SERM类）和降钙素鼻喷剂降低髋部骨折发生率的作用较差，而双膦酸盐（如阿仑膦酸钠）则有明显降低髋部骨折发生率的作用。

中医学中无骨质疏松这一病名，根据其临床表现和病理机制，应属于中医学"虚劳"、"骨痿"、"骨痹"范畴。

一、病因病机

中医古籍中虽无骨质疏松这一病名，但在与之相应的疾病的有关描述及分析中，已经涉及本病的生理、病理，为后世医家治疗本病提供了理论依据。《素问·宣明五气论》说："肾生骨髓"。《素问·阴阳应象大论》说："肾主骨生髓"。《素问·脉要精微论》说："腰者，肾之府，转摇不能，肾将惫矣"，"骨者，髓之府，不能久立，行则振掉，骨将惫矣"。《医经精义》进一步指出："肾藏精，精生髓，髓养骨，故骨者，肾之合也"，"精足则髓足，髓在骨内，髓足则骨强"。张锡纯《医学衷中参西录》说："肾虚者，其督脉必虚，是以腰痛"。这些都强调肾与骨的关系密切，骨的病变反映了肾的盛衰。《素问·痿论》明确指出："肾气热，则腰脊不举，骨枯而髓减，发为骨痿"。"肾者，水脏也。金水不能胜火，则骨枯而髓虚，故足不任身，发为骨痿"。由此可以看出，中医学认为，骨质疏松主要与肾脏的盛衰有关。从另一个角度看，经络伤病，气血运行阻滞，也会影响脏腑的功能。《杂病源流犀烛》谈到："损伤之患，必由外侵内，而经络脏腑并与俱伤"。《难经》记载："督脉者，起于下极之俞，并于脊里，上至风府，入属于脑"。金代医学家张洁古认为督脉"为阳脉之督纲"，督脉损伤则阳脉经气阻遏，亦可导致肾阳不足，进而影响到骨骼。基于以上的认识，我们认为骨质疏松的治疗主要应从肾入手，对于脊髓损伤这一类继发性骨质疏松，还应考虑疏通经脉以利气血通达，使脏腑气血充盈。

二、辨证用药

（一）肾阴虚

［辨证要点］腰膝酸痛，眩晕耳鸣，失眠多梦，阳强遗精，形体消瘦，两颧潮红，潮热盗汗，五心烦热，口干不欲饮，溲黄便干，舌红少津，脉细数。

［治法］滋阴壮骨，益肾填精。

［方药］左归丸加减：山萸肉12g，枸杞子12g，熟地24g，山药12g，鹿角胶12g，龟板胶12g，牛膝9g，煅龙骨15g，菟丝子12g，知母8g，黄柏6g，煅牡蛎15g。

方中山萸肉、枸杞子、熟地、山药、菟丝子补肾填髓；鹿角胶、龟板胶益肝肾，补精血；知母、黄柏滋阴降火；龙骨、牡蛎收涩补骨；牛膝引经。本方主旨在于滋补肾阴，阴精足则骨髓充。

（二）肾阳虚

［辨证要点］腰膝酸软而痛，畏寒肢冷，尤以下肢为甚，口不渴，阳痿遗精，五更泄泻，多尿或不禁，面色白或漆黑，舌淡胖有齿痕，苔白，脉沉迟。

［治法］温补肾阳，填精补骨。

[方药]右归丸加减：炙附子10g，熟地24g，肉桂6g，补骨脂15g，菟丝子12g，枸杞子12g，当归9g，鹿角胶12g(烊化)，山萸肉9g，山药12g，炒杜仲15g，续断15g，狗脊15g。

方中炙附子、肉桂温阳；熟地、山萸肉、山药、补骨脂、菟丝子、鹿角胶助肾阳，填精髓；杜仲、续断、狗脊补肾壮骨；枸杞子、当归益阴和血。在温补肾阳同时也考虑到阴分，兼养精血。

(三)督脉损伤

[辨证要点]脊髓外伤，四肢或双下肢瘫痪，肌肉痿废，痛痒不知，肢体冷凉，面色苍白，小便失禁或潴留，舌淡苔白，脉象沉迟无力。

[治法]疏通督脉，益肾补骨。

[方药]十补丸加减：炙附子60g，丹皮60g，山药60g，补骨脂60g，五味子60g，鹿茸3g，熟地60g，炒杜仲60g，白茯苓30g，泽泻30g，肉桂3g，煅牡蛎60g，山茱萸60g，续断30g，狗脊30g，煅龙骨60g。

上药共为细末，炼蜜为丸，如梧桐子大，每服9g，空腹服下。

方中以附子、肉桂、鹿茸、补骨脂、杜仲、续断、狗脊温补肾阳，强筋壮骨；五味子、山茱萸补肾固精；白茯苓、熟地、山药益气健脾；泽泻渗湿，使全方补而不腻；丹皮清热凉血，纠正温燥；龙骨、牡蛎增添骨质。全方阴阳兼顾，但仍以补阳为主。

三、针刺治疗

骨质疏松的治疗，以药物及运动疗法为主，针灸及推拿可以作为补充性治疗。

(一)体针疗法

[取穴]肾俞、关元俞、气海俞、脾俞、大杼、阳陵泉、足三里。

[方法]补法。得气后留针30min，每日1次，30d为1个疗程。

(二)耳针疗法

[取穴]肾、脾、小肠、皮质下、内分泌。

[方法]耳穴压豆：耳廓用碘酒、酒精常规消毒后，将王不留行籽放于0.5cm×0.5cm的胶布上，贴压在所选的耳穴上，按压使之产生酸、胀、痛、热等感觉。嘱病人每日自行按压3~5次，每次按压2~3min，贴敷1次可保留3~5d，5~10次为1个疗程。

四、其他疗法

(一)灸法

[取穴]关元、中脘、足三里。

[方法]温和灸。隔日一次，15次为1个疗程。

(二)推拿

[取穴]肾俞、关元俞、气海俞、脾俞、大杼、阳陵泉、足三里。

[方法]以一指禅法点穴。

第四节　体位性低血压

体位性低血压是由于体位的改变,如从平卧位突然转为直立,或长时间站立发生的低血压。通常认为,站立后收缩压较平卧位时下降20mmHg或舒张压下降10mmHg,即为体位性低血压。体位性低血压分为突发性和继发性两种。突发性多因自主神经功能紊乱,小动脉调节功能失调所致。继发性多见于脊髓疾病,脊髓损伤,急性传染病或严重感染,内分泌紊乱,慢性营养不良或不当使用降压药、镇静药之后。一旦发生体位性低血压,应反复测量不同体位的血压,以便明确诊断。

胸段平面以上的脊髓损伤可引起交感神经调节失控和相应的副交感神经改变,胸6平面以上损伤可导致交感神经完全失去高级控制,引起人体的应激能力和血管舒缩能力异常,加之长期卧床,血液淤积在腹部和下肢血管床,故损伤后刚开始恢复活动时易发生体位性低血压。

低血压发生时,血管内压力过低,可导致血液循环缓慢,远端毛细血管缺血,以致影响组织细胞氧气和营养的供应、二氧化碳及代谢产物的排泄。血压过低还可造成机体供血不足,其中心、脑供血不足危害最大。

体位性低血压主要临床表现是变换体位(由卧位坐起或由卧位、坐位起立)时血压迅速下降并低于正常参考值,同时伴有站立不稳、视物模糊、头晕目眩、软弱无力、大小便失禁、晕厥等。可能因体位性低血压引起的严重后果有:因眩晕跌到造成骨折、抑郁症、脑梗死、心肌梗死等。对于康复病人来说,可因眩晕不适、抑郁或担心跌到而被迫卧床不起,影响康复治疗。

发生体位性低血压时的处理方法是立刻将病人抬放在空气流通处,或将头放低,松解衣领,适当保温,病人的血压会很快回升,症状消失。对发作持续较长或出现神志障碍的病人,可针百会、人中、十宣,必要时皮下注射升压药。

防治体位性低血压首先是病因治疗。宜合理饮食,补足营养;坚持适当的体育锻炼;保证充足的睡眠;在起床、起立时动作应缓慢,先做准备动作,不要突然站起;用弹力绷带束腿,穿弹力长袜,用紧身腰带。还要停用能引起体位性低血压的药物,这类药物有:抗高血压药:以胍乙啶和神经节阻断药最常见,其他还有肼屈嗪(肼苯哒嗪)、双肼屈嗪(双肼苯哒嗪)、帕吉林(优降宁)、α-甲基多巴等。这类药物都能使血管紧张度降低,血管扩张和血压下降。安定药:以肌内或静脉注射氯丙嗪后最多见。氯丙嗪除具安定作用外,还有抗肾上腺素作用,使血管扩张,血压下降;还能使小静脉扩张,回心血量减少。注意由氯丙嗪所致的体位性低血压禁用肾上腺素,因为肾上腺素兼有α作用和β作用,而α作用可被氯丙嗪所阻断,β作用就会突出地表现出来,引起某些血管扩张,使血压进一步降低。抗肾上腺素药:如妥拉唑啉(妥拉苏林)、酚妥拉明等,它们作用在血管的α-肾上腺素受体(收缩血管的受体)上,阻断去甲肾上腺素的收缩血管作用。血管扩张药:如硝酸甘油等,能直接松弛血管平滑肌。

中医学中无“体位性低血压”这一病名,根据其临床表现,应属中医“虚劳”、“眩晕”、“晕厥”范畴。

一、病因病机

中国古代医籍中就可以见到有关论述。《灵枢·海论》:“脑为髓之海,其输上在于其盖,下在风府。……髓海有余,则轻劲多力,自过其度;髓海不足,则脑转耳鸣,胫酸眩冒,目无所见,懈怠安卧”,指出髓海不足为其病机之一。《医学从众录·眩晕》中进一步论述髓海不足的病根在于肾精不足:“究之肾为肝母,肾主藏精,精虚则脑海空而头重,故《内经》以肾虚及髓海不足立论也。其言虚者,言其病根”。《景岳全书·眩运篇》中又提出上气不足的观点,并且指出治疗上应以补虚为主,标本兼顾:“余则曰无虚不能作眩,当以治虚为主,而酌兼其标。孰是孰非,余不能必,姑引经义(上气不足,髓海不足)以表其大意如此”。《临证指南医案·眩晕门》华岫云按曰:“其证有……中虚、下虚、治胆、治胃、治肝之分。……中虚则兼用人参,外台茯苓饮是也。下虚者,必从肝治,补肾滋肝”,将本证的病机扩展为脾胃不足、肝肾两虚。

根据中医古典医籍中的论述及中医基本理论,本病多由于气虚阳虚、阴血亏虚或气阴两虚所致。气虚阳虚心脉鼓动无力,气机升降失调,清阳不升,心脉失养;阴血亏虚,血脉不充,也致心脑失养;或由肾阳不足,肾精不足,髓海空虚而致头晕,眼花,甚者晕厥;气阴两虚,阴阳失调,脏腑功能低下而见头晕,耳鸣,疲乏无力,临床出现低血压症状。肝气郁结,气机失调也会导致本证。

二、辨证用药

本证以虚证为主,主要涉及脾肾二脏气血、阴阳。此外,肝气郁结也可导致本证。

(一)气血两虚

[辨证要点]眩晕动则加剧,劳累即发,面色苍白,唇甲不华,神疲懒言,饮食减少,心悸气短,胸闷失眠,甚则晕厥,舌质淡,脉细弱。

[治法]益气补血,健脾养心。

[方药]归脾汤:白术、当归、白茯苓、炙黄芪、远志、龙眼肉、炒酸枣仁各3g,人参6g,木香1.5g,炙甘草1g,生姜3g,大枣6g。

本方益气健脾,以助生化之源,又能补血养心。方中以参、芪、术、草大队甘温之品补脾益气以生血;当归、龙眼肉甘温补血养心;茯苓、酸枣仁、远志宁心安神;木香辛香而散,理气醒脾,与大量益气健脾药配伍,复中焦远化之功,又能防益气补血药滋腻碍胃,使补而不滞;姜、枣调和脾胃。若脾失健运,大便溏薄当归宜炒用,木香宜煨用,并酌加茯苓、山药、神曲等。若偏于寒者,兼见形寒肢冷等症,可加肉桂、干姜以温中助阳。若偏血虚甚者,可加熟地、阿胶、紫河车粉(吞),并重用黄芪、党参,补气生血。

(二)中气下陷

[辨证要点]面色萎黄,少气倦怠,腹胀便溏,纳呆食少,坐起或起立则头晕眼花,甚或腹部有坠胀感,脱肛或子宫脱垂,舌淡脉虚。

[治法]补中益气,升阳举陷。

[方药]补中益气汤:黄芪18g,炙甘草9g,人参6g,当归3g,陈皮6g,升麻6g,柴胡6g,白

术 9g。

本方证系因饮食劳倦，损伤脾胃，以致脾胃气虚，清阳下陷。方中重用黄芪，味甘微温，入脾经，益气升阳，为君药。配伍人参、炙甘草、白术补气健脾为臣，与黄芪合用，以增强其补益中气之功。血为气之母，气虚时久，营血亦亏，故用当归养血和营，协人参、黄芪以补气养血；陈皮理气和胃，使诸药补而不滞，共为佐药。并以少量升麻、柴胡升阳举陷，协助君药以升提下陷之中气，《本草纲目》谓："升麻引阳明清气上升，柴胡引少阳清气上行，此乃禀赋虚弱，元气虚馁，及劳役饥饱，生冷内伤，脾胃引经最要药也"，共为佐使。炙甘草调和诸药，亦为使药。诸药合用，使气虚得补，气陷得升，则诸症自愈。

（三）肾精不足

［辨证要点］动辄眩晕，神疲健忘，腰膝酸软，遗精耳鸣，五心烦热，舌质红，脉弦细。

［治法］滋阴补肾，益精填髓。

［方药］左归丸：熟地 240g，炒山药 120g，枸杞子 120g，山茱萸 120g，川牛膝 90g，鹿角胶 120g，龟板胶 120g，菟丝子 120g。

以上诸药炼蜜为丸，如梧桐子大。每食前用滚汤或淡盐汤送下百余丸（9g），亦可水煎服，用量按原方比例酌减。

本方证为真阴不足，精髓亏损所致。方中重用熟地滋肾填精，大补真阴，为君药。山茱萸养肝滋肾，涩精敛汗；山药补脾益阴，滋肾固精；枸杞子补肾益精，养肝明目；龟、鹿二胶，为血肉有情之品，峻补精髓，龟板胶偏于补阴，鹿角胶偏于补阳，在补阴之中配伍补阳药，取"阳中求阴"之义，均为臣药。菟丝子、川牛膝益肝肾，强腰膝，健筋骨，俱为佐药。诸药合用，共奏滋阴补肾，填精益髓之效。

（四）肾阳不足

［辨证要点］动辄眩晕，神疲健忘，腰膝酸软，遗精耳鸣，身寒肢冷，气短，五更泻，舌淡苔白，脉沉迟无力而两尺尤甚。

［治法］温补肾阳，填精益髓。

［方药］右归丸：熟地黄 240g，炒山药 120g，山茱萸 90g，枸杞子 90g，菟丝子 120g，鹿角胶 120g，杜炒仲 120g，肉桂 60g，当归 90g，制附子 60g。

以上诸药共研细末，炼蜜为丸，如梧桐子大。每服百余丸（6～9g），以滚白汤送下，亦可水煎服，用量按原方比例酌减。

方中附子、肉桂、鹿角胶培补肾中元阳，温里祛寒，为君药。熟地黄、山茱萸、枸杞子、山药滋阴益肾，养肝补脾，填精补髓，取"阴中求阳"之义，为臣药。再用菟丝子、杜仲补肝肾，强腰膝，配以当归养血和血，共补肝肾精血，为佐药。诸药合用，以温肾阳为主而阴阳兼顾，肝脾肾并补，妙在阴中求阳，使元阳得以归元。

（五）肝气郁结

［辨证要点］情志抑郁，动辄眩晕，胸闷而喜太息，胸胁或乳房、少腹胀痛，月经不调，脉弦。

［治法］疏肝解郁，调理气机。

［方药］柴胡疏肝散加减：柴胡、陈皮醋炒各 6g，香附、枳壳、芍药各 4.5g，炙甘草 1.5g。

方用四逆散去枳实，加陈皮、枳壳、香附，增强疏肝行气，活血止晕之效，故服后肝气条达，血脉通畅而诸症亦除。

三、针刺治疗

体位性低血压的治疗要针对发病原因,采取治本之法。本节仅介绍低血压调节方法,对发病原因的治疗,应结合临床辨证,配合其他疗法综合治疗。

(一)毫针疗法

[取穴]取任脉、胃经穴为主。

主穴:内关、关元、足三里。

配穴:大椎、命门。

[方法]针内关。关元、足三里用温和灸,2~3d灸一次。

(二)耳针疗法

[取穴]交感、心、肾上腺、皮质下。

[方法]用皮内针或埋豆。

(李惠兰 陈之罡)

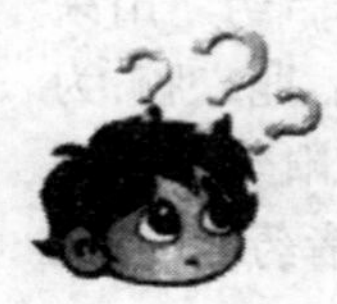

思考题

1. 中医是如何认识失语症的?有哪些常用疗法?
2. 中医是如何认识患肢痉挛的?有哪些常用疗法?
3. 中医是如何认识骨质疏松的?有哪些常用疗法?
4. 中医是如何认识体位性低血压的?有哪些常用疗法?

主要参考文献

1. 卓大宏．中国康复医学．北京:华夏出版社,1990

2. 缪鸿石,南登昆,吴宗耀．康复医学理论与实践．上海:上海科学技术出版社,2000

3. 邓中甲,主编．方剂学．北京:中国中医药出版社,2003

4. 孙国杰,主编．针灸学．北京:人民卫生出版社,2000

5. 王永炎,李明富．中医内科学．上海:上海科学技术出版社,2002

6. 王玉川,主编．中医养生学．上海:上海科学技术出版社,1992

7. 周信文．实用中医推拿学．上海:上海科学技术出版社,2002

8. 王洪忠,许健鹏．实用中西医结合偏瘫康复学．北京:中国中医药出版社,1997

9. 鲍学全,仝小林．疑难病中医治疗及研究．北京:人民卫生出版社,1995

10. 孙怡,杨任民．实用中西医结合神经病学．北京:人民卫生出版社,1999

11. 韩群英．脑性瘫痪中西医治疗与康复．北京:人民卫生出版社,2000

12. 张昱．老年病中医治疗学．北京:科学技术文献出版社,2000

13. 王新志,韩群英,陈贺华．中华实用中风病大全．北京:人民卫生出版社,1996

14. 王立忠．脑血管病中西医诊疗与康复．北京:中国中医药出版社,1996

15. 莫飞智．老年血管性痴呆的诊治与研究．北京:中医古籍出版社,2001

16. 屈松柏,李家庚．实用中医心血管病学．北京:北京科学技术出版社,2000

17. 吕仁和,赵进喜,杨晓晖．中医药治疗糖尿病及其并发症临床经验、方案与研究进展．北京:人民卫生出版社,2002

18. 赵进喜,王富龙．糖尿病的防治与自我调养．北京:中国书籍出版社,1997

19. 包来发．百家推拿经验集．上海:上海科学技术出版社,1995

20. 中国中医药学会糖尿病专业委员会．消渴病中医分期辨证与疗效评定标准——消渴病辨证诊断参考标准．中国医药学报,1993,8(3)

21. 赵进喜．糖尿病及其并发症中医药防治现状与前景展望．中华中医药杂志,2003

22. 朱汉章．针刀医学原理．北京:人民卫生出版社,2003

23. 中华人民共和国卫生部医政司．中国康复医学诊疗规范．北京:华夏出版社,1999

24. 国家中医药管理局《中华本草》编委会．中华本草．上海:上海科学技术出版社,1998

25. 周士枋,范振华,主编．实用康复医学．南京:东南大学出版社,1998

26. 陈可冀,主编．中国传统康复医学．北京:人民卫生出版社,1988

27. 陈立典,主编．传统康复方法学．北京:人民卫生出版社,2008

28. 王冰．黄帝内经素问．北京:人民卫生出版社,1963

29. 朱棣等．普济方．北京:人民卫生出版社,1960

30. 中国康复医学研究会,主编．康复医学．北京:人民卫生出版社,1984